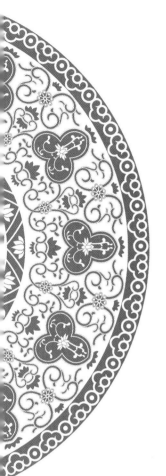

中医内科学

临证备要

李敬孝　主编

黑龙江科学技术出版社

HEILONGJIANG SCIENCE AND TECHNOLOGY PRESS

图书在版编目（CIP）数据

中医内科学临证备要 / 李敬孝主编. -- 哈尔滨 ：
黑龙江科学技术出版社, 2025. 1. -- ISBN 978-7-5719-
2659-5

Ⅰ. R25

中国国家版本馆 CIP 数据核字第 20244UQ165 号

中医内科学临证备要

ZHONGYI NEIKEXUE LINZHENG BEIYAO

李敬孝　主编

责任编辑　焦　琰

出　　版　黑龙江科学技术出版社
　　　　　地址：哈尔滨市南岗区公安街 70-2 号　邮编：150007
　　　　　电话：（0451）53642106　传真：（0451）53642143
　　　　　网址：www.lkcbs.cn
发　　行　全国新华书店
印　　刷　哈尔滨午阳印刷有限公司
开　　本　880 mm×1230 mm　　1/16
印　　张　23
字　　数　712 千字
版　　次　2025 年 1 月第 1 版
印　　次　2025 年 1 月第 1 次印刷
书　　号　ISBN 978-7-5719-2659-5
定　　价　98.00 元

《中医内科学临证备要》
编委会

前　言

全国名老中医药专家李敬孝教授一直心系中医药事业的发展与龙江医派的传承，不忘党的初心，牢记"遵循中医药发展规律，传承精华，守正创新，坚持中西医并重，推动中医药和西医药相互补充、协调发展，推动中医药事业和产业高质量发展，推动中医药走向世界，充分发挥中医药防病治病的独特优势和作用，为建设健康中国、实现中华民族伟大复兴的中国梦贡献力量"的使命，数十年如一日奋战在临床、科研、教学的第一线，疫情期间亦未停歇。

虽为杖国之年，他仍带领传承工作室成员，不遗余力全面搜集整理古今医家临证验案与资料，并结合自身经验实录，亲力亲为，对书稿字斟句酌，反复推敲，以便使《中医内科学临证备要》一书以最快的时间问世。李敬孝教授言："中医内科学是以中医理论阐述内科疾病的病因病机、证候特征、辨证论治及预防、康复、调摄规律的一门临床学科。它既是一门临床学科，又是学习和研究中医其他临床学科的基础，是中医学的一门主干学科。学好中医内科学非常重要。"而如何掌握这门学科呢？既需要扎实的中医理论基础，又需要丰富的临床经验。中医藏象理论是中医学的经典理论之一，核心是以五脏为中心的整体观思想，这一思想将人体的脏腑经络、气血津液、五官九窍、四肢百骸，通过以五脏为中心，紧密联系为一个有机整体，维持着人体的生命活动。李敬孝教授在临床中，重视五脏的病理变化，诊治疾病常从五脏入手，确立治则治法而获良效。《中医内科学临证备要》的出版，正是搭建了中医理论与临床实践的桥梁。书中不仅对中医内科学的相关疾病按照五脏划分，分别从【病因病机】【辨证要点与鉴别诊断】【辨证论治】【典籍摘要】进行相关阐述，并结合自拟歌诀与图谱强化基础知识的记忆。最后系统地总结了李敬孝教授运用中医藏象理论，从五脏出发治疾病的经验，以飨读者。文中所载【临证实录】均是从李敬孝教授临床中所积累的大量丰富的病例中精选出的，并在按语中加以分析和阐述，在文末又通过【临证心法】对整节内容做总结，冀后学者能够领会李敬孝教授的学术思想，并在临床实践中，特别是在诊治一些疑难病证时能够提纲挈领，执简驭繁，不断提高临床疗效。

本书的编写分工，全书由全国名老中医药专家李敬孝传承工作室组织统筹规划，由主编李敬孝教授负责样章及大纲设计、规范编写体例、分配编写任务，并编写各病歌诀及第一章肺系疾病，第二章心系疾病的第一节；副主编潘立民负责编写第二章心系疾病的第二至四节及第三章脑系疾病；副主编李岩负责编写第四章脾胃系疾病第七至九节；副主编关子赫负责编写第七章气血津液系疾病第一至八节；编委冯铁为负责编写第四章脾胃系疾病第一至五节；编委魏冬梅负责编写第四章脾胃系疾病第六节；

编委王萌萌负责编写第五章肝胆系疾病第一至四节及第七节；编委尹钢负责编写第五章肝胆系疾病第五、六节及第六章肾系疾病第六节；编委王宫博负责编写第六章肾系疾病第一至五节；编委王莹威负责编写第七章气血津液系疾病第九节；编委王冰梅负责编写第七章气血津液系疾病第十节；编委张淼负责编写第八章肢体经络系疾病。全书由关子赫负责统稿整理。

本书编者竭尽全力，悉数阐明李敬孝教授的学术思想，文中不足之处恳请广大读者予以斧正，使其更加完善。

编　者

2023 年 8 月

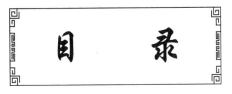

目　　录

第一章 肺系疾病

第一节 感冒

感冒是以鼻塞、流涕、打喷嚏、头痛、恶寒、发热、全身不适为主症的病证，是最常见的外感病之一。四季皆可发病，以冬春季节多见。本病又有伤风、冒风、冒寒、小伤寒、重伤风之别名。病情较轻者多为感受当令之气，称为冒风、伤风、冒寒；病情较重者多为感受非时之邪，称为重伤风。在一个时期内广泛流行、病情类似者称为时行感冒。西医学的普通感冒、急性上呼吸道感染属于本病范畴，可参照本病辨证论治；流行性感冒属于时行感冒的范畴，可部分参考本节辨证论治。

【病因病机】

1. 六淫邪气

气候突变，六淫肆虐，冷热失调，人体卫外之气未能及时应变，以致虚邪贼风伤人。

2. 时行疫毒

时行疫毒是指具有传染性的致病邪气，多因时令不正，故使天时暴厉之气流行人间。

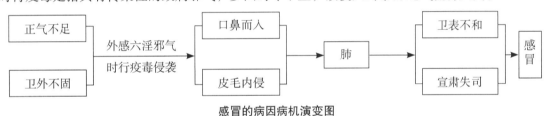

感冒的病因病机演变图

【辨证要点与鉴别诊断】

（一）辨证要点

辨实证与虚证

	实证	虚证
病性	外邪袭肺，卫表不和，肺失宣肃	素体不强，卫外不固，易反复感邪，属正虚肺卫不和
证候	有风寒束表，风热犯表，暑湿伤表之别	有气虚、阴虚、阳虚之分

辨风寒与风热

症状	风寒感冒	风热感冒
恶寒	重	轻
发热	轻	重
口渴	口不渴	口渴
出汗	无汗	少汗或有汗

续表

症状	风寒感冒	风热感冒
咽痛	无	有
舌苔	苔薄白	苔薄黄
脉象	浮紧	浮数

辨兼夹证

	好发时机	症状特点
夹湿	长夏	身热不扬、头重如裹、肢体酸痛、胸闷脘痞，舌苔腻
夹暑	夏季	身热有汗，心烦口渴，小便短赤，舌苔薄黄
夹燥	秋季	身热头痛，咽干鼻燥，干咳无痰或黏痰，口渴欲饮
夹食	饱食后	身热，脘痞纳呆，恶心欲呕，大便或溏，脉滑

（二）鉴别诊断

（1）风温温病早期：温病早期发热急骤，寒战发热甚至高热，汗出后热虽降，但脉数不静，身热旋即复起，咳嗽胸痛，头痛较剧，甚至出现神志昏迷、惊厥、谵妄等传变入里的证候。而感冒发热一般不高或不发热，病势轻，不传变，服解表药后，多能汗出热退，脉静身凉，病程短，预后良好。

（2）鼻渊：多流浊涕且味腥臭，眉额骨处胀痛、压痛明显，一般无恶寒发热，病程较长，反复发作，不易痊愈。而感冒多流清涕，并无腥臭味，头痛范围不限于前额或眉骨处，寒热表证明显，急性发作，愈后症状消失。

【西医相关疾病及特征性症状】

（1）普通感冒：病原为人鼻病毒、冠状病毒、流感病毒、副流感病毒、腺病毒等。其诊断要点为：①起病较急，全身症状有发热、恶寒、全身酸痛、乏力、纳减等；局部症状有打喷嚏、鼻塞、流涕、咽部干痒、疼痛、声音嘶哑、咳嗽等。②临床上许多感染性疾病如麻疹、猩红热、百日咳等急性传染性疾病初期可有类似症状，要注意鉴别。

（2）流行性感冒：流行性感冒中医亦称为时行感冒。病原为流感病毒，分甲、乙、丙三型。甲型病毒抗原性变异频繁，常引起暴发或大流行。其诊断要点为：①起病急，局部症状一般较轻，全身中毒症状明显，有高热、畏寒、全身酸痛、头痛、乏力，可伴有咳嗽、咳痰。尚可见到以腹痛、恶心、呕吐、腹泻为主的流行性感冒。个别病人可并发支气管炎、细菌性肺炎、副鼻窦炎、中耳炎或单纯性疱疹等。②要注意与流行性脑膜炎及麻疹等急性传染病早期相区别。脑膜炎往往伴有皮肤瘀点及脑膜刺激征。

【辨证论治】

（一）实证感冒

1.风寒束表

临床表现：恶寒重，发热轻，无汗，头痛，肢节酸楚，甚则疼痛，鼻塞声重，打喷嚏，时流清涕，咽痒，咳嗽，痰白稀薄；舌苔薄白，脉浮或浮紧。

治法：辛温解表，宣肺散寒。

代表方：荆防败毒散。

本方由荆芥、防风、茯苓、独活、柴胡、前胡、川芎、枳壳、羌活、桔梗、薄荷、甘草组成。若恶寒甚，可加麻黄、桂枝；若鼻塞流涕重，加辛夷、苍耳子；若周身酸痛，加独活；若头项强痛，加白芷、葛根；若咽痒咳嗽明显，加细辛、金沸草；若兼有胸闷痞满，不思饮食，舌苔白腻，可加广藿香、苍术、厚朴。

2. 风热犯表

临床表现：身热较著，微恶风，汗泄不畅，咽干甚至咽痛，鼻塞，流黄浊涕，头胀痛，咳嗽，痰黏或黄，口干欲饮；舌尖红，舌苔白干或薄黄，脉浮数。

治法：辛凉解表，疏风清热。

代表方：银翘散。

本方由金银花、连翘、薄荷、荆芥穗、淡豆豉、桔梗、牛蒡子、甘草、竹叶、芦根组成。若发热甚，加黄芩、石膏、大青叶；若头涨痛甚，加桑叶、菊花、蔓荆子；若咽喉肿痛，加山豆根、玄参；若咳嗽、痰黄稠，加黄芩、浙贝母、栝楼皮；若口渴多饮，加天花粉、知母。

3. 暑湿伤表

临床表现：发热，微恶风，身热不扬，汗出不畅，肢体困重或酸痛，头重如裹，胸闷脘痞，纳呆，鼻塞，流浊涕，心烦口渴，大便或溏，小便短赤，舌苔白腻或黄腻，脉濡数或滑。

治法：清暑祛湿解表。

代表方：新加香薷饮。

本方由香薷、金银花、连翘、厚朴、鲜扁豆组成。若暑热偏盛，加黄连、青蒿、鲜荷叶清暑泄热；若肢体酸重疼痛较甚，加藿香、佩兰；若胸闷脘痞，腹胀、便溏，加苍术、草豆蔻、法半夏、陈皮；若小便短赤，加滑石、甘草、赤茯苓。

4. 湿邪感冒

临床表现：头目沉重，身热不扬，恶寒，周身酸重，口淡无味，胸闷如痞，时或恶心、呕吐，腹胀便溏，舌苔滑腻，脉象沉濡。

治法：健脾利湿，分消走泄。

代表方：藿朴夏苓汤加减。

本方由鲜佩兰、鲜藿香、大豆卷、苏叶、草豆蔻、马尾连、冬瓜皮、厚朴、姜半夏组成。藿香、佩兰、紫苏叶芳香走窜，祛除表湿，又能醒脾和胃宽中；草豆蔻、马尾连、厚朴，苦温燥湿，行气除胀；马尾连苦温燥湿，兼除蕴热；姜半夏辛温燥湿，蠲饮和胃止呕；半夏之辛，配马尾连或黄连之苦，辛开苦降，调理脾胃，疏调气机而除痞满；大豆卷、冬瓜皮渗利湿邪，使其从小便分消。内外兼治，湿邪去，脾胃健，气机畅，则呕止胀消，病渐除矣。若呕吐较重，加生姜汁 2～3 滴冲入药内。表邪较重，头巅作痛、恶寒、体痛者，加藁本、香薷。腹痛作泄者，加木香、灶心土。

（二）虚证感冒

1. 气虚感冒

临床表现：恶寒较甚，或并发热，鼻塞，流涕，气短，乏力，自汗，咳嗽，痰白，咳痰无力，平素神疲体弱，或易感冒，舌淡苔薄白，脉浮无力。

治法：益气解表，调和营卫。

代表方：参苏饮。

本方由人参、茯苓、甘草、紫苏叶、葛根、前胡、桔梗、半夏、陈皮、枳壳、木香、生姜、大枣组成。若乏力、自汗，动则加重，可加黄芪、白术、防风；若畏寒、四肢欠温，加细辛、熟附子。

2. 阴虚感冒

临床表现：身热，微恶风寒，无汗或微汗或盗汗，干咳少痰，头昏，心烦，口干，甚则口渴，舌红少苔，脉细。

治法：滋阴解表。

代表方：加减葳蕤汤。

本方由玉竹、白薇、葱白、淡豆豉、薄荷、桔梗、炙甘草、大枣组成。若心烦口渴较甚，加北沙参、栀子、天花粉；若盗汗明显，加煅牡蛎、糯稻根；若咳嗽痰少，加百部、炙枇杷叶；若纳差食少，加神曲、炒麦芽、鸡内金。

3. 阳虚感冒

临床表现： 恶寒重，发热轻，头痛身痛，无汗，面色㿠白，语声低微，四肢不温；舌质淡胖，舌苔白，脉沉细无力。

治法： 助阳解表。

代表方： 麻黄附子细辛汤。

本方由麻黄、附子、细辛组成。若咳嗽痰白、咳痰无力，可加苦杏仁、干姜、法半夏；若全身酸痛、头重如裹，可加苍术、薏苡仁、羌活、独活。

【歌诀】

感冒四时风邪袭，喷嚏头痛流鼻涕，
恶寒发热身不适，疏散外邪解表立，
风寒束表荆防散，风热犯表银翘需，
暑湿新加香薷饮，湿邪羌活胜湿毕，
尚有气虚参苏饮，加减葳蕤滋阴取，
四肢不温恶寒重，麻附细辛治阳虚。

【典籍摘要】

《伤寒论》："太阳病，头痛发热，身疼腰痛，骨节疼痛，恶风，无汗而喘者，麻黄汤主之。"

《诸病源候论·时气令不相染易候》："夫时气病者，此皆因岁时不和，温凉失节，人感乖戾之气而生病者，多相染易。"

《丹溪心法·中寒附录》："初有感冒等轻症，不可便认作伤寒妄治，伤风属肺者多，宜辛温或辛凉之剂散之。"

【临证实录】

医案1：

崔某，男，48岁。初诊：2018年7月2日。

主诉： 外感近一周。现低热，咳嗽，咽痒痛，鼻塞流浊涕，大便质黏，两日一行。

诊查： 脉浮数，舌淡，苔白中心稍黄腻。

辨证： 感冒（湿邪感冒）。

治法： 益气解表。

方药： 参苏饮加味。

紫苏15 g，荆芥15 g，葛根30 g，杏仁10 g，桔梗10 g，枳壳10 g，苍术10 g，陈皮10 g，香附15 g，莱菔子20 g，薄荷10 g，甘草10 g。3服水煎服，每日3次。

二诊： 2018年7月6日：体温正常，诸症均减，唯咳嗽偶发、大便质黏。脉浮滑、苔白稍厚。病势虽减，外邪未尽，遵前法，兼理肠胃。处方：前方加酒大黄10 g，车前子20 g，3服水煎服。

三诊： 2018年7月10日：热退便成型，诸症均已消失，现食后胃胀。湿滞未尽，宜行气化湿。平胃散合豆蔻6 g，砂仁6 g，5服，每日两次温水冲服。

按： 此患者外感一周未能自愈，伴有低热，鼻流浊涕，大便黏腻的症状，加之舌苔黄腻，证属暑湿感冒或感冒夹湿。邪气中有湿邪夹杂，"湿性黏滞"，我在课堂中，曾提到过对于湿性黏滞的认定，主要应从两方面进行理解：一是症状的黏滞性，指湿邪致病，其症多黏滞不爽，如排出物及分泌物多滞腻而不通畅；二是病程的缠绵性，指湿邪致病多反复发作或缠绵难愈，病程较长。此患者的症状中，上述两方面均有涉及。故初诊以解表除湿为主，湿去表邪散而热退；二诊加入通导之酒大黄、车前子，使内停之湿邪从下焦而消；三诊从本论治，通过调理脾胃之升降运化，杜绝湿邪的产生与停滞。

医案2：

唐某，男，45岁。初诊：2018年3月6日。

主诉：昨日午夜回家，途中受寒，现微发热、恶寒，身痛腰酸，微汗出，不欲饮食。既往有手足欠温。

诊查：舌淡苔白，脉浮缓。

辨证：感冒（阳虚感冒）。

治法：助阳解表。

方药：黄芪建中汤加味。

党参40 g，黄芪50 g，桂枝20 g，酒白芍20 g，紫苏20 g，荆芥15 g，细辛5 g，附子10 g，炙甘草10 g，大枣5枚、生姜3片为引，3服水煎频服。

二诊：诸症悉已，但精神略差，脉仍微弱。原方去荆芥、紫苏，加当归10 g，和血通脉7服水煎服，每剂服两天，每天服两次。

按：患者先天不足，素体虚弱，复感外邪，症见微热，微汗，脉细少力，皆为阳虚外感之证。遵"实人外感发其汗，虚人外感建其中"的原则，以黄芪建中汤为基础加附子、细辛温通散寒，温元阳，紫苏、荆芥解表散寒，扶正祛邪并重，共奏标本兼治之效。

医案3：

叶某，女，32岁。初诊：2016年2月17日。

主诉：3日以来时冷时热，冷时浑身发抖，热时皮肤灼手，头晕，乏力，无胸胁苦满、口苦、咽干，纳食尚可。

诊查：舌淡红苔薄黄，脉弦细，重按无力。

辨证：感冒（邪在少阳）。

治法：和解少阳。

方药：小柴胡汤加减。

服柴胡30 g，黄芩15 g，半夏15 g，党参40 g，白芍40 g，炙甘草15 g，大枣10枚、生姜5片为引，3服，水煎服，3服药尽而愈。

按：患者寒热往来，虽无胸胁苦满、口苦、咽干等症，但据《伤寒论》"有柴胡证，但见一证便是，不必悉具"之训，即选小柴胡汤加减，因患者乏力，伴有脉重按无力，故方中党参增量为40 g；脉见弦细，有阴伤之象，故方中佐以白芍敛阴和营，甘草甘补缓和，取酸甘化阴之意。

【临证心法】

感冒是一种临床较常见的疾病，尤以风寒感冒和风热感冒为主。典型的风寒感冒和风热感冒不难鉴别，但当患者寒热症状不明显时，就会出现误诊情况。临证这两种证型的区分，实为寒邪与热邪的区分。

寒为阴邪，性主收引凝滞，易伤人体阳气，故寒邪客表，常会阻遏经气，恶寒甚于发热，头痛身体痛的症状较为明显，上呼吸道的症状相对轻浅，没有伤阴的表现，一旦表邪被解除便随之平息，否则多为化热所致。治以辛温解表，宣肺散寒之法，荆防败毒散是其代表方，若恶寒甚，可加麻黄、桂枝；若鼻塞流涕重，加辛夷、苍耳子；若周身酸痛，加独活；若头项强痛，加白芷、葛根；若咳嗽明显，加细辛、金沸草；若兼有胸闷痞满，不思饮食且舌苔白腻，可加藿香、苍术、厚朴等。

热为阳邪，性喜炎上，易伤阴分，因此发热甚于恶寒，头身疼痛不甚严重，有汗或少汗，而呼吸道的症状却极为显著，且有口渴、咽痛、痰黄、口渴甚则尿黄、舌苔微黄、脉数等热象。病变部位除了肌表皮毛之外，当与肺有着密切的关系。银翘散是其代表方，若发热甚，加黄芩、石膏、大青叶；若头胀痛甚，加桑叶、菊花、蔓荆子；若咽喉肿痛，加山豆根、玄参；若咳嗽、痰黄稠，加黄芩、浙贝母、栝楼皮；若口渴多饮，加天花粉、知母等。

寒热杂见当温凉合用。或素有内热又表寒外束，或为表寒入里化热，均需根据寒热主次及其演变，适当调配辛温药与辛凉药，以解表清里，宣肺泄热，方如麻杏石甘汤或大青龙汤。至于暑湿感冒则发病即表现为表寒外束而暑湿内蕴，处方伊始，即应辛温解表、辛凉涤暑、苦温祛湿并举。

虚体感冒当扶正祛邪。对虚体感冒者，若单纯辛散祛邪而强发其汗，可重伤正气。故治当扶正祛邪，在疏散药中酌加补正之品，并根据气虚、阴虚、阳虚等不同表现，采取相应措施。补气多并用参、草；温阳每加以姜、附；玉竹、白薇则滋阴而不碍透邪，临证中均可辨证施用。

注重现代社会新特点。与古代社会的四季节令自然更替有所不同的是现代社会使用空调，是夏行冬令的人造环境；同时以肥甘厚味克伐脾胃而使湿滞内生的不良生活方式也较古代更甚。因此，需以藿香正气类方剂外散风寒、内化湿滞的证候也更普遍，临证诊疗不可不知。

恩师高仲山教授，是我国中医界耆宿。从业五十余年，兼通内、妇、儿各科，尤以擅长治疗急性热病名于医林，其提出某些急性热病初起状似感冒，实非感冒。高老治疗急性热病的经验，至今仍具有十分重要的临床指导意义。笔者不揣简陋，整理数则，以公诸同道。

1. 自拟喉痧汤治疗烂喉丹痧

烂喉丹痧又称时疫喉痧，沿门阖境，传变迅速，甚则朝发夕毙，夕发朝亡，本病即猩红热，为烈性传染病。此证属天时寒暖不定，秽霉浊气发为温毒，从口鼻内侵肺胃之气分，肺胃热毒上攻。所谓"治病如救火，走马看咽喉"正是言其变化之快。本病初起，状如感冒，发热恶寒，头痛，关节痛，咳喘，呕吐，但其特点为咽喉红肿糜烂疼痛，发热四五天，则痧疹始于颜面，继之躯干、四肢。其疹点颜色、分布与麻疹不同。麻疹色似桃红，疹点颗粒分明，疹点之间有好皮肤；而烂喉丹痧疹点颗粒界限不清，融合成片，疹点之间无好皮肤如涂一片红墨水。尤以胸背为甚，唯口唇四周呈灰白色而无疹点。出疹为温毒达表之象，一般来说出现疹点较多为好，体弱之人不易出疹。伴随疹点的出现证见高热神昏、谵语、耳聋狂躁、干呕不眠、口干喜冷饮、脉象洪数、舌起芒刺、舌苔赭腻、黑干如胶皮，用压舌板检查则粘连脱皮。此乃温毒之邪由气入营，当以清热解毒透痧为治，否则温毒内闭不透，毒热反攻，痉厥而死。切不可纯用滋阴之药，用之则化为湿热而发黄疸，陷于危亡。必辛凉清解，清内热而攘痧毒，痧透热解喉烂随之而愈，病程约为十四五日，一般治用银翘败毒汤，效否参半。高老自拟喉痧汤主之，连翘15 g，金银花15 g，菊花20 g，牛蒡子10 g，芦根15 g，黄芩10 g，生地20 g，玄参15 g，寸冬15 g，竹茹15 g，栀子10 g，水煎服，每5小时服一次，可以连续服用，直至痧透热解。丹痧未透不宜攻下，如大便严重秘结者，可加大黄10 g，服药后大便得通，即减之。若配合牛黄安宫丸1～2丸以凉黄酒调化，随汤药同服，效果更为显著。温热之病，因邪热内陷证见高热神昏谵语者，高老常在原方治疗基础上，辅以凉黄酒调服牛黄安宫丸，往往收效迅速，此法有透解毒热、清心利窍、发内陷温毒之功。

2. 消斑青黛饮治温毒发疹

温毒发疹，多为西医斑疹伤寒。1932年哈尔滨市大流行，死者甚众。当时高老在哈尔滨市南岗区红十字会工作，用消斑青黛饮加减治疗，得救者不计其数。本病初起有表证，治用银翘败毒汤。汗出热仍不解，四五日后出现干燥口渴，皮肤隐现红色斑点疹粒，其疹点特征为不突起，颗粒不甚清楚，色暗红或浅红与麻疹之鲜红不同。分布疏散，胸背比较密集，头面、四肢、腹部则稀疏散见。高热持续不退，多数患者于10天左右出现神昏、谵语、耳聋目赤、烦躁喜冷、舌质鲜红、舌苔黄、赭厚腻，脉见浮、大、滑、数诸阳脉者，多吉；脉见沉、弦、涩、弱、迟诸阴脉者，多凶。此病高热缠绵20日以上，方能痊愈，法当泻火解毒透疹，治用消斑青黛饮，犀角5～10 g，青黛10 g，知母15 g，黄连10 g，生石膏20 g，栀子7.5 g，玄参1.5 g，生地20 g，柴胡10 g，生甘草10 g，人参10 g，鲜姜10 g，大枣10 g，药煎好后加入米醋1匙。煎服，隔5小时服一次。可连续服用5剂，大便秘结者去参加大黄20 g。神昏谵语者，同服牛黄安宫丸。每次1～2丸，日1次，用凉黄酒调服。取其寒凉辛散以透发血分蕴伏之温毒，使疹透出皮表。

3. 养阴清肺汤治白喉

白喉，是由于素有肺热阴虚，加之感受时令风热或燥热之邪，内外合邪，搏结于肺胃一经所致。

初起状如感冒，咽喉梗塞疼痛，喉间不肿，但起有形如蟹肺羽状之白膜。饮水作呛、颔上发肿、高热烦躁、神昏谵语、口渴喜冷饮、呼吸困难、目赤、音哑、声嘶如犬声、脉象浮数、舌苔赭腻，治当清肺养阴，生津润燥，禁用发汗解表药，用之则发痉厥，立见危亡，高老用养阴清肺汤治疗。大生地100 g，南薄荷15 g，京玄参40 g，大寸冬30 g，川贝母20 g，生白芍20 g，粉丹皮20 g，生甘草20 g，水煎服，每3小时服一次，每日连服2剂，重者每日服3剂。服药过程中，如发现胸背起斑疹，乃为毒热外解，药见功效之征，继续服用，直至病愈。高老说此方乃治白喉之有效方剂，不可任意增减，并体会药量宜大，方可奏效。高老曾用此方治愈白喉患者甚众，其中最为严重的一例，患者高热神昏气急，病至垂危，大便八九日未解，口出臭气，高老重用生地400 g，其他药物亦在50 g左右，并加大黄35 g，元明粉10 g，投3剂而愈。（李敬孝.高仲山教授治疗急性热病经验拾零.中医药学报，1985（04）：29-30.）

高仲山教授虽然以研究《伤寒论》而见长，20世纪80年代黑龙江中医学院曾经因为高老在伤寒论专业的深厚造诣，被教育部授予第一批硕士授予权单位。但是，在20世纪30年代高老行医的早期，他却最先以治疗瘟疫而传名。高老之所以能够在重大疫情面前展示中医药的威力，得益于他没有门户偏见，博采众长。以下列举高老治疗霍乱、大头瘟毒、白喉的案例和经验，其深厚的中医学功底可见一斑。

一、急救回阳汤治霍乱

1932年，松花江洪水决江堤，哈尔滨半城被淹，粪便污物浮留地面，腐臭冲天，饮用水严重污染，终于在夏末秋初之际，霍乱病大肆流行。适值高老从中国医学院毕业来哈行医，被红十字会聘为义务医师。每日诊治患者一二百人，昼夜应诊不停。所见之霍乱多属阴霍乱，症见大吐大泻，吐泻无度，脘腹绞痛，大渴喜冷饮，冷汗如油，四肢厥逆，或两腿转筋，或两臂抽搐，脉象沉伏，指纹塌陷，如洗衣妇手。顷刻虚脱，立见危亡，死不旋踵。当给予温中回阳之剂，急救回阳汤主之。处方：附子40 g，党参10 g，干姜20 g，白术20 g，甘草15 g，红花15 g，桃仁15 g，水煎服。药入即吐者，冷服；频吐者，频服；吐甚者，先以玉枢丹与小苏打同研调服止吐，是时再服汤药以发挥药力。工作两月有余，治愈病人数以千计。自此，高老之医名始为众知。下举两例以示一斑。

病案一：周道尹之孙，年七旬有余。诊查：患者蜷卧榻上，目眶塌陷，面色死灰，气息微弱，几无生机。自昨日起吐泻无度，至天明已不省人事。余诊之，头面湿冷如油，四肢厥而不温，皮塌内陷，脉象微弱，仅存一息，卧如僵尸。**治法**：余虑其年高之体，病入膏肓，恐难回生。无奈其家人苦求，遂处以前方，参、术用至一两（50 g），红花、桃仁增至五钱（25 g），嘱取大砂锅，三剂同煎，即刻灌服，不拘时间，以不吐为度。二诊：当晚，周家管事回复：病人吐泻均止，手足渐暖，邀高老会诊。遂往，见冷汗已止，面苍白，可扶坐言谈片刻，舌质淡，舌苔白腻，脉沉中兼缓。知其已有转机，阳气来复。予理中汤，每口1剂，旬口竟廖。

病案二：殡葬工人王顺者，与高老为邻。主诉：一夜间忽暴吐下泻，所下之物状如米泔，四肢冷麻，筋脉拘急，叩门请医。**治法**：见其吐泻频作，家中又无人煎药服侍，故予玉枢丹六锭，先研三锭调服，药下须臾，吐泻即止。脉转缓象，汗消筋柔，嘱将余下三锭研磨，分三次服用，另予自制回阳救急丸六丸，每次两丸，随玉枢丹同服。翌日午后，诸症全无，继令糜粥自养，将息数目而愈。

【仲山按语】霍乱为患，病势急骤凶险，且有阴霍乱与阳霍乱之别，临证须细别阴阳，不可不明。阴霍乱者，系蕴毒传染而成。一经染之，即吐泻不止，以致阴津暴失，阳随阴脱，危在顷刻。正所谓："吐下之余，定无完气。"然医者，当明津以载气，气以摄津之理。此刻，若不立回其阳，反补其阴，则雪上加霜，适得其反，终误人命。殊不知回阳者所以敛阴，阴阳调和，是为正治。急救回阳汤用之应手，灵验无比，使用时亦可随症变通，若转筋剧者，加木瓜、乌梅；痛剧者，加吴茱萸；体弱者，重用参、术；呕甚不能进药者，先调服玉枢丹；病危者，于服药间隙予淡盐汤，服药时间不必拘泥，可频服多饮，以求回阳救阴。阳霍乱者即今之所谓急性肠胃炎，多由外感风寒、内伤饮食所致，治疗常用藿香正气丸、解毒活血汤、苏合香丸等变通，均为有效良方。

二、普济消毒饮合安宫牛黄丸治愈大头瘟

古某，男，45岁。初诊：1937年4月。

主诉： 头肿大如斗，皮色焮红，病已半月，延医数人，其效不显，病渐恶化，邀请往诊。

诊查： 见其仰卧床上，胸高气粗，体若燔炭，头肿如斗，目合难开，眼角流脓，耳孔肿塞凸出亦流脓水，神昏谵语，烦渴喜冷饮。家人告之：大便已10日未解，切其腹坚而满，诊其脉数而大，望其舌苔赭黄干厚，咽喉红肿。

辨证： 此乃感受温热疫毒之邪，上攻头面而发；病久失治，热陷心包，兼有腑实之证。

治法： 遂拟清瘟解毒，豁痰开窍之法，予普济消毒饮加减，兼服安宫牛黄丸治之。

处方： 连翘15g，川连10g，黄芩15g，牛蒡10g，玄参20g，桔梗10g，板蓝根15g，马勃10g，僵蚕10g，薄荷7.5g，贯众10g，柴胡10g，纹军20g（后下），芒硝10g（分两次冲），水煎分两次服，同时以汤送服安宫牛黄丸二丸。

二诊： 翌日复诊，身热大减，大便已解，便出燥屎黑硬，患者神志渐清，偶能识人，烦渴亦减，舌脉同前，嘱继服前方药。

10日后，一男子忽入诊所，倒身跪拜，连称："感激救命恩人。"仔细观之，此人正是古某。见其头肿全消，舌转红赤，脉象稍数。为清其余邪，投以清瘟败毒饮二剂，以为善后。

【仲山按语】： 大头瘟症，多由天行温热疫毒感染而成。发病之初，状似感冒，继之则鼻额焮红肿起，渐及耳目头项。初起可用荆防败毒汤，及重当用东垣普济消毒饮主之。因此患者病程较长，且兼邪陷心包，津伤热结之征，故于方中加纹军、芒硝通腑泻热，兼服安宫牛黄丸，共奏清瘟解毒、醒神开窍之功。

三、重剂养阴清肺汤治愈白喉

邹某，男，24岁，初诊：1938月10月。

主诉： （家人代诉）神昏谵语，壮热躁扰，发病十余日，初时以为感冒，但自觉喉内介之如梗，满喉发白，硬而不痛，饮水则呛；继而热势转盛，大便燥结，昏不识人。几经医治均无转机。

诊查： 观其舌苔黑燥，舌面及口唇均干裂，喉内白腐如垩状，口出气臭。

辨证： 此属白喉重症，火盛津枯之势已成。

治法： 观其前服诸药，亦均以养阴清肺为主，本属正治，其病当愈，何以不效？细思揣之，乃其剂量不足耳，遂以增大其量而治之。

处方： 生地100g，玄参50g，麦冬50g，贝母25g，薄荷10g，丹皮25g，白芍25g，大黄25g，元明粉20g（另冲服），甘草10g，嘱其水煎，分3次服，每3小时一次，日进3剂。次日凌晨，病人家属来告：昨夜服完一剂后，排除燥屎甚多，神志渐清，但见胸背起斑疹如栗，色鲜红，询问是否再服前药，余以为乃药见功效，热毒外解之征，乃需继服前方药。只将大黄、元明粉减半服之。

二诊： 二日后前往诊视，家人告知：为逃避"隔离防治"，昨日病人已起身行走，现藏于四楼棚顶。余听后甚感惊异，遂上楼探望。见病人神清热退，喉内白腐渐脱，饮食无碍，二便已趋于正常，脉象无力，故于前方减去大黄及元明粉，其余药剂改为常量，令其日服1剂，直至病愈而止。服药期间慎起居，忌油腻，糜粥自养。

半月后，病人同家属前来致谢，其前后共服药20剂，已完全康复。

【仲山按语】： 时疫白喉属凶险重症，虽有风火、风毒、阴寒、伏热、虚火、燥疫之分，但以后者为多。本案即属燥疫白喉，非一般药力而能奏效，临证时须当机立断，大胆施药。程氏养阴清肺汤，专为时疫白喉而设，但视病情之轻重，药量常需倍增，始能药到病除。此外，值病人火盛津枯之际，遵仲景先师急下存阴之法，重用纹军、元明粉，以冀获釜底抽薪之功；但应中病即止，以防伤正。白喉之治，当时刻顾及津液，禁用发汗解表之法，犯之则发惊厥，立见危亡，不可挽救，常须识此勿令误也。

【编者评注】 高老治温病重症，颇具独到经验。识证胸有成竹，用药胆大量重，方药击中要害，因此常能起沉疴危证于一旦。观他治白喉一案，其用方不奇，选自程钟龄之经验效方养阴清肺汤，为何他医用此方不愈，高老用之三天却使疾病大有转机，20天后使患者康复如初？诀窍全在剂量上。患

者年轻体实，邪势鸱张，一派火盛津枯之象，用大剂养阴清肺，通腑泄热，生地用至100 g，大黄至25 g，元明粉用至20 g。故药后排出燥屎甚多，神志渐清，热毒外解，病情显见好转。再用原法稍减通腑之品，击鼓再进，遂神清热退，喉中白腐渐脱。此等卓效，非胆大药重岂能获功？（高仲山教授1985年病榻口述，高雪整理）

第二节 咳嗽

咳嗽是以发出咳声或伴有咳痰为主症的一种肺系病证。它既是肺系疾病中的一个症状，又是独立的一种疾患。有声无痰为咳，有痰无声为嗽，临床上多表现为痰声并见，难以截然分开，故以咳嗽并称。西医中的急性支气管炎、慢性支气管炎、咳嗽变异型哮喘等以咳嗽为主要症状的疾病均属于本病范畴，可参照本节辨证论治。

【病因病机】

1. 外邪袭肺

外感六淫，从口鼻或皮毛而入，使肺气被束，肺失肃降，《河间六书·咳嗽论》谓"寒、暑、燥、湿、风、火六气，皆令人咳嗽。"即是此意。由于四时生气不同，因而人体所感受的致病外邪亦有区别。风为六淫之首，其他外邪多随风邪侵袭人体，所以外感咳嗽常以风为先导，或挟寒，或挟热，或挟燥，其中尤以风邪挟寒者居多。张景岳说："六气皆令人咳，风寒为主。"

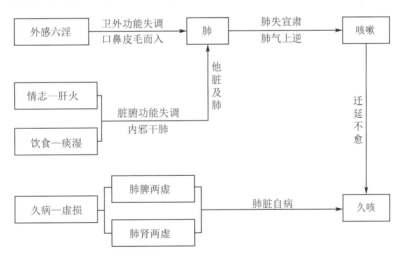

咳嗽的病因病机演变图

2. 内邪干肺

脏腑功能失于调节，影响及肺。可分其他脏腑病变涉及于肺和肺脏自病两端。他脏及肺的咳嗽，可因情志刺激，肝失条达，气郁化火，气火循经上逆犯肺；或由饮食不当，嗜烟酒、辛辣助火之品，熏灼肺胃，灼津生痰；过食肥甘厚味，致使脾失健运，痰浊内生，上干于肺，阻塞气道，均可使肺气上逆而作咳。因肺脏自病者，常由肺系多种疾病迁延不愈，肺脏虚弱，阴伤气耗，肺主气的功能失常，以致肃降无权，而上逆作咳。

【辨证要点及鉴别诊断】

（一）辨证要点

辨外感与内伤

	外感咳嗽	内伤咳嗽
病程	多为新病，病程短	多为久病，病程长
病势	常突然发生，病势急	常反复发生，病势缓
辨兼夹证	常伴有鼻塞流涕、恶寒发热、全身酸痛等肺卫表证	可伴有其他脏腑兼证
虚实	一般属于邪实	多为虚实夹杂，本虚标实

（二）鉴别诊断

（1）肺痨：因感染痨虫所致，以咳嗽、咯血、潮热、盗汗以及身体逐渐消瘦为主症，而咳嗽以发出咳声或伴有咳痰为主要临床表现，多不伴有咯血、消瘦等。

（2）肺胀：多见于老年人，有慢性肺系疾患病史，以咳嗽、咳痰、喘息气促、胸部膨满、憋气如塞、面色晦暗为特征，或见唇舌发绀，颜面四肢浮肿，症状反复发作，时轻时重，经久不愈而罹患，症状以咳嗽、咳痰为主，病程可长可短，但咳嗽日久可发展为肺胀。

（3）肺痈初期：多表现为发热、微恶寒、咳嗽、胸疼、咳时则呼吸不利，咯白色黏痰，痰量日渐增多，苔薄黄，脉浮滑而数。而风热咳嗽表现为咳嗽较剧，气粗或咳声嘶哑。喉燥咽痛，咯痰不爽。痰黏稠或稠黄，咳时汗出常伴鼻流黄涕，口渴头疼，肢体酸楚，恶风，身热等表证，舌苔薄黄，脉浮数或浮滑。风热咳嗽，经正确及时治疗后，多在气分缓解；经一周身热不退或退而复生，咳吐浊痰，应进一步考虑肺痈之可能。

【西医相关疾病及特征性症状】

（1）急性支气管炎：急性支气管炎是由于生物性或非生物性致病因素引起的支气管黏膜急性炎症，为一个独立病症，与慢性支气管炎不存在内在联系。本病属常见病、多发病，尤以小儿和老年多患。多为上呼吸道病毒感染引起，受凉为主要原因，秋冬为本病多发季节，寒冷地区也多见，在流感流行时，本病的发生率更高。

（2）慢性支气管炎：慢性支气管炎是气管、支气管黏膜及周围组织的慢性非特异性炎症。临床以咳嗽、咳痰为主要症状，每年发病持续3个月，连续2年或2年以上。

（3）急性喉炎：哮吼样咳嗽，有时伴有高热，常在夜间突然憋醒，伴有吸气时喉喘鸣，呼吸困难。喉镜检查：喉充血，声带肿胀，有黏液性分泌物，喉腔狭小。

（4）肺结核：咳嗽，痰中带血，胸痛，呼吸困难或发绀，伴发热，长期低热或潮热，盗汗，倦怠乏力，面颊潮红等。听诊往往有肺上部呼吸音减低、湿啰音。痰液中可找到结核杆菌。血沉增快，结核菌素试验呈阳性。肺部X线检查可确诊。

（5）支气管扩张：反复咳嗽，病程较长。咳浓痰，继发感染时加重，痰液静置可分三层，上层为泡沫，中层为黏液，下层为脓块。咯血量一般由少而多，多呈鲜红色。叩诊病变部位湿啰音，呼吸音减低，叩诊音浊。胸平片肺纹理增多、紊乱，或见环状或见条状透明阴影。

【辨证论治】

（一）外感咳嗽

1.风寒袭肺

临床表现： 咳嗽声，重气急，咽痒，咳白稀痰，常伴鼻塞，流清涕，头痛，肢体酸楚，恶寒发热，无汗，舌苔薄白，脉浮或浮紧。

治法：疏风散寒，宣肺止咳。

代表方：三拗汤合止嗽散。

三拗汤由麻黄、杏仁、甘草、生姜组成；止嗽散由桔梗、荆芥、紫菀、百部、白前、陈皮、甘草组成。前方以宣肺散寒为主，后方以疏风润肺为主。若咽痒咳嗽较甚，加金沸草、细辛、五味子；若鼻塞声较重，加辛夷、苍耳子；若咳痰黏腻，加法半夏、厚朴、茯苓；若素有寒饮伏肺，兼见咳嗽上气、痰液清稀、胸闷气急、舌淡红、舌苔白而滑、脉浮紧或弦滑者，治以疏风散寒，温化寒饮，可改投小青龙汤。

肺有郁热，复感风寒所致的咳嗽，称为"寒包火"，亦名寒暄。多发生在秋冬之交，秋天炎热，秋燥过盛，骤加风寒所致。症状呈现寒热并见，既有恶寒、体痛、咳嗽、鼻塞等表寒现象，又有口干渴、尿黄、大便干燥等里热现象，甚则可有高热、头疼、周身关节肌肉酸痛、咽部干疼、咳嗽少痰、舌红苔黄等症。多数患者的临床表现，有如下特点：鼻流清涕而鼻中出气觉热或干燥，咳紧特甚，牵引胸痛，其声重粗，痰不易出，色白而少，久咳或稍挟黄痰，甚则带血，口干不多饮或喜热饮。当治以散风寒，清里热。用麻杏石甘汤、柴葛解肌汤和荆防败毒散加减。

2. 风热犯肺

临床表现：咳嗽频剧，气粗或咳声嘶哑，喉燥咽痛，咳痰不爽，痰黏稠或黄，常伴鼻流黄涕，口渴，头痛，恶风，身热；舌苔薄黄，脉浮数或浮滑。

治法：疏风清热，宣肺止咳。

代表方：桑菊饮。

本方由桑叶、菊花、苦杏仁、连翘、薄荷、桔梗、芦根、甘草组成。若咳甚，加浙贝母、枇杷叶；若肺热甚，加黄芩、鱼腥草；若咽痛，加牛蒡子、射干；若热伤肺津、咽燥口干、舌质红，加南沙参、天花粉、芦根；若痰中带血，加白茅根、藕节；若兼夹暑湿，症见咳嗽胸闷、心烦口渴、尿赤、舌红苔腻、脉濡数，加滑石、鲜荷叶。

3. 风燥伤肺

临床表现：干咳无痰，或痰少而黏，不易咳出，或痰中带有血丝，咽喉干痛，口鼻干燥，初起或伴有少许恶寒，身热头痛；舌尖红，舌苔薄白或薄黄而干，脉浮数或小数。

治法：疏风清肺，润燥止咳。

代表方：桑杏汤。

本方由桑叶、苦杏仁、北沙参、浙贝母、淡豆豉、栀子、梨皮组成。若津伤较甚、舌干红苔少，加麦冬、南沙参；若痰中带血，加白茅根、侧柏叶；若痰黏难出，加紫菀、栝楼子；若咽痛明显，加玄参、马勃。若属温燥伤肺重证，症见身热头痛，干咳无痰，气逆而喘，咽干鼻燥，心烦口渴，可改投清燥救肺汤；若痰质清稀、恶寒无汗、苔薄白而干、脉浮弦，为凉燥犯肺，可改投杏苏散。

（二）内伤咳嗽

1. 痰湿蕴肺

临床表现：咳嗽反复发作，咳声重浊，因痰而嗽，痰出则咳缓，痰多色白，黏腻或稠厚成块，每于早晨或食后则咳甚痰多，胸闷脘痞，纳差乏力，大便时溏；舌苔白腻，脉濡滑。

治法：燥湿化痰，理气止咳。

代表方：二陈平胃散合三子养亲汤。

二陈平胃散由半夏、陈皮、茯苓、甘草、苍术、厚朴组成。三子养亲汤由白芥子、莱菔子、紫苏子组成。前方燥湿化痰，理气和中；后方降气化痰。若寒痰较重、痰黏白如沫、畏寒背冷，加干姜、细辛；若咳逆气急、痰多胸闷，加旋覆花、白前；若久病脾虚、神疲倦怠，加黄芪、党参、白术。

2. 痰热郁肺

临床表现：咳嗽气粗，喉中可闻及痰声，痰多黄稠或黏厚，咳吐不爽，或有热腥味，或夹有血丝，胸胁胀满，咳时引痛，常伴面赤，或有身热，口干欲饮；舌红，舌苔薄黄腻，脉滑数。

治法：清热化痰，肃肺止咳。

代表方：清金化痰汤。

本方由桑白皮、黄芩、栀子、知母、浙贝母、栝楼子、桔梗、橘红、茯苓、麦冬、甘草组成。若痰热较甚，咳黄脓痰或痰有热腥味，可加鱼腥草、鲜竹沥、薏苡仁、冬瓜子；若胸闷咳逆、痰多、便秘、加葶苈子、大黄、芒硝；若口干明显、舌红少津，加北沙参、麦冬、天花粉。

3. 肝火犯肺

临床表现：上气咳逆阵作，咳时面红目赤，引胸胁作痛，咽干口苦，常感痰滞咽喉而咳之难出，量少质黏，或痰如絮条，症状可随情绪波动而增减，舌红，舌苔薄黄少津，脉弦数。

治法：清肺泻肝，化痰止咳。

代表方：黄芩泻白散合黛蛤散。

黄芩泻白散由黄芩、桑白皮、地骨皮、甘草组成。黛蛤散由青黛、海蛤壳组成。前方顺气降火，清肺化痰；后方清肝化痰。若咳嗽频作，痰黄，加栀子、牡丹皮、浙贝母；若胸闷气逆，加枳壳、旋覆花；若咳时引胸胁作痛明显，加郁金、丝瓜络；若痰黏难咳，加海浮石、浙贝母、栝楼子；若咽燥口干，舌红少津，加北沙参、天冬、天花粉。

4. 肺阴亏虚

临床表现：干咳，咳声短促，痰少质黏色白，或痰中带血丝，或声音逐渐嘶哑，口干咽燥，午后潮热，颧红盗汗，常伴日渐消瘦，神疲乏力，舌红少苔，脉细数。

治法：养阴清热，润肺止咳。

代表方：沙参麦冬汤。

本方由沙参、麦冬、天花粉、玉竹、桑叶、白扁豆、甘草组成。若咳而气促明显，加五味子、诃子；若痰中带血，加牡丹皮、白茅根、仙鹤草；若潮热明显，加功劳叶、银柴胡、青蒿、胡黄连；若盗汗明显，加乌梅、牡蛎、浮小麦；若咳吐黄痰，加海蛤壳、黄芩、知母；若手足心热，腰膝酸软，加黄柏、女贞子、墨旱莲；若倦怠无力，少气懒言，加党参、五味子。

5. 肺肾两亏

临床表现：体质薄弱，面色黧黑，头晕健忘，咳嗽无力，呼多吸少，气不接续，或见汗出肢冷，面青，形体疲惫，颧红，手足心热，舌红干瘦欠润，脉沉软或见脉沉细。本症多见于老年人。

治法：填精补肾，敛肺止咳。

代表方：都气丸加减。

本方由熟地黄、补骨脂、狗脊、蜜百合、白芍、芡实、生牡蛎、五味子、款冬花组成。方中熟地黄、补骨脂、金毛狗脊、芡实等补肾填精，温补肾阳；百合补肺肾，止咳嗽；生牡蛎镇咳化痰；五味子敛肺止咳；款冬花止咳化痰。

【歌诀】

咳为肺病气上逆，外感内伤两大纲，
风寒三拗止嗽用，热菊燥杏俱有桑，
三子二陈法中土，清金化痰痰热方，
肝火泻白芩黛蛤，肺阴亏虚沙麦尝。

【典籍摘要】

《黄帝内经·素问·咳论》："五脏六腑皆令人咳，非独肺也。"

《黄帝内经·素问·病机气宜保命集》："咳谓无痰而有声，肺气伤而不清也；嗽是无声而有痰，脾湿动而为痰也。咳嗽谓有痰而有声，盖因伤于肺气动于脾湿，咳而为嗽也。"

《伤寒论·太阳病脉证并治》："伤寒表不解，心下有水气，干呕，发热而咳，或渴、或利、或噎、或小便不利，少腹满，或喘者，小青龙汤主之。"

【临证实录】

医案1：

李某，男，62岁。初诊：2018年10月18日。

主诉： 咳嗽，色白清稀量多，遇寒加重，近3天明显加重。胃脘及后背怕冷，纳少，乏力。既往慢性支气管炎史3年有余，吸烟史35年。

诊查： 舌质淡，舌苔白滑，脉浮滑。

辨证： 咳嗽（外感风寒、痰湿内蕴、脾阳不足）。

治法： 疏风散寒，温运脾阳，燥湿化痰。

方药： 小青龙汤和二陈汤加味。

桂枝20g，麻黄10g，干姜10g，射干10g，细辛5g，清半夏15g，橘红10g，茯苓30g，款冬花15g，桔梗10g，炙甘草10g。4服，水煎服。

二诊： 2018年10月22日：诸症悉愈，虑其素体脾虚，故宜补脾益气固本。处方：木香10g，白豆蔻10g，生晒参10g，炒白术10g，茯苓5g，半夏10g，广陈皮10g，砂仁米10g，山药15g，炒麦芽25g，车前子15g，炒枳壳10g，10服，水煎服。

按： 患者年过半百，体质不佳，平素饮食不节又失调补，且嗜烟几十年，致使脾肺受损，运化无权，精微失于输布，聚湿生痰，加之外感风寒，引动内饮，痰饮上干于肺，肺气上逆，故见咳嗽痰多，色白而稀。纳少、乏力、胃脘及后背部怕冷，舌苔白，脉浮滑是脾阳不足痰饮内停之象。故初诊肺脾同调，用小青龙汤和二陈汤加味外宣风寒、内化痰饮。二诊患者诸症悉愈，但素体脾虚之症仍存，故用加味六君子汤补脾益气以杜生痰之源。

李老认为：针对咳嗽一证"辨痰"为关键，痰和病性的关系总结为"饮咳稀痰、劳咳胶痰、火咳无痰、热咳黄痰、风咳泡沫痰、瘀咳粉红痰、肾虚咳咸痰、脾虚咳白痰、肝火咳血丝痰"。同时指出，即使是痰色白，如果伴有黏稠或者是不易咳出者仍然是有热之象。

医案2：

吴某，男，6岁。初诊2019年6月5日。

主诉： 患儿受凉伤食，发热汗出，咳嗽，病已7日。于落日前壮热更甚，彻夜不眠，咳嗽不休。小便黄少，大便一周未行。

诊查： 舌苔微黄而燥，脉滑数。

辨证： 咳嗽（外邪不解，入里化热）。

治法： 驱散外邪，内泄热结。

方药： 大承气汤加味。

桂枝5g，大黄10g，厚朴10g，枳壳10g，杏仁20g，桔梗15g，紫菀20g，陈皮15g，莱菔子20g，炙甘草10g。2服水煎服，每日4次口服。大便通畅即停服。

二诊： 2019年6月7日：热退便通，胃脘不适，平胃散方合陈皮1袋（5g），半夏1袋（5g），白豆蔻2袋（10g），3服水冲服。

按： 此患者为儿童，属外感夹食积之咳，《黄帝内经·素问·咳论》提到"皮毛者，肺之合也；皮毛先受邪气，邪气以从其合也。其寒饮食入胃，从肺脉上至于肺则肺寒，肺寒则外内合邪因而客之，则为肺咳"；"聚于胃，关于肺"传达出饮食积聚胃腑，化而为痰，上犯于肺，发为咳是食积咳嗽的病机。肺与大肠相表里，肺热移于大肠，所以治疗上不可以重肺而不顾肠腑。大承气汤合行气化痰之品，伐入里之实邪，宣不和之肺气，表里两解，上下同治，则邪去正安。二诊热退便通唯胃气不合，以平胃散加味收功。

医案3：

王某，女，63岁。初诊：2016年2月5日。

主诉： 患者外感后，咳嗽近半月，现仍咳嗽痰白质稀，量少，伴有心慌气短，盗汗，二便尚可。

既往有支气管扩张史，陈旧肺结核史。

诊查：舌质暗红，舌苔薄黄少津，脉滑小数。

辨证：咳嗽（肺气阴两虚）。

治法：养阴清热，润肺止咳。

方药：方以止嗽散、小青龙汤、生脉散合用。

百部 15 g，炙甘草 20 g，紫菀 10 g，款冬花 15 g，地骨皮 10 g，麻黄 10 g，杏仁 10 g，百合 25 g，白芍 15 g，人参 15 g，麦冬 10 g，五味子 10 g，白前 15 g，桔梗 10 g，7 服，水煎服。

二诊：2016 年 2 月 13 日：药后患者咳嗽大减，痰少、易咳出，活动后气短感，盗汗缓解，舌质暗红，舌苔薄黄少津，脉滑，沉取无力。前方去炙甘草、桔梗，加白芥子 10 g，半夏 10 g，加强化痰之力。

按：患者素有肺痨、支气管扩张之疾，肺气本虚，肺阴不足，不慎外感，致使肺失宣降、津停痰阻。心悸气短、盗汗，气阴已显不足。舌质暗红，舌苔薄黄少津，脉滑小数，乃肺阴伤肺热蕴伏之象。病机上虚实寒热均见，方以止嗽散、小青龙汤、生脉散合用，宣肺止咳，养阴生津，标本兼顾。

【临证心法】

中医谈咳嗽分肺自病及他脏传来两大病因。《黄帝内经·素问·咳论》云：“五脏六腑皆令人咳，非独肺也。”其中肺之令人咳，临证居多。中医治疗咳嗽确有一定的优势，对引起咳嗽的病因病机，论述较为深入，且有效指导临床治疗。

（1）关于咳嗽的辨证，要点有四。

①辨外感与内伤。

有关外感咳嗽与内伤咳嗽的特点，前文已述。辨外感与内伤，实则辨外因与内因。

外感六淫之中以风寒为主，《黄帝内经·素问·咳论》：“皮毛者肺之合也。皮毛先受邪气，邪气以从其合也。其寒饮食入胃，从肺脉上至于肺，则肺寒，肺寒则外内合邪，因而客之，则为肺咳。”这就是形寒饮冷而形成的咳嗽。

至于暑、湿、燥、火之邪，往往挟有风寒，所以陈修园云：“言热、言湿、言燥，令不自行，亦必假风寒以为之帅。”内伤，除痰饮、气喘、肺痿、肺痈等疾病有咳嗽外，以七情郁结、气火上逆和脾虚湿痰所致的咳嗽，较为常见。

②辨有痰无痰。

痰多者多为痰浊、寒饮，干咳无痰者多为肺燥、气火和阴虚。黄痰黏稠属热，但有些风寒表证患者，常常早晨起来第一口痰是黄色黏稠的，此后一天皆为白色清稀痰，又没有其他热象，此类不应看作肺热。痰白清稀属寒、属虚。痰里带有血丝，一般是痰热咳嗽。临证痰黄亦有属寒证的，但痰必清稀而量多，口不渴，舌不红。痰腥属热，痰甜属湿，痰咸属肾。痰味腥臭，多为肺痈、肺癌晚期。血性痰有血腥味，多见于肺痨、肺癌。

③辨咳声。

咳声嘶哑，多为燥邪、肺阴虚；咳嗽紧闷阻滞，多属湿痰或痰饮病症。咳声有力而重浊，多为外感风热；咳声无力，属于肺热病症。咳音低声促，多为肾气虚咳；干咳无力，多见咳久阴伤；咳嗽低微无力，伴气短、自汗，痰清稀者，为肺气虚病症；而无力，夜间咳更严重，伴气促、腰酸等，常常为肺肾两虚之病症；若咳声阵发，发则连声一二十次之多，终止时喉间有一声长鸣，似鸟叫，病症称为百日咳；若咳声如狗叫，且喉间有白膜，不易剥去，称为白喉，此病多属肺肾阴虚，火毒攻喉。

④辨咳嗽的时间。

节律性咳嗽，白天多于夜间，多为外感或内伤偏实；晨起咳嗽，痰出后咳减，多为内伤、痰湿或痰热较重；午后，黄昏加重，多为肺燥阴虚；夜间发作或加重，多为虚寒咳嗽。

还要注意有些不常见的症状，如咳嗽时遗尿者为膀胱咳，咳嗽时矢气、遗尿者为大肠咳等。

（2）关于咳嗽的治疗，须分新、久、虚、实。

①新与实。

外感咳嗽，多为新病、实证。临证外感咳嗽比内伤者多见，外感咳嗽中又以风寒咳嗽最多。其他暑、湿、燥、火等邪气多与风寒互见，经传变、从化等而形成，不过是各有季节、体质、气候变化等不同的特点而临床表现各异而已。治疗外感咳嗽当掌握以下3种情况：

第一，发病初期多有表证，如恶寒、发热、头痛、身痛、鼻塞、流涕等。当治以解表散邪为主，外邪得到表散疏解后，肺气得宣，咳嗽自然减轻。

第二，咳嗽数日，表证或已解或尚存，或已出现半表半里之证，或有转里证之势，阳性体质之人则邪气有从阳化热之势，此时可出现咽干、口渴、咽痛等症。此时当宣解外邪兼清化内热，或表里双解（清、宣同用）之法。

第三，咳嗽虽久，但尚未转为虚证。邪正交争，有化火、化燥的趋势，此时治疗要注意除解表祛邪之外，同时要在方中佐以润肺降火之品。

②久与虚。

内伤咳嗽，一般多为久病、虚证。其法虽多，但也有共同之处，概括起来有3点：

第一，肺为娇脏，治虚要以润肺育阴为主。

第二，治阳虚要以补肺气为主，兼顾脾肾之气，尤其是出现寒湿等证时，不要专去治咳，补其阳气而咳即止。

第三，久咳成痨，渐变痨瘵咳嗽，此时气阴皆损，已非咳嗽篇之证，应按痨瘵论治。

第三节　哮病

哮病，又称哮证，是以喉中哮鸣有声、呼吸困难，甚则喘息不能平卧为主症的反复发作性肺系疾病。后世医家鉴于哮必兼喘，故又称哮喘；而喘未必兼哮，为与喘证区分，故定名为哮病、哮证。

【病因病机】

1.外邪侵袭

外感风寒或风热之邪，未能及时表散，邪蕴于肺，壅阻肺气，气不布津，聚液生痰。如《临证指南医案·哮》曾云：“宿哮……沉痼之病……寒入背俞，内合肺系，宿邪阻气阻痰。”其他如吸入花粉、烟尘，影响肺气的宣降，津液凝聚，痰浊内蕴，亦可导致哮证。

2.饮食不当

贪食生冷，寒饮内停，或嗜食酸咸甘肥，积痰蒸热，或因进食海膻发物，而致脾失健运，饮食不归正化，痰浊内生，上干于肺，壅阻肺气，亦可致成哮证。《医碥·喘哮》云：“哮者……得之食味酸咸太过，渗透气管，痰入结聚，一遇风寒，气郁痰壅即发。”故古有“食哮”“鱼腥哮”“卤哮”“糖哮”“醋哮”等名。

3.情志刺激

情志失调情怀不遂，忧思气结，肝失调达，气失疏泄，肺气痹阻，或郁怒伤肝，肝气上逆于肺，肺气不得肃降，升多降少，气逆而喘。

4.体虚病后

素质不强，或病后体弱，如幼年患麻疹、顿咳，或反复感冒，咳嗽日久等，以致肺气耗损，气不化津，痰饮内生；或阴虚火盛，热蒸液聚，痰热胶固。素质不强者多以肾为主，而病后导致者多以肺为主。

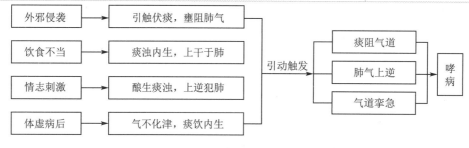

哮病的病因病机演变图

【辨证要点与鉴别诊断】

（一）辨证要点

辨发作期与缓解期

	发作期	缓解期
声息	喘哮气粗声高	喘哮气怯声低
呼吸	呼吸深长，呼出为快	呼吸短促难续，吸气不利
脉象	有力	沉细或沉数

辨寒热

	寒哮	热哮
症状	气促哮鸣，痰稀色白，面色晦暗，口不渴或渴喜热饮，形寒畏冷	气粗息涌，痰稠色黄，面赤口苦，渴喜冷饮，不恶寒
舌脉象	舌苔薄白或薄滑，脉弦紧或浮紧	舌红苔黄，脉滑数或弦滑

　　哮病总为邪实正虚之证，当辨虚实寒热。发时以邪实为主，多见寒哮、热哮，也可见寒包热、风痰、虚哮等兼证，还要注意寒痰、热痰之分，是否兼表之别；未发时以正虚为主，宜辨阴阳之偏虚，肺、脾、肾之所属。若日久不愈，虚实错杂，当辨主次，按病程新久及全身症状辨别。

　　（二）鉴别诊断

　　（1）喘证：哮病和喘证都有呼吸急促的表现。哮必兼喘，但喘未必兼哮，哮指声响言，以反复发作、喉中哮鸣有声为主要临床特征；喘指气息言，有急慢性之分，以呼吸气促困难为主要临床特征。

　　（2）支饮：支饮为饮留胸膈，虽然也可表现痰鸣气喘的症状，但多由慢性咳嗽经久不愈，逐渐加重而成咳喘，病势时轻时重，发作与间歇的界限不清，以咳嗽和气喘为主。

【西医相关疾病及特征性症状】

　　（1）支气管哮喘：出现广泛而多变的可逆性呼气气流受限，导致反复发作的喘息、气促、胸闷和（或）咳嗽等症状。

　　（2）急性喉炎：多发生于小儿，症见发热，哮吼样咳嗽，声音嘶哑，表现吸气性呼吸困难，吸气时胸骨上窝、肋间隙、肋下及剑突下凹陷。呼吸困难常呈昼轻夜重。喉镜检查无灰白色假膜。如发现有白色假膜，应与白喉区别。

【辨证论治】

（一）发作期

1. 寒哮

临床表现： 呼吸急促，喉中哮鸣有声，胸膈满闷如塞；咳不甚，痰稀薄色白，咳吐不爽，面色晦暗带青，口不渴或渴喜热饮，天冷或受寒易发，形寒畏冷，初起多兼恶寒、发热，头痛等表证；舌苔白滑，脉弦紧或浮紧。

证机概要： 寒痰伏肺，遇感触发，痰升气阻，肺失宣畅。

治法： 宣肺散寒，化痰平喘。

代表方： 射干麻黄汤。

本方由射干、麻黄、细辛、生姜、紫菀、款冬花、大枣、半夏、五味子组成。若痰涌气逆，不得平卧，可加葶苈子、苏子、杏仁、白前、橘皮等；若咳逆上气、汗多，加白芍；若表寒里饮，寒象较重，可改用小青龙汤治疗。

2. 热哮

临床表现： 气粗息涌，咳呛阵作，喉中哮鸣，胸高胁胀，烦闷不安；汗出口渴喜饮，面赤口苦，咳痰色黄或白，黏浊稠厚，咳吐不利，不恶寒；舌质红、苔黄腻，脉滑数或弦滑。

治法： 清热宣肺，化痰定喘。

代表方： 定喘汤。

本方由白果、杏仁、麻黄、苏子、半夏、款冬花、桑白皮、黄芩、甘草组成。若表寒外束，肺热内郁，加石膏配麻黄解表清里；肺气壅实，痰鸣息涌，不得平卧，加葶苈子、地龙；肺热壅盛，咳痰稠黄，加海蛤壳、射干、知母、鱼腥草；大便秘结，可加大黄、芒硝、全栝楼、枳实；病久热盛伤阴，气急难续，痰少质黏，口咽干燥，舌红少苔，脉细数，养阴清热化痰，加沙参、知母、天花粉。

（二）缓解期

1. 肺虚证

临床表现： 喘促气短，语声低微，面色㿠白，自汗畏风；咳痰清稀色白，多因气候变化而诱发，发前喷嚏频作，鼻塞流清涕；脉细弱或虚大。

治法： 补肺益气。

代表方： 玉屏风散加味。

本方由黄芪、白术、防风组成。若恶风明显，加用桂枝汤；阳虚甚者，加附子；痰多加前胡、杏仁；若气阴两虚，呛咳，痰少质黏，口咽干，舌质红，可用生脉散加沙参、玉竹、黄芪。

2. 脾虚证

临床表现： 倦怠无力，食少便溏，面色萎黄无华；痰多而黏，咳吐不爽，胸脘满闷，恶心纳呆；或食油腻易腹泻，每因饮食不当而诱发；舌质淡，舌苔白滑或腻，脉细弱。

治法： 健脾益气。

代表方： 六君子汤。

本方由人参、白术、茯苓、甘草、陈皮、半夏组成。若脾阳不振，形寒肢冷者，加附子、干姜；若中虚喘哮，痰壅气滞者，加三子养亲汤；若脾虚气陷，少气懒言者，可改用补中益气汤加减治疗。

3. 肾虚证

临床表现： 平素息促气短，动则为甚。呼多吸少；咳痰质黏起沫，脑转耳鸣，腰酸腿软，心慌，不劳而累；或五心烦热，颧红，口干；或畏寒肢冷，面色苍白；舌淡苔白质胖，或舌红少苔，脉沉细或细数。

治法： 补肾纳气。

代表方： 金匮肾气丸或七味都气丸。

金匮肾气丸由附子、桂枝、干地黄、山茱萸、山药、茯苓、牡丹皮、泽泻组成；七味都气丸由熟地、山茱萸、山药、泽泻、丹皮、五味子组成。前方偏于温肾助阳,后方偏于益肾纳气。阳虚甚,酌加附片、肉桂、补骨脂、仙灵脾、鹿角片;阴虚甚,加生地黄、冬虫夏草;若肾不纳气,气不归原,加蛤蚧、胡桃肉、沉香。

4. 寒包热哮

临床表现: 喉中哮鸣有声,胸膈烦闷,呼吸急促,喘咳气逆,咯痰不爽,痰黏色黄,或黄白相兼,烦躁,发热,恶寒,无汗,身痛,口干欲饮,大便偏干,舌苔白黄腻,舌尖边红,脉弦紧。

治法: 解表散寒,清化痰热。

代表方: 小青龙加石膏汤或厚朴麻黄汤加减。

前方用于外感风寒,饮邪内郁化热,而以表寒为主,喘咳烦躁者;后方用于饮邪迫肺,夹有郁热,咳逆喘满,烦躁而表寒不显者。表寒重者加桂枝、细辛;喘哮,痰鸣气逆,加射干、葶苈子、苏子祛痰降气平喘;痰吐稠黄胶黏,加黄芩、前胡、栝楼皮等清化痰热。

【歌诀】

哮病发作痰鸣喘,宿根新邪肺不宣。
邪实正虚辨标本,发作缓解两期观。
发作期证辨寒热,寒用射麻热定喘。
缓解期证分四型,肺脾肾虚热与寒。
肺虚玉屏脾六君,肾虚肾气都气参。
寒包热用厚朴麻,或用石膏青龙煎。

【典籍摘要】

《黄帝内经·素问·阴阳别论》:"阴争于内,阳扰于外,魄汗未藏,四逆而起,起则熏肺,使人喘鸣。"

《伤寒论》:"喘家作桂枝汤,加厚朴、杏子佳。"

《金匮要略·肺痿肺痈咳嗽上气病脉证治第七》:"咳而上气,喉中水鸡声,射干麻黄汤主之。"

【临证实录】

医案1:

王某,女,43岁。初诊:2018年5月8日。

主诉: 哮病多年,平素嗜食辛辣。半月前因感冒引起咳嗽、气喘。喉中有哮鸣声,反复咳嗽,痰多色黄,伴胸闷,头晕,大便不爽。

诊查: 苔黄腻,脉弦滑小数。

辨证: 哮病(痰热壅盛)。

治法: 清热化痰,止咳平喘。

方药: 麻杏甘石合小陷胸汤加减。

蜜麻黄10 g,杏仁15 g,桔梗15 g,生石膏30 g,栝楼20 g,酒黄芩15 g,半夏10 g,胆星10 g,苏子15 g,葶苈子10 g,冬桑叶15 g,桑白皮15 g,冬花10 g,黄瓜子15 g,炙甘草15 g,5服水煎服,每日3次;外用:白芥子50 g,轻粉5 g,冰片3 g,细辛、白芷各15 g为面,醋、蜜和成稠膏,热后外贴后背第三胸椎上,每次1小时,每日2次。

二诊: 喘哮改善,痰多大减,色白偶黄,苔厚脉滑。处方:半夏15 g,竹茹20 g,炒枳实10 g,酒芩15 g,栝楼10 g,浙贝10 g,桑白皮25 g,陈皮20 g,茯苓20 g,炒葶苈10 g,炙甘草15 g,7服水煎服,外用药同前。

三诊: 2018年5月16日:服药后病情进一步平稳,唯倦怠乏力,饮食欠佳,大便略稀,痰已少易咳出。苔白,脉滑。处方:党参40 g,炒白术15 g,茯苓20 g,炙甘草10 g,豆蔻15 g,砂仁米10 g,

冬花 10 g，车前子 20 g，陈皮 10 g，清半夏 10 g，肉桂 5 g。

按： 患者因嗜食辛辣，损伤脾胃，致痰热内生，痰热又与外感相合，致肺失清肃，气道受阻，发为哮病。痰热之邪，阻遏清阳故头晕；脾胃受损，气虚无以运化，故见胸闷气喘。一诊本着"急则治其标、缓则治其本"的原则，处以麻杏甘石合小陷胸汤加平喘药以清热化痰、平喘，结合外治膏方，以图迅速清肃外感余邪及痰热之势；二诊诸症得减，处以黄芩温胆汤加味，清肃余邪；三诊邪气已尽，脾虚之象突出，故用香砂六君子汤健脾益气、培元固本、以杜生痰之源。

医案 2：

庞某，男，60 岁。初诊：2017 年 2 月 8 日。

主诉： 患者反复发作性哮喘、咳痰十余年。10 天前受寒复发，经我院肺病科抗感染、解痉等治疗有所缓解。3 天前去早市未戴口罩又发喉中哮鸣。咳嗽气喘，咳痰白清稀量多，易咳出，伴形寒怕冷，胸闷，难以平卧，纳少，无发热。

诊查： 舌质暗红，苔白，脉弦滑。

辨证： 哮病（寒哮）。

治法： 温化寒痰，降气平喘。

方药： 射干麻黄汤、三子养亲汤加味。

蜜麻黄 10 g，射干 15 g，款冬花 20 g，蜜紫菀 15 g，浙贝母 15 g，杏仁 15 g，川厚朴 15 g，清半夏 15 g，桑白皮 20 g，苏子 25 g，葶苈子 10 g，炒白芥子 5 g，旋覆花 15 g，炙甘草 15 g，4 服水煎，每 4 小时 1 次温服。

二诊： 咳喘已平，纳少乏力，舌暗苔白，脉缓稍滑。处方：生晒参 10 g，炒白术 15 g，山药 10 g，白茯苓 20 g，清半夏 10 g，炒麦芽 25 g，桔梗 10 g，炒杏仁 10 g，炒枳壳 15 g，煅牡蛎 35 g，炙黄芪 35 g，丹参 20 g，桃仁 10 g，广地龙 10 g，当归 10 g，肉桂 10 g，炙甘草 10 g，14 服，水煎服。

三诊： 2018 年 2 月 27 日：诸症悉减，偶有咳嗽，纳差，腰膝疫痛，舌暗，脉缓。处方：干姜 10 g，茯苓 20 g，白术 15 g，山药 15 g，五味子 15 g，炒杏仁 10 g，陈皮 15 g，桔梗 10 g，砂仁 15 g，肉桂 10 g，制附子 10 g，当归 15 g，上述药物 7 服，水煎服，医嘱：服药后以金匮肾气丸合香砂六君子丸连服 1 月。

按： 此患为宿痰内伏于肺，感受风寒，失于表散，壅阻肺气，气不布津，聚液成痰，痰阻气道，发为哮病。风寒未尽解则见形寒怕冷；子盗母气，脾失健运，则不欲饮食；肺病及心，心血不畅，则见舌质暗红。初诊以射干麻黄汤、三子养亲汤加味，宣肺化痰平喘；二诊症减，改六君子汤合二陈汤补脾益气、稍佐活血化瘀之品；三诊脾肾阳虚之象显著，咳喘已减，当滋肾培元，祛痰止咳，故仿干姜苓术汤合桂枝、附子、五味子、山药，温补脾肾，化痰止咳。

医案 3：

王某，女，37 岁。初诊：2017 年 10 月 14 日。

主诉： 反复咳嗽喉中哮鸣 1 月余，哈尔滨医大一院诊断为支气管哮喘急性发作，予抗生素、支气管解痉剂、化痰止咳药等治疗后，咳嗽有所好转。现夜间喉中哮鸣有声，平卧不适，口干喜饮，时有胸闷。痰白黏，咳吐不畅，大便偏干。

诊查： 舌暗红，苔薄黄少津，脉弦滑。

辨证： 哮病（痰热郁闭）。

治法： 清热化痰，止咳平喘。

方药： 射干麻黄汤加味。

胆南星 15 g，竹茹 10 g，桑白皮 25 g，黄芩 30 g，紫菀 15 g，款冬花 15 g，杏仁 20 g，清半夏 15 g，麻黄 10 g，射干 10 g，枳壳 10 g，桃仁 15 g，郁金 15 g，丹参 25 g，桔梗 10 g，大黄 10 g，甘草 10 g，7 服，水煎服。

二诊： 2017 年 10 月 21 日：服药后，咳嗽大减，夜间哮鸣好转，咯痰较前通畅，胸闷已除，便调。

舌暗红苔薄，脉滑。嘱其停用西药，上方去大黄，黄芩改为10 g，14服，水煎服。

三诊： 2017年11月5日。服药3周后，咳嗽、哮鸣症状基本消失。继以调脾胃之法以"培土生金"，减少急性发作机会，方药如下：太子参15 g，白术15 g，清半夏15 g，陈皮10 g，炒杏仁10 g，茯苓25 g，木香5 g，厚朴15 g，丹参15 g，桃仁15 g，甘草10 g。

按： 此患年轻病浅，属新发哮病，初诊以清肺化痰、降气平喘，急则治标，方选射干麻黄汤配伍大剂量黄芩、胆南星、竹茹清化痰热；桑白皮、杏仁降肺平喘；枳壳、桔梗宣利肺气；久病夹瘀，佐以丹参、桃仁活血化瘀、大黄泄热通腑宣降并用。二诊热势已减，则去大黄，减黄芩剂量。三诊哮喘大减，咳嗽已停，取六君子汤加丹参、桃仁、厚朴、杏仁健脾益气，化痰活血通腑以治其本，防哮病再发。

医案4：

周某，男，62岁，某绝缘材料厂退休工人，因咳喘间作30年，复发并持续不能缓解30天，于1985年12月8日来诊。

主诉： 因感而咳喘月余，于1985年11月住入某医院、经抗炎、解痉、化痰、平喘等治疗30天，咳喘持续不解。经检查提示白色念珠菌感染。因该病人对抗真菌药物过敏，其经治医生介绍前来寻中药治疗。患者身体消瘦，喘息不能平卧，张口抬肩，面色晦暗，口唇发绀，咳声嘎哑，痰如胶丝，难以咯出，每于凌晨喘甚，听诊双肺寂静，仅在邻近会厌附近可听到痰鸣音，大便一日数次，完谷不化。近五年来恶寒易感，夏日亦穿棉衣，终年不敢洗澡。

诊查： 舌质淡白，舌苔白厚，脉虚数。

辨证： 哮病（痰饮阻肺，脾肾阳衰）。

治法： 温肺化饮，健脾补肾。

方药： 小青龙合苓桂术甘汤加味。

麻黄10 g，桂枝10 g，半夏10 g，白芍15 g，五味子10 g，细辛5 g，茯苓20 g，地龙10 g，白术10 g，白芥子10 g，淫羊藿10 g，甘草10 g。三剂，水煎服，每日1剂，分2次服。

二诊： 症见气喘明显缓解，夜间可以平卧，咳嗽略多，痰液转为稀薄，易于咯出，大便呈溏便，一日2次。听诊双肺可闻散在痰鸣音。舌质淡，舌苔白滑，脉虚数，于上方去茯苓，加白前20 g，以加强宣肺止咳功效，7剂，煎服法同前。

三诊： 症见行动自如，咳喘基本消失，早晚咯少许白色泡沫状痰，遂以上方加黄芪20 g，7剂。另予蛤蚧5对（去眼），共烘干碾为细末，每次3 g，每日2次善后。

按： 此例病患因为长期使用激素，本次发作后，重用抗生素等药物，致使阳气大伤，痰饮凝聚，结为胶着老痰，阻塞气道，令肺气不得宣肃，非用温阳豁痰而不效。以小青龙合苓桂术甘汤加味，重用豁痰之品，使胶着顽痰得以推除，肺之宣肃有常，脾肾阳气渐生，咳喘自止。真菌感染致使咳喘持续不能缓解的病例，在临床上屡见不鲜，多见于久病体虚，长期大量使用抗生素、激素的病人，致阳气大伤，痰饮坚牢。而顾护阳气，涤痰化饮是咳喘治疗中的关键，绝大多数需要温散与温补并施。（恩师高仲山教授治验）

【临证心法】

哮病是一种发作性痰鸣气喘疾患。发作时喉中有哮鸣声，呼吸气促困难，甚则喘息不能平卧。哮病的发生为痰伏于肺，当外邪侵袭、饮食不当、情志刺激、体虚劳倦等诱因引动而触发，以致痰壅气道，肺气宣降功能失常。哮病多为宿疾，往往反复发作，短期难以治愈，故在治疗时应遵守急则治其标，缓则治其本的原则。发作期以祛邪降气，除痰定喘为主；缓解期则着重补肺、益脾、固肾为治。但是此仅言其常，病情变化多端，已发时亦有以扶正为主者，主要还在于辨证施治，分清虚实。"哮证会四方，东北响当当，外感（寒哮）小青龙，热哮定喘汤，脾虚六君子，肾虚七味匿。"我所做的这首歌诀简明扼要地描述了哮证寒热虚实四法，已尽北方哮病总的治疗方向。哮病实证亦有寒热之别：若症见呼吸急促，喉中痰鸣，咳痰清稀量多，色白呈黏沫状，胸膈满闷，气憋，面色青而晦暗，口不渴，或渴喜热饮，舌苔白滑脉浮紧，伴有恶寒发热头痛等表证者为寒哮，治法当温肺散寒，宣肺定喘，方用小青龙汤、射干麻黄汤等。若症见呼吸急促，喉中哮鸣音，胸高气粗，痰稠色黄，咳吐不利，胸中烦闷不安，面赤自汗，口渴喜凉饮，舌质红，舌苔黄腻，脉滑数者为热哮，治以清热化痰，宣肺定喘，方用麻杏石甘汤合葶苈大枣泻肺汤、桑白皮汤加减。哮病虚证多为正气虚，如气促有声，活动后加剧，气弱，脉虚，或浮大而弦，沉取若无，外无客邪，内无实热者，皆为虚证。虚哮病在肾，又有阴阳虚损之异。肾阴或阳虚均可见呼吸短促，气不得续，动则心慌，喘息更甚之状。而二者不同之处为肾阳虚以汗出肢冷，面色青暗，舌质淡，脉沉细为主，因其不能温阳化气而见汗出肢冷、脉沉细等，治宜温肾纳气，方用桂附八味丸合人参蛤蚧散加减。肾阴虚以咽干口燥颧红，面白足冷，舌红少苔，脉细数或虚数为主，后者因其阴不潜阳，气不摄纳，故可见颧红足冷，口干咽燥，脉细数等，治宜麦味地黄丸合百合固金丸加减。

治哮证要加用劫痰之药，如皂角、明矾、砒石等。常用方如：

①大萝皂丸（《医学入门》）：天南星、半夏、杏仁、瓜蒌仁、香附、青黛、陈皮各15 g，莱菔子60 g，皂角（烧灰）30 g。共为细末，神曲煮糊为丸，如梧桐子大。每服60丸，姜汤水送服。治气喘、痰喘、风痰、食痰、酒痰。

②小萝皂丸（《医学入门》）：莱菔子60 g，蒸皂角（煅）15 g，制南星、栝楼仁、海蛤粉各30 g。共为细末，姜汁和蜜捣为丸，如玉米粒大，每用1丸，含化止喘，治喘证。

③干缗汤（《医学入门》）：半夏7枚，皂角（去皮，炙）、甘草各3厘米，生姜6 g。用生绢袋盛，水煎，顿服。治哮喘不得卧或风痰壅塞。

④冷哮丸：《证治宝鉴》麻黄、生川乌、细辛、川椒、生白矾、皂角、半夏曲、胆南星、杏仁、生甘草各30 g，紫菀、款冬花各60 g。共为细末，姜汁调神曲末为糊丸。每次服3～6 g。治冷哮，感寒即发。

⑤紫金丹（《医宗金鉴》）：红砒石5 g，淡豆豉45 g。将豆豉湿润后捣成膏状，合入砒石粉，捣匀为麻仁大小，每服10~15丸。有逐寒劫痰，止咳定喘之效。

以上5方，哮证发作时可用之。临床上，以冷哮较为多见，冷哮发作者可在应证汤药中加服冷哮丸或紫金丹；热哮发作者可在应证汤药中加服大萝皂丸或小萝皂丸；哮喘痰涎甚多者，可服用干缗汤或此汤的药物加入应证的汤药中。

第四节　喘证

喘证是以呼吸困难，甚至张口抬肩、鼻翼煽动、不能平卧为特征的病证。喘证的症状轻重不一，轻者仅表现为呼吸困难，不能平卧；重者稍动则喘息不已，甚则张口抬肩，鼻翼煽动；严重者，喘促持续不解，烦躁不安，面青唇紫，肢冷，脉浮大无根，发为喘脱。西医学中的肺炎、慢性阻塞性肺疾病、肺源性心脏病、心源性哮喘等属于本病范畴，可参照本病辨证论治；肺结核、矽肺等发生呼吸困难时，也可参考本节辨证论治。

【病因病机】

1. 外邪侵袭

外感风寒或风热之邪，未能及时表散，邪蕴于肺，壅阻肺气，肺气不得宣降，因而上逆作喘。

2. 饮食不当

恣食生冷、肥甘，或嗜酒伤中，脾失健运，痰浊内生；或急慢性疾患影响于肺，致肺气受阻，气津失布，津凝痰生，痰浊内蕴，上阻肺气，肃降失常，发为喘促。

3. 情志失调

情怀不遂，忧思气结，肝失调达，气失疏泄，肺气痹阻，或郁怒伤肝，肝气上逆于肺，肺气不得肃降，升多降少，气逆而喘。

4. 劳欲久病

肺系久病，咳伤肺气，或久病脾气虚弱，肺失充养，肺之气阴不足，以致气失所主而喘促。若久病迁延，由肺及肾，或劳欲伤肾，精气内夺，肺之气阴亏耗，不能下荫于肾，肾之真元伤损，根本不固，则气失摄纳，上出于肺，出多入少，逆气上奔为喘。

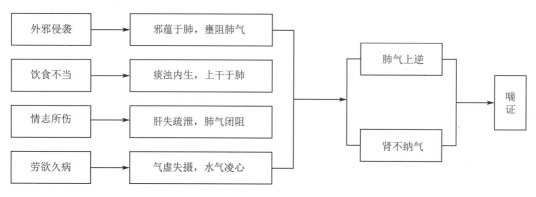

喘证的病机演变图

【辨证要点与鉴别诊断】

（一）辨证要点

首辨虚实

	实喘	虚喘
呼吸	深长有余，呼出为快	短促难续，深吸为快
声音	气粗声高	气怯声低
兼证	痰鸣咳嗽	少有咳痰
脉象	数而有力	微弱或浮大中空
病势	急骤	徐缓，时轻时重，遇劳即甚
病位	肺	肺肾

（二）鉴别诊断

（1）气短：气短与喘证同为呼吸异常，喘证呼吸困难，张口抬肩，摇身撷肚，实证气粗声高，虚证气弱声低；短气亦即少气，主要表现呼吸浅促，或短气不足以息，似喘而无声，亦不抬肩撷肚。清代李用粹在《证治汇补·喘病》中说："若夫少气不足以息，呼吸不相接，出多入少，名曰气短。气短者，气微力弱，非若喘证之气粗奔迫也。"可见，气短不若喘证呼吸困难之甚。但气短进一步加重，亦可呈虚喘表现。

（2）哮病：喘指气息而言，为呼吸气促困难。哮指声响而言，必见喉中哮鸣有声，有时亦伴有呼吸困难。正如清代程钟龄《医学心悟》曰："夫喘促喉间如水鸡声者谓之哮，气促而连续不能以息者谓之喘。"喘未必兼哮，而哮必兼喘。哮证与喘证病久不愈，可发展为肺胀。

【西医相关疾病及特征性症状】

（1）慢性肺源性心脏病：慢性肺源性心脏病又称肺心病，是由肺组织、肺动脉血管或胸廓的慢性病变引起肺组织结构和功能异常，致肺血管阻力增加，肺动脉压力增高，使右心扩张、肥大，伴或不伴有右心衰竭的心脏病。

（2）喘息性支气管炎：喘息样支气管炎属临床综合征，泛指一组有喘息表现的婴幼儿急性支气管炎。肺实质很少受累。部分病儿可发展为支气管哮喘。

（3）肺气肿：肺气肿是指终末细支气管远端的气道弹性减退，过度膨胀、充气和肺容积增大或同时伴有气道壁破坏的病理状态。

（4）肺炎：老年肺炎常缺乏明显呼吸系统症状，症状多不典型，病情进展快，易发生漏诊、错诊。首发症状为呼吸急促及呼吸困难，或有意识障碍、嗜睡、脱水、食欲减退等。

【辨证论治】

（一）实喘

1. 风寒犯肺

临床表现：喘息咳逆，呼吸急促，胸部胀闷；痰多色白清稀，恶寒无汗，头痛鼻塞；或有发热，口不渴；舌苔薄白而滑，脉浮紧。

治法：宣肺散寒。

代表方：麻黄汤合华盖散。

麻黄汤由麻黄、杏仁、桂枝、甘草组成。华盖散由麻黄、紫苏子、杏仁、陈皮、桑白皮、赤茯苓、甘草组成。前方宣肺平喘，解表散寒力强，适用于咳喘，寒热身痛者；后方宣肺化痰，降气化痰功著，适用于咳喘胸闷，痰气不利者。若寒痰较重、痰白清稀、量多起沫，加细辛、生姜；若咳喘重、胸满气逆，加前胡、厚朴、紫菀。

2. 表寒肺热

临床表现：喘逆上气，息粗鼻扇，胸胀或痛；咳而不爽，吐痰稠黏，伴形寒，身热，烦闷，身痛；有汗或无汗，口渴；舌苔薄白或白黄，舌边红，脉浮数或滑。

治法：解表清里，化痰平喘。

代表方：麻杏石甘汤。

本方由麻黄、杏仁、甘草、石膏组成。表寒重者，加桂枝；痰热重，痰黄黏稠量多者，加栝楼、贝母；痰鸣息涌者，加葶苈子、射干。

3. 痰热郁肺

临床表现：喘咳气涌，胸部胀痛，痰多质黏色黄或夹血痰；伴胸中烦闷，身热有汗，口渴而喜冷饮；面赤咽干，尿赤便秘；舌质红，舌苔黄腻，脉滑数。

治法：清热化痰，宣肺平喘。

代表方：桑白皮汤。

本方由桑白皮、苏子、杏仁、半夏、贝母、栀子、黄连、黄芩组成。身热重者，可加石膏；喘甚痰多，黏稠色黄者，可加葶苈子、海蛤壳、鱼腥草、冬瓜仁、薏苡仁；腑气不通，便秘者，加栝楼仁、大黄或玄明粉。

4. 痰浊阻肺

临床表现：喘咳痰鸣，胸中满闷，甚则胸盈仰息；痰多黏腻色白，咳吐不利；呕恶纳呆，口黏不渴；舌质淡，舌苔白腻，脉滑或濡。

治法：祛痰降逆，宣肺平喘。

代表方：二陈汤合三子养亲汤。

二陈汤由半夏、陈皮、茯苓、甘草组成。三子养亲汤由莱菔子、苏子、白芥子组成。两方同治痰湿，前者重点在胃，痰多脘痞者较宜；后方重点在肺，痰涌气急者较宜。痰湿较重，舌苔厚腻者，可加苍术、厚朴；脾虚，纳少，神疲，便溏者，加党参、白术；痰从寒化，色白清稀，畏寒者，加干姜、细辛；痰浊郁而化热，按痰热证治疗。

5.肝气乘肺

临床表现：每遇情志刺激而诱发，突然呼吸短促，息粗气憋；胸胁闷痛，咽中如窒，但喉中痰鸣不著；平素多忧思抑郁，或失眠，心悸；或心烦易怒，面红目赤；舌质红，舌苔薄白或黄，脉弦。

治法：开郁降气平喘。

代表方：五磨饮子。

本方由沉香、槟榔、乌药、木香、枳实组成。肝郁气滞较著者，可加用柴胡、郁金、青皮等；心悸、失眠者，加百合、合欢皮、酸枣仁、远志等；若气滞腹胀，大便秘结者，加大黄即六磨汤，以降气通腑。

6 水凌心肺

临床表现：喘咳气逆，倚息难于平卧，咳痰稀白，心悸，全身浮肿，尿少；怯寒肢冷，面色瘀暗，唇甲青紫；舌淡胖或胖暗，或有瘀斑、瘀点，舌下青筋显露，舌苔白滑，脉沉细或涩。

治法：温阳利水，泻肺平喘。

代表方：真武汤合葶苈大枣泻肺汤。

真武汤由茯苓、白术、白芍、附子、生姜组成。葶苈大枣泻肺汤由葶苈子、大枣组成。可酌加泽兰、桂枝、益母草、黄芪、防己等益气温阳、活血行气之品；若唇舌紫暗，瘀血内阻，加丹参、当归、红花等；阳虚明显，加肉桂、干姜；全身浮肿者，可合五皮饮治疗。

（二）虚喘

1.肺虚证

临床表现：喘促短气，气怯声低，喉有鼾声；咳声低弱，痰吐稀薄，自汗畏风；或咳呛，痰少质黏，烦热口干，咽喉不利，面颧潮红；舌淡红，或舌红少苔，脉软弱或细数。

治法：补肺益气。

代表方：生脉散合补肺汤。

生脉散由人参、麦冬、五味子组成。补肺汤由人参、黄芪、熟地、五味子、紫菀、桑白皮组成。前方益气养阴，后方重在补肺益肾。若咳逆，咳痰稀薄者，加款冬花、苏子、钟乳石等；偏阴虚者，加沙参、玉竹、百合、诃子；咳痰黏稠，加川贝母、百部；兼肾虚，动则喘甚，加山萸肉、胡桃肉、蛤蚧；肺脾气虚，中气下陷者，配合补中益气汤加减治疗。

2.肾虚证

临床表现：喘促日久，动则喘甚，呼多吸少，气不得续；形瘦神惫，跗肿，汗出肢冷，面青唇紫；或见喘咳，面红烦躁，口咽干燥，足冷，汗出如油；舌苔白或黑润，或舌红少津，脉沉弱或细数。

治法：补肾纳气。

代表方：金匮肾气丸合参蛤散。

金匮肾气丸由熟地、山药、山茱萸、茯苓、丹皮、泽泻、桂枝、附子组成。参蛤散由人参、蛤蚧组成。前者偏于温阳，用于久喘而势缓者；后者长于益气，用于喘重而势急者。若脐下跳动，气从少腹上冲胸咽，为肾失潜纳，加紫石英、磁石、沉香；肾阴虚者，宜用七味都气丸合生脉散加减。本证一般以阳气虚为多见，若阴阳两虚应分清主次治之。

3.喘脱证

临床表现：喘逆剧甚，张口抬肩，鼻翼煽动，不能平卧，稍动则咳喘欲绝；或有痰鸣，心悸烦躁，四肢厥冷，面青紫，汗出如珠；脉浮大无根，或脉微欲绝。

治法：治以扶阳固脱，镇摄肾气。

代表方：参附汤送服黑锡丹。

参附汤由人参、附子组成。黑锡丹由黑锡、阳起石、硫黄、附子、木香、葫芦巴、小茴香、肉豆蔻、桂心、沉香、川楝子、补骨脂组成。前方扶阳固脱，后方镇摄肾气。可配合蛤蚧粉加入汤方中服用，以温肾阳，散阴寒，降逆气，定虚喘；若阳虚甚，气息微弱，汗出肢冷，舌淡，脉沉细者，加干姜；若阴虚甚，气息急促，心烦内热，汗出黏手，口干舌红，脉沉细数者，加麦冬、玉竹，人参改用西洋参；神昧不清，加丹参、远志、菖蒲；若浮肿，加茯苓、炙蟾皮、万年青根。

4. 肺肾两虚证

临床表现： 咳嗽痰多，喉咽不利，动则喘咳，气急，胸闷，腰膝酸软，下肢欠温，形瘦神疲，舌苔腻，脉沉细或兼滑。或见咳喘心悸、胸闷，咳痰清稀，肢体浮肿，尿少，舌质淡胖，脉沉细。

治法： 补肺纳肾，降气化痰。

代表方： 苏子降气汤加减。

本方由苏子、半夏、当归、甘草、前胡、厚朴、肉桂组成。上盛为主加用杏仁、白芥子、莱菔子。下虚为主加用补骨脂、胡桃肉、紫石英。

【歌诀】

喘分虚实肺肾关，张口抬肩鼻翼煽。
风寒麻黄与华盖，表寒肺热麻石甘。
痰热郁肺桑白皮，痰浊二陈三子联。
肝气乘肺五磨饮，真武葶苈逐水泛。
肺虚生脉补肺汤，肾虚肾气参蛤散。
肺肾两虚苏降气，喘脱参附黑锡丹。

【典籍摘要】

《黄帝内经·素问·五邪》："邪在肺，则病皮肤痛，寒热，上气喘，汗出，咳动肩背。"

《景岳全书·喘促》："实喘者有邪，邪气实也；虚喘者无邪，元气虚也。"

《类证治裁·喘证》："喘由外感者治肺，喘由内伤者治肾。"

【临证实录】

医案1：

韩某，男，23岁。初诊：2018年10月15日。

主诉： 患者每逢春秋必发哮喘，近一周病情加剧。现喘咳气粗，痰多质黏色黄，胸中有烦热感，伴咽喉干痒，大便秘结3日一行。

诊查： 舌红，苔黄厚腻，脉滑数有力。

辨证： 喘证（痰热郁肺）。

治法： 清热化痰，止咳平喘。

方药： 小陷胸汤加味。

栝楼30g，半夏15g，黄芩20g，橘红10g，茯苓15g，浙贝母15g，桑白皮25g，地骨皮15g，款冬花10g，桔梗15，炙甘草15g，生姜3片，7服水煎服。

二诊： 2018年10月23日：喘咳好转，但大便初硬后黏腻，舌红，舌苔黄，脉数。处方：栝楼35g，浙贝母20g，黄芩15g，杏仁15g，麻仁20g，玄参35g，桑白皮25g，地骨皮15g，款冬花10g，紫菀25g，桔梗15g，炙甘草15g。

三诊： 2018年12月30日：服药后咳喘改善，大便两日一行，因同女友出国旅游半月余，过于劳累，饮食生冷油腻，前症又发，偶有喘嗽，伴乏力，气短，无外感之象，且不愿服汤剂调补。诊：喘证。处方：桑寄生25g，桑白皮25g，桑葚子10g，杜仲15g，补骨脂10g，女贞子15g，车前子25g，五味子15g，枸杞15g，狗脊10g，黄芪50g，黄精15g，山药15g，人参10g，续断15g，山萸肉20g，甘草 20 g，肉桂 10 g，7 剂为丸，每日 3 次，每次 12 g，温水送服，嘱咐每逢外感及时就诊。

按：患者初诊时病机为痰热阻肺，肺气失宣，以致咳嗽气涌，呼吸不利，甚则作喘。方用小陷胸汤清热化痰，橘红、浙贝、冬花化痰平喘；桑白皮、桔梗宣利肺气，取"治痰先治气，气顺痰则消"之意；茯苓、甘草渗湿健脾，以绝生痰之源；半夏与茯苓相伍，燥湿化痰渗湿利水相结合；生姜助半夏与橘红降气化痰，并制半夏之毒；地骨皮助桑白皮清泻肺热；诸药合用，清肺热，宣肺气，化痰浊。二诊时，诸症均已好转，已无明显痰浊之象，加玄参清热养阴通便。三诊时，病情属喘证后期，肾虚之象明显，用三桑肾气丸合健脾之剂，补肾纳气缓治固本。

医案 2：

丁某，男，62 岁。初诊：2018 年 12 月 23 日。

主诉：因感受风寒，导致咳喘，昨日加剧。现咳喘痰涎，清稀量多，痰饮喘咳，难以平卧，伴身痛、头痛，乏力气短，干呕，面色少华。

诊查：舌淡苔白滑，脉浮微紧。

辨证：喘证（外感风寒，痰饮蕴肺）。

治法：宣肺散寒，化痰降逆。

方药：小青龙汤合吴茱萸汤加味。

麻黄 15 g，桂枝 15 g，细辛 10 g，干姜 10 g，五味子 10 g，半夏 15 g，杏仁 15 g，桔梗 20 g，款冬花 15 g，紫菀 20 g，吴茱萸 15 g，炙甘草 15 g，4 服，水煎服。

二诊：2019 年 12 月 28 日：服药两剂喘、呕大减，夜卧安适。现纳少、乏力、面色少华，舌淡苔白，脉浮缓。处方：香砂六君子汤合款冬花 15 g，紫菀 20 g，炒麦芽 25 g，杏仁 15 g，桔梗 20 g，7 服，水煎服。

三诊：2019 年 1 月 9 日：上症基本痊愈，唯乏力明显，纳食欠佳。处方：香砂六君子丸合都气丸按说明口服，连服 1 个月。

按：初诊时患者喘证剧烈，伴有身痛头疼，痰清稀量多，难以平卧，诊为寒喘，病机为外感风寒、内有痰饮。故用小青龙汤合吴茱萸加味。方中麻黄开宣肺气并解喘咳，桂枝化气行水，干姜、细辛温肺化饮，半夏燥湿化痰、和胃降逆；并用五味子敛肺止咳，款冬花、紫菀、杏仁、桔梗宣利肺气、化痰止咳；炙甘草益气和中，配以吴茱萸可以止呕，温阳。二诊时，用香砂六君子汤益气健脾，行气化痰。三诊时，继续用香砂六君子汤合都气丸巩固。

【临证心法】

喘证涉及多种急慢性肺系疾病，其病因病机错综复杂，多以外感侵袭、内伤痰饮、痰热、肺气郁闭及日久肺肾两虚，亦有阴虚内热、血瘀水停等症状出现。缓解期以补益脾肾固本治法。

喘证的病位主要在肺肾二脏，喘症又有虚实之分，实喘在肺，虚喘在肾。实喘为邪气壅盛，气失宣降，以风寒闭肺、邪热壅肺、痰热闭肺较为常见，对于风寒闭肺证，我常选用麻黄汤合华盖散治疗，前方宣肺平喘，解表散寒力强，后方以宣肺化痰，降气化痰功著。若寒痰较重，痰白清稀者，加用细辛、生姜；若咳喘重、胸满气逆者加射干、前胡、厚朴；若邪热壅肺者，用麻杏甘石汤；若痰热重者，加栝楼、贝母、黄芩；若痰鸣息涌者，加葶苈子、射干。若痰热闭肺者，用桑白皮汤，若身热重者，加石膏；若腑气不通，便秘者，加栝楼仁、大黄。虚喘为精气不足，失于摄纳。常用方金匮肾气丸合参蛤散，前者以温肾为主，宜于久喘而势缓者；后者以益气补肾为要，宜于喘重而急者。若脐下跳动，气从少腹上冲胸咽，为肾失潜纳，加磁石、沉香；其间若有血运不畅，宜增活血祛瘀之剂，酌加丹参、桃仁、香附、郁金；使脉络疏通，血运畅达，然后调补根本，若此法用之得当，实有事半功倍之效。

治疗哮喘当知喘分虚实，哮分寒热。实喘多治在肺，虚喘又要分肺肾的不同，各有侧重。临床上寒哮比热哮多见，且哮必兼喘，因此要在治哮的基础上再加用劫痰之品，虽然应用劫痰药获效迅捷，但劫痰之药多是力猛有毒之品，如天南星、半夏、白矾、皂角、砒石等，故在临床使用此类方药时，要注意中病即止，不可久服或大量服用。切记不可随意增量。

我的导师黑龙江四大名中医之首高仲山教授曾提出以温肺健脾补肾法治疗慢性咳喘病。

高老认为，慢性咳喘病的临床演变，往往经历由气虚—阳虚，由肺阳虚—脾阳虚—肾阳虚的病理过程，肺脾肾三脏的协调和盛衰是其病理转归的关键。宗仲景"病痰饮者，当以温药和之"的古训，他提出外感之寒，温必兼散；内生之寒，温必兼补的观点。温肺健脾补肾法就是这个观点在治疗慢性咳喘病中的具体体现。从调理肺脾肾入手，则不但扶正与祛邪并举，而且不仅治其"已病"，尚可防其"未病"。对防治慢性咳喘病意义很大。肺脾二脏常相互影响。但是肺脾之病日久，则穷必及肾。若至此阶段，在治疗上则处处被动，甚为棘手，故防止病情发展到肾虚意义很大。与其坐视病症迭现，莫如防患于未然。将温散与温补有机地结合起来，用温肺健脾补肾法一言而概之，则抓住了慢性咳喘病的主要脉络。而法中之法，自可融会贯通，游刃而有余。

慢性咳喘病不离乎肺，亦不止于肺，往往由肺及脾及肾，积极地防治，当在肺病阶段就汲汲于扶阳，则可更富成效。温中健脾，一防痰饮再生，二助中焦运化，使肌腠充实，卫表致密，培土而生金。补肾纳气，培补元阳，防止内饮坚牢不化，携肺脾共同维持气之吐纳和三焦水道的畅通。

第五节 肺痈

肺痈是以咳嗽、胸痛、发热、咳吐腥臭浊痰，甚则脓血相兼为主要表现的病症，属内痈之一。西医学中的支气管扩张合并感染、肺脓肿属本病范畴，可参照本节辨证论治。

【病因病机】

1.感受外邪

多为风热外邪自口鼻或皮毛侵犯于肺所致，正如《类证治裁·肺痿肺痈》所云："肺痈者，咽干吐脓，因风热客肺蕴毒成痈。"或因风寒袭肺，未得及时表散，内蕴不解，郁而化热所为，《张氏医通·肺痈》曾云："肺痈者，由感受风寒，未经发越，停留胸中，蕴发为热。"肺脏受邪热熏灼，肺气失于清肃，血热壅聚而成。

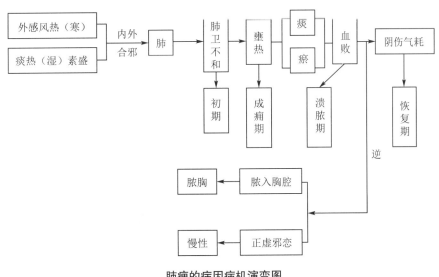

肺痈的病因病机演变图

2. 痰热素盛

平素嗜酒太过或嗜食辛辣炙煿厚味，酿湿蒸痰化热，熏灼于肺；或肺脏宿有痰热，或他脏痰浊热蕴瘀结日久，上干于肺，形成肺痈。若宿有痰热蕴肺，复加外感风热，内外合邪，则更易引发本病。《医宗金鉴·外科心法要诀·肺痈》曾指出："此症系肺脏蓄热，复伤风邪，郁久成痈。"

【辨证要点与鉴别诊断】

（一）辨证要点

1. 辨病期

根据病程的不同阶段和临床表现，可分为初期、成痈期、溃脓期、恢复期四个阶段。通过了解痰的量、色、质、味的变化及临床表现辨其病程所属：初期痰白或黄、量少，质黏，无特殊气味，出现恶寒发热、咳嗽等肺卫表证；成痈期痰呈黄绿色，量多，质黏稠，有腥臭，出现高热、振寒、咳嗽、气急、胸痛等痰热瘀毒蕴肺的证候；溃脓期表现为排出大量腥臭脓痰或脓血痰，质如米粥，气味腥臭异常；恢复期痰色较黄，量减少，其质清稀，臭味渐轻，若正气逐渐恢复，痈疡渐告愈合。若溃后脓毒不尽，邪虚正恋，则病情迁延。

2. 辨顺逆

溃脓期是病情顺和逆的转折点，关键在于痰液是否顺畅排出。顺证为溃后声音清朗，脓血稀而渐少，臭味转淡，饮食知味，胸胁少痛，身体不热，脉象缓滑。逆证为溃后音哑无力，脓血如败卤，腥味异常，气喘鼻煽，胸痛，食少，身热不退，颧红，指甲青紫，脉弦涩或弦急，为肺叶腐败之恶候。

（二）鉴别诊断

（1）风温：风温初起多表现为发热、恶寒、咳嗽、气急、胸痛等，但经正确及时的治疗，一般邪在气分而解，多在一周内身热下降，病情向愈。如病经一周，身热不退或更盛，或退而复升，咳吐浊痰，喉中腥味明显，应考虑有肺痈的可能。

（2）肺痿：病程长而发病缓，形体多虚，肌肉消瘦，咳唾涎沫，脉数虚。另一方面，若肺痈久延不愈，误治失治，痰热塞结上焦，熏灼肺阴，也可转成肺痿。

【西医相关疾病及特征性症状】

（1）肺脓肿：肺脓肿是由多种病因所引起的肺组织化脓性病变。早期为化脓性炎症，继而坏死形成脓肿。多发生于壮年，男多于女。根据发病原因有支气管感染、血源性感染和多发脓肿及肺癌等堵塞所致的感染。

（2）化脓性肺炎：肺炎球菌等病原菌侵入人体血液循环，并在体内生长繁殖或产生毒素，引起严重的肺感染症状或中毒症状。以化脓菌最常见。

【辨证论治】

1. 初期

临床表现： 恶寒发热，咳嗽，胸痛咳则尤甚，咳吐白色黏痰，痰量由少渐多，呼吸不利，口干鼻燥；舌尖红，苔薄黄或薄白少津，脉浮数而滑。

治法： 疏散风热，清肺化痰。

代表方： 银翘散。

本方由金银花、竹叶、连翘、芦根、桔梗、甘草、牛蒡子、荆芥、豆豉、薄荷组成。内热转甚，身热较重，咳痰黄，口渴者加生石膏、炒黄芩；咳甚痰多者，加杏仁、川贝母、前胡、桑白皮、枇杷叶；胸痛、呼吸不利者，加栝楼皮、广郁金；头痛者，可加菊花、桑叶；燥热伤津者，可加麦冬、花粉。

2. 成痈期

临床表现： 身热转甚，汗出身热不解，胸满作痛，转侧不利，咳吐黄稠痰，或黄绿色痰自觉喉间有腥味，咳嗽气急，口干咽燥，烦躁不安；舌质红，舌苔黄腻，脉滑数有力。

治法：清热解毒，化瘀消痈。

代表方：苇茎汤合如金解毒散。

苇茎汤由苇茎、冬瓜子、薏苡仁、桃仁组成。如金解毒散由桔梗、黄连、黄芩、黄柏、山栀、甘草组成。前方重在化痰泄热，通瘀散结消痈；后方则以降火解毒、清肺消痈为长。热毒内盛者，加金银花、连翘、鱼腥草、金荞麦、蒲公英等；痰热郁肺，咳痰黄稠者，可加桑白皮、栝楼、射干、海蛤壳；胸闷喘满、咳唾浊痰量多者，宜加栝楼、桑白皮、葶苈子；便秘者，加大黄、枳实；胸痛甚者，加枳壳、丹参、延胡索、郁金。

3. 溃脓期

临床表现：咳吐大量脓血痰，或如米粥，腥臭异常，有时咯血，身热，面赤，烦渴喜饮，胸中烦满而痛，甚则气喘不能卧；舌质红，舌苔黄腻，脉滑数或数实。

治法：排脓解毒。

代表方：加味桔梗汤。

本方由桔梗、金银花、甘草、贝母、薏苡仁、橘红、葶苈子、白及组成。可另加黄芩、鱼腥草、野荞麦根、败酱草、蒲公英；脓出不畅者，加皂角；气虚无力排脓者，可加生黄芪；咯血者，加白茅根、藕节、丹参、侧柏叶。

4. 恢复期

临床表现：身热渐退，咳嗽减轻，咯吐脓血渐少，臭味亦减，痰液转为清稀，精神渐振，食欲改善，或见胸胁隐痛，难以久卧，气短乏力，自汗，盗汗，低热，午后潮热，心烦，口干咽燥，面色不华，形瘦神疲；舌质红或淡红，舌苔薄，脉细或细数无力。

治法：益气养阴清肺。

代表方：沙参清肺汤合竹叶石膏汤。

沙参清肺汤由北沙参、黄芪、太子参、合欢皮、白及、桔梗、薏苡仁、冬瓜子、甘草组成。竹叶石膏汤由竹叶、麦冬、石膏、人参、半夏、甘草、粳米组成。溃处不敛者，可加阿胶、白蔹；脾虚食少便溏者，配白术、山药、茯苓。如有低热，可酌配功劳叶、青蒿、白薇、地骨皮；若邪恋正虚，咳痰腥臭脓浊，反复迁延，日久不净，当扶正祛邪，治以益气养阴，排毒解脓，酌加鱼腥草、败酱草、金荞麦等。

5. 虚实夹杂

临床表现：低热，胸胁隐痛，气短乏力，难以久卧，自汗，盗汗，面色不华，形瘦疲惫，咳吐黄色脓痰，其味臭秽，量不多，口干咽燥，烦躁不安，舌质红，舌苔薄，脉细数或细数无力。

治法：益气润肺，清热排脓。

代表方：苇茎汤合沙参清肺汤加减。

苇茎汤由苇茎、冬瓜子、薏苡仁、桃仁组成。沙参清肺汤由北沙参、黄芪、太子参、合欢皮、白及、桔梗、薏苡仁、冬瓜子、甘草组成。脓出不畅者，加皂角；阴虚发热，低烧不退者，加功劳叶、青蒿、白薇、地骨皮以清虚热；肺络损伤，咳吐血痰者，加白及、白蔹、合欢皮、阿胶以敛补疮口；若邪恋正虚，咯吐腥臭脓浊痰，当扶正祛邪，益气养阴，排脓解毒，加鱼腥草、金荞麦根、败酱草等。

【歌诀】

肺叶生疮成脓疡，风热痰火瘀毒伤，
咳吐腥臭脓血痰，邪盛正实辨证纲。
初期清解银翘散，成痈如金苇茎汤。
溃脓加味桔梗施，恢复沙参竹石匡。
虚实夹杂证皆见，苇茎沙参清肺汤。

【典籍摘要】

《金匮要略·肺痿肺痈咳嗽上气病脉证治第七》："风伤皮毛，热伤血脉；风舍于肺，其人则咳，口干喘满，咽燥不渴，时唾浊沫，时时振寒。热之所过，血为之凝滞，蓄结痈脓，吐如米粥，始萌可救，脓成则死。"

《脉经》："问曰：振寒发热，寸口脉数而滑，其人饮食起居如故，此为痈肿病。医反不知，而以伤寒治之，应不愈也。何以知有脓？脓之所在，何以别知其处？师曰：假令脓在胸中者，为肺痈，其人脉数，咳唾有脓血。设脓未成，其脉自紧数。紧去但数，脓为已成也。"

《医门法律·肺痿肺痈门》："凡治肺痈病，以清肺热，救肺气，俾其肺叶不致焦腐，其生乃全。故清一分肺热，即存一分肺气，而清热必须涤其壅塞，分杀其势于大肠，令浊秽脓血日渐下移为妙。"

《张氏医通·肺痈》："肺痈危证，乘初起时，极力攻之，庶可救治。"

【临证实录】

医案1：

刘某，男，62岁。初诊：2018年5月13日。

主诉：因外出游玩饮酒过多受凉感冒而出现咳嗽，近几日加重，昨晚入院治疗。现咳唾频繁，左胸痛，痰中脓血相间，发热39℃，大便五日未行。伴疲乏少力，纳差，大便5日未行。既往30余年吸烟史，15年慢性支气管炎史。X线及肺CT显示左下肺化脓性灶，现求中医会诊。

诊查：舌红，舌苔腻，脉滑数少力。

辨证：肺痈（脓毒已成，气阴两伤）。

治法：益气滋阴，排脓解毒。

方药：苇茎汤、小陷胸汤、四妙勇安汤加味。

芦根70g，薏米50g，冬瓜仁25g，栝楼35g，杏仁20g，浙贝10g，天花粉25g，玄参60g，金银花40g（后下），黄芪50g，当归20g，甘草35g，4服，水煎服。

二诊：2018年5月17日：服药后发热减，大便畅，咳脓血改善。现气短、自汗、口渴、自觉烦热，体温37.8℃，在原方基础上加沙参25g，麦冬15g，7服水煎服。

三诊：2018年5月24日：服药后咳嗽改善浓痰已尽，午后发热明显，上方加地骨皮25g，丹皮15g，芦根改为40g。患者出院前CT显示：胸中有脓性包块明显缩小，建议到肿瘤医院复查。

四诊：半月后复诊：发热缓解，胸痛偶发，偶有脓痰。午夜低热，心烦、乏力。前方加玄参20g，西洋参15g，鱼腥草25g，肉桂15g，14服，水煎服

五诊：2018年6月15日：患者又逢外感，发热、咳嗽，黄痰与脓痰并见，胸痛，舌苔黄而滑，脉数。处方：酒黄连20g，黄芩15g，栝楼30g，清半夏15g，荆芥20g，防风15g，陈皮20g，芦根35g，冬瓜子20g，杏仁20g，川贝10g，金银花25g，鱼腥草35g，黄芪35g，桔梗25g，甘草20g，5服，水煎服。

六诊：2018年6月20日：外感发热消失，痰黄，咳嗽无力。CT显示：脓性包块消散。四诊方去玄参，西洋参改为25g，加桂枝10g。14服，水煎服。

按：患者为老年男性，有30余年吸烟史及多年慢支史。发病时咳唾频繁，脓血杂见，体温39℃，结合CT检查，诊为肺痈，辨以脓毒已成，气阴两伤。方选苇茎汤、小陷胸汤、四妙勇安汤加黄芪、川贝而成。苇茎汤清肺排脓、小陷胸汤清热涤痰、四妙勇安汤清热解毒、养阴活血。黄芪伍当归益气补血、伍天花粉养阴排脓；川贝杏仁清热润肺化痰。二诊时，气短，自汗，口渴故加沙参、麦冬养阴生津。三诊时，热势已减，阴亏明显，加地骨皮、丹皮养阴凉血透热，并减少芦根用量。四诊时，患者症状减轻、气阴两虚症状突出，加玄参、西洋参益气养阴，鱼腥草清热排脓，治未尽余邪，肉桂甘温防诸药苦寒伤正。五诊，又逢外感，内有痰热，与外感风寒相合，故表里双解。

医案 2：

金某，女，73 岁．初诊：2017 年 4 月 16 日。

主诉：反复咳嗽咳痰 5～6 年，偶有痰中带血，冬春加重。两周前发热、咳嗽。黑龙江省医院诊断为"支气管扩张继发感染"，予以消炎药等治疗一周后症状有所缓解。现咳嗽，痰黄，夹脓血味腥臭，发热，咽干口干，乏力，胸闷气急，大便 2 日一行，小便黄。

诊查：舌暗红，舌苔薄黄腻，脉弦滑。

辨证：肺痈（痰热壅肺，肺阴不足）。

治法：滋阴清肺，化瘀消痈。

方药：苇茎汤合沙参清肺汤加减。

芦根 30 g，薏苡仁 30 g，冬瓜仁 30 g，鱼腥草 35 g，连翘 25 g，黄连 15 g，黄芩 15 g，清半夏 15 g，紫菀 15 g，款冬花 10 g，麦冬 15 g，沙参 25 g，甘草 15 g，另冲服黛蛤散，每次 5 g，每日 2 次，7 服，水煎服。

二诊：2017 年 4 月 23 日：患者服药后咳嗽减轻，痰黄、口干缓解，大便日行 2～3 次，成形，小便色黄，舌苔薄腻，舌暗红，脉弦滑。上方加丹参 15 g，鸡内金 15 g，麦芽 35 g，14 服，水煎服。

三诊：2017 年 5 月 7 日：咳嗽好转，痰白，质略黏，口干仍在，舌苔薄黄，质暗红。上方去黄连加杏仁 15 g，桔梗 20 g，丹参加至 35 g，甘草 30 g，14 服，水煎服。

四诊：2017 年 5 月 21 日：服药后咳嗽减轻，曾有痰中带血丝 1 次，量不多，痰量减少，活动后心慌心悸，原方加桑葚子 20 g，甘松 20 g。14 服，水煎服。

按：患者为老年女性，有支气管扩张病史，反复咳嗽 5～6 年。在急性咳脓血时，诊为肺痈，辨以肺热壅盛，肺阴不足，失于清肃。则咳嗽，热伤脉络则痰中带血；痰热内盛，津不上承则口干；日久耗伤气阴则乏力。方中选用芦根、薏苡仁、冬瓜仁、黄芩、黄连、鱼腥草、连翘清肺热化痰排脓；紫菀、款冬花、半夏化痰、止咳；沙参、麦冬、甘草养阴润肺止咳。二诊时，症状有所缓解，大便日 3 次，脾虚明显，故加鸡内金、麦芽健运脾胃，少加丹参活血化瘀。三诊时，患者咳嗽减轻，诸症均好转，但口干仍在，舌暗红，加重活血养血之力。四诊时，心慌心悸明显，加桑葚子、甘松补肾宁心。

医案 3：

王某，女，62 岁。初诊：2016 年 5 月 6 日。

主诉：患者近 3 年反复咳嗽咳痰，CT 示支气管扩张，症状时有反复。1 周前受凉后咳嗽咳痰加重，正口服抗炎药治疗，症状有所缓解。现咳嗽，痰多，色黄有腥味，夹有少量血丝。伴发热、胸闷、口干、口渴、大便多日未行。

诊查：舌暗、苔黄，脉滑数有力。

辨证：肺痈（痰热壅肺，蕴结成痈）。

治法：清热化痰，解毒消痈。

方药：桔梗汤合沙参清肺汤加减。

金银花 35 g，连翘 25 g，黄芩 20 g，栝楼 35 g，清半夏 20 g，桑叶 15 g，芦根 30 g，薏苡仁 30 g（炒），冬瓜仁 30 g，款冬花 10 g，紫菀 15 g，鱼腥草 30 g，葶苈子 10 g，沙参 30 g，百合 30 g，桔梗 20 g，甘草 25 g，冲服黛蛤散 10 g（包），每日 2 次，每次 5 g，7 服，水煎服。

二诊：2016 年 5 月 14 日：咳嗽减少，痰色黄黏已无腥味，未见血丝，体温正常，胸闷仍有，现口干口渴，大便日 1 行，质正常，舌暗红，舌苔薄黄，脉滑小数。上方去半夏，黄芩、连翘减至 15 g。7 剂，水煎服

按：患者年老，患病日久，通调水液功能不佳，凝聚成痰，日久化热，痰热壅肺则咳嗽咳痰，痰多色黄味臭，热伤血络则痰中带血，痰热熏蒸迫津外泄则多汗，热灼伤津则口干口渴。药用桑叶、金银花、连翘、黄芩清上焦肺热，桑白皮、葶苈子泄肺热，半夏、紫菀、款冬花化痰止咳，百合、沙参润肺阴，黛蛤散凉肝泻肺，败酱草、薏苡仁、冬瓜仁、芦根共奏排脓生津之功。二诊时，患者咳痰减少，

痰已无臭味及血丝，汗出减少，痰热之势较前减退，故去葶苈子、柴胡、黛蛤散，加太子参 10 g 益气养阴，标本兼治，巩固疗效。

【临证心法】

现代医学认为肺脓肿是由各种致病菌所引起的肺部感染，继而形成脓肿。从临床来看，相当于中医学所云的"肺痈"。

临证可把肺痈划分为两大阶段：

初起呼吸不利，有明显的咳嗽、胸痛现象，或有发热，脉浮而数，颇似一般外感症状。此时病尚轻浅，初起呼吸不利，却没有明显的喘满。初起发热，应有恶寒、发热无汗。此处胸痛，注意与外感伤风咳嗽重时牵引作痛及痰饮中的胸痛相鉴别。外感伤风咳嗽风寒证见胸紧痛，风热证多不胸痛。肺痈，胸胁抽痛，无论痰黄白均有。痰饮（热饮）多见抽痛，正与肺痈同一机理，并可同治。痰饮未必发为肺痈，但肺痈却多发于痰饮。

继则咳逆上气，口干喘满，咽燥不渴，时时振寒，痰浊腥臭，脉转滑数或数实，为气血壅结，痈脓既成之候。张仲景说："热之所过，血为之凝滞，蓄结痈脓，吐如米粥。始萌可救，脓成则死。"此时病情发展甚速。

其中"咽燥不渴"为肺痈的特点，因热蒸血分，故燥而不渴，有的自觉口燥，但伸出舌头有水，这于肺痈常见。"时时振寒"的发病机理，气为热壅，血为热结于内，而不能正常营卫于外。注意"时时振寒"与外感恶寒发热的区别：恶寒发热为外感的特征，非为"振寒"，举凡一切外科局部化脓，局部病灶均有此种机理。

随着时代进步，中医在肺痈治疗上传承经典的同时也有所更新。中西医结合治疗，也成为了可供肺脓肿患者临床选择的重要治疗方案。目前研究，中医治疗肺痈要以苇茎汤合一些自拟方居多，虽然选方有差异，但治法类同，其功效重在清热化痰、逐瘀消痈；选用清热解毒药、清热化痰药、清热凉血药组成基本方。

第六节　肺痨

肺痨是由于痨虫侵袭肺叶而引起的一种具有传染性的慢性虚弱疾患，或称痨瘵、尸注、转注、劳注、劳疰、虫疰以及急痨、劳瘵骨蒸等。以咳嗽、咯血、潮热、盗汗及身体逐渐消瘦为主要临床特征。西医学中的肺结核属本病范畴，可参照本节辨证论治。

【病因病机】

正气不足、精气耗损，感染痨虫，痨虫蚀肺而致本病。

（1）内因：禀赋不足，或后天失养，或起居不慎、酒色劳倦、七情内伤，导致正气亏虚。

（2）外因：痨虫乘虚而入，侵蚀人体肺叶而发病。病变在肺，肺受损而虚，肺阴虚而见咳嗽，咯血；病久及脾、及肾，则见肺脾、肺肾同病。肺肾两虚，阴虚火旺而见潮热、盗汗、消瘦；肺脾同病则气阴两虚，可见食少纳呆、便溏、乏力。久而阴损及阳，出现气短、心悸、肢冷、浮肿等证候。

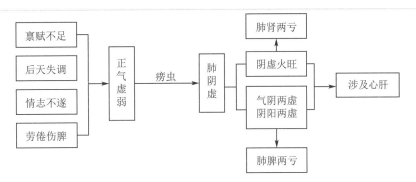

肺痨的病因病机演变图

【辨证要点与鉴别诊断】

（一）辨证要点

（1）辨病变部位：病变初期在肺，阴虚火旺者常肺肾两虚，气阴耗伤者多肺脾同病；久延病重，由气及阳，阴阳两虚者属肺脾肾三脏皆损，并涉及心肝。

（2）辨顺证逆证：顺证为元气未衰，胃气未伤，无大热，低热轻，无咯血，无短气不续，脉来有根，凡顺证一般均较易治；逆证为胃气大伤，大热或低热不退，大量咯血，反复发作，大骨枯槁，大肉陷下，骨枯发焦，喘，短气不续，动则大汗，声音低微，唇色紫，脉浮大无根，或细而数疾等，凡逆证均较难治。

（二）鉴别诊断

（1）肺痿：肺痿是由肺部多种慢性疾患，如肺痈、肺痨、咳嗽等病日久导致肺叶痿弱不用而成，临床以咳吐浊唾涎沫为主症，不具传染性。

（2）肺痈：肺痈是肺叶生疮，形成脓疡，临床以咳嗽、发热、胸痛、咳吐腥臭浊痰，甚则脓血相兼为主要特征的一种疾病，为急性病，病程较短。

（3）虚劳：虚劳与肺痨均为慢性虚弱性疾患。但肺痨以阴虚火旺为病理特征，以肺为主，传及脾肾等脏，具有传染特点，是一个独立的慢性传染性疾患，有其发生发展及传变规律；虚劳病缘内伤亏损，是多种慢性疾病虚损证候的总称。肺痨病位主要在肺，不同于虚劳的五脏并重，以肾为主；肺痨的病理主在阴虚，不同于虚劳的以阳虚为主。

【西医相关疾病及特征性症状】

肺结核：是由结核杆菌侵犯肺部引起的慢性特异性感染的传染病。呼吸系统见咳嗽、咳痰、胸痛、咯血等症状；全身见低热、盗汗、乏力、消瘦等症状。相关检查：影像学诊断是诊断肺结核的常规首选方法；结核分枝杆菌是确诊肺结核的主要方法；纤维支气管镜检查、结核菌素实验也常用于肺结核的诊断。

【辨证论治】

1.肺阴亏损

临床表现：干咳，咳声短促，或咳少量黏痰，或痰中带血丝或血点，色鲜红，胸部隐隐闷痛，午后手足心热，皮肤干灼，口干咽燥，或有轻微盗汗；舌边尖红，舌苔薄，脉细或兼数。

治法：滋阴润肺。

代表方：月华丸。

本方由沙参、麦冬、天冬、生地黄、熟地黄、阿胶、山药、茯苓、桑叶、菊花、百部、川贝母、三七、獭肝组成。若咳嗽频而痰少质黏者，可酌加甜杏仁、贝母、海蛤壳、竹茹；痰中带血较多者，宜加白及、仙鹤草、白茅根、藕节等；若低热不退，可配银柴胡、地骨皮、功劳叶、胡黄连等；若久咳不已，声音嘶哑者，加诃子皮、木蝴蝶、凤凰衣。

2. 虚火灼肺

临床表现：呛咳气急，痰少质黏，或吐稠黄痰，量多，时时咯血，血色鲜红，午后潮热，骨蒸，五心烦热，颧红，盗汗量多，口渴，心烦，失眠，性情急躁易怒，或胸胁掣痛，男子可见遗精，女子月经不调，形体日渐消瘦；舌红而干，舌苔薄黄或剥，脉细数。

治法：滋阴降火。

代表方：百合固金汤合秦艽鳖甲散。

百合固金汤由生地黄、熟地黄、百合、麦冬、贝母、当归、白芍、玄参、桔梗、甘草组成。秦艽鳖甲散由秦艽、青蒿、柴胡、地骨皮、鳖甲、知母、乌梅、当归组成。前方功能滋养肺肾，后方滋阴清热除蒸。若火旺较甚，热象明显，当加入胡黄连、黄芩；若咳痰黄稠量多，酌加桑白皮、竹茹、海蛤壳、鱼腥草等；咯血较著者，加丹皮、藕节、紫竹叶、醋制大黄等，或配合十灰散；盗汗较著者，酌加五味子、碧桃干、浮小麦、煅龙骨、煅牡蛎等；胸胁掣痛者，加川楝子、广郁金等；烦躁不寐者，加酸枣仁、夜交藤、龙齿；若遗精频繁，加黄柏、山茱萸、金樱子。服本方碍脾腻胃者，加佛手、香橼。

3. 气阴耗伤

临床表现：咳嗽无力，气短声低，咳痰清稀色白，偶或夹血，或咯血，血色淡红，午后潮热，伴有畏风、怕冷，自汗与盗汗并见，纳少神疲，便溏，面色㿠白，颧红；舌质光淡、边有齿印，舌苔薄，脉细弱而数。

治法：益气养阴。

代表方：保真汤。

本方由人参、黄芪、白术、白茯苓、赤茯苓、麦冬、天冬、生地黄、五味子、当归、白芍、熟地黄、陈皮、知母、黄柏、地骨皮、柴胡、厚朴、莲须、生姜、甘草、大枣组成。并可加百部、冬虫夏草、白及。若咳嗽痰白者，可加姜半夏、橘红等；咳嗽痰稀量多者，可加白前、紫菀、款冬花、苏子；咯血色红量多者，加白及、仙鹤草、地榆等；骨蒸盗汗者，酌加鳖甲、牡蛎、五味子、地骨皮、银柴胡等；纳少腹胀、大便溏薄者，加扁豆、薏苡仁、莲肉、山药、谷芽等。

4. 阴阳虚损

临床表现：咳逆喘息少气，咳痰色白，或夹血丝，血色暗淡，潮热，自汗，盗汗，声嘶或失音，面浮肢肿，心慌，唇紫，肢冷，形寒，或见五更泄泻，口舌生糜，大肉尽脱，男子滑精、阳痿，女子经少、经闭；舌质光淡隐紫，少津，脉微细而数，或虚大无力。

治法：滋阴补阳。

代表方：补天大造丸。

本方由人参、黄芪、白术、山药、茯苓、枸杞、熟地黄、白芍、龟甲胶、鹿角胶、紫河车、当归、酸枣仁、远志组成。可另加百合、麦冬、阿胶、山萸肉。肾虚气逆喘息者，配冬虫夏草、蛤蚧、紫英石、诃子；心悸者，加柏子仁、龙齿、丹参；见五更泄泻，配煨肉蔻、补骨脂；阳虚血瘀，唇紫水停肢肿者，加红花、泽兰、益母草、北五加皮。

【歌诀】

肺痨正虚痨虫罹，性属传染慢虚疾。
咳嗽咯血形羸弱，潮热盗汗特征齐。
肺阴亏损月华丸，气阴耗伤保真剂。
补天大造阴阳虚，百合秦艽火旺亟。

【典籍摘要】

《外台秘要·传尸方》："大都此病相克而生，先内传毒气，周遍五脏，渐就羸瘦，以至于死，死讫复易家亲一人，故曰传尸。亦名转注，以其初得，半卧半起，号曰残碟，气急咳者，名曰肺痿。骨髓中热，称为骨蒸。内传五脏，名之伏连。不解疗者，乃至灭门。"

《严氏济生方·痨瘵论治》："夫痨瘵一证，为人之大患，凡受此病者，传变不一，积年痒易，甚至灭门，可胜叹哉！大抵合而言之，曰传尸，别而言之，曰骨蒸、残迭、复连、尸疰、劳疰、蛊疰、毒疰、热疰、冷疰、食疰、鬼疰是也。"

《丹溪心法·瘵疬》："治之之法，滋阴降火是澄其源也，消痰、和血、取积、追虫是洁其流也。医者何不以补虚为主，两兼去邪矣乎？"

《医学入门·瘵疬》："潮、汗、咳嗽、见血、或遗精、便浊、或泄泻，轻者六症间作，重者六症兼作。"

【临证实录】

医案1：

孙某，男，43岁。初诊：2018年4月15日。

主诉： 因儿子婚事盖房、劳神、借债半年余，上周又逢外感，现干咳，少痰伴有低热、盗汗、消瘦、口干、饮食尚可、大便2～3日一行，质干。结核菌试验及痰培养均呈阳性，目前正使用某胸科医院四联抗核疗法。

诊查： 舌红，少津，脉数。

辨证： 肺痨（肺阴亏损）。

治法： 滋阴润肺，清热杀虫。

方药： 养阴清肺汤合止嗽散、牡蛎散加减。

生地40g，玄参30g，蜜百部15g，甘草15g，丹皮15g，地骨皮15g，麦冬20g，桔梗15g，杏仁15g，浙贝15g，栝楼25g，紫菀20g，猫爪草20g，牡蛎50g，麻黄根20g，黄芪40g，14服水煎服。

二诊： 2018年5月1日：患者低热仍发，大便改善，盗汗、干咳略减，在原方基础上加胡黄连15g，青蒿20g，龟甲20g，14服，水煎服。

三诊： 2018年5月17日：大便改善，干咳，盗汗大减，午后低热。上方加百合20g，胡黄连10g，秦艽15g，14服，水煎服。

四诊： 两周未有痰血，近一周咳嗽好转，午后常有低热，大便正常，乏力。上方加太子参20g，地骨皮25g，肉桂5g，14服水煎服。

五诊： 咳嗽大减，余症明显改善，舌红苔薄，脉小数。原方去栝楼、浙贝，加五味子15g，西洋参15g，红景天15g，川贝15g，为散剂，每日3次，每次12g，温水送服。

按： 患者症见干咳少痰、消瘦乏力、大便干结、舌红、脉数；皆为肺阴不足、虚火内生而致肺失于滋养，脉络受损，方用养阴清肺汤合止嗽散、牡蛎散加减清热养阴、润肺止咳敛汗。生地、玄参、丹皮、麦冬、地骨皮滋肾润肺，清热凉血；杏仁、桔梗宣利肺气；浙贝、栝楼、紫菀、蜜百部、猫爪草化痰止咳抗痨；牡蛎散合甘草益气敛汗。二诊酌加清热养阴之药。三诊时干咳低热为主要矛盾，方中润肺清热止咳之力略显不足，故加银柴胡、胡黄连、百合以滋阴清热止咳。四诊气阴两虚之象仍在，故以太子参、地骨皮益气养阴，肉桂引火归元。五诊诸症缓解，因患者各方面原因不能再服用汤剂，增西洋参、红景天益气养阴；改浙贝为川贝以清热化痰，为散剂，以便久服，并嘱患者西药要全程服用，切勿中断。

医案2：

秦某，女，63岁。初诊：2013年2月7日。

主诉： 每晚9时、午后发热，甚则体温可近38.5℃，无汗，早上体温正常四月余。饮食正常，喜冷饮（每晚能食2~3个冻梨）；体重有所下降。西医确诊为肺结核，予以异烟肼、利福平、乙胺丁醇进行常规抗结核治疗。大便干，小便色黄。

诊查： 舌红苔薄少津，脉细数。

辨证： 肺痨（阴亏邪伏）。

治法： 滋阴润肺，养阴透热。

方药： 青蒿鳖甲汤加味。

青蒿30g，鳖甲30g，知母25g，生地40g，银柴胡10g，胡黄连10g，丹皮15g，地骨皮20g，金银花25g，玄参25g，桔梗20g，甘草10g，猫爪草25g，肉桂10g。14服水煎服。

二诊：2013年2月21日：夜晚发热略有缓解，脉细数，舌淡红苔薄。前方去金银花，加石斛20 g，玉竹20 g。14剂。

三诊：诸症同前，上方加牡蛎50 g，14服水煎服。

四诊：每晚发热37.7℃，大便质稀。去生地、知母各20 g，加山药20 g，黄精20 g，白豆蔻10 g（后下），14服水煎服。

五诊：每晚发热37.4℃，大便仍不成形，上方去玄参，加西洋参15 g。14服，水煎服。

六诊：午夜偶有37.4℃，多为37℃。饮食正常，二便尚可，上方去青蒿，加熟地40 g，黄芩10 g，五味子15 g，西洋参15 g，花粉20 g，川贝20 g，蛤蚧粉15 g，黄芪60 g，当归10 g，山萸肉20 g，阿胶10 g。25剂为膏方，日3次，每次10 g，温水送服。

按：本例的肺痨患者以夜晚高热为主要表现，呈典型的"夜热朝凉"特点，因素体阴亏，邪气内伏，故而出现每晚高热。治以青蒿鳖甲汤加味，青蒿、鳖甲养阴透热，玄参、骨皮助清热凉血，金银花辛凉宣散；甘草调和诸药。二诊时热稍缓解，故去金银花，加石斛、玉竹益气养阴生津以固本。三诊又加牡蛎养阴补精。四诊加山药、黄精、豆蔻，热势已减，初见成效，但大便质稀，减滋腻之品，加豆蔻以健脾止泻。五诊去苦寒之玄参，加西洋参益气养阴。六诊体温渐至正常，斟加补益之品为膏方缓治。

【临证心法】

肺痨的治疗应中西医结合，以抗痨杀虫，兼顾补虚止咳为主。尤其注重益气健脾治疗肺痨，使得元气充盛而卫表固，津液充足而虚热灭，正气得复，邪气自清。补虚的同时还应注意收涩药的使用，防止过早使用闭门留寇。

肺痨的形成与痰瘀、气滞等因素相关，分别加以化痰祛瘀、活血理气的药物。肺痨以阴虚为主，并根据"主乎阴虚"的病理特点，治以滋阴为大法，阴虚虚热上扰则滋阴降火，若合并气虚、阳虚之症，则要统筹兼顾。

临床上将肺痨的辨证分为肺阴虚型、气阴两虚型、阴虚火旺型，尤其以前两者为主。"阴虚生内热"，所以肺阴虚型为肺痨早期证候表现，其主以肺阴亏虚与胃阴不足为主要表现。治疗以滋阴润肺为主，除上述介绍的方剂外，我常选取补中益气汤、麦门冬汤、养阴清肺汤、青蒿鳖甲汤、百合固金丸为代表方治疗。其中，麦门冬汤为甘凉培土生金法之代表方。功用为滋养肺胃，降逆下气。方中麦冬甘寒清润，养阴生津，滋液润燥，兼清虚热，故重用麦冬为君。臣以半夏，降逆化痰和胃，一来降逆以宣肃肺气，二则开胃行津，三防大剂量的麦冬滋腻碍胃之嫌，三功并用，二药相反相成。以人参为佐，补益中气，俾脾胃气旺，布散津液，上润于肺，即有"阳生阴长"之意；加用粳米、大枣、甘草和中滋液，补脾益胃，中气健运，津液自能上输于肺，胃得其养，肺得其润，此正是"培土生金"之意。气阴两虚型多是肺痨后期进一步发展，导致阴伤气耗，肺脾同病，久则及肾，致使虚火上灼，损伤肺络，肺失清肃，脾失健运。治疗以益气养阴，肺脾肾同治。以琼玉膏合生脉散为代表方。方中重用生地黄滋阴壮水以制虚火，为君药。白蜜为臣，补中润肺，为治疗肺燥咳嗽之佳品；人参、茯苓益气健脾，培土生金，且茯苓能渗湿化痰，使全方补而不滞，滋而不腻，为佐药。诸药合用，共奏滋阴润肺、益气补脾之功。气阴不足，虚火内生，则会出现阴虚火旺证型，治宜李东垣的补中益气汤往往能取得一定的效果。方中重用黄芪为君，其性甘温，入脾肺经，具有补中气、固表气，且升阳举陷。臣以人参，健脾益气。佐以白术，滋气血生化之源，运用于肺痨病症中，具有培土生金之功效。当归补养营血，更加陈皮、柴胡、升麻为佐使，使全方补而不滞。运用"甘温除热"之法，来培土生金，滋阴清火。

第七节 肺胀

肺胀是多种慢性肺系疾病反复发作，迁延不愈，导致肺气胀满，不能敛降的一种病症，临床以喘息气促，咳嗽咳痰，胸部膨满，胸闷如塞，或唇甲发绀，心悸浮肿，甚至出现喘脱、昏迷为主要表现。相当于西医的慢性阻塞性肺疾病、慢性肺源性心脏病等，当支气管扩张、肺结核等疾病出现肺胀的临床表现时，可参考本节进行辨证论治。

【病因病机】

本病的发生，多因久病肺虚，痰瘀潴留，每因复感外邪诱使本病发作加剧。

（1）肺病迁延。肺胀多见于内伤久咳、久喘、久哮、肺痨等肺系慢性疾患，迁延失治，逐步发展所致，是慢性肺系疾患的一种归宿。因此，慢性肺系疾患也就成为肺胀的基本病因。

（2）六淫乘袭。六淫既可导致久咳、久喘、久哮、支饮等病症的发生，又可诱发加重这些病证，反复乘袭，使它们反复迁延难愈，导致病机的转化，逐渐演化成肺胀。故感受外邪应为肺胀的病因。

肺胀的病理性质多属标实本虚。标实为痰浊、水饮、瘀血和气滞，痰有寒化与热化之分；本虚为肺、脾、肾气虚，晚期则气虚及阳，或阴阳两虚。其基本病机是肺之体用俱损，呼吸机能错乱，气壅于胸，滞留于肺，痰瘀阻结肺管气道，导致肺体胀满，张缩无力，而成肺胀。如内有停饮，又复感风寒，则可成为外寒内饮证。感受风热或痰郁化热，可表现为痰热证。痰浊壅盛，或痰热内扰，蒙蔽心窍，心神失主，则意识蒙眬、嗜睡甚至昏迷；痰热内闭，热邪耗灼营阴，肝肾失养，阴虚火旺，肝火挟痰上扰，气逆痰升，肝风内动则发生肢颤、抽搐；痰热迫血妄行，则动血而致出血。亦可因气虚日甚，气不摄血而致出血。病情进一步发展可阴损及阳，阳虚不能化气行水，成为阳虚水泛证；阳虚至极，出现肢冷、汗出、脉微弱等元阳欲脱现象。

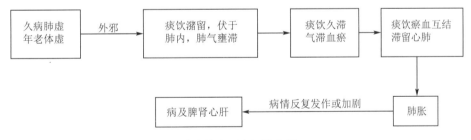

肺胀的病因病机演变图

【辨证要点与鉴别诊断】

（一）辨证要点

（1）辨标本虚实：该病的本质是标实本虚，要分清标本主次，虚实轻重。一般感邪发作时偏于标实，平时偏于本虚。标实为痰浊、瘀血，早期痰浊为主，渐而痰瘀并重，并可兼见气滞、水饮错杂为患。后期痰瘀壅盛，正气虚衰，本虚与标实并重。

（2）辨脏腑阴阳：该病的早期以气虚或气阴两虚为主，病位在肺、脾、肾，后期气虚及阳，以肺、肾、心为主，或阴阳两虚。

（二）鉴别诊断

肺胀与哮病、喘证均以咳逆上气、喘满为主症，有其类似之处，其区别如下：

（1）哮病：哮病是一种发作性的痰鸣气喘疾患，发病年龄较轻，发作时以喉中哮鸣有声，呼吸急促困难，甚则喘息不能平卧为主要表现，常突然发病，迅速缓解，且以夜间发作多见；如哮病进一步发展而伴持续的气喘、咳嗽、痰鸣，则归为肺胀。肺胀是包括哮病在内的多种慢性肺系疾病后期转归而成，每次因外感诱发而逐渐加重，经治疗后逐渐缓解，发作时痰瘀阻痹的症状较明显，两病有显著的不同。

（2）喘证：喘病是以呼吸困难，甚至张口抬肩，鼻翼煽动，不能平卧为主要临床表现；可见于多种急慢性疾病的过程中，常为某些疾病的重要主症和治疗的重点。但肺胀是由多种慢性肺系疾病迁延不愈，导致肺气胀满，不能敛降的一种疾病，喘咳上气，仅是肺胀的一个症状。

（3）支饮：咳嗽气喘，胸闷脘胀，痰多清稀，面部或四肢浮肿，支饮日久不愈，容易导致肺胀。

（4）水肿：水肿之肾阳衰微与肺胀之阳虚水泛当区别。水肿之肾阳衰微症见：水肿反复消长不已，面浮身肿，腰以下甚，按之凹陷不起，尿量减少或反多，腰酸冷疼，四肢厥冷，畏寒神疲，面色㿠白，甚者心悸，胸闷喘促难卧，腹大胀满，舌质淡胖，舌苔白，脉沉细或沉迟无力。而肺胀之阳虚水泛，症见心悸，喘咳，咳痰清稀，面浮，下肢浮肿，甚则一身悉肿，腹部胀满有水，脘痞纳少，尿少，怕冷，面唇青紫，舌苔白滑，舌胖紫暗，脉沉细。

【西医相关疾病及特征性症状】

（1）慢性肺源性心脏病：慢性肺源性心脏病又称肺心病，是由肺组织、肺动脉血管或胸廓的慢性病变引起肺组织结构和功能异常，致肺血管阻力增加，肺动脉压力增高，使右心扩张、肥大，伴有或不伴有右心衰竭的心脏病。我国绝大多数患者的肺心病是在慢性支气管炎或肺气肿基础上发生的。

（2）慢性支气管炎并肺气肿：慢性阻塞性肺疾病，以不完全可逆的气流受限为特点。慢阻肺气流受限常呈进行性加重，并伴有对有害颗粒或气体（主要是吸烟所致）的肺部异常炎症反应。虽然慢阻肺直接累及肺，但也可引起显著的全身效应。慢阻肺与慢性支气管炎和肺气肿密切相关。当患者有咳嗽、咳痰或呼吸困难症状和（或）疾病危险因素接触史时，应考虑慢阻肺。慢性咳嗽、咳痰常先于气流受限许多年存在，但不是所有具有咳嗽、咳痰症状的患者都会发展为慢阻肺。要明确诊断慢阻肺，则需要进行肺功能检查。

【辨证论治】

1. 外寒内饮

临床表现： 咳逆喘满不得卧，气短气急，咳痰白稀，呈泡沫状，胸部膨满，恶寒，周身酸楚，或有口干不欲饮，面色青暗；舌体胖大，舌质暗淡，舌苔白滑，脉浮紧。

治法： 温肺散寒，降逆涤痰。

代表方： 小青龙汤。

本方由麻黄、干姜、细辛、半夏、炙甘草、白芍、五味子组成。若咳而上气，喉中如有水鸡声者，可用射干麻黄汤。若饮郁化热，烦躁而喘，脉浮，用小青龙加石膏汤。

2. 痰浊壅肺

临床表现： 咳嗽痰多，色白黏腻或呈泡沫，短气喘息，稍劳即著，怕风汗多，脘痞纳少倦怠乏力；舌暗，舌苔薄腻或浊腻，脉滑。

治法： 化痰降气，健脾益气。

代表方： 苏子降气汤合三子养亲汤。

苏子降气汤由苏子、苏叶、半夏、当归、前胡、厚朴、肉桂、甘草、生姜、大枣组成。三子养亲汤由苏子、白芥子、莱菔子组成。如痰多胸满、气喘难平，加葶苈子；兼见面唇晦暗、舌质紫暗、舌下青筋显露、舌苔浊腻者，可用涤痰汤加丹参、地龙、红花、水蛭；痰壅气喘减轻，倦怠乏力，纳差，便溏，加党参、黄芪、砂仁、木香等；兼怕风易汗者，合用玉屏散。

3. 痰热郁肺

临床表现： 咳逆喘息气粗，痰黄或白，黏稠难咳，胸满烦躁，目胀睛突，或发热汗出，或微恶寒，溲黄便干，口渴欲饮；舌质暗红，舌苔黄或黄腻，脉滑数。

治法： 清肺泄热，降逆平喘。

代表方： 越婢加半夏汤或桑白皮汤。

越婢加术汤由麻黄、石膏、甘草、生姜、大枣、半夏组成；桑白皮汤由桑白皮、半夏、苏子、杏仁、贝母、黄芩、黄连、栀子组成。前方宜肺泄热；后方清肺化痰。若痰热内盛，痰胶黏不易咳出，加鱼腥草、黄芩、栝楼皮、贝母、海蛤粉；痰热壅结，便秘腹满者，加大黄、玄明粉；痰鸣喘息，不能平卧者，加射干、葶苈子；若痰热津伤，口干舌燥，加天花粉、知母、麦冬。

4. 痰蒙神窍

临床表现： 咳逆喘促日重，咳痰不爽，表情淡漠，嗜睡，甚或意识蒙眬，谵妄，烦躁不安，入夜尤甚，昏迷，撮空理线，或肢体瞤动，抽搐；舌质暗红或淡紫，或紫绛，苔白腻或黄腻，脉细滑数。

治法： 涤痰开窍。

代表方： 涤痰汤合安宫牛黄丸或至宝丹。

涤痰汤由半夏、茯苓、甘草、竹茹、胆南星、橘红、枳实、菖蒲、人参、生姜、大枣组成。舌苔白腻而有寒象者，以制南星易胆南星，开窍可用苏合香丸；痰热内盛，身热，烦躁，谵语，神昏，舌红苔黄者，加黄芩、桑白皮、葶苈子、天竺黄、竹沥；热结大肠，腑气不通者，加大黄、玄明粉，或用凉膈散或增液承气汤；痰热引动肝风而有抽搐者，加钩藤、全蝎、羚羊角粉；唇甲发绀，瘀血明显者，加红花、桃仁、水蛭；如热伤血络，见皮肤黏膜出血、咯血、便血色鲜者，配清热凉血止血药，如水牛角、生地黄、丹皮、紫珠草、生大黄等；如血色晦暗、肢冷、舌淡胖、脉沉微，配温经摄血药，如炮姜、侧柏炭、童便或黄土汤、柏叶汤。

5. 痰瘀阻肺

临床表现： 咳嗽痰多，色白或呈泡沫，喉间痰鸣，喘息不能平卧，胸部膨满，憋闷如塞，面色灰白而暗，唇甲发绀；舌质暗或紫，舌下瘀筋增粗，舌苔腻或浊腻，脉弦滑。

治法： 涤痰祛瘀，泻肺平喘。

代表方： 葶苈大枣泻肺汤合桂枝茯苓丸。

葶苈大枣泻肺汤由葶苈子、大枣组成。桂枝茯苓丸由桂枝、茯苓、丹皮、赤芍、桃仁组成。痰多可加三子养亲汤；腹气不利，大便不畅者，加大黄、厚朴。

6. 阳虚水泛

临床表现： 面浮，下肢肿，甚或一身悉肿，脘痞腹胀，或腹满有水，尿少，心悸，喘咳不能平卧，咯痰清稀，怕冷，面唇青紫；舌胖质暗，苔白滑，脉沉虚数或结代。

治法： 温阳化饮利水。

代表方： 真武汤合五苓散。

真武汤由炮附子、白术、茯苓、芍药、生姜组成；五苓散由茯苓、猪苓、泽泻、白术、桂枝组成。前方温阳利水；后方通阳化气利水。如水肿势剧，上溃心肺，心悸喘满，倚息不得卧，咳吐白色泡沫痰涎，加沉香、黑白丑、椒目、葶苈子。

7. 肺肾气虚

临床表现： 呼吸浅短难续，咳声低怯，胸满短气，甚则张口抬肩，倚息不能平卧，咳嗽，痰如白沫，咳吐不利，心慌，形寒汗出，面色晦暗；舌淡或暗紫，舌苔白润，脉沉细无力。

治法： 补肺纳肾，降气平喘。

代表方： 补虚汤合参蛤散。

补虚汤由半夏、干姜、茯苓、甘草、厚朴、五味子、黄芪、陈皮组成；参蛤散由人参、蛤蚧组成。如肺虚有寒，怕冷，舌质淡，加桂枝、细辛；兼阴伤，低热，舌红苔少，加麦冬、玉竹、知母；如见面色苍白，冷汗淋漓，四肢厥冷，血压下降，脉微欲绝等喘脱危象者，急加参附汤送服蛤蚧粉或黑锡丹；喘促重者加白果；浮肿者可加生姜、大腹皮。

8. 肺脾两虚

临床表现： 咳嗽，痰白泡沫状，食少乏力，自汗怕风，面色少华，腹胀，便溏；舌体胖大、有齿痕，舌质淡，舌苔白，脉细或脉缓或弱。

治法： 补肺健脾，降气化痰。

代表方： 六君子汤合玉屏风散。

六君子汤由人参、白术、茯苓、甘草、陈皮、半夏组成；玉屏风散由黄芪、白术、防风组成。如气喘，加炙麻黄、苏子；痰多色黄黏稠者，加桑白皮、芦根、黄芩、鱼腥草。

9. 上实下虚

临床表现： 咳嗽痰多，痰多色黄，咯吐不易，胸膈满闷，不能平卧，呼吸短促，心慌，面色晦暗，汗多怕冷，舌质淡，舌苔薄黄，脉细滑数。

治法： 清肺化痰，补肾纳气。

代表方： 麻杏石甘汤合三子养亲汤合六味地黄丸加减。

麻杏甘石汤由麻黄、石膏、杏仁、甘草组成。三子养亲汤由白芥子、紫苏子、莱菔子组成。六味地黄丸由山药、山茱萸、地黄、丹皮、茯苓、泽泻组成。气喘者加炙麻黄；痰多色黄者加桑白皮、黄芩；冷汗淋漓，四肢厥冷者加参附汤或黑锡丹。

【歌诀】

肺气胀满多老年，喘咳上逆病缠绵，
外寒内饮小青龙，三子降气化痰涎。
痰热越婢夏桑白，阳虚真武五苓散。
肺肾补虚合参蛤，肺脾六君屏风散。
痰蒙神窍昏烦热，涤痰安宫至宝选。
痰瘀互结同阻肺，葶苈大枣桂苓丸。
上实下虚证杂乱，三子六味麻石甘。

【典籍摘要】

《黄帝内经·素问·大奇论》："肺之壅，喘而两胠满。"
《金匮要略·肺痿肺痈咳嗽上气病脉证治第七》："上气喘而躁者，属肺胀。"
《圣济总录·肺胀》："其证气胀满，膨膨而喘咳。"

【临证实录】

医案1：

章某，女，60岁。初诊：2016年3月7日。

主诉： 患者素有咳喘史，经常感觉胸满短气，怕风汗多，稍劳即著，甚则张口抬肩，倚息不能平卧。诉因6天前感冒风寒而诱发，症见咳喘，心胸憋闷膨满，难以平卧，痰多色黄，多汗怕冷。

诊查： 舌质暗，舌苔腻，脉滑。

辨证： 肺胀（痰浊壅肺，肾不纳气）。

治法： 燥湿化痰，补肾纳气平喘。

方药： 苏子降气汤、三子养亲汤加减。

苏子15g，陈皮15g，厚朴10g，半夏15g，当归15g，前胡10g，葶苈子10g，炒白芥子10g，莱菔子10g，人参10g，防风20g，黄芪60g，白术15g，附子10g，肉桂5g，甘草15g，姜枣为引，蛤蚧粉10g（每日2次，每次5g药汁冲服）。7剂，水煎服。

二诊：病情未见好转，唯恶寒症状有所改善，头汗较多，痰黄，舌质红，舌苔薄黄，脉滑数。治以清泻肺热，化痰平喘法。处方：麻黄15 g，杏仁25 g，甘草15 g，五味子15 g，蛤蚧15 g，浙贝15 g，知母25 g，黄芩15 g，栝楼35 g，石膏50 g。7剂，水煎服。

三诊：服上方7服后，患者咳喘已平，痰少，舌红，脉滑，继服初诊方14剂水煎服。

四诊：咳喘改善，偶尔发热，痰色转清，舌淡红，苔白，脉滑。处方：人参15 g，蛤蚧粉10 g，炙麻黄5 g，杏仁20 g，川贝15 g，清半夏15 g，海浮石20 g，五味子15 g，地骨皮15 g，丹参25 g，肉桂15 g，甘草10 g。10剂为蜜丸，每日3次，每次15 g，温水送服。

按：本案该患初因风寒而诱发，就诊时已有痰多色黄等症，表明表邪不解已入里化热，故用苏子降气汤、三子养亲汤温化痰饮，纳气平喘敛汗无效，二诊时改为泻肺清热化痰平喘法，则获得预期疗效。患者喘咳多年，"五脏之病穷必及肾""肾不纳气则咳喘难已"且已表现出肾气不足的症状，故病情好转后继服人参蛤蚧散加味。

医案2：

王某，男，57岁，初诊：2017年3月19日。

主诉：一周前因感冒而咳嗽加重，且呼吸困难，难以平卧，被哈尔滨医大四院诊断为大叶性肺炎并入院治疗，本人寻求中医会诊。入院时体温39.4℃。现咳嗽气急，痰多，时有铁锈色痰，伴两颧赤，恶寒发热，口渴，大便3日未行，溲黄。既往有八年慢性咳嗽史。

诊查：舌红苔黄，脉滑数。

辨证：肺胀（外有风寒，里热壅盛）。

治法：解表散寒，清化痰热。

方药：麻杏石膏汤合苏子降气汤加味。

麻黄15 g，杏仁20 g，甘草25 g，石膏50 g，鱼腥草25 g，桑白皮10 g，地骨皮10 g，前胡15 g，厚朴15 g，苏子25 g，炒白芥子10 g，莱菔子25 g，半夏15 g，川贝15 g，橘红10 g，桔梗10 g，大枣5枚。3服，水煎服。

二诊：患者体温38.9℃。咳嗽气喘大减，痰色转黄，口渴，纳少、乏力、口干。处方：桔梗20 g，杏仁15 g，葶苈子5 g，天花粉20 g，栝楼30 g，麦芽20 g，神曲15 g，青皮15 g，黄芩15 g，海浮石10 g，旋覆花20 g，知母15 g，甘草15 g。7剂，水煎服。

三诊：患者体温已恢复正常，37.1℃，痰少，口渴，食欲转佳，但略感乏力，用止嗽散合麦芽谷芽各25 g，炒枳壳15 g，太子参25 g。7剂，水煎服。

按：该患者西医诊为大叶性肺炎。因外感后，正气不足，表邪入里化热，肺失宣降则喘息气急，热盛津伤则口渴，脉滑数，热迫血渗，故痰如铁锈色。邪气壅肺则咳喘气急，肺部胀满。初诊时既解表邪又清里热，佐以降气化痰。二诊时咳喘已减，但口渴，痰黄，纳少，故用甘草桔梗杏仁宣利肺气；葶苈子、旋覆花降气化痰平喘；黄芩、知母、天花粉清热生津；栝楼、海浮石化痰通便；谷芽、神曲健脾和胃。三诊时，诸症缓解，咳痰减少，以止嗽散合益气健脾药收功。

医案3：

王某，男，73岁。初诊：2016年11月1日。

主诉：慢阻肺病史13年，近半月反复咳喘。外院住院期间以氨曲南、左氧氟沙星抗感染治疗1周后，已无发热。现咳嗽频发，痰多色白，伴胸闷心悸、睡眠不佳。

诊查：舌胖大，质暗，边有齿痕，舌苔黄厚，脉弦滑。

辨证：肺胀（肺脾气虚，血行不畅）。

治法：补脾益肺，宣肃肺气，活血逐瘀。

方药：二陈汤、葶苈大枣泻肺汤、栝楼枳实半夏汤、丹参饮加味。

丹参35 g，砂仁10 g，降香10 g，茯苓25 g，陈皮20 g，栝楼20 g，半夏15 g，枳壳10 g，杏仁15 g，桔梗15 g，甘草10 g，葶苈子10 g，黄芩10 g，连翘20 g，芦根30 g，远志15 g，大枣5枚。7服，

水煎服。

二诊：2016 年 11 月 7 日：服药后自觉咳嗽、胸闷减轻，痰已减少，心悸改善，二便通畅，舌略红暗，边有齿痕，舌苔薄黄，脉弦滑。上方减连翘、芦根，加黄芪 60 g，夜交藤 50 g。7 剂水煎服。

三诊：2016 年 11 月 15 日：服药后咳嗽、胸闷大解，活动后偶有心悸。舌略红暗，边有齿痕，舌苔薄，脉弦滑。原方继服 7 剂，水煎服。

按：患者年过七旬，素有慢阻肺疾病史。此次复感外邪，辨属本虚标实，初治以祛邪为主，方用二陈汤、葶苈大枣泻肺汤、栝楼枳实半夏汤、丹参饮加味，以行气化痰，活血消胀，宣肺平喘、宁心降气之法。惟冀祛邪扶正，邪去正安。二诊、三诊依循虚实正邪消长之势加减方药，前后 21 剂，诸症皆有改善。

【临证心法】

肺胀是在咳喘的基础上又见颜面或肢体浮肿的一种病症，即咳、喘、痰、肿悉具也。病久可见唇甲发绀、心悸浮肿等症。兼外邪或调治不当，其变证可见昏迷、抽搐以至喘脱等。早期除咳嗽、咯痰外，仅有疲劳或活动后有心悸气短，随着病程的进展，肺气壅塞肿满逐渐加重，叩之嘭嘭作响，自觉憋闷如塞，心悸气急加重或颜面爪甲发绀；进一步发展可出现颈脉动甚，右胁下癥积，下肢浮肿甚至有腹腔积液。病变后期，喘咳上气进一步加重，倚息不能平卧，白黏痰增多或咯黄绿色脓痰，发绀明显，头痛，有时烦躁不安，有时神志模糊，或嗜睡或谵语，或有肉瞤，震颤，抽搐，甚或出现咯血、吐血、便血等。舌质多为暗紫、紫绛，舌下脉络瘀暗增粗。

本病的外感致病因素，与寒邪关系最切。由于患者多为中老年人，病程缠绵，病情迁延，久病体衰，更易反复感染，而临床表现亦多不一致，或轻或重，或表或里，或寒或热，但均属本虚标实之证。《景岳全书》云："然发久者，气无不虚，故于消散中酌加温补，或于温补中量加消散，此等证候，当倦倦以元气为念。"后世医家针对喘咳频作，畏寒，发热或不发热，胸闷，咳痰不爽，甚至面青唇紫，舌苔白，脉紧者，常用参苏饮加减，以辛温解表，理气化痰。若体质较强，外寒内饮，常用小青龙汤加减，以解表散寒，温肺化饮。随证选方，屡试屡验。若针对老年久病患者，常随症状缓解，渐加益气活血、补益肾气、宁心健脾之法酌用。

下面将多年来治疗肺胀病的临床经验总结如下：

（1）善抓典型症状。

肺胀病是多种慢性肺系疾病反复发作，迁延不愈，最终导致肺气胀满，不能敛降的一种疾病。病程缠绵难愈，症状表现多样繁复，所以善抓典型症状，对治疗肺胀病意义重大。善抓典型症状，即善抓主症。何谓主症？主症即某种疾病最突出的脉症表现，最能体现疾病的病理变化。每种疾病均有其特异性主症，可以是单独症状，也可以是多症状组合。通过抓疾病主症，可以避免发生"眉毛胡子一把抓"等辨证不准确的情况，执简驭繁，直接寻找到疾病诊治的关键点进行辨证施治，正如仲景在《伤寒论》中所云："伤寒中风，有柴胡证，但见一证便是，不必悉具。"而针对肺胀病善抓主症的临床表现主要为胸部膨满，胀闷如塞，喘咳上气，痰多及烦躁，心悸等，本病当以喘、咳、痰、胀为主要临床特征。

（2）善寻性味配伍。

中药的性与味不仅能反映其本质属性特征，还能影响对疾病的治疗。如中药的性与味能反映出所治疾病症候的寒热性质，《黄帝内经·素问·至真要大论》云"寒者热之，热者寒之"。以药物性味为中心，经过长期实践和经验总结，发展形成了中药特有的性味理论。性味理论是中药理论的核心，能对中药功效主治进行高度概括，是指导临床用药的重要依据，对方剂配伍具有深远影响。

在寻找肺胀病性味配伍法则中，我认为：一方面应基于《金匮要略》肺胀病的性味配伍研究，即对其治疗肺胀病常用 6 方进行性味梳理，因张仲景对肺胀病的治疗首开先河。当外寒内饮，饮热郁肺，热重于饮，喘甚于咳时，可用越婢加半夏汤宣肺泄热，降逆平喘。当外寒内饮挟热，饮重于热，喘咳并重时，可用小青龙加石膏汤解表化饮，清热除烦。当寒饮郁肺，喉中闻及水鸡声时，可用射干麻黄汤散寒宣肺，降逆化痰。当痰浊壅肺，可用皂荚丸清涤痰浊。当寒饮挟热，脉有浮象时，可用厚朴麻黄汤化饮降逆，止咳平喘。当寒饮挟热，脉有沉象时，可用泽漆汤逐水通阳，止咳平喘。根据方剂配伍及药物剂量引申出的方药性味配伍法则为越婢加半夏汤——辛苦甘温法；小青龙加石膏汤——辛苦酸温（甘）法；厚朴麻黄汤——苦辛甘温（酸）法；射干麻黄汤——苦辛酸温（甘）法；皂荚丸——辛咸甘温法；泽漆汤——苦辛甘温法。上述性味配伍法则又可分为两类，即辛苦甘温法与辛苦酸温（甘）法。两类法则中均有辛苦、辛温与苦温的性味配伍。辛苦法即辛开苦降法，能调畅气机，宣降肺气，适用于寒热、虚实错杂的肺胀病；辛温法即辛散温通法，适宜于寒邪袭肺或机体阳虚寒凝的肺胀病；苦温法即苦温燥湿法，适宜于寒痰凝滞或痰浊壅盛的肺胀病。由此可知，基于《金匮要略》肺胀病的性味配伍法则是以辛苦温法为基础法则。

（3）善选特效药对。

药对是中医临床常用的相对固定的 2 种药物的配伍组合，是中药配伍应用中的基本形式。早在《黄帝内经》时期即有半夏配伍秫米治疗长期失眠；海螵蛸配伍茜草治疗血枯经闭。《神农本草经》无药对之名，但在序例中已提及"药有君臣佐使，以相宣摄合和""药有阴阳配合，子母兄弟"及"七情合和"等配伍理论。仲景在《伤寒杂病论》中针对不同疾病亦总结出较多经典药对，如柴胡与黄芩配伍后能和解少阳；半夏与生姜的配伍降逆止呕恶等。

我们总结出仲景治疗肺胀病常用中药有 24 味，按照频数占比由高到低排列为：麻黄、半夏（占比60%）；甘草、大枣、石膏、生姜、细辛、五味子（占比30%）；桂枝、干姜（占比20%）；芍药、厚朴、杏仁、小麦、射干、紫菀、款冬花、皂荚、蜂蜜、黄芩、泽漆、紫参、白前、人参等（占比10%）。可以初步得出：麻黄与半夏的配伍为肺胀病的首选药对配伍。麻黄，《神农本草经》载其："味苦温。主中风伤寒头痛温疟，发表，出汗，去邪热气，止咳逆上气，除寒热，破癥坚积聚。一名龙沙。"半夏，《神农本草经》载其："味辛平。主伤寒，寒热，心下坚，下气，喉咽肿痛，头眩胸张，咳逆肠鸣，止汗。"二药配伍，一辛一苦，一宣一降，辛开苦降，能够共同调畅肺部功能，恢复肺脏气机运化。此外，治疗肺胀病还有其他配伍，如半夏与甘草的配伍，取辛与甘味的配伍，两种药味配合有益阳的作用，正如《黄帝内经·素问·阴阳应象大论》所云："气味辛甘发散为阳"。又如麻黄与石膏的配伍，除了辛与苦味的配伍外，还有寒温的药性配伍关系，在治疗肺胀病虚实寒热错杂时发挥重要作用。

（4）创新思路（阴伤问题）。

在现有的肺胀病相关文献记载中，后世医家常将此病归属于肺系疾病，因继发于肺咳、哮病等多种慢性疾患后，肺气长期壅滞，肺叶恒久膨胀、不能敛降，故本病以胸中胀闷、咳嗽咯痰、气短喘促为主要临床表现。肺胀病的发生，多因久病肺虚，水停痰凝，瘀阻不畅而致肺不敛降，气还肺间，肺气胀满，每因复感外邪诱使病情发作或加剧。肺胀病的本质是标实本虚，一般感邪发作或痰浊瘀血阻滞时偏于标实，早期痰浊为主，渐而痰瘀并重，并可兼见气滞、水饮错杂为患。平时偏于本虚，后期痰瘀壅盛，正气虚衰，本虚与标实并重。肺胀病的早期以气虚或气阴两虚为主，病位在肺、脾、肾，后期气虚及阳，或阴阳两虚，病位以肺、肾、心为主。在治疗中，根据病邪的性质，分别采取祛邪宣肺（辛温、辛凉），降气化痰（温化、清化），温阳利水（通阳、淡渗），活血化瘀，甚或开窍、息风、止血等治法。平时偏于正虚，侧重以扶正为主，根据脏腑阴阳属性的不同，分别以补养心肺，益肾健脾，或气阴兼调，或阴阳兼顾。正气欲脱时则以扶正固脱，救阴回阳为主。但发现上述总结内容，在对肺阴伤型肺胀病的病因病机及辨证治疗较少。我们通过对肺胀病古今医案的分析整理，初步得到其药症对应的 12 组典型相关变量。并在进一步研究中，发现肺胀病本虚中除气虚、阴阳两虚等常规病因外，亦有阴虚病因出现，而在方药运用中亦有养阴药的加入。故在临床上，不要忽略肺胀病后期的阴伤问题。

第八节 肺痿

肺痿是以咳吐浊唾涎沫为主要临床表现的病证，多由其他肺系疾病（如久咳、久喘等）迁延不愈或失治误治后，耗伤肺气、灼伤肺津，致使肺虚，津气亏损失于濡养，导致肺叶痿弱不用而得，为肺脏的慢性虚损性疾患。西医学中的间质性肺疾病、慢性阻塞性肺疾病、支气管扩张、肺纤维化等发展到一定阶段均属本病范畴，可参照本节辨证论治。

【病因病机】

1.久病损肺

如痰热久嗽，热灼津伤，或肺痨久嗽，虚热内灼，耗伤阴津，或肺痈余毒未清，灼伤肺阴，或消渴津液耗伤，或热病之后，邪热伤津，津液大亏，以致热壅上焦，消灼肺津，变生涎沫，肺燥阴竭，肺失濡养，日渐枯萎。若大病久病之后，耗伤阳气，或内伤久咳，冷哮不愈，肺虚久喘等，肺气日耗，渐而伤阳，或虚热肺痿日久，阴伤及阳，亦可致肺虚有寒，气不化津，津液失于温摄，反为涎沫，肺失濡养，肺叶渐痿不用。

2.误治津伤

因医者误治，滥用汗吐下等治法，重亡津液，肺津大亏，肺失濡养，发为肺痿。

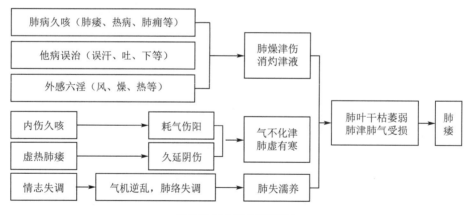

肺痿的病因病机演变图

【辨证要点与鉴别诊断】

（一）辨证要点

当辨标本虚实。肺痿以本虚为主，本虚当分清虚热肺燥、肺中虚冷，抑或二者兼夹。虚热肺燥伴火逆上气之象，常兼咳逆喘息；肺中虚冷伴温摄不足之象，常兼头眩、小便数或遗尿。若标实亦较明显，当分清痰、瘀偏重，并重视络病因素，不可固执肺痿虚论，妄略邪实不顾。虚实亦可兼夹，以肺中虚冷与痰瘀阻络兼夹为多，盖津血得温易行，遇寒则凝。

虚寒肺痿与虚热肺痿两者的区别，虚热肺痿咳吐浊唾涎沫，其质较黏稠，或咳痰带血；虚寒肺痿咳吐涎沫，其质清稀量多。虚热肺痿口渴；虚寒者，不口渴。

（二）鉴别诊断

（1）肺痈：肺痈多因外感风热、痰热内盛致热壅血瘀、蕴酿成痈、血败肉腐化脓而成，以咳则胸痛、吐痰腥臭，甚则咳吐脓血为主症，病性属实。肺痿脉象多为虚数或虚弱，肺痈则为浮数、滑数。

（2）肺痨：肺痨是由于痨虫入侵所致的具有传染性的慢性虚弱性疾病，主症为咳嗽、咳血、潮热、盗汗及身体逐渐消瘦等，与肺痿以吐涎沫为主症有别，但肺痨后期可以转为肺痿。

【西医相关疾病及特征性症状】

（1）间质性肺疾病：是一组主要累及肺间质和肺泡腔，导致肺泡—毛细血管功能单位丧失的弥漫性肺疾病。临床主要表现为进行性加重的呼吸困难、限制性通气功能障碍伴弥散功能降低、低氧血症以及影像学上的双肺弥漫性病变。

（2）慢性阻塞性肺疾病：是一种具有持续气流受限特征的肺部疾病，气流受限不完全可逆，呈进行性发展。主要表现为慢性咳嗽、咳痰、气短或呼吸困难、喘息和胸闷等。

（3）支气管扩张：是一种支气管壁结构破坏，引起支气管异常或持久性扩张的肺系疾病。主要表现为慢性咳嗽、咯大量脓痰和（或）反复咯血。

【辨证论治】

1. 虚热证

临床表现：咳吐浊唾，或咳痰带血，咳声不扬，甚则音嗄，气急喘促，口渴咽燥，可伴潮热盗汗，形体消瘦，皮毛干枯；舌红而干，脉虚数。

治法：滋阴清热，生津润肺。

代表方：麦门冬汤合清燥救肺汤。

麦门冬汤由麦冬、人参、大枣、甘草、粳米、半夏组成。清燥救肺汤由桑叶、石膏、杏仁、甘草、麦冬、人参、阿胶、胡麻仁、炙枇杷叶组成。前方润肺生津，降气下逆；后方养阴润燥，清金降火。如肺胃火盛，虚烦呛咳，加芦根、竹叶；如咳唾浊痰，口干欲饮，加天花粉、知母、川贝母；津伤较著者，加胡黄连、银柴胡、地骨皮、白薇等。

2. 虚寒证

临床表现：咳吐涎沫，不渴，短气不足以息，头眩，神疲乏力，食少，形寒，小便数，或遗尿；舌质淡，脉虚弱。

治法：温肺益气，生津润肺。

代表方：甘草干姜汤或生姜甘草汤。

甘草干姜汤由甘草、干姜组成。生姜甘草汤由人参、生姜、甘草、大枣组成。前方补脾助肺、甘辛合用，甘以滋液，辛以散寒；后方则以补脾助肺、益气生津为主。如脾气虚弱，纳少神疲，加白术、茯苓；肺虚失约，唾沫多而尿频者，加益智仁、白果等；肾虚而不能纳气者，加钟乳石、五味子，另吞服蛤蚧粉。

3. 虚劳证

临床表现：咳吐涎沫，气喘不续，形瘦疲乏，盗汗，纳呆，头晕心慌，舌质淡，少苔，脉细弱结代。

治法：补益气血，救阴扶阳。

代表方：炙甘草汤加减。

炙甘草汤由炙甘草、人参、生姜、桂枝、麦冬、生地黄、火麻仁、大枣、阿胶、清酒组成。若潮热较甚，则加功劳叶、地骨皮、青蒿以退热除蒸。若津液枯槁，则用黄芪建中汤急建其中气，俾得饮食增而津液旺，待其津液渐充，复其真阴不足。

【歌诀】

肺痿病属慢虚疴，主症咳吐浊痰沫，

萎如草木枯不荣，日炽霜杀叶凋落，
肺中津气失濡养，虚冷较少虚火多，
虚热麦冬合清肺，虚寒草姜姜草酌，
虚劳肺萎心动悸，炙甘草汤投之和。

【典籍摘要】

《医门法律·肺萎肺痈门》："肺萎者，其积渐已非一日，其寒热不止一端，总由肾中津液不输于肺，肺失所养，转枯转燥，然后成之。"凡治肺痿病，奄奄不振……故行峻法，大趋涎沫，图速效，反速毙，医之罪。"

《临证指南医案·肺门》："肺痿一症，概述津枯液燥，多由汗下伤正所致。夫痿者，萎也，如草木之萎而不荣，为津亡气竭也。"

《证治汇补·胸膈门》："久嗽肺虚，寒热往来，皮毛枯燥，声音不清，或嗽血线，口中有浊唾涎沫，脉数而虚，为肺痿之病。因津液重亡，火炎金燥，如草木亢旱而枝叶萎落也。治宜养血润燥，养气清金，初用二地二冬汤以滋阴，后用门冬清肺饮以收功。"

【临证实录】

医案1：

王某，男，45岁。初诊：2018年7月16日。

主诉：反复吐浊唾，气短声低一年余，伴尿黄便干、乏力。

诊查：舌红，舌苔薄黄，脉数少力。

辨证：肺痿（肺肾阴虚，津液不足）。

治法：滋阴润肺，益养津液。

方药：方用增液汤、生脉散合甘桔汤加味。

玄参25g，麦冬20g，五味子15g，白芍20g，生地30g，熟地30g，浙贝10g，党参40g，丹皮15g，地骨皮15g，桔梗20g，甘草15g。14剂，水煎服。

二诊：2018年7月30日：咳嗽仍在，浊唾略减，大便2日一行，上方加紫菀20g，太子参15g。14剂，水煎服。

三诊：2018年8月15日：偶有咳嗽，乏力仍在，大便1～2日一行。上方去党参，加黄精25g，山药20g，肉桂10g。14剂，水煎服。

四诊：2018年9月3日：干咳，便干偶发，上方加杏仁15g，浙贝15g。14剂，水煎服。

五诊：2018年9月25日：偶咳，痰少，已无浊唾。舌淡红，舌苔白，脉小数。上方加西洋参20g为丸，每日3次，每日12g，温水送服。

按：本例肺痿是由肺阴亏损，肾水不足所致。虚火上炎，致使肺叶萎弱，肺失肃降，故咳逆上气。故应养阴润肺、滋肾止咳。方用增液汤、生脉散合甘桔汤加丹皮、地骨皮、白芍、浙贝而成，滋肾润肺，养阴生津。二诊时，由于患者咳嗽未减，大便仍干，故在原方基础上加太子参、紫菀益气化痰止咳通便。三诊时，乏力突出，重用黄精、山药以补脾肺之气；加肉桂引火归元。四诊干咳、便干仍在，加杏仁、浙贝润肺化痰，佐以通便。五诊以丸药收工。

医案2：

任某，男，32岁。初诊：2018年12月3日。

主诉：咳吐涎沫，质清稀，量多，不渴，短气乏力，语声低微，怕冷，小便频。

诊查：舌质淡，脉缓。

辨证：肺痿（脾肺虚寒）。

治法：温中补虚，益气温肺。

方药：四君子汤、小建中汤、苓甘五味姜辛汤化裁。

党参 40 g，炒白术 15 g，茯苓 20 g，甘草 15 g，桂枝 25 g，干姜 10 g，炒芍药 20 g，半夏 15 g，五味子 25 g，细辛 5 g。14 服，水煎服。

二诊： 咳吐涎沫、乏力短气改善，唯尿频仍在，上方加益智仁 10 g，乌药 10 g。继服 14 服。

三诊： 吐涎减少，乏力消失，尿频缓解。上方加木香 10 g，肉桂 10 g。14 服，水煎服。

按： 患者因肺脾虚寒，气不化津，津停为涎，久为肺痿。故治疗应以温肺益气、健脾化痰为法。方用四君子汤、小建中汤、苓甘五味姜辛汤化裁，使脾胃健运，肺气得宣。二诊时，尿频明显，故加益智仁、乌药温肾纳气、缩尿。三诊加木香、肉桂健脾温肾。

医案 3：

王某，女，60 岁。初诊：2015 年 7 月 15 日。

主诉： 咳嗽，痰多质黏色白，晨起为甚，近一周加重，伴胸闷短气，乏力，盗汗，口干，大便略干，二便正常。一年前曾确诊为间质性肺炎。

诊查： 舌偏红，舌苔薄白，脉弦细。

辨证： 肺痿（肺气不足，肾阴亏虚）。

治法： 滋养肾阴，补肺益气。

方药： 四君子汤合都气丸、当归补血汤化裁。

黄芪 60 g，当归 15 g，党参 40 g，麦冬 25 g，五味子 15 g，陈皮 25 g，白术 15 g，泽泻 15 g，丹皮 15 g，地骨皮 15 g，山药 20 g，山萸肉 20 g，甘草 20 g。14 服，水煎服。

二诊： 2015 年 8 月 4 日：患者诉胸闷气短、口干、盗汗较前稍好转，3 天前劳作汗出后受凉，咳嗽加重，咳痰黏白稍黄，量多，舌偏红，舌苔微黄，脉弦滑，加栝楼皮 30 g，黄芩 10 g，半夏 15 g，桂枝 15 g。14 服，水煎服。

三诊： 2015 年 8 月 28 日：诉咳嗽痰多、胸闷气短、怕冷、口干等症状较前均明显稍好转，因经济原因，上方加五味子 20 g，浙贝母 15 g，去桂枝，14 服为散剂，每日 3 次，每次 12 g，温水送服。

按：《临证指南医案·肺门》云："肺痿一症，概述津枯液燥，多由汗下伤正所致。夫痿者，萎也，如草木之萎而不荣，为津亡气竭也。"患者痰多乏力、盗汗、胸闷短气、脉弦细，皆为气阴两虚兼有脾虚生痰之象。方用四君子汤合都气丸、当归补血汤化裁，以益气养阴，又稍佐地骨皮以退虚热。二诊时因受凉而诱发痰多，咳嗽加重，故加入栝楼皮、半夏、桂枝以宣利肺气、化痰止咳。

【临证心法】

肺痿的基本病机为"肺燥津伤""肺气虚冷"，无论寒热，均有肺气亏虚、肺津亏耗之故，因此肺痿治疗原则应为补肺生津为大法，方药以生脉散配伍黄精、玉竹、山药、百合、沙参、太子参、麦冬等益气养阴之品可达补肺气、养肺阴之效。肺痿后期，患者出现咳嗽、咳痰，痰中带血，皮毛干枯，形体消瘦、潮热盗汗等阴虚火旺之象，此乃肺热叶焦，阴虚火旺，应加用酒黄芩、丹皮、地骨皮、杏仁、天花粉、桑叶等清泄肺热。肺为金，脾为土，土生金，肺为脾之子，又"脾胃为气血生化之源""肺为主气之枢"；脾主运化水谷津液、升清精微正常，则肺气阴得养。而肺痿日久，子病及母，肺病及脾，则脾气亏虚，进一步加重肺气的亏损，故在治疗肺痿遣方用药时还需顾护脾胃，可酌用四君子汤合山药、黄精、黄芪、玉竹等健脾养胃之品；肺属金，肾属水，金水相生，"肺为气之主，肾为气之根，肺主出气，肾主纳气，阴阳相交，呼吸乃和"，肺痿日久，久病及子，则见肾气亏虚，摄纳无权，气浮于上，患者可表现为呼吸浅短、喘促明显。故在临证中，又需选用熟地、五味子、蛤蚧、淫羊藿等补肾纳气之品，肺痿后期，可以膏方或丸散治疗，便于长期服用，以求固本。

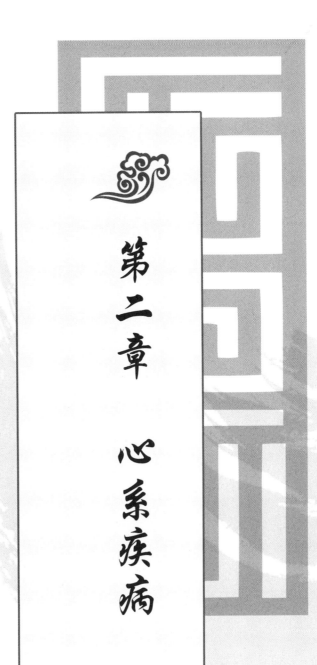

第二章 心系疾病

第一节 心悸

心悸是指病人自觉心中悸动，惊惕不安，甚则不能自主的一种病证。临床一般多呈发作性，每因情志波动或劳累过度而发作，且常伴胸闷、气短、失眠、健忘、眩晕、耳鸣等症。病情较轻者为惊悸，病情较重者为怔忡，可呈持续性。西医学中各种原因引起的心律失常以及心功能不全等以心悸为主症者，可参照本病辨证论治。

【病因病机】

1. 体虚久病

禀赋不足，素体虚弱，或久病失养，劳欲过度，气血阴阳亏虚，以致心失所养，发为心悸。

2. 饮食劳倦

嗜食膏粱厚味，煎炸炙煿，蕴热化火生痰，或伤脾滋生痰浊，痰火扰心而致心悸。劳倦太过伤脾，或久坐卧伤气，引起生化之源不足，而致心血虚少，心失所养，神不潜藏，而发为心悸。

3. 七情所伤

平素心虚胆怯，突遇惊恐或情志不适，悲哀过极，忧思不解等七情扰动，忤犯心神，心神动摇，不能自主而心悸。

4. 感受外邪

风寒湿三气杂至，合而为痹，痹证日久，复感外邪，内舍于心，痹阻心脉，心之气血运行受阻，发为心悸；或风寒湿热之邪，由血脉内侵于心，耗伤心之气血阴阳，亦可引起心悸。如温病、疫毒均可灼伤营阴，心失所养而发为心悸。或邪毒内扰心神，心神不安，也可发为心悸，如春温、风温、暑温、白喉、梅毒等病，往往伴见心悸。

5. 药物中毒

药物过量或毒性较剧，损害心气，甚则损伤心阴，引起心悸，如附子、乌头，或西药锑剂、洋地黄、奎尼丁、肾上腺素、阿托品等，当用药过量或不当时，均能引发心动悸、脉结代类的证候。

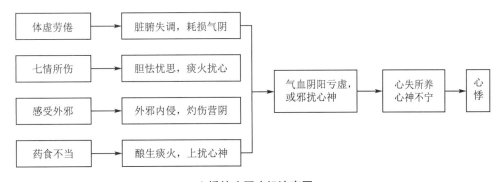

心悸的病因病机演变图

【辨证要点和鉴别诊断】

（一）辨证要点

（1）心悸者首应分辨虚实，虚者系指脏腑气血阴阳亏虚，实者多指水饮、瘀血、痰火上扰。

（2）心悸的病位在心，患者多有心慌，心跳不能自主的自觉症状。心脏病变可以导致其他脏腑功能失调或亏损，其他脏腑病变亦可以直接或间接影响心。故临床亦应分清心脏与他脏的病变情况，有利于决定治疗的先后缓急。

（3）心悸预后转归主要取决于本虚标实的程度、邪实轻重、脏损多少、治疗当否及脉象变化情况。

如患者气血阴阳虚损程度较轻，未见瘀血、痰饮之标证，病损脏腑单一，呈偶发、短暂、阵发，治疗及时得当，脉象变化不显著者，病症多能痊愈；反之，脉象过数、过迟、频繁结代或乍疏乍数，反复发作或长时间持续发作者，治疗颇为棘手，预后较差，甚至出现喘促、水肿、胸痹心痛、厥证、脱证等变证、坏病，若不及时抢救治疗，预后极差，甚至猝死。

（二）鉴别诊断

（1）惊悸与怔忡：心悸可分为惊悸与怔忡。惊悸多为阵发性，时作时止，病来虽速，病情较轻，实证居多，可自行缓解，不发时如常人。发病多与情绪有关，可由骤遇惊恐引起。怔忡即持续心悸，心中惕惕，不能自控，病来虽渐，病情较重，虚证居多，不发时亦可兼见脏腑虚损症状。惊悸日久不愈，亦可形成怔忡。

（2）奔豚：奔豚发作之时，亦觉心胸躁动不安，乃冲气上逆，发自少腹。《难经·五十六难》云："发于少腹，上至心下，若豚状，或上或下无时。"并称之为肾积。

【西医相关疾病及特征性症状】

（1）窦性心动过速：长期持续性或经常发作的心悸，心率逐渐增加与逐渐恢复正常。心率较易变动，脉搏次数一般 100~130 次 / 分，常在 140 次以下，甚少见超过 150 ~ 160 次 / 分。心率快时心音可呈钟摆律，心电图检查可帮助确诊。引起窦性心动过速的原因有自主神经功能紊乱，充血性心力衰竭，心肌炎，甲状腺功能亢进（甲亢），任何原因的贫血，发热及药物、烟、酒、茶过量等。

（2）阵发性心动过速：病者有剧烈的心悸、胸闷或气促表现，甚至发生胸痛。多以突然发作或突然中止为特征。长期持续发作者，可出现呼吸困难、瘀血性肝肿大等充血性心力衰竭表现，个别病例可发生心源性休克。发作期短者可仅数秒，心率常在 160 ~ 220 次 / 分，以 200 次左右为多见。

（3）期前收缩：自觉心慌、憋闷，脉搏每分钟 60 次以下，脉率与颈静脉搏动一致，在劳动后或注射阿托品后心室率增加，心电图可帮助确诊。体质壮实、体力劳动者或运动员可有窦性心动过缓，但无自觉症状。

【辨证论治】

1. 心虚胆怯

临床表现：心悸不宁，善惊易恐，坐卧不安，不寐多梦而易惊醒，恶闻声响，食少纳呆；舌苔薄白，脉细数或细弦。

治法：镇惊定志，养心安神。

代表方：安神定志丸。

本方由人参、茯苓、茯神、石菖蒲、远志、龙齿组成。气短乏力，头晕目眩，动则为甚，静则悸缓，为心气虚损明显，重用人参、黄芪；兼见心阳不振，加肉桂、炮附子；兼心血不足，加阿胶、制何首乌、龙眼肉；兼心气郁结，心悸烦闷，精神抑郁，加柴胡、郁金、合欢皮、绿萼梅；气虚夹湿，加泽泻，重用白术、茯苓；气虚夹瘀，加川芎、丹参、红花、郁金。

2. 心血不足

临床表现：心悸气短，头晕目眩，失眠健忘，面色无华，倦怠乏力，纳呆食少；舌淡红，脉细弱。

治法：补血养心，益气安神。

代表方：归脾汤。

本方由白术、当归、茯神、炙黄芪、龙眼肉、远志、酸枣仁、木香、炙甘草、人参、生姜、大枣组成。五心烦热，自汗盗汗，胸闷心烦，舌淡红少津，舌苔少或无，脉细数或结代，为气阴两虚，治以益气养阴，滋阴安神，用炙甘草汤加减；兼阳虚而汗出肢冷，加炮附子、煅龙骨、煅牡蛎；兼阴虚，重用麦冬、生地黄、阿胶，加北沙参、玉竹、石斛；纳呆腹胀，加陈皮、谷芽、麦芽、神曲、山楂、鸡内金、枳壳；失眠多梦，加合欢皮、夜交藤、五味子、柏子仁、莲子心等；若热病后期损及心阴而心悸者，可用生脉散加减。

3. 阴虚火旺

临床表现：心悸易惊，心烦失眠，五心烦热，口干，盗汗，思虑劳心则症状加重，伴耳鸣腰酸，头晕目眩，急躁易怒；舌红少津，舌苔少或无，脉象细数。

治法：滋阴清火，养心安神。

代表方：天王补心丹合朱砂安神丸。

天王补心丹由人参、茯苓、玄参、丹参、桔梗、远志、当归、五味子、麦冬、天冬、柏子仁、酸枣仁、生地黄、朱砂组成。朱砂安神丸由朱砂、黄连、炙甘草、生地黄、当归组成。前方滋阴养血，补心安神；后方清心降火，重镇安神。肾阴亏虚，虚火妄动，遗精腰酸者，加龟甲、熟地黄、知母、黄柏，或加服知柏地黄丸；若阴虚而火旺不明显者，可单用天王补心丹；若阴虚兼有瘀热者，加赤芍、牡丹皮、桃仁、红花、郁金等。

4. 心阳不振

临床表现：心悸不安，胸闷气短，动则尤甚，面色苍白，形寒肢冷；舌淡苔白，脉象虚弱或沉细无力。

治法：温补心阳，安神定悸。

代表方：桂枝甘草龙骨牡蛎汤合参附汤。

桂枝甘草龙骨牡蛎汤由桂枝、炙甘草、煅龙骨、煅牡蛎组成。参附汤由人参、炮附子、生姜组成。前方温补心阳，安神定悸；后方益心气，温心阳。形寒肢冷者，重用人参、黄芪、炮附子、肉桂；大汗出者，重用人参、黄芪、煅龙骨、煅牡蛎、山萸肉，或用独参汤；兼见水饮内停者，加葶苈子、五加皮、车前子、泽泻等；夹瘀血者，加丹参、赤芍、川芎、桃仁、红花；兼见阴伤者，加麦冬、枸杞、玉竹、五味子；若心阳不振，以致心动过缓者，酌加蜜麻黄、补骨脂，重用桂枝。

5. 水饮凌心

临床表现：心悸眩晕，胸闷痞满，渴不欲饮，小便短少，或下肢浮肿，形寒肢冷，伴恶心，欲吐，流涎；舌淡胖，舌苔白滑，脉象弦滑或沉细而滑。

治法：振奋心阳，化气行水，宁心安神。

代表方：苓桂术甘汤。

本方由茯苓、桂枝、白术、甘草组成。兼见恶心呕吐，加半夏、陈皮、生姜；兼见肺气不宣，肺有水湿，咳喘，胸闷者，加杏仁、前胡、桔梗、葶苈子、五加皮、防己；兼见瘀血者，加当归、川芎、刘寄奴、泽兰、益母草；若见因心功能不全而致浮肿、尿少、阵发性夜间咳喘或端坐呼吸者，当重用温阳利水之品，可用真武汤。

6. 瘀阻心脉

临床表现：心悸不安，胸闷不舒，心痛时作，痛如针刺，唇甲青紫；舌质紫暗或有瘀斑，脉涩或结或代。

治法：活血化瘀，理气通络。

代表方：桃仁红花煎。

本方由丹参、赤芍、桃仁、红花、香附、延胡索、青皮、当归、川芎、生地黄、乳香组成。气滞，加用柴胡、枳壳；兼气虚，加黄芪、党参、黄精；兼血虚加制何首乌、枸杞、熟地黄；兼阴虚，加麦冬、玉竹、女贞子；兼阳虚，加炮附子、肉桂、淫羊藿；脉络痹阻，胸部窒闷，加沉香、檀香、降香；夹痰浊，胸满闷痛，苔浊腻，加栝楼、薤白、半夏、陈皮；胸痛甚，加乳香、没药、五灵脂、蒲黄、三七粉等。

7. 痰火扰心

临床表现：心悸时发时止，受惊易作，胸闷烦躁，失眠多梦，口干苦，大便秘结，小便短赤；舌红，舌苔黄腻，脉弦滑。

治法：清热化痰，宁心安神。

代表方：黄连温胆汤。

本方由黄连、半夏、竹茹、枳实、陈皮、茯苓、生姜、甘草、大枣组成。痰热互结，大便秘结者，加生大黄；心悸重者，加珍珠母、石决明、磁石；火郁伤阴，加麦冬、玉竹、天冬、生地黄；见脾虚者，加党参、白术、谷芽、麦芽、砂仁。

【歌诀】

心悸因是心失养，痰瘀阻滞脉不畅。

心虚胆怯安神志，心血不足归脾汤。

阴虚天王朱砂用，水饮苓桂术甘方。

黄连温胆祛痰火，瘀阻心脉桃红尝。

桂甘龙牡止动悸，再合参附振心阳。

【典籍摘要】

《黄帝内经·素问·举痛论》："惊则气乱……惊则心无所倚，神无所归，虑无所定，故气乱矣。"

《伤寒明理论·卷中·悸》："悸者，心忪是也。筑筑惕惕然动，怔怔忪忪，不能自安者是矣。"

《医学正传·惊悸怔忡健忘证》："怔忡者，心中惕惕然动摇而不得安静，无时而作者是也；惊悸者，蓦然而跳跃惊动，而有欲厥之状，有时而作者是也。"

《医林改错·血府逐瘀汤所治症目》："心跳心忙，用归脾安神等方不效，用此方百发百中"。

【临证实录】

医案1：

孙某，女，37岁。初诊：2019年6月15日。

主诉：心悸2个月，伴心前区偶痛，气短，自汗，手足心热，面色少华。心电图显示为窦性心律不齐，经西医治疗效果不佳。

诊查：舌质暗，舌苔薄白。脉结代。

辨证：心悸（气阴两虚，瘀血阻滞）。

治法：益气敛阴，活血化瘀，理气通络。

方药：生脉散、炙甘草汤与血府逐瘀汤三方合用加减。

人参15 g，麦冬25 g，五味子15 g，炙甘草40 g，桂枝20 g，川芎15 g，桃仁15 g，红花10 g，枳壳15 g，赤芍10 g，桔梗20 g，桑寄生20 g，鸡血藤35 g，当归15 g，阿胶10 g，生地60 g，牛膝10 g。姜枣为引，14剂，水煎服。

二诊：2019年6月30日：心悸气短减轻，舌暗，苔薄白，脉缓，1分钟内未见结代。处方：人参10 g，茯神30 g，白术15 g，炙甘草30 g，黄芪60 g，当归15 g，熟地40 g，远志10 g，木香10 g，五味子20 g，夜交藤50 g。7剂，水煎服。

按：患者心悸两月，伴有自汗、手足心热之症，有阴伤之象；同时伴有气短、面白无华的症状，又有气虚之征。阴伤血弱不能滋养心脏，气虚无力推动血行则心悸伴有心前区疼痛，气虚不行易产生瘀滞，故见舌质暗红，脉结代。首诊方用生脉散、炙甘草汤与血府逐瘀汤三方合用加减，益气养阴，养血和血，通脉止痛。

二诊时诸症减轻，气阴得补，瘀血已行，心悸、心痛、结代脉已止，此时心血不足为主要病机，故治当补益心脾，安神固本的归脾汤加减治疗。

医案2：

赵某，女，32岁。初诊：2020年7月4日。

主诉：心悸、多噩梦二月余，伴易怒、心烦、焦虑。

诊查：舌暗红少苔，脉弦数。

辨证：心悸（心肝郁热，阴血不足）。

治法：和解少阳，镇静安神。

方药：柴胡加桂枝龙骨生牡蛎汤方加减。

柴胡20g，生龙骨50g，牡蛎50g，半夏20g，黄芩15g，太子参20g，生地40g，麦冬15g，五味子15g，石菖蒲25g，桂枝15g，白芍35g，茯神20g，蜜远志15g，香附20g，郁金20g，夜交藤30g。7服，水煎服。

二诊：2019年6月10日：诸症减轻，偶见心悸，睡眠多梦仍在，舌暗。上方加合欢花15g，丹参50g，琥珀4g，冲服，7服水煎服。

三诊：2019年6月18日：心悸已平，心烦焦虑改善。舌红，舌苔薄，脉弦。前方去龙骨、牡蛎、琥珀，加甘松15g，继服7服。

按：患者心悸伴有心烦易怒，焦虑、噩梦。舌苔少，脉弦数等症，属心肝血虚，胆经有热。方以柴胡加桂枝龙骨牡蛎汤方加减。方中加茯神、五味子、夜交藤养心安神；石菖蒲宁心定志；太子参、生地、麦冬养心阴；香附、郁金疏肝郁；全方共奏疏泄肝胆，养心宁神之效。二诊时，心悸改善，睡眠仍差，舌质暗，故加重丹参活血、合欢花、琥珀安神。三诊时，心悸已平，去碍胃之龙牡琥珀，加甘松宁心和胃。

医案3：

韩某，女，69岁。初诊：2018年2月17日。

主诉：心悸反复发作半年余，伴心烦少寐，易惊，怕冷明显。

诊查：舌尖红，舌质略暗，舌苔薄，脉沉少力。

辨证：心悸（心阴阳两虚，心血不畅，心失所养）。

治法：温补心阳，安神定悸。

方药：桂枝甘草龙骨牡蛎汤加减。

桂枝35g，炙甘草25g，生龙牡各50g，人参15g，五味子20g，白芍25g，丹参30g，黄连5g，肉桂10g。7服，水煎服。

二诊：2018年2月25日：患者心悸改善，因饮食不节又见右胁胀痛，舌脉同前。原方加柴胡15g，赤芍15g，香附25g，郁金25g，7服，水煎服。

三诊：胁胀消失，心悸、失眠进一步好转，纳食欠佳，舌略暗，脉缓。上方去龙牡，加茯苓30g，木香10g，7服，水煎服。

四诊：偶有心悸，胁胀消失，已无怕冷，舌质略暗。处方：桂枝20g，炙甘草25g，党参45g，五味子15g，炒白芍20g，丹参15g，茯苓20g，远志15g，木香10g，黄芪25g，肉桂5g，7服，水煎服，1周后人参归脾丸每日2次，每次1丸再服2周。

按：患者心悸伴有心烦少寐、畏寒易惊、舌尖红、舌质暗，脉沉少力等症状，属心经郁热，肾阴不足，心肾不交。方用桂枝通心阳，并配以炙甘草，通阳化气；生龙牡、五味子宁心安神；丹参活血安神；人参甘温，助桂枝、炙甘草益气养心；少用苦寒的黄连清心火去郁热，配伍少量的肉桂交通心肾，引心火归元。二诊时，心悸改善，舌暗，胁胀，予以行气活血疏利肝胆之品。三诊时，诸症已平，减龙牡以防碍胃，加茯苓、木香健脾安神；四诊时，表现以心气不足，心血亏虚为主，继续服用归脾汤和生脉散化裁。

医案4：

廉某，女46岁，初诊时间2018年4月4日。

主诉：心慌气短，活动后加重，偶有怔忡，伴入睡难、健忘。平素乏力，面色苍白，两颧略红，形体消瘦，情绪抑郁。

诊查：舌淡边有齿痕，舌苔少，脉数少力。

辨证：怔忡（心阴亏虚，肾阳浮越）。

治法：滋阴降火，养心安神。

方药：六味地黄丸加减。

山萸肉 40 g，熟地 20 g，茯神 20 g，枣仁 25 g，节菖蒲 15 g，远志 20 g，炙甘草 25 g，夜交藤 50 g，当归 15 g，肉桂 10 g（后下）。7 剂，水煎服。

二诊：2018 年 4 月 12 日：心悸略减，乏力仍在，已无怔忡。前方加太子参 35 g，五味子 10 g，麦冬 10 g。14 剂，水煎服。

三诊：乏力明显改善，心悸偶尔出现，大便正常，睡眠安稳，出现几年来最好的精神状态。前方加龟板 15 g。14 剂，水煎服。

按：此患者心悸气短，动后加重，属心气虚；颧红，体消瘦，舌苔少，脉数属阴伤；心阴亏虚，虚火上浮，肾阴不足，不能上济于心，心阴亦虚，虚火上炎，阴阳不相交泰，心神不能守舍，即刘河间所云"水衰火旺、心胸躁动"之心悸。虚阳上扰心神故见心悸，甚则怔忡，肾阴不能上济心阳，虚火上扰则面红、脉数。治以酸涩灵动，善滋阴补肾的山萸肉为君，熟地、当归、茯神、枣仁、节菖蒲、远志、夜交藤、炙甘草养心血安心神为臣，肉桂 10 g 后下交通心肾为使。使肾水充足，心阴得济，心神得养，心悸怔忡自除。二诊气虚之象突显，故加生脉散重在益气。三诊加龟板有情之品，助肉桂交通心肾。

医案 5：

鲁某，男，83 岁。初诊：2018 年 7 月 22 日。

主诉：心悸 40 余年，因 40 年前午夜值班工厂失火受惊吓而至，自己能感觉到"心脏跳三四下停一下，再跳三四下停一下"，活动后有胸闷气短表现。

诊查：舌质略暗，舌苔薄，脉三四次一止。

辨证：心悸（心血不足，心神失养，血行不畅）。

治法：补血养心，益气安神。

方药：炙甘草汤加减。

炙甘草 80 g，生地 100 g，桂枝 35 g，黄芪 60 g，枣仁 35 g，人参 15 g，麦冬 20 g，五味子 20 g，夜交藤 100 g，鸡血藤 50 g，丹参 50 g，甘松 20 g，琥珀 4 g（冲服），磁石粉 60 g。7 服，水煎服，每日 3 次，首剂服两天，观察大便和心悸情况，如无特殊不适，二剂每日 3 次，每日 1 剂，继续服用。

二诊：2018 年 7 月 29 日：患者和家属前来，诉服药后除大便稀色黑、量大、质黏之外，无所不适，5 剂之后已无心悸表现，脉搏三两分钟偶有一止。处方：血府逐瘀丸合稳心颗粒口服，再用 3 周。

按：此患者初因受到惊吓而致心悸发生，有气机失调的表现。但随着时间推移，心血亦有失养，应调理心之阴阳，补益心气心血。方用炙甘草汤加减，增琥珀、磁石潜阳安神。

医案 6：

孙某，女，33 岁。初诊：2019 年 6 月 15 日。

主诉：出现心悸 2 个月，面色㿠白，心电图显示为窦性心律不齐，经西医治疗效果不佳，现心悸心慌，心前区疼痛，伴气短，自汗，手足心热。

诊查：舌质紫暗，舌苔薄白，脉结代。

辨证：心悸（气阴两虚，瘀血阻滞）。

治法：益气养阴，活血通络。

方药：炙甘草汤合血府逐瘀汤加减。

柴胡 10 g，当归 15 g，生地 40 g，桃仁 15 g，红花 10 g（后下），枳壳 15 g，牛膝 15 g，川芎 10 g，赤芍 10 g，桔梗 20 g，炙甘草 10 g，党参 40 g，阿胶 10 g，麦冬 10 g，火麻仁 10 g，大枣 5 枚。7 服，水煎服。

二诊：2019 年 6 月 23 日：患者经过治疗，诸症减轻，但偶尔心悸怔忡，气短乏力，食少，舌淡，苔薄白，脉细弱。处方：白术 15 g，茯神 10 g，黄芪 60 g，龙眼肉 10 g，酸枣仁 10 g，人参 10 g，木香 10 g（后下），当归 15 g，远志 10 g，炙甘草 10 g，熟地 40 g。7 剂水煎服。

按：患者心悸症状两月未愈，气阴两伤，故见气短乏力，自汗，手足心热，面色无华；血行瘀滞，故见心前区刺痛；舌质紫暗，舌苔薄白，脉结代。故用血府逐瘀汤合炙甘草汤，炙甘草益气养心，麦冬滋养心阴，生地滋阴养血，人参补中益气，阿胶滋阴养血，麻仁滋阴润燥，大枣益气养血，桃仁破血行滞，红花活血祛瘀止痛，赤芍、川芎助桃仁、红花活血祛瘀，当归养血，祛瘀不伤正，合赤芍清热凉血，以清瘀热，桔梗、枳壳一升一降，宽胸行气，柴胡与桔梗、枳壳同用，尤善理气行滞，使气行则血行，甘草调和诸药。故可治疗气阴两伤，瘀血阻滞的心悸。二诊时诸症均已减轻，气阴得补，瘀血得行，此时心血不足为主要病机，故治当补血养心安神，故用归脾汤加减。

医案 7：

孙某，女，55 岁。初诊：2019 年 6 月 2 日。

主诉：近 3 个月因睡眠不佳，噩梦频发而致惊悸不宁，坐卧不安，善惊易恐，心烦焦虑。

诊查：舌红少苔，脉弦数。

辨证：心悸（肝胆郁热，心阴不足）。

治法：滋阴清火，养心安神。

方药：桂枝龙骨牡蛎汤合安神定志丸加味。

柴胡 20 g，龙骨 30 g，牡蛎 50 g，半夏 15 g，黄芩 15 g，太子参 20 g，生地 40 g，麦冬 15 g，五味子 15 g，石菖蒲 15 g，炒枣仁 20 g，桂枝 15 g，茯神 20 g，远志 15 g，夜交藤 30 g。7 服，水煎服。

二诊：2019 年 6 月 10 日：诸症减轻，偶见心悸，睡眠欠佳。上方加合欢花 15 g，香附 20 g，郁金 25 g。7 服水煎服。

三诊：2019 年 6 月 18 日：惊悸已平，心悸改善。舌微红，舌苔薄，脉微弦。前方去龙骨、牡蛎，加甘松 15 g，继服 7 服。

按：方中柴胡、黄芩、半夏疏泄肝胆郁热；桂枝使内陷之邪从外而解；龙骨、牡蛎补敛心气，镇惊安神；炒枣仁、茯神、夜交藤养心安神；石菖蒲、清半夏宁心定志；太子参、生地、麦冬益心养阴，共达疏泄肝胆，养心宁神之效。二诊时，心悸改善，睡眠仍差，结合有焦虑之象，故加重疏理之品，以疏肝气，助睡眠。三诊，心悸已平，去碍胃之龙牡，加甘松宁心。

医案 8：

王某，女，71 岁。初诊：2017 年 6 月 7 日。

主诉：心中悸动不安 2 年余，近 1 个月来加重，伴胸闷气短，现患者频发心悸不安，胸闷气短，动则尤甚，面色少华，倦怠乏力，两胁闷胀感，四肢冰冷，畏寒，睡眠欠佳，易惊多梦，西医诊断：心律失常—室上性早搏。

诊查：舌红，舌苔白略腻，脉稍数而无力。心电图示：偶发室性早搏，心率 112 次 / 分。

辨证：心悸（心气亏虚，肝肾不足证）。

治法：治宜宁心安神，补益肝肾。

方药：自拟珍蒲宁心汤。

黄芪 30 g，人参 10 g，合欢花 20 g，珍珠母 50 g，鹿衔草 50 g，丹参 20 g，川芎 20 g，葛根 20 g，桑寄生 50 g，青皮 10 g，栝楼 30 g，煅牡蛎 50 g，杏仁 20 g，菖蒲 20 g，檀香 10 g。7 剂，日 1 剂，水煎服 300 mL，日 2 次，饭后温服。

二诊：2017 年 6 月 15 日：服药后症状明显好转，易胆怯受惊，郁郁寡欢，胸闷不减，四肢稍温，仍畏寒。上方加郁金 10 g，茯神 15 g，肉苁蓉 15 g，桂枝 10 g。7 剂，日 1 剂，水煎服 300 mL，日 2 次，饭后温服。

三诊：2017 年 6 月 23 日：服药 7 剂后，心悸明显好转，手足转温，睡眠改善，心电图示大致正常，心率 75 次 / 分左右，但食欲不振。上方加炒麦芽 15 g，炒谷芽 15 g，焦山楂 15 g，神曲 10 g，鸡内金

10 g。7 剂，日 1 剂，水煎服 300 mL，日 2 次，饭后温服。

四诊：2017 年 7 月 1 日：服药 7 剂后，心悸缓解，手足温热，纳眠均可，精神较前明显改善。心电图示：心率 72 次 / 分，大致正常心电图。效不更方，继服上方 7 剂以巩固疗效。后电话随访，诸症均消，尚无反复。嘱患者畅情志，避风寒，节饮食，规律生活作息，以观后效，不适随诊。

按：该例患者因心之气血亏虚导致心失所养，故心悸不安；肝郁日久兼见虚象，故气滞两胁闷胀，口干口苦，纳眠差；年老体弱，久病肾虚，故气短，四肢冰凉，畏寒。肝肾同源，君相安位，故近来心悸发作加重。珍蒲宁心汤以补益气血，温肾疏肝之品为主，佐以活血化瘀，顾护胃气等药味，共奏养心血，温肾阳，疏肝郁，宁心神之效。在后续复诊的过程中，患者症状逐渐改善，效不更方，因患者形寒肢冷，加用肉苁蓉、桂枝温阳散寒；肝郁气滞，肝火扰心，眠差加郁金、茯神解郁安神；兼见脾胃虚弱，加炒麦芽、炒谷芽、焦山楂、神曲、鸡内金健脾和胃，消食化积。根据患者病情变化调整用药，体现中医诊疗过程中的辨证论治，经多年临床观察证实，自拟珍蒲宁心汤疗效甚佳。珍蒲宁心汤中以珍珠母、菖蒲、人参，益气养心、安神定悸为君；臣以鹿衔草、煅牡蛎、寄桑生，温肾疏肝；以栝楼清热涤痰，宽胸散结；丹参、川芎活血通脉，佐以合欢花、葛根理气活络，解郁安神，加檀香、青皮理气和胃以顾护胃气。全方养心定悸，温肾疏肝，活血化瘀与健脾理气并行，温养心神而不生燥，理气活血而不伤正。

李敬孝教授潜心研究心悸及相关病症数年，总结为以下三个方面：一是以心气亏虚为之本；二是抓住病机，从肝肾论治；三是阴阳调和，尤记顾护胃气，认为心气亏虚是心悸发病的内因和始发因素，心气亏虚可致心脉失养，使其易受内外之邪侵犯，心气亏虚亦可致心脉易于受损且修复功能下降，内外之邪必先侵犯相对最虚之脏。心悸发病首先与先天禀赋不足有关，若无心气亏虚在先，外邪必不能侵犯于心脏，亦不会有《黄帝内经·灵枢·五邪》"邪在心，则病心痛"的论述。《明医杂著·医论》曰："凡心脏得病，必先调其肝肾二脏，肾者心之鬼，肝气通则心气和，肝气滞则心气乏，此心病先求于肝，清其源也。"明确指出心与肝肾二脏的关系。肝肾乃心病之源，即心悸发病的关键。因此，李敬孝教授临证时常将心系病症与肝肾病症联系互参，应用临床，疗效显著。同时，李教授临证必顾护患者脾胃之气。《黄帝内经·素问·玉机真藏论》云："五藏者，皆禀气于胃，胃者，五藏之本也。"指出胃为后天之本，胃气是中焦脾胃发挥生理功能的动力，人身之气有赖于胃气生化，为人体扶正固本的后天本源。从整体平衡的认知来把握调和人体气血阴阳，健脾和胃，扶正祛邪，恢复人体自我修复机能，以达中和平衡之境，顾护胃气的同时促进人体气血阴阳调和，相辅相成，共奏温肾疏肝，宁心安神之效。（李静静，张铭，李洪伟.李敬孝教授运用珍蒲宁心汤治疗心悸经验 [J]. 河南中医 2019（10）：1496-1499.）

医案 9：

施某，女，62 岁。初诊：2018 年 5 月 2 日。

主诉：平素体弱多病，心悸胸闷心动过速反复发作 5 年余。近 3 年来，多因轻微体力劳动或运动后出现心悸胸闷，稍作休息后可恢复，未予重视。期间上述症状反复发作，未规律服药治疗。一周前因外感风寒而加重伴气短乏力，自测心率 120 次 / 分，在当地医院门诊做动态心电示"频发室性早搏"。患者现症心慌气短，头晕，神疲乏力，善叹息，动则尤甚，不能多语，心前区憋闷偶有刺痛，面色暗淡无华，睡眠质量差，纳谷略差，二便尚可。

诊查：舌质淡而少津，脉结代。

辨证：心悸（心脾两虚）。

治法：益气滋阴，通阳复脉。

方药：复脉汤加减。

炙甘草 20 g，黄芪 30 g，生晒参 15 g，桂枝 25 g，苦参 15 g，党参 15 g，丹参 10 g，砂仁 10 g，檀香 5 g，酸枣仁 10 g，生地 25 g，麻仁 10 g，麦冬 25 g，五味子 5 g，阿胶 15 g，制附子 15 g，黄酒适量。共 7 剂。嘱其每日 1 剂，水煎服，分早晚，饭后温服 150 mL。

二诊： 2018年6月16日：自述气短乏力现象未明显好转，心前区憋闷未发作，偶有畏寒肢冷。原方黄芪用量改为50g，另加干姜5g。7剂，用法同上。

三诊： 2018年6月23日：患者心前区闷痛消失，心率基本稳定，做动态心电早搏数量大为减少。上方去掉丹参、砂仁、檀香。7剂，用法同上。

四诊： 2018年7月1日：患者气短乏力好转，畏寒现象消失，心率70次/分，偶有早搏。上方去掉苦参，加仙鹤草20g。7剂，用法同上。

五诊： 2018年7月9日：患者做动态心电未发现早搏，早搏基本得到控制，气短乏力现象基本消失。患者要求继续开方巩固1周。

六诊： 2018年7月16日：症状消失，患者痊愈。

按： 李敬孝教授强调，在临床上治病应当通过四诊合参，首辨疾病虚实，该患者体质较差久病成虚，导致气血阴阳亏虚，难以濡养心神，心神失养从而引发心悸。在治疗上应当补益气血，滋阴养液，调理阴阳，从而使得气血调畅，阴平阳秘。复脉汤为气血双补之剂，能够滋阴养血，通阳复脉，恰与该患者"心动悸，脉结代"病情符合，故选定复脉汤为基础方。李敬孝教授在原方基础上随证进行加减，根据患者新增症状合理调整药味及用量。患者偶有胸闷刺痛，在基础方加入丹参、檀香、砂仁组成的丹参饮，以活血化瘀行气止痛。其具有抗凝，扩冠的功效，能够缓解胸闷刺痛症状。丹参饮因活血行气功效较强，长时间应用易耗血伤津，该患者气血不足，所以当胸闷刺痛症状消失之后当撤掉丹参饮。另外患者眠差善恐易惊，少量配合酸枣仁及五味子药对，以养心安神，酸枣仁和五味子具有不同程度的镇静、催眠功能，两者配伍效果显著，对心脏有保护作用，可以促进脏腑功能的恢复。苦参中含有多种生物碱，其中苦参碱和氧化苦参碱具有明显的抗心律失常（早搏）的作用，该患者心率过快，可适量加入苦参以降低心率，《本草从新》记载苦参"大苦，大寒"，久服伤脾胃，脾胃为后天之本，气血生化之源。患者气血亏虚故苦参应适量，心率减低后可逐渐减量或撤去此药。临床上党参、丹参、苦参这三参配伍为治疗气虚的药对，临床效果显著。对患者出现偶有畏寒，李敬孝教授主张加入干姜与制附子，以达温中散寒之功。附子与生地黄为临床抗心律失常常用药对，都有强心作用，两药刚柔相济，消减附子燥烈之性发挥附子"是心脏之毒药，又是心脏之圣药"的配伍效应，与方中麦冬配伍可以治疗阴阳互损所致的心律失常。近代医家施今墨先生指出阿胶与仙鹤草两药配伍补血养心、强心、调心率，特别适用于心阴不足者，加入少量的黄酒，有利于药效更好地发挥作用。李敬孝教授重用黄芪，黄芪为补益药，味甘、性温，具有补气固表、利水的药理作用，具有扩张血管，抗缺氧，强心利尿，减少血栓形成，降低血压，降低血液循环外周阻力，保护心脏等功效。能够有效改善全身血液循环，对于治疗气血虚弱而引发的心悸有显著效果。

李敬孝教授在学习前人理论基础上结合临床实践经验总结道：心悸病位在心，心在体合脉，气为血之帅，血为气之母，气血亏虚，则气无力行血，运行无力则脉结代；其华在面，面部颜色的变化可以反映心脏生理功能的正常与否，心气旺盛，则血脉充盈，气血不足，则色白晦滞。此外与其他四脏功能的失调密切相关，心与肺同在胸腔，位置相邻，经脉相连，心主血，肺主气，"血非气不运，气非血不和"。两者可相互影响，症状兼见，所以说肺的气机失和则影响心脏的行血功能，行血功能障碍发为心悸。脾为先天之本，气血生化之源，心主血脉，脾统血，脾胃运化如常，则心血充盈，脾气充足，可贯心行血，两者相互影响，一脏为病，影响另一脏腑正常生理功能而病。脾不统血，可导致血行脉外，气随血脱导致气血的损耗。肾为先天之本，水火之宅，内寄元阳，为一身阳气之源，肾气不足则心阳不振，鼓动不利，血行不畅发为心悸。《景岳全书》中记载："心本乎肾，所以上不宁者，未有不因乎下，心气虚者，未有不因乎精"。由此可见心肾二脏，紧密相连。肝藏血，血脉充盈，濡养筋脉，反之，导致血脉拘急可致心病。古书记载"肝旺则心旺"，肝气通于心，肝气通则心气和。由此可见，五脏可相互为病。李敬孝教授强调，人是一个有机的整体，在治疗疾病时，以辨证为主，结合所伤脏腑辨证论治，更要兼顾到其他脏腑整体调治。另外，疾病大多数与情志因素紧密相关，当患者情绪消极时，最容易引起人体的气机失调，导致脏器功能失调，致使疾病加重。李敬孝教授在治疗疾病时经常嘱咐患者注意调节情绪，情绪对疾病的治疗有一定的影响，愉快的情绪有助于疾病的痊愈。在笔者跟师过程中，了解到复脉汤加减的运用为李敬孝教授临床治疗早搏的常用方剂，有效且无副作用，能够有效地控制早搏的次数，改善患者的症状。（尹晓宇，张茗．李敬孝教授运用复脉汤加减治疗室性早搏的经验［J］．世界新医学信息文摘，2019：251-252.）

医案10：

患者，女，51岁。初诊：2018年10月17日。

主诉： 心悸3年余，间歇性发作，情绪激动时甚，心慌伴头晕、头痛、乏力等。平素急躁易怒，伴有两胁胀痛，口干口苦，忽身感热汗出。纳眠差，多梦易醒，二便尚可。

诊查： 舌红，舌苔薄黄，脉弦微数。既往身体健康状况一般。查体：心率75次/min，心界尚可，各瓣膜听诊区未闻及病理性杂音。心电图示：大致正常心电图。24 h动态心电图示：偶发室早。

辨证： 考虑为更年期肝肾亏虚，心神失养所致。

治法： 滋阴益肾，补血养肝。

方药： 自拟清肝逍遥散加减。

柴胡10 g，当归10 g，白芍15 g，牡丹皮15 g，栀子15 g，香附10 g，炒白术10 g，茯苓10 g，薄荷10 g，生晒参10 g，黄芪30 g，远志10 g，酸枣仁15 g，甘草10 g。7剂，日1剂，水煎早晚分服。

二诊： 2018年10月25日：该患诸症好转，仍有乏力，食欲差，多梦易醒，舌脉同前。治以疏肝清热，健脾开胃。上方加焦三仙各10 g。7剂，煎服同前。

三诊： 2018年11月3日：偶有心悸发作，余症改善。现偶觉夜间身热，脉证同前。上方加青蒿15 g，生龙骨50 g，生牡蛎50 g。14剂，煎服同前。电话随访，诸症缓解，未再复发。

按： 本例患者肝气郁滞，郁而化火，日久肝肾亏虚，共同作用于心，发为此证。故可见心悸、头晕、胸闷、低热，日久损及脾胃，脾胃失运，可见气短、乏力等。李敬孝教授认为，此证是更年期妇女常见心悸病，治应先清后补。以自拟清肝逍遥散加减治疗。方中使用柴胡、白芍等疏肝解郁，养血健脾，以疏泄肝胆。再以生晒参、黄芪益气养血，远志、酸枣仁等滋肾补肝，安神定悸。复诊时加用焦三仙以健脾开胃助消化，生龙骨、生牡蛎平肝潜阳，安神定悸，辅以青蒿滋阴清热。现代药理学研究显示，黄芪具有明确的强心、降压、调脂等作用，可促进受损心肌新生。白芍是一种剂量依赖性双向作用的抗炎免疫调节药，所含白芍苷具有调脂、抗血栓、抗高血压等作用。

李教授在多年的临床治疗过程中，基于五脏一体观，应用温清消补法进行个体化治疗，除了纠正心律失常改善症状，同时降低副作用，是中医药治疗心系疾病的独特优势，也为中医药治疗心悸提供更多的临床思路。

1. 以温定悸

素体脾肾阳虚，必致命门火衰，心阳不振，寒湿内生，凝滞血脉，心神失养，可见心悸，胸闷痛，畏寒肢冷，唇甲青紫，舌胖有瘀斑，脉沉涩等。《伤寒明理论·心悸》曰："其气虚者，由阳气内弱，心下空虚，正气内动而悸也。其停饮者，由水停心下，心为火而恶水，水即内停，心自不安，则为悸也。"临床见心包积液引起之心悸、水肿，治当温补心阳，阳复气化则水肿消，心之血脉得养则心悸止，总结为温补心肾，通阳定悸，方用自拟强心汤：生晒参10 g，黄芪30 g，附子10 g，细辛3 g，淫羊藿20 g，丹参25 g，益母草50 g，黄精15 g，麦冬20 g，甘草10 g，方中附子、细辛等温补心肾阳气，黄精补益肝肾，填精益髓，丹参、益母草活血祛瘀，清热凉血，麦冬、甘草养阴生津，宁心安神。诸药合用，可温肾散寒，宁心止悸。

2. 以清抚悸

心肝二脏主行血、藏血，主神志。五行之中，肝心属母子关系，肝血充足则心血旺盛，肝血亏虚则心气离散。肝血亏虚或肝郁气滞，二者皆可导致心悸，临床可见心悸、失眠诸症。李教授认为，如遇此证应该从肝论治心悸，尤其郁怒之后的心悸，多为虚实夹杂，采用先清后补的治疗方法，故先以逍遥散疏肝解郁，疏泄肝胆，再以归脾汤益气养血，健脾养心。常将上述二方叠加使用。自拟清肝逍遥散疏肝养血，解郁安神。方药如下：柴胡 10 g，当归 10 g，白芍 15 g，牡丹皮 15 g，栀子 15 g，香附 10 g，炒白术 10 g，茯苓 10 g，薄荷 10 g，生晒参 10 g，黄芪 30 g，远志 10 g，酸枣仁 15 g。方中柴胡、香附等清热疏肝，理气解郁。生晒参、茯苓等益气健脾，远志、酸枣仁安神开窍，全方以清肝疏肝、解郁安神为主，辅以益气健脾，共奏清肝健脾止悸之功。

3. 以消止悸

心与肺同居上焦，肺气助心行血，心血濡养肺气，主人体气血运行与呼吸运动。宗气冠心脉、司呼吸，若肺发生病变，宗气不利，胸中大气下陷，心脉必将受其影响，继则发生病变，临床上常会出现由于气虚、血瘀及水停导致的心悸气短、胸闷、喘促、咳痰、肢体沉重等症。李教授治疗此证采用消法，治以益气活血利水，方用升陷汤合丹参饮加减：黄芪 30 g，升麻 5 g，柴胡 10 g，桔梗 10 g，生晒参 10 g，当归 20 g，丹参 30 g，檀香 10 g，砂仁 10 g，葶苈子 15 g，大枣 3 枚，炙甘草 10 g。方中重用黄芪以补气，取升麻、柴胡升阳举陷之用，桔梗上浮保肺，生晒参、当归益气活血，丹参、檀香等理气活血化瘀，葶苈子、大枣泻肺利水行血以消气滞、血瘀、水停，同时，益气以助血行，活血可助气运，气运可助利水，全方药味相辅相成，气足血畅水利，心悸必止。

4. 以补安悸

心主血，脾主统血，共同促进气血的生成与运行。《血证论·脏腑病机论》曰："血之运行上下，全赖于脾。"阐明脾胃为后天之本，将精微物质输注心脉化赤为血以濡养心脉。五行之中，心脾属母子关系，致病母子互及。因体虚劳倦、药食不当、七情所伤等，致脾健失运。临床上可出现心悸，气短，乏力，面色萎黄、纳呆诸症，故李教授认为，从补益脾胃论治，使气血得化，血脉充盈，心脉得养而心悸自除。自拟五参芪汤加减：生晒参 15 g，黄芪 50 g，太子参 15 g，丹参 25 g，苦参 5 g，沙参 15 g，麦冬 10 g，柏子仁 15 g，酸枣仁 15 g，龙眼肉 15 g，当归 15 g，茯苓 15 g，栝楼 20 g，薤白 10 g，甘草 10 g。方中生晒参、黄芪等益气健脾以扶正，沙参、麦冬养阴清热，丹参活血化瘀，龙眼肉、茯苓养血安神，全方集扶正、养阴、活血于一体，补而不滞，使阴阳调和，惊悸则安。

总之，心悸之病位虽在心，却与肺、脾、肝、肾的功能失常相关。心悸病因复杂，病症变化多端，但总与五脏相关，故临证时应全面考虑，须严察病情，视五脏偏差辨证施治，不可见悸治心，偏执于一脏。心悸之病机多属虚实夹杂，然正虚之责多见于肺脾肝肾功能失调，邪实之责多发于湿热、痰瘀、寒凝、气滞等实邪，多种因素相互影响。然五脏一体，故李教授认为，心脾同治是心悸的基本辨治方法，肝胆不和是心悸发病的重要因素，温阳治肾是心悸治疗的重要着眼点，治肺消瘀化痰是不可忽视的思路。

【临证心法】

心悸初期多为心血不足或气阴两虚，与劳累、思虑、睡眠相关，脏腑中与肝、脾、肾亦密切相关，肝血不足、心肾不交的虚证证型亦较为多见。心主血脉，心气不足则血液运行无力，心血虚而心悸不安，治疗上气虚者可用人参、炙黄芪、炒白术、炙甘草与茯神配伍；血虚心阴内耗可加麦冬、五味子、当归、熟地黄、龙眼肉、黄精等。肝主藏血，肝体阴而用阳，肝阴血不足，肝木失于濡养，则肝阳偏亢，肝火内炽，心阴受损，可发为心悸，此时可重用龙骨、牡蛎、紫石英潜肝阳；白芍敛肝阴；酌加枣仁、柏子仁、甘松、琥珀养心调气。后期病多虚实夹杂，应分清虚实主次。瘀血重者以血府逐瘀汤加远志、合欢；肝火旺，炼液为痰，血行不畅，日久成瘀，痰饮瘀血痹阻心脉，亦发为心悸，可重用栀子、豆豉、香附、郁金、丹参；此类的心悸病应重视心肝同调，补心养血的同时酌加平肝潜阳之品，柴胡加龙骨牡蛎汤与酸枣仁汤合用对此类心悸效果显著，有报道称优于常规抗心律失常西药，是取其养心益肝、镇静安神之意。两方合用适当加减，可达镇肝阳而敛肝阴，养心血而定惊悸的目的。

心悸在临床治疗上，应根据其不同特点，各有侧重。大凡心胆虚怯者，多与精神因素有关，故必有善惊易恐、心悸不安、少寐多梦等症，治以镇惊安神为主，稍佐补益宁神之品。凡心脾不足而致心悸者，必见面色少华、健忘头晕、舌淡脉细等症，治以养血宁心为主，佐益气之品以益气生血。如无热象，尚需少佐肉桂、鹿角片等温药以助血生长。凡阴虚火旺而心悸者，必有心烦悸惕，舌红少津，脉象细数等阴虚有热之象，治以滋阴养心为主，少佐清泻。凡属心阳不足者，病情较重，多见面色㿠白，形寒肢冷等症，治宜温补心阳为主。尚需注意是否有夹瘀、夹湿、夹饮之象。夹饮多见眩晕呕恶，胸脘痞满，当以温阳化饮为法；夹湿夹痰，多伴胸痹气窒、脘痞苔腻等症，治宜通阳豁痰开结。若心悸属心血瘀阻所致者，必兼心痛、脉涩、舌黯等症，治宜化瘀通络为主。痰火扰心，心神不安而致心悸者，以心悸阵作，烦躁胸闷，痰多，噩梦纷纭，舌苔黄腻为特点，治宜清化痰热，宁心安神，并注意痰热、痰火的程度和是否有伤阴之象。心气不足所致者，较心阳虚者轻，但较多见心悸怔忡，遇事易发，并伴气虚之症，治宜益气养心为主，少佐温阳养血。气阴两虚所致惊悸、心悸以外，多表现为自汗或盗汗，面颧黯红或红赤，咳痰带血，舌红少苔等症，治宜益气养阴，治疗要注意气虚、阴虚孰为主，是否兼见虚火，防止过用甘温伤阴或过用滋腻伤脾。若心悸属药物失当、过量所致，也应以辨证为基础。此外，心悸是病人自觉心慌、悸动不安的一种病症，所以不论哪一证型心悸，均应适当配伍养心安神或重镇安神之品，但重镇安神药一般不宜久用。

临证治疗心悸多用到镇心药，朱砂、琥珀、磁石、龙齿四者均为镇心安神药。其间区别：

朱砂：镇心安神；善治梦魇而醒。

琥珀：镇心作用小于朱砂，然安神力量却与朱砂同，而且兼有行水作用，在临床上见心虚易惊、梦多，使用朱砂；若脉细软，心虚易惊，浅而频繁，用琥珀为好。另一种心虚，兼见小便不利用琥珀较朱砂好得多。有肝病的人用朱砂有伐肝之虞，但肝病往往见心神不安者，仍可用朱砂。

磁石：朱砂与磁石有上下之分，朱砂所镇为心，磁石所镇为肾，纳肾气，合用能使心肾相交，所以在磁珠丸中并用。

龙齿：有涩性，能镇心；若心包不安，重用龙牡亦可。

总之，心悸的治疗原则是，虚证：补气、养血、滋阴、温阳，加养心安神之品；实证：祛痰、化瘀、清火、行瘀，加重镇安神之品；虚实错杂；当扶正祛邪兼顾。

第二节 胸痹

胸痹，是以胸部闷痛，甚则胸痛彻背，喘息不得卧为主症的疾病，轻者仅感胸闷如窒，呼吸欠畅，重者则有胸痛，严重者心痛彻背，背痛彻心。真心痛，是胸痹进一步发展的严重病证，其特点为剧烈而持久的胸骨后疼痛，伴心悸、水肿、肢冷、喘促、汗出、面色苍白等症状，甚至危及生命。西医学中冠状动脉粥样硬化性心脏病之心绞痛、心肌梗死与本病密切相关，可参照本病辨证论治。

【病因病机】

1. 寒邪内侵

寒主收引，遏制阳气，使得血行不畅，发为本病。

2. 劳倦内伤

劳倦伤脾，脾虚失运，气血化生无源，心脉失养而胸痹；或者积劳伤阳，心肾阳微，鼓动无力，胸阳不振，阴寒内侵，血行不畅而发为胸痹。

3. 饮食失调

饮食失节，过食肥甘厚味，或者嗜烟嗜酒，导致脾胃损伤，运化失调，聚湿生痰，上犯心胸，阻遏心阳，气机不畅，心脉闭阻而发为此病。

4.年迈体虚

年过半百，肾气自半，精血渐衰，肾阳虚衰，则不能鼓舞五脏之阳；肾阴亏虚，则不能润养五脏，心脉失于濡养而发为胸痹。

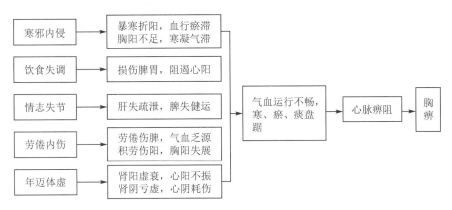

胸痹的病因病机演变图

【辨证要点和鉴别诊断】

（一）辨证要点

（1）辨标本虚实：胸痹总属本虚标实之证，辨证首先判虚实，分清标本。标实应区别气滞、痰浊、血瘀、寒凝的不同，本虚又应区别阴阳气血亏虚的不同。标实者：闷重而痛轻，兼见胸胁胀满，善太息，憋气，苔薄白，脉弦者，多属气滞。胸部窒闷而痛，伴唾吐痰涎，舌苔腻，脉弦滑或弦数者，多属痰浊；胸痛如绞，遇寒则发，或得冷加剧，伴畏寒肢冷，舌淡苔白，脉细，为寒凝心脉所致；刺痛固定不移，痛有定处，夜间多发，舌紫暗或有瘀斑，脉结代或涩，由心脉瘀滞所致。本虚者：心胸隐痛而闷，因劳累而发，伴心慌、气短、乏力，舌淡胖嫩，边有齿痕，脉沉细或结代者，多属心气不足；若绞痛兼见胸闷气短，四肢厥冷，神倦自汗，脉沉细，则为心阳不振；隐痛时作时止，缠绵不休，动则多发，伴口干，舌淡红而少苔，脉沉细而数，则属气阴两虚表现。

（2）辨病情轻重：疼痛持续时间短暂，瞬息即逝者多轻；持续时间长，反复发作者多重；若持续数小时甚至数日不休者，常为重症或危候。疼痛遇劳发作，休息或服药后能缓解者为顺证；服药后难以缓解者常为危候。一般疼痛发作次数多少与病情轻重程度成正比，但亦有发作次数不多而病情较重的不典型情况，尤其在安静或睡眠时发作疼痛者病情较重，必须结合临床表现，具体分析判断。

（二）鉴别诊断

（1）悬饮：为胸胁胀痛，持续不解，多伴有咳唾、转侧、呼吸时疼痛加重，肋间饱满，并有咳嗽、咳痰等肺系证候。

（2）胃脘痛：与饮食相关，以胀痛为主，局部有压痛，持续时间较长，常伴有泛酸、嘈杂、嗳气、呃逆等胃部症状。

（3）真心痛：是胸痹的进一步发展，症见心痛剧烈，甚则持续不解，伴有汗出、肢冷、面白、唇紫、手足青至节、脉微细或结代等危重急症。

【西医相关疾病及特征性症状】

（1）肋间神经炎：病毒感染、毒素、机械损伤等均可引起。其疼痛性质多为刺痛或灼痛，并沿肋间神经分布，局部有压痛，以胸骨旁、腋中线及脊椎旁较显著。

（2）带状疱疹：由病毒感染引起，可骤然发生剧烈的胸痛，可有轻度的发热、恶寒等全身症状。随即皮肤上（尤其在胸肋部）出现多数丘疹，不久变为小水泡，内容水样澄清，周围绕以炎症性红晕。小水泡簇集成群，呈带状排列。

（3）肋软骨炎：胸痛，初起常有微热，肋软骨隆起，疼痛，压之痛剧，咳嗽、深呼吸和病侧上肢活动时疼痛加剧。局部皮肤无红肿，胸部 X 线检查无异常。

【辨证论治】

1. 心血瘀阻

临床表现：心胸疼痛，如刺如绞，痛有定处，入夜为甚，甚则心痛彻背，背痛彻心，或痛引肩背，伴有胸闷，日久不愈，可因暴怒、劳累而加重；舌质紫暗，有瘀斑，舌苔薄，脉弦涩。

治法：活血化瘀，通脉止痛。

代表方：血府逐瘀汤。

本方由当归、生地黄、桃仁、红花、枳壳、牛膝、川芎、柴胡、赤芍、甘草、桔梗组成。瘀血痹阻重症，胸痛剧烈，可加乳香、没药、郁金、降香、丹参等；若血瘀气滞并重，胸闷痛甚，可加沉香、降香、荜茇等；若寒凝血瘀或阳虚血瘀，伴畏寒肢冷，脉沉细或沉迟，可加桂枝或肉桂、细辛、高良姜、薤白或人参、炮附子等；若气虚血瘀、伴短气乏力，自汗，脉细弱或结代者，当益气活血，用人参养营汤合桃红四物汤加减，重用人参、黄芪；若猝然心痛发作，可含化复方丹参滴丸、速效救心丸等。

2. 气滞心胸

临床表现：心胸满闷，隐痛阵发，痛有定处，时欲太息，遇情志不遂时容易诱发或加重，或兼有胸部胀闷，得嗳气或矢气则舒；舌苔薄或薄腻，脉细弦。

治法：疏肝理气，活血通络。

代表方：柴胡疏肝散。

本方由柴胡、白芍、川芎、枳壳、陈皮、甘草、香附组成。胸闷心痛明显，为气滞血瘀之象，可合用失笑散；气郁日久化热，心烦易怒，口干便秘，舌红苔黄，脉弦数者，用加味逍遥散。

3. 痰浊闭阻

临床表现：胸闷重而心痛微，痰多气短，肢体沉重，形体肥胖，遇阴雨天而易发作或加重，伴有倦怠乏力，纳呆便溏，咳吐痰涎；舌体胖大且边有齿痕，舌苔浊腻或白滑，脉滑。

治法：通阳泄浊，豁痰宣痹。

代表方：栝楼薤白半夏汤合涤痰汤。

栝楼薤白半夏汤由栝楼、薤白、半夏、白酒组成。涤痰汤由半夏、胆南星、橘红、枳实、茯苓、人参、石菖蒲、竹茹、甘草、生姜、大枣组成。前方偏于通阳行气；后方偏于健脾益气，豁痰开窍。痰浊郁而化热者，用黄连温胆汤加郁金；痰热兼有郁火者，加海浮石、海蛤壳、栀子、天竺黄、竹沥；大便秘结者加桃仁、大黄；痰浊与瘀血往往同时并见，因此通阳豁痰和活血化瘀法亦经常并用。

4. 寒凝心脉

临床表现：猝然心痛如绞，心痛彻背，喘不得卧，多因气候骤冷或骤感风寒而发病或加重，伴形寒，甚则手足不温，冷汗自出，胸闷气短，心悸，面色苍白；舌苔薄白，脉沉紧或沉细。

治法：辛温散寒，宣通心阳。

代表方：枳实薤白桂枝汤合当归四逆汤。

枳实薤白桂枝汤由枳实、厚朴、薤白、桂枝、栝楼组成。当归四逆汤由桂枝、白芍、细辛、甘草、通草、大枣、当归组成。前方重在通阳理气；后方以温经散寒为主。阴寒极盛之胸痹重症，表现为胸痛剧烈，痛无休止，伴身寒肢冷，气短喘息，脉沉紧或沉微者，当用温通散寒之法，予乌头赤石脂丸加荜茇、高良姜、细辛等；若痛剧而四肢不温，冷汗自出，即刻舌下含化苏合香丸或麝香保心丸。

5. 气阴两虚

临床表现：心胸隐痛，时作时休，心悸气短，动则益甚，伴倦怠乏力，声息低微，面色㿠白，易汗出；舌质淡红，舌体胖且边有齿痕，舌苔薄白，脉虚细缓或结代。

治法：益气养阴，活血通脉。

代表方：生脉散合人参养荣汤。

生脉散由人参、麦冬、五味子组成。人参养荣汤由人参、熟地黄、当归、白芍、白术、茯苓、炙甘草、黄芪、陈皮、五味子、桂心、远志组成。前方长于益心气，敛心阴；后方补气养血，安神宁心。兼有气滞血瘀，可加川芎、郁金；兼见痰浊之象，可重用白术、茯苓，加白蔻仁；兼见纳呆、失眠等心脾两虚者，可重用茯苓、远志，加茯神、半夏、柏子仁、酸枣仁。

6. 心肾阴虚

临床表现：心痛憋闷，心悸盗汗，虚烦不寐，腰酸膝软，头晕耳鸣，口干便秘；舌红少津，舌苔薄或剥，脉细数或促代。

治法：滋阴清火，养心和络。

代表方：天王补心丹合炙甘草汤。

天王补心丹由柏子仁、枣仁、天冬、麦冬、生地、当归、丹参、玄参、人参、桔梗、朱砂、五味子、远志、茯苓组成。炙甘草汤由炙甘草、人参、生姜、桂枝、麦冬、生地、火麻仁、大枣、阿胶组成。前方以养心安神为主；后方以养阴复脉见长。阴不敛阳，虚火内扰心神，虚烦不寐，舌尖红少津者，可用酸枣仁汤；若兼见风阳上扰，加用珍珠母、磁石、石决明、琥珀等；若心肾阴虚，兼见头晕目眩，腰酸膝软，遗精盗汗，心悸不宁，口燥咽干，可用左归饮。

7. 心肾阳虚

临床表现：心悸而痛，胸闷气短，动则更甚，自汗，面色㿠白，神倦怯寒，四肢欠温或肿胀；舌质淡胖，边有齿痕，舌苔白或腻，脉沉细迟。

治法：温补阳气，振奋心阳。

代表方：参附汤合右归饮。

参附汤由人参、炮附子、生姜组成；右归饮由熟地黄、山药、山萸肉、枸杞、杜仲、炙甘草、炮附子、肉桂组成。前方大补元气，温补心阳；后方温肾助阳，补益精气。伴有寒凝血瘀标实症状者适当兼顾。若肾阳虚衰，不能制水，水饮上凌心肺，症见水肿、喘促、心悸，用真武汤加黄芪、防己、猪苓、车前子；若阳虚欲脱厥逆者，用四逆加人参汤；或参附注射液 40 ~ 60 mL 加入 5% 葡萄糖注射液 250 ~ 500 mL 中静脉滴注，可增强疗效。

8. 正虚阳脱

临床表现：心胸绞痛，胸中憋闷或有窒息感，喘促不宁，心慌，面色苍白，大汗淋漓，烦躁不安或表情淡漠，重则神识昏迷，四肢厥冷，口开目合，手撒尿遗；脉疾数无力或脉微欲绝。

治法：回阳救逆，益气固脱。

代表方：四逆加人参汤。

本方由干姜、附子、甘草、人参组成。阴竭阳亡，合生脉散。并可急用独参汤灌胃或鼻饲，或参附注射液 50 mL，不加稀释直接推注，每 15 分钟一次，直至阳气回复，四肢转暖，改用参附注射液 100 mL 继续滴注，待病情稳定后，改用参附注射液 100 mL 加入 5% 或 10% 葡萄糖注射液 250 mL 中静脉滴注，直至病情缓解。

【歌诀】

胸痹之证闷痛窒，喘息难卧背连心。
阴寒痰浊并瘀血，本属阴阳气血虚，
标实宜通虚温补，血府逐瘀通瘀阻。
柴胡疏肝理气滞，栝楼半夏涤痰阻。
枳薤四逆散寒凝，生脉养荣气阴益。
天王炙甘草心肾阴，参附右归从本议。

【典籍摘要】

《黄帝内经·灵枢·本脏》："肺小则少饮，不病喘渴；肺大则多饮，善病胸痹、喉痹、逆气。"

《黄帝内经·素问·举痛论》："心痹者，脉不通，烦则心下鼓，暴上气而喘。"

《金匮要略·胸痹心痛短气病脉证治第九》："师曰：夫脉当取太过不及，阳微阴弦，即胸痹而痛，所以然者，责其极虚也。今阳虚知在上焦，所以胸痹心痛者，以其阴弦故也。平人无寒热，短气不足以息者，实也。胸痹之病，喘息咳唾，胸背痛，短气，寸口脉沉而迟，关上小紧数，栝楼薤白白酒汤主之。栝楼薤白白酒汤方：栝楼实一枚（捣），薤白半斤，白酒七升，上三味同煮，取二升，分温再服。胸痹不得卧，心痛彻背者，栝楼薤白半夏汤主之。栝楼薤白半夏汤方：栝楼实一枚（捣）、薤白三两、半夏半斤、白酒一斗，上四味同煮，取四升，温服一升，日三服。"

【临证实录】

医案1：

患者，男，55岁。初诊：2013年4月21日。

主诉：3年以来常感胸闷、气短、疼痛，夜间症状加重，心悸，昼轻夜甚，常在饮酒后易犯、平素痰多，胃脘部胀满、返酸、小便略黄，大便不成形。

诊查：舌质暗红，舌苔白厚腻、无瘀点，双脉涩。

辨证：胸痹（痰浊中阻、气滞血瘀）。

治法：祛痰散结、活血祛瘀、行气止痛。

方药：血府逐瘀汤合枳实薤白桂枝汤化裁。

栝楼35g，薤白20g，桂枝20g，枳壳10g，厚朴15g，姜半夏15g，当归20g，川芎10g，桃仁15g，红花10g，赤芍20g，柴胡10g，桔梗20g，牛膝10g，三七5g，炙甘草10g。7服，水煎服，一日2次。

二诊：2013年5月5日：胸闷、气短、疼痛明显好转，痰减少，胃脘部胀满、返酸缓解，上方改薤白25g，增加通阳散结，行气导滞功效，加丹参20g，增加活血祛瘀止痛功效。5服，水煎服，一日2次。

三诊：2013年6月2日：胸闷、气短、疼痛基本痊愈，无咳痰，无明显胃脘部胀满、返酸症状。嘱其注意饮食、起居。

按：李敬孝教授根据《金匮要略》"病人胸满，唇萎舌青，口燥，但欲嗽水不欲咽，无寒热，脉微大来迟，腹不满，其人言我满，为有瘀血"。清代唐宗海《血证论》，"血瘀上焦，则见胸背肩臂疼痛麻木逆满等证，宜用血府逐瘀汤"。结合舌脉，诊断其有瘀血明证，又据"胸痹心中痞，留气结在胸，胸满，胁下逆抢心，枳实薤白桂枝汤主之。"结合患者痰多，微咳，饮酒后易胸闷，气短，胃脘部胀满，返酸等症，诊断其为痰浊瘀阻。方中当归、生地、川芎养血活血；桃仁、赤芍、红花逐瘀活血；柴胡、枳壳理气疏肝；栝楼、薤白配合半夏散胸中凝滞之痰浊、宣胸中阳气以宽胸。方药切中病机，故功效显著。（杜晓东，李敬孝教授运用血府逐瘀汤验案举隅［J］.生物技术世界，2015（1）：141.）

医案2：

李某，男，58岁。初诊：2018年9月6日。

主诉：患者胸闷憋气，胸部时有剧烈刺痛感，甚则痛引肩背，难以忍受，劳累后发病。

诊查：舌质紫暗，有瘀斑，脉弦。

辨证：胸痹（心血瘀阻）。

治法：活血化瘀，通络止痛。

方药：血府逐瘀汤加味。

当归15g，生地40g，桃仁20g，红花15g（后下），枳壳20g，赤芍15g，川芎15g，柴胡10g，桔梗15g，牛膝10g，丹参25g，薤白20g，桂枝10g，甘草15g。10服，水煎服。

二诊：2018年9月18日：胸闷缓解，偶有上楼（五楼）后心前区痛，上方加香附25g。14服，水煎服。

三诊：病情缓解，因天冷受凉，而见胸闷气短，腰酸，神倦怯寒，面浮足肿。舌暗，边有齿痕及瘀点，苔白，脉沉弦。辨为胸痹（血瘀水停）。改方：茯苓40g，白术25g，芍药25g，附子15g（先煎），栝楼 25 g，薤白 20 g，桂枝 15 g，防己 20 g，车前子 30 g，益母草 25 g，牛膝 25 g。14 服，水煎服。

按： 患者反复发作胸闷、憋气，故属胸痹。心血瘀阻，而见胸部刺痛，重则不能忍受，心脉气机不畅，故见胸中窒闷，遇生气劳累时加重。故用血府逐瘀汤加味，方中当归、赤芍、川芎、桃仁、红花活血化瘀，牛膝祛瘀血，通血脉，引瘀血下行，柴胡疏肝解郁，升达清阳。桔梗载药上行，合枳壳一升一降，使气行则血行，生地合当归，使祛瘀不伤阴。薤白、桂枝宽胸化痰、温通止痛。四诊时，血瘀又因受寒而致气机不畅，水液输布失常，造成血瘀水停证，故用真武汤加栝楼、薤白、桂枝、防己、车前子、益母草、牛膝，温心肾之阳，化气行瘀利水。

医案 3：

郭某，男，38 岁，初诊：2009 年 4 月 15 日。

主诉： 心前区闷痛，窒塞感 1 周。患者 1 周前无明显诱因出现左胸部窒塞闷痛感，伴有气短，1 周来症状逐渐加重。

诊查： 舌淡苔白腻，脉沉滑。

辨证： 胸痹（胸阳不振，痰湿内阻）。

治法： 温阳祛痰，舒展中气。

方药： 因病属新发未见其他兼症，故处方用《金匮要略》枳实薤白桂枝汤原方。

枳实 20 g，薤白 35 g，桂枝 25 g，厚朴 20 g，栝楼 35 g，3 剂，每日 1 剂分 3 次服用。

二诊： 3 日后患者，自诉胸闷气短症状明显改善，效不更方，继服上方 10 剂。

三诊： 2009 年 5 月 30 日：服药后胸痹症状完全消失，自觉轻松，因平素大便稀，每天 2～3 次，大便不成形，为求调养来诊，综合前证诊断其为脾阳虚泄泻。处方：茯苓 50 g，桂枝 25 g，炒白术 30 g，猪苓 15 g，黄芪 35 g，生晒参 15 g，薏苡仁 50 g，芡实 35 g，甘草 10 g。15 剂水煎服，服药期间忌食生冷黏腻。

按： 胸痹病的典型症状"喘息咳唾，胸背痛、短气""脉沉而迟，关上小紧数"。若临床表现为"心中痞，留气结在胸，胸满，胁下逆抢心"一派气逆胀满之象，其证可属实，亦可属虚。属实者，因气滞胀满，属虚者因"脏寒生满病"，临床亦有渐得缓起与卒作急发之别，此患素脾阳不足导致水湿内停，痰浊气滞，不足以温煦胸阳。此因胸阳不振，痰浊上乘，肺失肃降，阳虚邪闭，气机不通所致。应分阶段予以治疗，先急则振奋胸阳，散结下气，缓解其胸痹，治以通阳散结，豁痰下气，处方枳实薤白桂枝汤。待胸痹证痊愈后，为求其本防止复发，疗其脾阳不足致水湿内停，痰浊气滞，处方苓桂术甘汤加味，并对患者生活方式提出改善意见，则病不复发，亦即"治未病"中"瘥后防复"之意。（杜婷婷．李敬孝教授运用经方治疗胸痹验案举隅［J］．中医药信息，2011：241-442.）

医案 4：

王某，女，62 岁。初诊：2017 年 10 月 28 日。

主诉： 反复胸闷，乏力一年余，夜寐差，伴偶觉胸部隐痛，冠脉 CT 示左冠前降支起始部钙化斑块，狭窄约 70%，既往有慢性胃炎史。

诊查： 舌暗，边齿痕，舌苔薄黄腻，脉沉细。

辨证： 胸痹（气虚血瘀痰阻）。

治法： 益气活血，豁痰宣痹。

方药： 四君子汤合丹参饮加减。

栝楼 30 g，陈皮 20 g，枳壳 20 g，白术 15 g，茯苓 25 g，丹参 30 g，砂仁 5 g（后下），木香 15 g（后下），黄连 10 g，川芎 10 g，人参 15 g，远志 10 g，炙甘草 5 g。7 服，水煎服。

二诊： 2017 年 11 月 6 日：服药后，患者自觉胸闷减轻，无明显乏力症状，偶觉左胁隐痛，纳可，二便通调，夜寐改善。故上方加麦芽 35 g，香附 20 g，郁金 20 g，吴茱萸 15 g。7 服，水煎服。

按： 患者年过半百，正气自半，况素有胃病，脾胃失运，后天化生乏源，气虚推动无力，血行瘀滞停而为瘀，水湿输布失常，酿生痰湿之邪。久而气虚、血瘀、痰湿诸症相杂，方取四君子、丹参饮合行气化痰之品。7服而显效。二诊时，患者自觉左胁隐痛，故加重活血行气之力。

医案5：

王某，女，78岁。初诊：2016年4月27日。

主诉：胸闷气短3个月，近1周上述症状加重并伴有胸前区刺痛，乏力，易外感，手足冷。西医诊断：冠心病。

诊查：舌黯红，脉细涩。

辨证：胸痹（气虚夹瘀型）。

治法：升举气机，活血化瘀。

方药：用升陷汤合丹参饮。

黄芪50g，人参10g，柴胡10g，升麻10g，知母15g，桔梗30g，丹参20g，砂仁10g，降香5g，檀香3g，炙甘草10g。7剂，日1剂，水煎取汁300mL，分早晚2次服用。

二诊：2016年05月04日：心前区刺痛未发作，劳累后偶发胸闷、气短，手足冷改善。原方加香附15g，川芎15g。7剂，服法同上。

三诊：2016年05月11日：服药后，胸闷气短未发作，偶有乏力。在上方的基础上加仙鹤草35g，去香附、川芎。7剂，服法同上。

四诊：2016年05月18日：服药后手足冷症状改善，偶乏力。上方加麦冬15g，五味子5g。7剂，服法同上。

五诊：2016月05月25日：症状消失，患者痊愈。

按：本例因胸中大气下陷，故胸闷、气短；气虚卫外不固，故易外感；气虚不能推动血液运行而致血瘀，故出现胸前区刺痛。处方以升陷汤为主，升举下陷之气机，配合丹参饮活血化瘀，标本兼治。在后续诊疗过程中，患者症状明显改善，根据中医效不更方的原则，治疗原则不变，根据患者新发的一些症状适当调整用药，这体现中医对疾病个体特殊性的准确把握。李敬孝教授在临证过程中常用大量黄芪补气。在中医医籍中有大剂量使用黄芪的记载。例如张仲景在《金匮要略》中，黄芪桂枝五物汤中用黄芪三两，《医林改错》补阳还五汤中用四两黄芪，《验方新编·腿部门》四神煎中黄芪的用量更是达到相当于现在的240g。这些流传至今的名方，经过一代代中医人在验证，证明确实有效。现在应用大剂量黄芪治疗疾病的报道也是层出不穷。大量黄芪补气，配伍升麻、柴胡升举气机，补气作用大增。现代临床药理研究表明，黄芪中含有黄芪多糖、蛋白质、氨基酸、苷类、生物碱等物质，均具有免疫活性，可以增强抗体形成，达到双向免疫调节作用；黄芪还可以降低血液黏稠度，降低血液凝固性，减少血小板聚集，抗血栓形成，提高纤溶性，增加人体纤溶酶活性，松弛血管平滑肌，扩张冠状动脉，降低血液循环外周阻力，因此黄芪具有改善全身血液循环的作用。桔梗具有增加冠脉血流量、抗炎、镇静镇痛、止咳、降低血糖及降脂的作用。知母的活性成分有抗炎、抗氧化、降糖、降压、降脂等功用。这些研究为升陷汤对心血管系统疾病甚至呼吸系统疾病的治疗提供重要临床依据。升陷汤出自张锡纯《医学衷中参西录》，药物组成为黄芪六钱，知母三钱，柴胡一钱五分，桔梗一钱五分，升麻一钱。主治"胸中大气下陷，气短不足以息，或努力呼吸，有似乎喘；或气息将停，危在顷刻。其兼证，或寒热往来，或咽干作渴，或满闷怔忡，或神昏健忘，其脉象沉迟微弱，关前尤甚。其剧者，或六脉不全，或参伍不调"。中医辨证论治的原则为同病异治，异病同治，只要是在疾病发展的某一阶段，所表现的病症相同，就可以采用同样的治法。由原文的主治内容可以看出，升陷汤主治病症和冠心病即中医范畴内的胸痹（气虚型）有共同之处。李敬孝教授从疾病本源入手，深谙升陷汤配伍用药精巧，用以治疗胸痹，疗效显著。（杜盼盼，张茗．李敬孝教授应用升陷汤气虚胸痹经验［J］．河北中医，2017（7）：976-978．）

医案5：

王某，男性，61岁。初诊：2018年3月14日。

主诉：阵发性心前区疼痛不适3年余，加重1周。患者3年前无明显诱因出现心前区疼痛不适，就诊于外院，诊断为冠心病稳定型心绞痛。经住院好转后出院。平素口服倍他乐克 47.5 mg，每日 1 次，阿托伐他汀 20 mg，每晚睡前口服，阿司匹林 100 mg，每日 1 次口服。平素出现心前区不适时口服硝酸甘油片后缓解。1 周前，患者无明显诱因出现阵发性心前区不适且症状加重，发病次数增多。于 3 月 14 日来我院就诊。主诉：心前区偶有疼痛不适，运动后加重，气短，乏力，倦怠，汗出，无明显怕冷怕热。饮食尚可，二便正常，少寐多梦。

诊查：舌暗，舌苔薄白，脉细缓。

辨证：胸痹（心气不足，心脉痹阻证）。

治法：补益心气，通脉止痛。

方药：自拟五参芪汤为基础化裁。

黄芪 50 g，生晒参 10 g，丹参 15 g，太子参 10 g，北沙参 10 g，苦参 5 g，五味子 10 g，麦冬 15 g，砂仁 5 g，远志 10 g，炒酸枣仁 15 g，桃仁 10 g，红花 10 g，炙甘草 10 g。共 7 剂，每日 1 剂水煎，分早晚 2 次温服。

二诊：2018 年 3 月 21 日：患者服药物后，心前区疼痛不适次数减少，但活动后症状仍有心前区疼痛不适，气短乏力、倦怠明显好转，偶有汗出，饮食及二便正常，睡眠改善。舌暗，舌苔薄白，脉细。上方加川芎 10 g，赤芍 10 g，龙骨 50 g，牡蛎 50 g。7 剂，日 1 剂水煎，分早晚两次温服。

三诊：2018 年 3 月 28 日：患者服用药后偶有心前区疼痛不适，气短乏力、倦怠基本消失，无汗出。饮食及二便尚可，睡眠正常。嘱其原方再服 7 剂。后经随访，患者上述症状基本消失，偶有心前区疼痛不适。

按：本医案患者主诉阵发性心前区疼痛不适，气短，乏力，倦怠，汗出，少寐多梦。舌暗，舌苔薄白，脉细缓，均为心气不足之证的表现。病机为本虚标实，虚实夹杂。心气亏虚，无力运血，血运不畅，阻滞心脉，不通则痛，故可见心前区疼痛不适，心气不足，心神失养则可见气短乏力，倦怠。心血运行失畅，不能濡养心神，则可见少寐多梦。心之液为汗，心阴外泄，心阴亏虚，则汗出。舌暗，舌苔薄白，脉细缓均为心气不足之象。

李敬孝教授根据本病病因的特点，以中医学治病必求本的指导思想为基础，提出了以补益心气、滋养心阴为主，并在此基础上配合理气活血、化痰降浊的治法，着重强调标本同治的原则。

（1）补益心气、滋养心阴为治本之要。《寿世保元曰》云："盖气者，血之帅也，气行则血行，气止则血止……气有一息之不运，则血有一息之不行。"心气充足，推动心血运行，心脉得以通畅。人至老年，脏腑功能减弱，气血生化不足，加之久病，或劳作过度，或情志过极，耗伤气阴，导致心气、心阴虚损。故笔者认为补益心气、滋养心阴是治疗本病的基本大法。常选用自拟的五参芪汤临证加减治疗。原方组成药物为黄芪、生晒参、丹参、太子参、北沙参、苦参、五味子、麦冬。该方中君药为黄芪、生晒参，两药合用，益气养阴，使心有所养。丹参为臣药，具有活血化瘀止痛的功用；苦参具有理气燥湿化痰的功用，《神农本草经》谓苦参有主心腹气结的功用，并佐以北沙参、太子参、麦冬。三药共用，作用有二：其一，可以防止黄芪补气助火而伤阴之弊；其二，佐制苦参苦燥之性；五味子不仅可以敛心阴，而且还具有收敛心气的功效。五参芪汤组方之精准，用药之妥当，常为李敬孝教授治疗稳定型心绞痛的基础方。李教授认为五参芪汤组方特点为心气心阴并补，兼顾活血理气化痰并用。诸药合用既可补益心气、滋养心阴，又可理气活血、化痰。同时全方配伍又暗含生脉散而益气敛阴。有现代研究表明生脉散的有效物质为皂苷，生脉散皂苷对心肌细胞当中的钙离子具有调节的作用，从而具有保护心肌细胞的作用。除补益心气滋养心阴外，李教授治疗时不忘宁心安神，常用远志、酸枣仁、枸杞等，同时临证中强调中医整体观念，同时兼顾肝、脾、肾三脏。

（2）理气活血、化痰降浊为治标之枢。《素问·评热病论》云："邪之所凑，其气必虚。"心气、心阴亏虚，则导致气滞血瘀，痰浊之邪化生。因此在治疗过程中李教授运用理气活血、化痰降浊之法为治标之枢。心脾气虚，脾气虚则气结，运化失司，化湿生痰，痰浊阻滞心脉，心气不足，无力运血，则出现气滞血瘀。肝失疏泄，肝气郁滞，由于肝气通于心气，肝气滞则心气不畅，日久则心血瘀阻。年老体虚，肾气不足，无力鼓动心气，引起心气不足，血脉失于心气鼓动，则气血运行滞涩不畅，发为本病。因此笔者认为本病病机为本虚标实。病机关键在于心脉阻滞不畅、不通则痛。在疾病的发生发展过程中常虚实并见。李教授在临证用药加减方面，有如下的变化规律：若血瘀偏重则加三七、桃仁、红花、川芎等药物以活血化瘀；若气滞偏重则加木香、沉香、檀香等药物以理气；若痰浊较重则加砂仁、陈皮、薤白、栝楼以理气化痰。

（3）中西并用，与现代医学相结合。由于在治疗过程中，中西医各有自身的长处与短处。因此，李老师提倡在诊疗过程中须为患者选择最优化、最合理、最规范、最全面的诊疗方案。以"急则治其标、缓则治其本"作为中医治疗法则之一。当患者的症状无法缓解时，则必须应用现代的治疗方法予以诊治，当病情缓解后可以选用中医中药进行治疗。同时，在服用中药时不应放弃西医的基础药物的治疗。特别当患者不能够耐受、不接受或者无法运用西医治疗方法时，中医中药则显得尤为重要。（杨若男，李洪伟，张茗.李敬孝教授治疗稳定型心绞痛的经验，中国中医急症，2019.8：1488-1490）

医案6：

李某，男，58岁。初诊：2018年9月6日。

主诉：胸痛，活动后加重，反复发作多年，伴大便黏腻，情绪欠佳。体重183斤，身高1.72米。既往冠心病史7年，高血压史22年，服速效救心丸有效。

诊查：舌暗体胖大，舌苔厚稍黄，脉弦有力。

辨证：胸痹（痰瘀互结）。

治法：活血祛瘀，豁痰宣痹。

方药：栝楼薤白半夏汤加减。

栝楼50 g，枳壳20 g，陈皮25 g，桂枝15 g，薤白15 g，半夏25 g，香附25 g，郁金25 g，丹参35 g，当归15 g，生地40 g，桃仁20 g，大黄15 g，甘草15 g。7服，水煎服。

二诊：2018年9月13日：服药3服后胸闷缓解，现偶有上楼（五楼）后心前区痛，大便质稀，上方加砂仁10 g，木香10 g。14服，水煎服。

三诊：2018年12月2日：服药后诸症改善，未再就诊。一周前因天冷受凉，又见胸闷气短，活动后胸痛，伴腰酸，怕冷，双下肢浮肿。舌暗，边有齿痕，舌苔白，脉弦。诊：胸痹（胸阳不振，湿浊内蕴）。

方：黄芪60 g，茯苓40 g，白术25 g，白芍25 g，附子15 g，栝楼35 g，薤白30 g，桂枝25 g，防己20 g，车前子30 g，益母草25 g，牛膝25 g。14服，水煎服。

四诊：服药后双下肢水肿消失，未见胸痛，偶有胸闷。首诊方去大黄、桃仁，加防己15 g，益母草35 g，豆蔻15 g，木香15 g。7服，水煎服。

按：更改：栝楼薤白半夏汤，来源于《金匮要略》，有行气解郁，通阳散结，祛痰宽胸的功效。临床上常主要用于治疗胸痹、痰浊、胸闷、呼吸急促等。此患者身体肥胖，大便黏腻，舌质紫暗胖大，症见胸痹，属痰瘀互结，胸阳不振之病机，初诊宜用此方配伍活血通络之品。三诊遇冷病证反复，且出现浮肿症状，宜温阳利水活血同用，已收全功。

【临证心法】

胸痹在临证时要注意区别厥心痛、真心痛。古之厥心痛，即今之冠心病心绞痛，为胸痹心痛之轻症，虽只因心脉挛急所致，但疼痛起来有时亦很剧烈，必须立即救治，以防厥脱。不论绞痛、灼痛、刺痛、隐痛，在救急时均要立即口服芳香温通药，如冠心苏合丸或速效救心丸，一般可以缓解。以后再按具体病情论治，切不可一味应用活血化瘀之法，虽可缓解一时，久之反损心气，复发如故。古之真心痛即今之冠心病心肌梗死，因心脉窒塞，故属临床心痛之急危重症，治疗是否成功，关键在于是否能够及时诊断、用药。救治原则以通为主，兼顾正气。舌下含服冠心苏合丸或速效救心丸，以求芳香温通。可急煎上述中药，口服或鼻饲，以通脉、镇痛、稳心为原则。因心脉窒塞，气滞血瘀，肺宣发肃降受阻，则肺气郁滞，肺与大肠相表里，故常见腑气不通，大便干结，浊气上犯，又加重心痛，故要及时通便。通便要采取缓急相当、寒温适宜、刚中有柔、柔中有刚之法，即要保护胃气，不可峻泻，以防伤气。

在胸痹心痛的治疗中，仲景有常用的七首"三味方"，"三味方"由三味药组成，因其简便效廉而为临床中所推崇。

①栝楼、薤白、白酒，该三味方源于《金匮要略》栝楼薤白白酒汤，主要用于治疗"喘息咳唾，胸背痛，短气"之症，方中栝楼甘寒润滑，祛痰开胸散结，为君药；薤白辛、苦、温，温通滑利散结，行气止痛，为臣药；再添白酒以温通行气活血，药虽三味，配伍精良，合而用之，胸中阳气宣通，气机得以通畅，胸痹自除。此方为冠心病属痰浊痹阻胸阳之证而设。

②栝楼、薤白、半夏，该三味方源于《金匮要略》栝楼薤白半夏汤，该方主用于治疗"心痛彻背者"，其胸痛程度较上者为重，其致病之因是痰浊壅塞较盛。该方中栝楼甘寒滑利，豁痰下气，宽畅胸膈；薤白辛温，通阳散结以止痛，《黄帝内经·灵枢·五味》就有"心病宜食薤"之说；半夏辛苦性温，燥湿化痰，降泄浊逆，诸药合用，共奏通阳散结，豁痰降逆之功。此方在临床用于痰涎壅盛痹阻胸中之证。

③橘皮、枳实、生姜，该方是《金匮要略》中的橘枳姜汤，主治以胸痹气滞偏重的病症，对于"胸中气塞，呼吸短促，舌苔白腻，脉沉滑"，属肺胃气滞者尤佳。橘皮即陈皮，辛行温通，入肺走胸，能行气通痹止痛；枳实行气化痰消痞，破气除满止痛，治痰浊痹阻、胸阳不振之胸痹；上两味合生姜，以加强化痰之功，又有和中降逆之意。在临床上该方的应用多是心脏病伴消化系统疾病相兼为患，即心胃同病，而且心脏病常常在饮食后或饱餐后加重。

④茯苓、杏仁、甘草，该三味方源于《金匮要略》茯苓杏仁甘草汤，该方所主之证以"胸中气塞，短气"为特点。方中茯苓味甘淡、性平，可补脾肺，渗湿利水，宁心安神；杏仁味微苦、性温，可宣肺降气祛痰；甘草补脾和胃，缓急止痛，祛痰止咳，调和诸药；上三味药合用，使饮去痰除而肺气畅利，宗气旺盛，心血得养，则胸痹自除。临床主要用于以"胸中气塞，短气，或咳逆，吐涎沫，小便不利，或可见心动悸，脉结代"之证，尤适用于饮邪偏盛，痹阻胸中者。

⑤桂枝、生姜、枳实，该方源自《金匮要略》中的桂枝生姜枳实汤，所主之证以"心中痞，诸逆，心悬痛"为主。因寒饮停聚，阳气不运，所以心中痞；寒饮冲逆，故而心悬痛；治疗当以温阳化饮，下气降逆为主。方中桂枝温阳化饮，平冲降逆；生姜散寒化饮，开结除痞；枳实开结下气，消痞除满；诸药合用，当寒去饮除，则心中痞与悬痛自止。

⑥麻黄、附子、细辛，该方源于张机《伤寒杂病论》的麻黄附子细辛汤，用于治疗少阴阳虚兼太阳表寒之太少两感证，如现代高血压、低血压，各种心脏病出现太阳少阴病者，其主症以"恶寒无汗，头身乏力，脉沉"为主，方中麻黄发汗解表，附子温经扶阳，细辛辛温，通达内外，三药合用，共奏温阳解表之功。现代药理学研究表明三药均有强心作用，附子合麻黄能升高血压，细辛可提高心肌细胞代谢；三药合用可增强心肌细胞收缩力。

⑦黄连、半夏、栝楼，该方来自《伤寒杂病论》中的小陷胸汤，治疗"心下硬满，按之疼痛"的小结胸病。该方中黄连苦寒，清泄心下热结；半夏辛温，化痰涤饮，消痞散结；栝楼实甘寒清润，助黄连清热泻火，助半夏化痰散结，并具润下通便之功效，三药相合，辛开苦降，痰热分消。临床主要用于痰热互结于胸的胸痹。

第三节 心衰

心衰是以心悸、乏力、气喘、肢体水肿为主症的一种病证。为多种慢性心系疾病反复发作，迁延不愈的最终归宿。临床上，轻者可仅表现为气短、不耐劳累，重者可见喘息心悸，不能平卧，或伴咳吐痰涎，尿少肢肿，或口唇发绀，胁下痞块，颈脉显露，甚至出现端坐呼吸，喘悸不休，汗出肢冷等厥脱危象。西医学中的冠心病、病毒性心肌炎、肥厚型或扩张型心肌病、心瓣膜病、肺心病等导致的急慢性心力衰竭均可参照本节进行辨证论治。

【病因病机】

心衰的病因为先天禀赋不足或年老体衰、脏腑功能虚衰、忧思劳倦、六淫外邪侵袭、饮食所伤。心衰病病机是以心肾为本，五脏相因，水饮瘀血，相兼为患。

1. 心肾为本

心主血脉，心为五脏六腑之大主，肾为先天之本，寓元阴元阳，心本乎肾，心气心阳源于肾，赖肾气肾阳以温煦。心主火，肾主水，阴阳互根，水火既济，二脏常易互相影响，尤其心衰时多见心肾同病，故张景岳云："阳统乎阴，心本乎肾，所以上不宁者，未有不由乎下，心气虚者，未有不因乎精。"而且肾为水火之脏，内寓元阴元阳，阴阳一方的偏衰必将导致阴损及阳或阳损及阴，致阴阳双损。

水肿发生虽本在心肾，但与肺、脾、肝密切相关。

《黄帝内经·素问·水热穴论》曰："水病下为胕肿腹大，上为喘呼不得卧者，标本俱病，肺为喘呼气逆不得卧，肾为水肿。"《景岳全书·水肿论治》曰："凡水肿等症，乃肺脾肾三脏相干为病。盖水为至阴，故其本在肾；水化于气，故其标在肺；水惟畏土，故其治在脾。"笔者认为，肿为水停，其本在肾，其标在肺，其制在脾。水肿有轻重之分，轻者为胀，重者为肿。胀乃血瘀，其病机是心血瘀滞，并且伴随有肺、肝、脾瘀滞，病变涉及心、肺、肝、脾等脏。

肺朝百脉，肝藏血，主疏泄，脾统血，三脏均有调节血行的职能。心病可累及肺、肝、脾，肺、肝、脾病则加重心病。

2. 五脏相因

一方面，外邪久稽，内舍于心，或因七情内伤，气血违和，心失所养，均可引发心病，使心之气血阴阳耗损，血脉循行失畅，其发展犹可影响肺脾肾及其他内脏。另一方面，有病起肺、脾、肝、肾者，随其发展亦可累及于心。故心衰患者常见数脏同病，虚实错杂。

无论先为心病后及于他脏，或先为肺、肾、肝、脾之病后及于心，病至心衰，多见五脏俱病，气血阴阳俱不足，脏腑功能失调的病理变化和临床表现，但以心肾气虚、阴阳俱虚为主。

盖因"心为五脏六腑之大主"，心病则气阳营阴均受损耗，心气心阳虚衰，少力或无力鼓动心脉，血行失畅，五脏失养，甚或气血瘀滞，瘀血内聚，致使五脏功能亦趋失调。心肺同居上焦，心主血，肺主气，气血相贯，心肺密切相关。脾胃为后天之本，气血生化之源，心肾气阳亏虚，不能温煦脾胃，可致运化失权，湿浊内蕴，营血不足，而脾胃亏虚，气血不足，又使心失濡养，心肾阳气虚衰更甚。因此在心衰发展过程中，常见心肾与肺、肝、脾数脏同病，交相为患的病理现象。

心肺气虚，肾不纳气，则见心悸、咳嗽、气喘、倚息不得卧等证候；心肾阳虚，则见畏寒、肢冷、水肿、心悸、短气、喘促，动则更甚等证候；心肺肾阴亏虚可见心悸、咳嗽、气喘、依息不得卧等证候；心脾两虚可见心悸、乏力、腹胀、纳呆、失寐、便溏等证候。

3. 水饮瘀血，相兼为患

在五脏亏虚的基础上，每可形成血瘀、水饮等实邪为患之病理。盖因肺为水之上源，可通调水道。脾能运化，输布水湿。肾能温化水湿，气化下行。若肺、脾、肾同病，则三焦气化不利，水湿不能正常运行、布输、气化而下泄，故泛滥为患。外溢肌肤则见面肢水肿；内停脏腑，则为水饮；上凌心肺可引致或加重心悸、气喘与咳嗽等症；聚留胸腹则成胸水腹腔积液。且心肾阳虚又使血脉不能赖以推动，可致气滞血瘀而见唇舌指甲青紫，肝脾肿大等证候。所以水饮与瘀血密切相关，故《金匮要略·水气篇》指出"血不利则为水"。

在慢性充血性心力衰竭的发病过程中随病程迁延导致阴阳俱虚的结果。

阴阳俱虚可呈现为心肾气虚、心肾阳虚、心肾气阴两虚或者阴阳两虚的发展进程。国医大师雷忠义提出心力衰竭虽以气阳不足为本，由于阴阳互根，病至后期，阳损及阴，导致阴阳两虚。故病延日久者，正气日衰，五脏俱败，正不胜邪，最终可致心肾之气衰微，心阳欲脱于上，肾阴欲竭于下之危候。

血瘀贯穿于慢性充血性心力衰竭发展的始终。

血瘀不是充血性心力衰竭的基本病机，早期多由于气虚无力推动血液或者气滞而形成血瘀，然血瘀形成后也会阻碍气机运行，导致气机运行失常，进而影响心、肝、脾、肺、肾等脏腑机能活动。

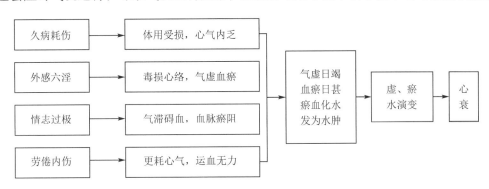

心衰的病因病机演变图

【辨证要点和鉴别诊断】

（一）辨证要点

（1）辨轻重缓急。心衰是多种慢性心系疾患的终末阶段，临床需首辨病情的轻重缓急。轻者仅表现为气短、乏力、活动耐量下降，重者则可见喘息心悸、不能平卧、尿少肢肿、口唇发绀，甚至端坐呼吸、汗出肢冷等厥脱危象。病轻者可缓治其本；病重者需急治其标。

（2）辨标本虚实。心衰的病位在心，属本虚标实之证，总以心气亏虚为本，痰瘀、水饮为标，病理演变可从心、肺渐及脾、肾，并逐步损阴伤阳，但终以心虚为主。本虚需辨气、血、阴、阳及脏腑之异，标实需明瘀血、痰浊的程度和饮邪的有无。气虚血瘀是本病的基本证候，随病情进展可渐次出现"瘀久成积"和"瘀血化水"的标实重症。

（二）鉴别诊断

（1）喘证：心衰常见喘促短气之症，需与喘证鉴别。心衰一般存在心系基础病，发作时除喘促外，尚可伴见心悸、浮肿、尿少等水饮内停表现；而喘证多是由外感诱发或加重的急慢性呼吸系统疾病，实者起病急，多有表证，虚者常反复发作，遇劳尤甚，平素亦可见气怯声低、脉弱等肺肾气虚之证，多伴不同程度的呼吸功能受限。

（2）鼓胀：心衰后期出现阳虚水泛时可见浮肿、尿少，或胁下痞块坚硬，或颈脉显露等水饮内停、瘀血阻滞之证，易与鼓胀混淆。鼓胀是气、血、水结于腹中，以腹大、肢细、腹壁脉络显露为主，病在肝脾，晚期方伴肢体浮肿和尿少等症。

（3）水肿：是因肺、脾、肾功能失调，全身气化功能障碍，而致水湿泛溢。以身肿、腹大、小便难为主要表现。心衰之肿是因心之气阳亏虚导致"先病血结而水随蓄"，水肿后期影响及心则多是"先病水肿而（心）血随败"所致。

【西医相关疾病及特征性症状】

西医学中的冠心病，病毒性心肌炎，肥厚型或扩张型心肌病，心瓣膜病，肺心病等导致的急、慢性心力衰竭均可参照本节进行辨证论治。

（1）冠心病：特点为阵发性的前胸压榨性疼痛或憋闷感觉。主要位于胸骨后部，可放射至心前区和左上肢尺侧，常发生于劳力负荷增加时，持续数分钟，休息或用硝酸酯制剂后疼痛消失。

（2）病毒性心肌炎：发病前1～3周有病毒感染前驱症状，如发热、全身倦怠感和肌肉酸痛，或恶心、呕吐等消化道症状。随后可以有心悸、胸痛、胸闷气促、乏力、少数严重患者可出现血压降低或休克昏厥、紫绀，甚则猝死。

（3）肥厚型心肌病：最常见的症状是劳力性呼吸困难和乏力，其中前者可达90%以上。体格检查可见心脏轻度增大，可闻及第四心音。超声心电图示舒张期室间隔厚度达15 mm 或与后壁厚度之比≥1.3。

①扩张型心肌病：是一类以左心室或双心室扩大伴收缩功能障碍为特征的心肌病。主要表现为活动时呼吸困难和活动耐量下降。

②心瓣膜病：是指心脏瓣膜存在结构和（或）功能异常，是一组重要的心血管疾病。最终会出现心力衰竭、心律失常等临床表现。

③肺心病：咳嗽、咳痰、气促，活动后可有心悸、呼吸困难、乏力和劳动耐力下降。可有不同程度的发绀和原发肺脏疾病的体征，如肺气肿体征，干、湿性啰音等。

【辨证论治】

1. 气虚血瘀

临床表现：胸闷气短，心悸，活动后诱发或加剧，神疲乏力，自汗，面色㿠白，口唇发绀，或胸部闷痛，或肢肿时作，喘息不得卧；舌淡胖或淡暗有瘀斑，脉沉细或涩、结、代。

治法：补益心肺，活血化瘀。

代表方：保元汤合血府逐瘀汤。

保元汤由人参、黄芪、肉桂、生姜、甘草组成；血府逐瘀汤由当归、生地黄、桃仁、红花、枳壳、赤芍、柴胡、甘草、桔梗、川芎、牛膝组成。若伴胸痛较著者，可酌加桂枝、檀香、降香等；心悸频作，发无定时，可酌加生龙骨、生牡蛎、醋鳖甲等，或比类"风性善行而数变"酌加僵蚕、蝉蜕等，或加胆南星、铁落花、皂角刺；若兼肢肿尿少，可合用防己黄芪汤或五苓散化裁；中成药可常服芪参益气滴丸。

2. 气阴两虚

临床表现：胸闷气短，心悸，动则加剧，神疲乏力，口干，五心烦热，两颧潮红，或胸痛，入夜尤甚，或伴腰膝酸软，头晕耳鸣，或尿少肢肿；舌暗红少苔或少津，脉细数无力或结代。

治法：益气养阴，活血化瘀。

代表方：生脉散合血府逐瘀汤。

生脉散由人参、麦冬、五味子组成；血府逐瘀汤由当归、生地黄、桃仁、红花、枳壳、赤芍、柴胡、甘草、桔梗、川芎、牛膝组成。阴虚著者可加二至丸或黄精、石斛、玉竹等；内热之象明显或由外感诱发者，可酌加连翘、白花蛇舌草、重楼等；若伴肺热壅盛、咳吐黄痰者，可加清金化痰汤或越婢加半夏汤加减。

3. 阳虚水泛

临床表现：心悸，喘息不得卧，面浮肢肿，尿少，神疲乏力，畏寒肢冷，腹胀，便溏，口唇发绀，胸部刺痛，或胁下痞块坚硬，颈脉显露；舌淡胖有齿痕，或有瘀点、瘀斑，脉沉细或结、代、促。

治法：益气温阳，化瘀利水。

代表方：真武汤合葶苈大枣泻肺汤。

真武汤由茯苓、白术、白芍、附子、生姜。葶苈大枣泻肺汤由葶苈子、大枣组成。若饮邪暴盛，泛溢肌肤，宜加椒目、防己、香加皮、大腹皮等，并酌加活血药，以加强利水之力，可选用益母草、泽兰、牛膝、生大黄等；若畏寒肢冷，腰膝酸软等肾阳虚证明显者，可加仙茅、淫羊藿、鹿角霜等；若兼胁下痞块坚硬，乃血瘀日久，可加鳖甲煎丸。中成药可服用芪苈强心胶囊、参附强心丸等。

4. 喘脱危证

临床表现：面色晦暗，喘悸不休，烦躁不安，或额汗如油，四肢厥冷，尿少肢肿；舌淡苔白，脉微细欲绝或疾数无力。

治法：回阳固脱。

代表方：参附龙骨牡蛎汤。

本方由人参、炮附子、煅龙骨、煅牡蛎、生姜、大枣组成。若大汗不止，可加山茱萸、五味子；若肢冷如冰，为阳虚暴脱危象，急用参附注射液。

【歌诀】

心衰之证悸喘肿，诸心之病终归宿。
气虚血瘀保元汤，气阴两虚生脉主。
二证皆有虚滞瘀，理气逐瘀合血府。
阳虚水泛水凌心，真武葶苈大枣伍。
喘脱危证急回阳，龙骨牡蛎配参附。

【典籍摘要】

《金匮要略·水气病脉证并治第十四》："心水者，其身重而少气，不得卧，烦而燥，其人阴肿……肝水者，其腹大，不能自转侧，胁下腹痛，时时津液微生，小便续通"……"肺水者，其身肿，小便难，时时鸭溏……脾水者，其腹大，四肢苦重，津液不生，但苦少气，小便难……肾水者，其腹大，脐肿腰痛，不得溺，阴下湿如牛鼻上汗，其足逆冷，面反瘦。"

《诸病源候论·心病候》："心气不足，则胸腹大，胁下与腰背相引痛，惊悸恍惚，少颜色，舌本强，善忧悲，是为心气之虚也，则宜补之。"

《医碥·肿胀》："气血水三者，病常相因，有先病气滞而后血结者，有先病血结而后气滞者，有先病水肿而血随败者，有先病血结而水随蓄者。"

【临证实录】

医案 1：

陈某，男，40 岁。初诊：2015 年 11 月 7 日。

主诉： 有心绞痛病史近三年，一年数发，近日因天气骤然变冷而诱发。发作时胸部刺痛，呼吸困难，喘息不得卧，于家中服用丹参滴丸略有效果。面色晦暗，口唇发绀，畏寒，四末欠温，尿少，浮肿，大便溏。

诊查： 舌色青，舌苔白，脉细。

辨证： 心衰（心阳不足，寒凝心脉）。

治法： 益气助阳，温通心脉。

方药： 当归四逆汤加减。

桂枝 35 g，甘草 25 g，薤白 30 g，桑寄生 25 g，细辛 15 g，人参 20 g，附子 20 g（先煎），鸡血藤 50 g，丹参 25 g，当归 15 g，通草 5 g，葶苈子 15 g，姜枣为引。14 服水煎服。

二诊： 2015 年 11 月 21 日：患者胸痛症状缓解，手足转温，但仍觉胸前不适，心悸气短，时作时休，动则益甚，舌色淡青，舌苔白，脉细缓。治宜益气温阳，活血通脉。处方：党参 40 g，附子 15 g（先煎），茯苓 25 g，当归 15 g，白芍 15 g，炙甘草 15 g，白术 15 g，肉桂 10 g（后下），远志 35 g，炙黄芪 60 g。7 服水煎服。

按： 患者久病，心阳不足，卫外之力较弱，猝然逢风寒之邪侵袭，则心脉凝塞，血液运行不通，故心前区刺痛。一诊时去实邪，辛温散寒，宣通心阳，心阳得复，血脉运行正常，则诸症自减。故二诊时仍有心悸气短等症状，故方中用真武汤合人参养荣汤以温阳益气，活血化瘀使心气得养，心血得畅，心阳得复。

医案 2：

李某，女，73 岁。初诊：2016 年 4 月 7 日。

主诉： 胸痛偶发 1 年，多在劳累受凉后发作，突然发作，平素心前区闷，气短乏力，精神欠佳。近一周发作频繁，伴有冷汗，腰膝酸软，怕冷。

诊查：脉沉细，舌暗苔薄白。

辨证：心衰（心阳不足）。

治法：益气助阳，温通心脉。

方药：当归活血汤加减。

党参 40 g，熟地 40 g，桔梗 20 g，柴胡 15 g，川芎 20 g，香附 20 g，川牛膝 15 g，元胡 15 g，薤白 25 g，红花 15 g（后下），肉桂 10 g（后下），黄芪 60 g，桑寄生 20 g，枸杞 15 g，当归 10 g。14 服，水煎服。

二诊：2018 年 2 月 20 日：诸症皆减，只有在劳累时不适，上方加三七 15 g。14 服，水煎服。

三诊：近两周日发作一次，因抱孩子而致，上方 5 剂为丸，每日 3 次，每次 8 g。

按：患者年事已高，气血不足，加之劳累耗伤阳气，气血运行受阻，于是每逢劳累发作，近半年虚劳更甚，则发作更加频繁。又有腰酸无力，食欲不佳，渴欲饮水，小便少，色黄，脉细等症状，辨证属老年肾阴素亏，胸阳不振之证。故初诊中用薤白温通心阳；桔梗、柴胡宽胸行气；红花、元胡活血祛瘀以止痛；牛膝入血分，能去瘀血，通心脉；党参、当归、黄芪益气补血；枸杞、熟地补肾阴，益精髓；桑寄生在现代药理作用中有增加冠脉血流量之效。全方共奏补气益阴，通阳行滞之效。二诊患者诸症皆减，于是改为丸药，以图缓效巩固。

医案 3：

夏某，男，59 岁。初诊：2017 年 12 月 1 日。

主诉：胸闷短气，动则加剧，伴心悸，双下肢偶有水肿口干。既往冠心病病史多年。

诊查：舌红少苔，脉沉细少力。

辨证：心衰（气血阴阳俱虚）。

治法：助阳益气，滋阴养血。

方药：生脉散合用桂枝甘草龙骨牡蛎汤加减。

桂枝 25 g，炙甘草 20 g，龙骨 35 g，牡蛎 50 g，人参 40 g（单煎），麦冬 25 g，五味子 15 g，生地 40 g，丹参 35 g。7 服，水煎服。

二诊：2017 年 12 月 8 日：用药两周后患者胸闷气短有所缓解，小便不利，大便可。上方合真武汤（附子 10 g，白术 10 g，茯苓 15 g，白芍 10 g）15 剂，水煎服。患者一年后复诊，临床症状基本消失，病情稳定。

按：本方采用生脉散合用桂枝甘草龙骨牡蛎汤加减，生脉散中人参、麦冬、五味子滋补气阴，使脉气得充。桂枝甘草龙骨牡蛎汤，温补心阳，安神定悸。二诊合小剂量真武汤温心阳，利水湿。

医案 4：

陈某，男，73 岁。初诊：2016 年 2 月 7 日。

主诉：心绞痛病史 5 年余，反复发作，一周前因天气骤然变冷而诱发。发作时胸部刺痛，呼吸困难，喘息不得卧，于家中服用丹参滴丸略缓解。现胸痛不甚，胸闷气短，伴面色晦暗，口唇紫暗，畏寒，四末欠温，双下肢浮肿，大便溏。

诊查：舌紫暗，舌苔白，脉缓少力。

辨证：心衰（心阳不足，寒凝心脉）。

治法：益气助阳，温通心脉。

方药：当归四逆汤合葶苈大枣泻肺汤加味。

桂枝 35 g，细辛 15 g，人参 20 g，附子 20 g，薤白 30 g，鸡血藤 50 g，丹参 25 g，通草 5 g，茯苓 25 g，葶苈子 15 g，当归 15 g，甘草 25 g，姜枣为引。14 服，水煎服。

二诊：2016 年 2 月 21 日：患者胸痛症状缓解，手足转温，但仍觉胸前不适，心悸气短，动则益甚，大便质稀，双下肢水肿，舌色紫暗苔白，脉缓。上方加赤芍 20 g，防己 25 g，车前子 35 g，黄芪 60 g。14 服，水煎服。

三诊：2016年3月4日：近几日胸痛未发，大便及水肿改善，手足仍欠温，偶有心悸。处方：桂枝20g，附子25g（先煎），党参40g，茯苓35g，当归15g，赤芍20g，黄芪60g，炙甘草15g，白术25g，远志25g，益母草30g，鸡血藤50g，肉桂10g（后下）。14服，水煎服。

按：患者久病，症见口唇紫暗，畏寒，四末欠温，双下肢浮肿，大便溏，又因天气骤冷而诱发心痛。舌紫暗，舌苔白，脉缓少力，属心阳不足，卫外之力较弱，猝然逢风寒之邪侵袭，则心脉凝塞，血行不畅，故心前区刺痛。一诊时以去邪为主，方用当归四逆汤合葶苈大枣泻肺汤加味。辛温散寒，宣通心阳，待心阳得复，血运得畅，则诸症自减。二诊时仍有心悸气短、水肿等症状，故方中用真武汤合人参养荣汤以温阳益气，活血化瘀使心气得养，心血得畅，心阳得复，胸痹得平，心悸得止。

医案5：

杨某，女，65岁。初诊：2018年2月5日。

主诉：偶发胸痛1年余，多在劳累、受凉后突然发作。平素心前区不适，伴气短乏力、怕冷，近一周发作渐频繁。

诊查：舌暗，舌苔薄白，脉沉缓。

辨证：心衰（心阳不足、血行不畅）。

治法：益气助阳，活血祛瘀。

方药：血府逐瘀汤加减。

人参15g，桂枝25g，薤白25g，干姜15g，川芎20g，香附20g，柴胡15g，桔梗10g，红花15g，川牛膝15g，桑寄生20g，熟地20g，当归10g。14服，水煎服。

二诊：2018年2月22日：前证因劳累又发，上方加三七（打碎）15g。14服水煎服。

三诊：近两周发作一次，因抱孩子劳累、生气而致，上方加附子15g，细辛5g，郁金20g，14服煎服。

四诊：2018年3月19日：近两周未见明显胸痛，乏力、怕冷亦有缓解，上方加生水蛭15g，土虫25g，血竭15g，去熟地。7服，为水丸，每次12g，每日3次，温水送服。

按：患者65岁，身体偏差，素体气血亏虚，家务操劳，耗伤阳气，近半年虚劳加重，致使心脉气血运行受阻，每逢劳累则心痛发作更加频繁，另据心痛受凉易作，患者怕冷、舌暗，脉沉缓等症状分析，证属心阳不足，血行不畅。初诊中用薤白、桂枝、干姜温通心阳；人参、黄芪、甘草益心气；桔梗、柴胡宽胸行气，引药上行；红花、川芎、当归活血祛瘀止痛；牛膝入血分，能去瘀血，又引瘀血下行，有血府逐瘀汤之缩影，伍熟地、桑寄生补益肝肾养心血。四诊患者诸症皆减，遂改以丸药图久治，又恐活血行血之力不足，又增二虫、血竭活血通络。

医案6：

夏某，男，69岁。初诊：2017年12月1日。

主诉：胸闷气短，动则加剧，伴心悸，双下肢偶有水肿，口干。既往冠心病病史多年。

诊查：舌红少苔，脉沉细少力。

辨证：心衰（气血阴阳俱虚，心血不畅）。

治法：助阳益气，滋阴养血兼以活血祛瘀。

方药：生脉散合用桂枝甘草龙骨牡蛎汤加减。

桂枝35g，炙甘草20g，龙骨35g，牡蛎50g，人参20g，麦冬25g，五味子15g，山萸肉25g，黄芪60g，防己25g，车前子40g，丹参35g。14服，水煎服。

二诊：2017年12月15日：用药两周后患者胸闷，气短，心悸均有所缓解，大便通畅，足踝部水肿每晚加重。上方加附子15g，炒白术20g，茯苓35g，白芍20g。14服，水煎服。

三诊：2017年12月30日：足踝水肿有改善，唯大便质稀，前方去白芍，加砂仁10g。14服，水煎服。

四诊：2018年1月26日：偶有心悸，活动后足踝肿。舌淡苔白，脉沉少力。处方：黄芪60g，炒白术20g，茯苓40g，防己25g，车前子20g，大腹皮15g，泽泻25g，炒白芍25g，桂枝15g，附子25g，山萸肉25g，益母草35g，甘松15g，生姜5片。7服，水煎服。

五诊： 水肿消失，体力明显好转，偶有便干。患者去云南探亲想用成药巩固，处方：芪苈子强心胶囊和金匮肾气丸口服，按说明用。

按： 患者胸闷气短，动则加剧，体现了气虚症状；脉沉细少力，伴有双下肢水肿阳虚指征，属阳气不足的症状表现；口干，舌红少苔又有阴亏之症状。加之既往多年冠心病病史。故诊以心衰，证属气血阴阳俱虚。初诊采用生脉散合用桂枝甘草龙骨牡蛎汤加减，生脉散中人参、麦冬、五味子合山萸肉滋补气阴，使脉气得充；桂枝甘草龙骨牡蛎汤温补心阳，善安神定悸，佐以黄芪、防己、车前子利水消肿，丹参活血安神。二诊气虚改善，以阳虚水肿为主要矛盾，合真武汤温心阳，利水湿。三诊大便质稀，去白芍加砂仁芳香化湿，健脾止泻。四诊停药十天，水肿又发，以益气去邪为主。五诊效果明显，但患者不愿再服汤药，又以探亲为由要求药丸巩固。

【临证心法】

心衰病机为本虚标实。本虚为阳气虚衰，尤以心肾二脏阳虚为最主，标实多见于气滞、血瘀、痰浊夹杂，痹阻经脉为患。治疗除活血化瘀，利水化痰，治其标外，更应重用益气温阳的药物，扶助心肾之阳，消除心脉之阴翳。心肾阳虚致使心行血之力衰，渐致血瘀形成，进而生痰生饮。两者又是疾病的产物，反过来又可成为伤及阳气，推进病情发展的病理因素，最终形成了本虚标实的病变本质。益火之源可作为本病的治疗原则贯穿始末，心肾二脏阳气得充，温煦和气化功能得以恢复，阴寒得散，痰饮得消，瘀血得化。治疗上温心阳首选桂枝甘草汤，为仲景治心阳虚衰方剂之基础方，被后世称为阳虚的祖方。主治发汗过多导致的叉手自冒心，心下悸，欲得按者。方中只有桂枝、甘草两味药，桂枝倍于炙甘草为君，可用到30~50 g，两者辛甘合用，助阳化气，以纠正随汗而亡之阳。本方药精力专，善温心阳、止心悸。温肾阳首选附子、生姜，代表方是仲景的真武汤，用于阳虚水泛之证，其人出现头眩、小便不利、四肢沉重疼痛、自下利等。此时需大辛大热的熟附子以温阳益火，重用苓、术利水以消阴翳。方中生姜既能增附子之温热，又能伍茯苓、白术温中利水，伍白芍利小便。本方更适合于心衰肾阳虚衰明显且水肿严重病。另外苓桂术甘汤、五苓散也是温阳利水常用方，其适合于中阳不足，阳虚水停之证，重在补中脾阳，可用于心衰水肿开始，阳虚不太重的时期。

补火助阳药为一把双刃剑，使用要注意以下几点：

一、临床不宜纯用一派温里药、补阳药，防化燥伤阴；因孤阳不生，可少佐山萸肉等滋阴之品，且有灵动之性，来达到阴中求阳的目的。

二、附子的毒性。《中药学》明言附子有大毒，但对心衰来讲有大毒方有大功，古人正是借助附子的偏性来治疗疾病，临床可逐渐加量用至40 g以上，且只要服法和煎煮得当，无须担忧，但开始宜小剂量频服为宜。

注意阴阳寒热的真假，有些患者到了心衰后期病机复杂，出现寒热真假阴阳错杂，真热假寒或阳盛格阴，切不可轻易投以温补，当详审其脉证，辨明本质，辨证下药。

第四节 不寐

不寐是以经常不能获得正常睡眠为特征的一类病证,主要表现为睡眠时间、深度的不足。轻者入睡困难,或寐而不酣,时寐时醒,或醒后不能再寐;重者彻夜不寐。西医学中的神经官能症、更年期综合征、慢性消化不良、贫血、动脉粥样硬化症等疾病过程中以不寐为主要临床表现时均属本病范畴,可参照本病辨证论治。

【病因病机】

1. 情志失常

喜怒哀乐等情志过极均可导致脏腑功能失调,而发生不寐病症。或由情志不遂,肝气郁结,肝郁化火,邪火扰动心神,心神不安而不寐。或由五志过极,心火内炽,扰动心神而不寐。或由喜笑无度,心神激动,神魂不安而不寐;或由暴受惊恐,导致心虚胆怯,神魂不安,夜不能寐。

2. 饮食不节

暴饮暴食,宿食停滞,脾胃受损,酿生痰热,壅遏于中,痰热上扰,胃气失和,可致不寐。此外,浓茶、咖啡、酒之类饮料也是造成不寐的因素。

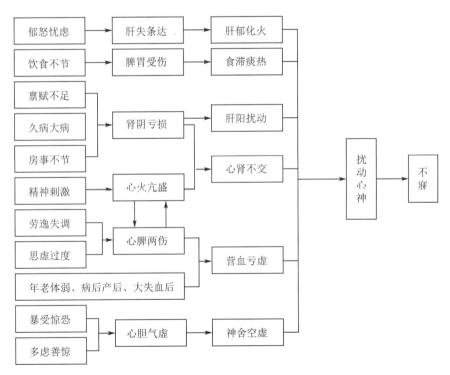

不寐的病因病机演变图

3. 劳逸失调

劳倦太过则伤脾,过逸少动亦致脾虚气弱,运化不健,气血生化无源,不能上奉于心,而致心神失养而不寐。或因思虑过度,伤及心脾,心伤则阴血暗耗,神不守舍;脾伤则食少纳呆,生化之源不足,营血亏虚，心失所养，而致心神不安。

4.病后体虚

久病血虚，年迈血少，引起心血不足，心失所养，心神不安而不寐。正如《景岳全书·不寐》所云："无邪而不寐者，必营气之不足也，营主血，血虚则无以养心，心虚则神不守舍。"亦可因年迈体虚，阴阳亏虚而致不寐。

【辨证要点和鉴别诊断】

（一）辨证要点

（1）辨受病脏腑。由于受累脏腑不同，临床表现的兼证亦各有差别，不寐主要病位在心，但肝胆脾胃肾等脏腑若出现阴阳气血失调，亦可扰动心神而发不寐。若兼有急躁易怒多为肝火内扰；若有不思饮食、腹胀、便溏、面色少华，多为脾虚不运；若有腰酸、心烦、心悸、头晕、健忘，多为肾阴虚，心肾不交；若有嗳腐吞酸多为胃气不和。

（2）辨病情轻重久暂。本病轻者仅有少眠或不眠，病程短，舌苔腻、脉弦滑数多见，以实证为主。重者则彻夜不眠，病程长，易反复发作，舌苔较薄，脉沉细无力，多以虚证为主。

（3）辨证结合临床辅助检查。详细询问病史，患者除失眠外的症状和阳性体征对疾病的诊断亦有重要的指导意义。必要时做相关检查，排除如肿瘤疼痛、呼吸衰竭、心力衰竭、骨折等引起不寐的器质性病变。不寐的确诊可采用多导睡眠图来判断：①测定其平均睡眠潜伏期时间延长大于30分钟；②测定实际睡眠时间减少，小于6.5小时／夜；③测定觉醒时间增多，大于30分／夜。

（二）鉴别诊断

（1）一过性失眠。在日常生活中常见，可因一时情志不舒、生活环境改变，或因饮用浓茶、咖啡和服用药物等引起。一般有明显诱因，且病程不长。一过性失眠不属病态，一般不需任何治疗，可通过身体自然调节而复常。

（2）生理性少寐。多见于老年人，虽少寐早醒，而无明显痛苦或不适，属生理现象。

【西医相关疾病及特征性症状】

（1）失眠：是指患者对睡眠时间和（或）质量不满足并影响日间社会功能的一种主观体验。常见症状是入睡困难、睡眠质量下降和睡眠时间减少，记忆力、注意力下降等。

（2）更年期综合征：指妇女绝经前后出现性激素波动或减少所致的一系列躯体及精神心理症状。

【辨证论治】

1.肝火扰心

临床表现：不寐多梦，甚则彻夜不眠，急躁易怒，伴头晕头胀，目赤耳鸣，口干而苦，不思饮食，便秘溲赤；舌红苔黄，脉弦而数。

治法：疏肝泻热，镇心安神。

代表方：龙胆泻肝汤。

本方由龙胆草、黄芩、泽泻、木通、车前子、当归、柴胡、生地黄、栀子、生甘草组成。若胸闷胁胀，善叹息者，加香附、郁金、佛手；若肝胆实火，肝火上炎之重症出现头痛欲裂，大便秘结，可服当归龙荟丸。

2.痰热扰心

临床表现：心烦不寐，胸闷脘痞，泛恶嗳气，伴头重目眩，舌偏红，舌苔黄腻，脉滑数。

治法：清化痰热，和中安神。

代表方：黄连温胆汤。

本方由黄连、竹茹、枳实、半夏、陈皮、茯苓、甘草、生姜、大枣组成。若心悸动，惊惕不安，加琥珀、珍珠母、朱砂；若痰热盛，痰火上扰心神彻夜不眠，大便秘结不通者，加大黄或礞石滚痰丸。

3. 心脾两虚

临床表现： 不易入睡，多梦易醒，心悸健忘，神疲食少，伴头晕目眩，面色少华，四肢倦怠，腹胀便溏；舌淡苔薄，脉细无力。

治法： 补益心脾，养血安神。

代表方： 归脾汤。

本方由人参、黄芪、白术、茯神、酸枣仁、龙眼肉、木香、炙甘草、当归、远志、生姜、大枣组成。若心血不足较甚者加熟地黄、白芍、阿胶；若不寐较重者，加柏子仁、五味子、夜交藤、合欢皮；若夜梦纷纭，时醒时寐，加肉桂、黄连；若兼脘闷纳差，舌苔滑腻，加二陈汤；兼腹泻者减当归，加苍术、白术之类。

4. 心肾不交

临床表现： 心烦不寐，入睡困难，心悸多梦，伴头晕耳鸣，腰膝酸软，潮热盗汗，五心烦热，咽干少津，男子遗精，女子月经不调；舌红少苔，脉细数。

治法： 滋阴降火，交通心肾。

代表方： 六味地黄丸合用交泰丸。

六味地黄丸由熟地黄、山药、山茱萸、丹皮、泽泻、茯苓组成；交泰丸由黄连、肉桂组成。前者滋补肾阴；后者清心降火，引火归元。若心阴不足为主者，可用天王补心丹；若心烦不寐，彻夜不眠者，加朱砂、磁石、龙骨、龙齿。

5. 心胆气虚

临床表现： 虚烦不寐，胆怯心悸，触事易惊，终日惕惕，伴气短自汗，倦怠乏力；舌淡，脉弦细。

治法： 益气镇惊，安神定志。

代表方： 安神定志丸合用酸枣仁汤。

安神定志丸由人参、石菖蒲、龙齿、茯苓、茯神、远志组成。酸枣仁汤由酸枣仁、知母、川芎、茯苓、甘草组成。前方益气、镇惊、安神；后方养血清热除烦。若心肝血虚，惊悸汗出者，重用人参，加白芍、当归、黄芪；若土木不疏，胸闷，善太息，纳呆腹胀者，加柴胡、陈皮、山药、白术；若心悸甚，惊惕不安者，加生龙骨、生牡蛎、朱砂。

【歌诀】

不寐之故扰心神，虚实痰火宜细分。
肝郁化火龙胆泻，痰热扰心黄连温。
心脾两虚归脾宜，心肾六味交泰斟。
心胆气虚安神志，合用枣仁睡梦深。

【典籍摘要】

《黄帝内经·灵枢·邪客》："夫邪气之客人也，或令人目不瞑，不卧出者，何气使然？……今厥气客于五脏六腑，则卫气独卫其外，行于阳，不得入于阴。行于阳则阳气盛，阳气盛则阳（桥）跷陷，不得入于阴，阴虚，故目不瞑。黄帝曰：'善。治之奈何？'伯高曰：'补其不足，泻其有余，调其虚实，以通其道而去其邪。饮以半夏汤一剂，阴阳已通，其卧立至。'"

《古今医统大全·不寐候》："痰火扰乱，心神不宁，思虑过伤，火炽痰郁而致不眠者，多矣。有因肾水不足，真阴不升而心阳独亢，亦不得眠。有脾倦火郁，夜卧遂不疏散，每至五更，随气上升而发躁，便不成寐，此宜疏脾发郁，清痰抑火之法也。"

《医效秘传·不得眠》："夜以阴为主，阴气盛则目闭而安卧，若阴虚为阳所胜，则终夜烦扰而不眠也。心藏神，大汗后则阳气虚，故不眠。心主血，大下后则阴气弱，故不眠。热病邪热盛，神不清，故不眠。新瘥后，阴气未复，故不眠。若汗出鼻干而不得眠者，又为邪入表也。"

《杂病源流犀烛·不寐》："有思虑过度，因脾主思，致脾经受邪，两手脉缓，经年累月不寐者（宜益气安神汤）益气安神汤（伤脾）当归、茯苓各一钱，生地、麦冬、枣仁、远志、人参、黄芪、胆星、竹叶各八分，甘草、黄连各四分，姜三分，枣二分。"

《金匮要略·血痹虚劳病脉证并治第六》："虚劳，虚烦不得眠，酸枣仁汤主之。"

《医学心悟·不得卧》："有胃不和卧不安者，胃中胀闷疼痛，此食积也，保和汤主之；有心血空虚卧不安者，皆由思虑太过，神不藏也，归脾汤主之；有风寒邪热传心，或暑热乘心以致躁扰不安者，清之而神自定；有寒气在内而神不安者，温之而神自藏；有惊恐不安卧者，其人梦中惊跳怵惕是也，安神定志丸主之；有湿痰壅遏神不安者，其证呕恶气闷，胸膈不利，用二陈汤导去其痰，其卧立安。"

【临证实录】

医案1：

刘某，男，42岁。初诊：2019年7月13日。

主诉： 患者性情急躁易怒，工作压力大，家庭琐事多，常夜不能寐。不寐日久，常感心神不宁，辗转反侧，难以入睡，须服西药镇静剂方可入眠。稍有声响即醒，醒后无法再次入眠，睡眠时间不足5小时，白天精神恍惚，情绪烦燥。手足心热，口干津少，大便干结，小便黄。

诊查： 舌体瘦小，舌红绛而干，脉弦细数。

辨证： 不寐（阴虚火旺）。

治法： 滋阴降火，养心安神。

方药： 黄连阿胶鸡子黄汤加减。

鸡子黄2枚，熟地40g，黄连15g，阿胶15g，女贞子10g，墨旱莲10g，芍药20g。7服，水煎服。

二诊： 2019年7月28日：患者诸症均已减轻，身体日渐好转，但仍易醒心悸，神疲乏力纳食欠佳，大便干结。原方基础上加沙参15g，生地40g，鸡内金10g，蜂蜜调服。继服14服，水煎服。

后访患者得知诸症基本痊愈，睡眠恢复正常。

按： 患者失眠因工作压力大，精神紧张，当属情志因素，情志失调，肝失疏泄，肝气郁结，日久化热，郁热不得宣散。郁热内蕴则化火，火盛则伤阴。阴虚火旺则口干津少，手足心热；火热伤津，津少则肠涩，大便不畅。故用黄连阿胶鸡子黄汤，清心热，滋肾阴。阿胶、鸡子黄滋阴养血，濡养筋脉；熟地、芍药滋阴养血；黄连泻心火；并加女贞子、墨旱莲滋补肾阴，有清热凉血之效。诸药合用，共奏滋阴降火，清心安神之效。二诊时，患者虽有好转，阴阳俱衰，气血两亏，故用原方加沙参、生地、蜂蜜生津增液，濡润大肠。并加鸡内金，以防滋腻碍胃。

医案2：

韩某，女，45岁。初诊：2019年8月10日。

主诉： 患者工作繁重，思虑过多，入睡困难，易醒，伴头晕目眩，心悸。睡眠时间短。近一周以来失眠更甚，渐渐食欲不振，二便正常，但月经色淡质稀量少。

诊查： 舌淡，舌苔薄白，脉虚大微数。

辨证： 不寐（心脾两虚）。

治法： 补益心脾，养心安神。

方药： 归脾汤加减。

党参40g，白术15g，黄芪50g，当归15g，远志10g，茯苓15g，龙眼肉10g，大枣5枚，炙甘草15g，龙骨30g，牡蛎30g，酸枣仁15g，木香10g（后下）。7服，水煎服。

二诊： 2019年8月25日：诸症痊愈，睡眠得到改善，故去重镇之品，将汤剂改为丸剂，服归脾丸1个月。2个月后电话随访临床症状基本消失，可正常入睡。

按： 患者工作繁忙，思虑较多，其后睡眠较差，食欲不振，此为劳神伤脾所致。脾气受损，运化失职，气血不足，故头晕，失眠，月经量少质淡。故用归脾汤补心养脾，益心安神。思虑过度，劳伤心脾，脾气虚则生化乏源。故方以党参、黄芪、白术、炙甘草补脾益气；当归养肝生肝血；酸枣仁、龙眼肉、茯苓养心安神；远志交通心肾而宁心；木香理气醒脾，以防补益滋腻而滞气；龙骨，牡蛎重镇安神。

二诊时，诸症皆愈，故调理睡眠即可，故去重镇安神之药。正所谓"丸者，缓也"故用较缓的丸剂进行调理。

医案 3：

杨某，男，52 岁。初诊：2015 年 11 月 3 日。

主诉：入寐难十余年，伴头晕乏力多汗，自汗，盗汗皆有，痰多。

诊查：舌暗，舌胖大，边有齿痕，中心有裂纹，舌苔薄黄，脉沉滑小数。

辨证：不寐（湿热内蕴，痰瘀互结）。

治法：清热化湿，豁痰逐瘀，助眠安神。

方药：当归六黄汤、黄连温胆汤牡蛎散合方化裁。

熟地 20 g，黄芪 60 g，黄连 10 g，黄芩 15 g，黄柏 10 g，地骨皮 15 g，银柴胡 15 g，煅牡蛎 70 g，炒白术 15 g，五味子 15 g，茯苓 25 g，陈皮 20 g，枳实 15 g，竹茹 10 g，半夏 15 g，合欢花 15 g，远志 15 g，夜交藤 30 g，丹参 50 g，当归 10 g。7 服，水煎服。

二诊：2015 年 11 月 10 日：睡眠已安，乏力改善，头晕，痰多有所缓解，舌质暗。前方加石菖蒲 30 g。继服 14 服。

服药二周，诸症进一步好转，睡眠改善。续服上方一周以巩固疗效。

按：患者入睡困难已十年余，痰多、舌暗舌体胖大，有齿痕，舌苔黄，脉滑小数。为脾虚生痰，痰郁化热之象。治以当归六黄汤、黄连温胆汤、牡蛎散加减化裁而成，方中当归六黄汤养阴清湿热；黄连温胆汤祛痰火；煅牡蛎、远志、合欢花、夜交藤安神助寐；丹参、当归活血化瘀宁心。全方共奏清热化痰、活血安神之效，且有止汗之功。

医案 4：

王某，女，58 岁，研究员。初诊：2018 年 9 月 22 日。

主诉：心烦不寐 3 月，偶有彻夜不眠，大便秘结，多日一行。手足心热。

诊查：舌红，少苔，脉数有力。

辨证：不寐（阴亏热结，肝郁化火，心肾不交）。

治法：滋阴降火，疏肝清热，交通心肾。

方药：增液汤加味。

生地 80 g，玄参 50 g，生白芍 40 g，黄连 25 g，肉桂 10 g，夏枯草 25 g，香附 25 g，郁金 25 g，阿胶 10 g，甘草 10 g，5 服，水煎服。

二诊：2018 年 9 月 28 日：服药两剂后入寐明显好转，心烦大减，大便日一行，色黑质黏。上方继服 7 服。

三诊：2018 年 10 月 6 日：每晚约十点入睡，早五点半方醒，口干消失，大便通畅，情绪明显平和。上方去阿胶，继服 7 服，每服服用两天。

按：此患者年龄将近 60 岁，本有阴血不足的倾向，加之工作压力较大，日积月累，失眠病症形成。其病机本质是素体阴液不足，阴虚阳亢，肝气郁结。阴液不足，夜间阳不入于阴则"眠差易醒，甚则彻夜不眠"；肝气郁结，则脏腑功能紊乱，心火不降，肾水不升，心肾不交，则"心烦、不寐、手足心热"；津液亏虚，肠道失于濡润则便秘。故用生地黄 80 g 剂量独重，滋肾阴以制相火；配伍阿胶、白芍滋养心肝之血；香附、郁金、夏枯草疏肝清肝，黄连、肉桂降心火，交通心肾。

医案 5：

韩某，女，45 岁。初诊：2019 年 8 月 10 日。

主诉：入睡难，易醒半年，偶有彻夜不寐。伴头晕目涩、心悸，近 1 周加重。平素食欲不佳，面色少华，月经色淡质稀量少。从事财会工作思虑偏重。

诊查：舌淡，舌苔薄白，脉虚数。

辨证：不寐（心脾两虚，心神失养）。

治法：补益心脾，养心安神。

方药：归脾汤加味。

党参 40 g，炒白术 15 g，茯苓 35 g，黄芪 60 g，当归 15 g，香附 15 g，郁金 20 g，夜交藤 40 g，酸枣仁 15 g，五味子 10 g，木香 10 g，炒麦芽 100 g，甘草 35 g。14 服，水煎服。

二诊：2019 年 8 月 25 日：失眠改善，头晕缓解，心悸仍在，月经将至，加丹参 35 g，炒白芍 25 g。7 服水煎服。

三诊：2019 年 9 月 3 日：月经正常来潮，经色鲜，量正常。睡眠进一步改善。嘱平时服归脾丸，每日 2 次，每次 2 丸，经前 7 天加服血府逐瘀丸，连用 2 个月。

按：此患者从事会计工作多年，平素压力较大，思虑较甚。入睡难、头晕、心悸、月经量少、色淡、食欲不振，皆为劳神伤脾，心血不足所致。脾气受损，运化失职，气血不足，故出现上述症状。首诊用人参归脾汤加味，补心养脾，益气安神，重用炒麦芽，舒利肝气，健运脾气，与甘草同用仿甘麦大枣汤之意。二诊，药证相符，已见成效，因正值月经前，佐以丹参、白芍养血调经，《本草纲目》云：
"按妇人明理论：四物汤治妇人病，不问产前产后，经水多少，皆可通用，唯一味丹参主治与之相同，盖丹参能破宿血……其功大类同当归、地黄、川芎、芍药故也。"丹参在此方中，既可活血调经，又可凉血清心安神，三诊针对月经不同阶段，改用丸药调理。

医案 6：

关某，女，42 岁，教师。初诊：2014 年 1 月 4 日。

主诉：失眠心烦，焦虑，手足心热，便干，每于学生考试前加重，形瘦，面色少华。

诊查：舌暗，舌苔少，脉弦细。

辨证：不寐心脾两虚，阴不敛阳。

治法：补益心脾，调和阴阳。

方药：黄芪建中汤合酸枣仁汤合方。

黄芪 50 g，当归 10 g，生白芍 40 g，甘草 10 g，桂枝 15 g，知母 20 g，茯苓 35 g，枣仁 30 g，投 7 剂。服方 3 剂后睡眠转好，大便通畅，饮食转佳。

按：失眠病总的病因为阳不入于阴，卫气独行于外。《黄帝内经·灵枢·邪客》云"今厥气客于五脏六腑，则卫气独行于外，行于阳，不得入于阴，行于阳则阳气盛，阳气盛则阳蹻陷，不得入于阴，阴虚则目不瞑"该患乃因工作劳心，思虑过度，饮食不佳，心脾受损，血化无源，而致肝阴不足，阴不敛阳渐成失眠。黄芪建中汤出自《金匮要略·血痹虚劳病脉证并治六》篇："虚劳里急，诸不足，黄芪建中汤主之。"原为虚劳里急，气血不足之脘腹痛而设，其病机是中焦虚寒，肝脾失调，营卫不和，气血虚弱。胃主受纳，卫之源；脾主运化，营之本。卫不足补之以辛甘，桂枝、黄芪、甘草之属，三者相合以辛甘发散生卫气；营不足补之以酸甘，当归、白芍、枣仁之类，化生阴血生荣气。去川芎之辛窜，加知母甘寒养阴，除虚热；茯苓甘淡，健脾安神；佐辛温远志，解郁安神，交通心肾。（尹学华，潘立民，孙奇.李敬孝教授治疗失眠验案举隅［J］.生物技术世界，2014（07）：179.）

医案 7：

黄玉波，女，58 岁。初诊：2018 年 7 月 15 日。

主诉：入寐难多年，偶有彻夜不寐，伴心烦、心悸，多噩梦，偶有口苦，大便常多日一行，质干结。

诊查：舌质暗，苔薄黄，脉弦稍滑。

辨证：不寐（痰瘀互结）。

治法：清化痰热，逐瘀安神。

方药：二夏散加味。

生半夏 20 g，夏枯草 15 g，枣仁 35 g（打碎），元胡粉 20 g，鸡血藤 50 g，生大黄 15 g（后下）。7 服，水煎服，午餐后 1 小时及睡前两小时温服。

二诊：入寐难改善，大便通畅，舌质暗，苔薄黄，脉弦。上方去大黄，加丹参 30 g，远志 15 g。7 服，水煎服，服法同前。

三诊：服药后睡眠接近正常，偶有心烦，舌质略有改善，舌苔薄黄。前方去鸡血藤，加夜交藤浸膏 20 g，黄连 15 g，肉桂 3 g，10 服为蜜丸，每丸重 12 g，每日 2 次，午餐后 1 小时 1 丸，晚睡前 2 小时 2 丸，温水送服。

按：本方以朱良春老师常用方"二夏散"和无锡徐书老师安眠药串（原方为枣仁 30 g，元胡 10 g，血藤 20 g）为基础组成，方中生半夏、夏枯草一寒一热，化痰除烦；元胡、血藤活血化瘀通络；枣仁安神助寐；在两方基础上加生大黄 15 g，以其苦寒泻下之性，佐制半夏温燥，助枣仁通腑，辅元胡、血藤活血去瘀。全方共奏化痰活血安神之效。 二诊大便已通，但血瘀、痰浊仍在，加丹参活血养血，远志化痰宁心。三诊考虑天气炎热，煎药不便，患者服汤药亦有困难，且疗效尚可，加黄连以清未尽之余热，肉桂引火归元，配药丸继续巩固治疗。

医案 8：

患者，女 43 岁，初诊 2018 年 12 月 12 日。

主诉：现症见失眠，入睡困难 6 个月，近 1 周上述症状加重并伴有心悸气短，心烦，口服艾司唑仑未见明显好转，手足汗出，大便 2～3 日一行。

诊查：舌红少苔，脉细数。

辨证：不寐（阴虚火旺）。

治法：治宜滋阴降火，清心安神。

方药：方用自拟失眠汤。

玄参、半夏、丹参各 35 g，肉桂 10 g，生地 100 g，生牡蛎 75 g（先煎），黄连、蜜远志、香附、当归各 20 g，茯神 20 g，夏枯草、郁金、龟甲（先煎）各 25 g，甘草 15 g。7 剂，每日 1 剂，水煎取汁 200 mL，分早晚 2 次服用。

二诊：2018 年 12 月 19 日：服药后汗出症状改善，仍有心悸气短、心烦。原方加百合 10 g。7 剂，服法同上。

三诊：2018 年 12 月 26 日：服药后，心悸症状好转，偶有乏力，在上方基础上去百合，加麦冬 10 g，五味子 5 g，党参 20 g。7 剂，服法同上。

四诊：2019 年 1 月 2 日：服药后上述症状均有明显改善，偶汗出，上方加北沙参 10 g。7 剂，服法同上。

五诊：2019 年 1 月 9 日：症状消失，患者痊愈。

按：本案患者由于睡眠时间及质量不足，致使醒后疲劳，故乏力；肝肾阴虚，肝阴虚不足以滋肾阴，火盛扰神，故心神不宁而致心悸、心烦。自拟失眠汤以生地、玄参滋阴降火，黄连清心安神。遵循效不更方的原则，根据患者症状适当调整用药，充分体现中医治病的个体化原则。

自拟失眠汤是李敬孝教授通过多年临床经验总结所得，有良好的治疗效果。治疗时，首先应该四诊合参，准确辨证分型。对疾病病情做出准确判断，然后根据患者不适症状进行加减。此外，还要注意疏导患者不良情绪以获得更好的治疗效果。李老师在临床诊治过程中使用大量生地黄治疗失眠。《金匮要略·中风历节病脉证并治五》中应用"防己一钱、桂枝三钱、防风三钱、甘草一钱，上四味，以酒一杯，浸之一宿，绞取汁；生地黄二斤，咬咀，蒸之如斗米饭久，以铜器盛其汁，更绞地黄汁，和，分再服。"治疗病如狂状，独语不休，无寒热，其脉浮。该方虽未应用生地黄直接治疗失眠，但此症应为精神异常，施以此方以镇静安神。失眠可为精神失常的轻症。方中黄连性味苦寒，清心火，肉桂引火归元，二者配伍，即为交泰丸；交通心肾，降心火，升肾水，心火下交于肾，以资助肾阳，温煦肾阴，肾水上承于心，使火心不亢，水火互通得以既济。阴虚加适量玄参以滋阴；半夏配夏枯草，香附配伍茯神，主治心火不能下降于肾，肾水不能上升于心，心肾不交而不寐；甘草调和诸药。全方共奏滋阴降火安神之功，阴阳得交，则失眠得治。（常其乐，张茗.李敬孝运用自逆失眠汤治疗失眠经验［J］.名医传承中国民间疗法，2019：12-13.）

【临证心法】

不寐，亦称"少寐""失眠"，以入睡困难、睡后易醒、甚则彻夜不眠为特征。根据病性不同，可分虚实两证，实者多为邪扰心神，心神不宁，虚者多为阴血亏虚，心失所养，正如《景岳全书·不寐》所言"盖寐本乎阴，神其主也，神安则寐，神不安则不寐，其所以不安者，一由邪气之扰，一由营气之不足耳"。由于现代化进程的不断推进，人们物质文化生活的丰富多彩，欲望更多、压力更大、活动更少，食物中辛辣煎炸油腻比例较高，易致阴虚火旺、肝郁化火、痰火内生，灼伤津液，日久及肾，暗耗阴精，故此病多以肾阴亏虚为本，心火亢盛为标，兼见肝气郁结。阴血亏虚、神失所养，则神无所归；又肾内藏元阴元阳，系水火之源，阴阳互根互用，阴虚则阳亢，阴不潜阳则阳气浮越于外，故为失眠。总之，此类失眠病机为肾阴亏虚、心火亢盛的阴阳失衡，常累及心、肝、肾等脏。

本方证的要点为"少寐"与"心烦"，需要滋阴的同时兼以清热，同时还要兼顾肝气的舒畅。不寐之病首当辨脏腑虚实及证候特点。虚证或因心脾两虚，或因心肾不交，或因心胆气虚，总属心神失养。实证多因肝郁化火，或痰热内扰而致心神不安。临床常以虚证居多，病久多虚中夹实，病程较长，难以速愈，易反复。治疗应注重调整脏腑气血阴阳，补虚泻实。虚证不寐根据不同的病证，心脾两虚者治宜补益心脾，方用归脾汤；阴虚火旺者治宜滋阴降火，方用黄连阿胶汤；心胆气虚者治宜益气镇惊，方用安神定志丸；心肾不交者治宜交通心肾，方用交泰丸等。实证不寐属肝郁化火者，治宜疏肝解郁，或清肝泻火，方用柴胡加龙骨牡蛎汤、四逆散、龙胆泻肝汤；若痰热扰神者，用黄连温胆汤清热化痰；若胃气失和者治宜和胃安神，方用保和丸、半夏泻心汤等；若多法久治不效或彻夜不寐者，宜用血府逐瘀汤治之。

在用药上，安神药颇多，但需明药性药效，辨证用药。如属气虚者，可选人参、西洋参、太子参、刺五加、大枣；属血虚者，选阿胶、酸枣仁、柏子仁、龙眼肉、鹿角胶、龟板胶、枸杞、五味子、白芍；属阴虚者，选百合、龟板；属肝郁者，可选合欢花、柴胡、生麦芽、香附；有痰湿者可选茯神、半夏、远志、川贝、陈皮、竹茹等；心神不宁者，可选生龙骨、生牡蛎、珍珠母、磁石、琥珀、朱砂等；有热扰心神者，可选焦栀子、黄连、黄芩、知母、黄柏；久病入络者可选夜交藤、丹参、川芎、鸡血藤等；狂躁不安者，可选青礞石、生铁落、白石英、紫石英等。此外，临证常重用生地60～120 g作为君药滋阴清热，辅以玄参50 g增强其清热之效；白芍40 g与甘草25 g合用取芍药甘草汤之意，能养血柔肝；黄连20 g与肉桂10 g同用，取交泰丸之意交通心肾；酌加二夏散清肝和胃（夏枯草25 g，半夏25 g，生半夏可用至35 g效果更佳）；若有瘀者酌情加丹参50～100 g施治，该方能滋肾阴、降心火、舒肝气、除痰热、通肠腑。

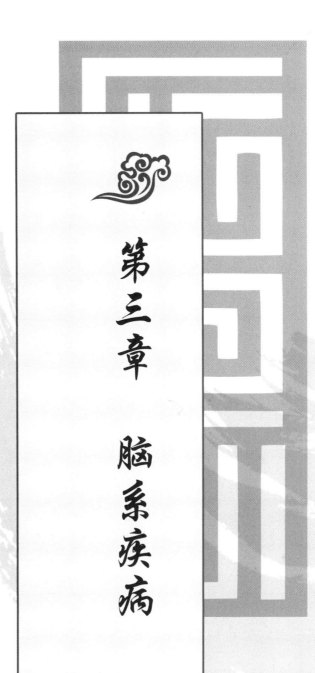

第三章　脑系疾病

第一节 🔶 头痛

头痛，亦称头风，是以自觉头部疼痛为特征的一种常见病证。头痛既可单独出现，亦可见于多种疾病的发病过程中。中医尚有头风一说，新病为头痛，久病头风。西医学中的偏头痛、紧张性头痛、丛集性头痛及外伤性头痛等，可参考本节辨证论治。

【病因病机】

头痛的发生，一般可分为外感、内伤两类。若感受风、寒、湿、热等六淫之邪，上犯颠顶，阻遏清阳；或内伤诸疾，导致脏腑功能失调，气血逆乱，痰瘀阻窍；或外伤久病，导致气滞血瘀或气血亏虚，脑脉失养，皆可引发头痛。

（一）外感头痛

多因起居不慎，坐卧当风，感受风、寒、湿、热等外邪，尤以风邪为主。

（二）内伤头痛

1. 情志不遂

因于肝者，或系情志不遂，肝失疏泄，郁而化火，上扰清空，多见头痛且胀；或系肝肾阴虚，肝失濡养，水不涵木，肝阳上亢，多见头痛且眩。

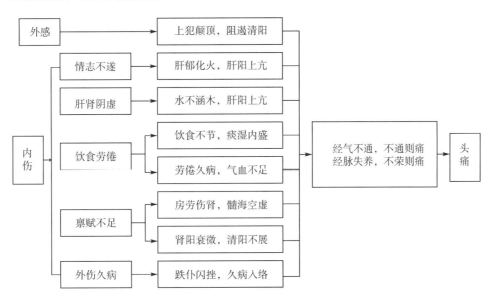

头痛的病因病机演变图

2. 饮食劳倦

因于脾者，多系饮食不节，嗜食肥甘，脾失健运，痰湿内生，上蒙清空，以致清阳不升，浊阴不降，多见头痛且重；若系饥饱劳倦、产后体虚、大病久病者，中焦脾胃虚弱，气血生化不足，而致清阳不升，脑髓失养，多见头痛隐隐。

3. 禀赋不足

因于肾者，多系禀赋不足，或房劳伤肾，以致肾精亏虚，髓海渐空，多见头痛且空；或肾亏日久，阴损及阳，肾阳衰微，清阳不展，多见头部冷痛。

4.外伤久病

另外，若跌仆闪挫损伤脑脉，或久病入络，皆可导致脑络瘀阻，临证多见头痛如刺，固定不移，经久不愈。

【辨证要点与鉴别诊断】

（一）辨证要点

（1）辨外感与内伤：外感头痛多因外邪致病，起病较急，疼痛较剧烈，病程较短，痛无休止，多伴有外感表证，以实证为多。内伤头痛多起病缓慢，反复发作，病程较长，病势绵绵，遇劳加重，时作时止，以虚证为多。

（2）辨头痛部位：太阳头痛，痛在脑后，下连于项；阳明头痛，在前额部及眉棱骨处；少阳头痛，在头之两侧，并连及于耳；厥阴头痛，多在颠顶部位，或连目系；太阴，少阴头痛多以全头疼痛为主。

（3）辨头痛性质：因于风寒者，头痛剧烈且连项背；因于风热者，头胀而痛；因于风湿者，头重如裹；因于痰湿，头痛而重；因于肝阳，头痛而胀；因于肝火，头部跳痛，灼痛；因于瘀血，头部刺痛，痛处固定不移；因于虚者，多呈隐痛，空痛或昏痛。

（4）辨病势顺逆：若起病急骤，头痛如破，短时间内出现神昏伴颈项强直，呕吐如喷，甚者旦发夕死者，属真头痛，病势凶险；因于外感，头痛剧烈而见神志变化，或肢体强痉抽搐，甚或角弓反张者，为脑髓受损或脑络破裂所致，皆属于逆证，预后不良。

（二）鉴别诊断

（1）真头痛：为头痛的一种特殊类型，病情危重，常呈突发性剧烈头痛，持续不解且阵发重，多伴有喷射状呕吐，甚者可见肢厥、抽搐等症。本病凶险，应与一般头痛相区别。

（2）中风：以突发半身不遂、肌肤不仁、口舌喝斜、言语不利，甚则突然昏仆、不省人事为主要表现，可伴有头痛等症，但头痛无半身不遂等症。

【西医相关疾病及特征性症状】

（1）血管性头痛：多在青春期前后发病，周期性发作，每次头痛性质相似，头痛发作前可有闪光、黑蒙、眩晕、头胀等先兆症状，头痛为搏动性，疼痛在前额、偏侧或整个头部。有的伴同侧眼睑下垂、瞳孔缩小等症状，每天疼痛时间多固定，往往由感触风、寒、湿、热而诱发或加重。应用麦角胺有显效，做脑血流图可协助诊断。

（2）紧张性头痛：也称肌肉收缩性头痛。由长期情绪紧张、工作时姿势不良所致肌肉持久收缩而引起，以颈部肌肉收缩最多见。头痛为双侧性，无固定位置，常伴有沉重感或箍痛。其特点为常年持续，并在疲劳及妇女经期时加重。多呈慢性发作。稍微活动颈部后疼痛可减轻。

（3）精神性头痛：常见于神经衰弱、癔病和抑郁症。起病多在青壮年，疼痛无一定规律性。经细致观察和有关检查排除器质性疾病的存在。可伴有失眠、眩晕、多梦、易激动、烦躁等大脑皮质兴奋性增高的症状以及精神不振、疲乏无力、记忆力减退、嗜睡等大脑皮质过度衰弱的症状。

（4）高血压性头痛：为间歇发生头痛，大多在晨起或疲劳后发作，测量血压较平常为高。原有高血压病史的患者，突然血压升高，发生剧烈头痛和呕吐，或有抽搐和意识障碍，眼底检查视网膜出血、眼动脉痉挛或视乳头水肿，尿常规明显异常，则称为高血压脑病。

（5）眼源性头痛：包括眼器质性病变和视力疲劳而导致的头痛。器质性疾病如急性青光眼、角膜炎、虹膜炎、球后视神经炎等。急性青光眼在眼球周围或眼眶上部有剧烈疼痛及眼球胀痛，可伴有呕吐，检查可见眼压增高，角膜水肿，瞳孔扩大且不呈正圆，对光反射消失，视力锐减等表现；视神经炎的疼痛可位于眼球后，伴有视力减退；视力疲劳所致的头痛仅见于一部分远视和散光病人；因屈光不正头痛者，常在两侧眼球及眉弓处有胀痛，通常晨起较轻，午后加剧。视力疲劳后疼痛加剧，不用眼时则头痛减轻或消失，此种头痛，配上合适眼镜则头痛可愈。

（6）鼻源性头痛：患有鼻窦炎的病人，除鼻塞、流鼻涕外，常伴有头痛。一般额窦炎头痛在前额，上午开始，中午最剧，傍晚减轻，次日再重复发生，可伴有上睑浮肿和结膜充血。上颌窦炎头痛在面颊和前额，下午较剧。筛窦炎头痛在眼球后和颞颌部。蝶窦炎多引致颅顶部疼痛。怀疑鼻源性头痛，须做五官科检查以助诊断。

（7）耳源性头痛：中耳炎及乳突炎可发生放射性头痛。一般自局部疼痛开始，放射至同侧颞部，局部可有压痛。

（8）脑膜炎、脑炎性头痛：各种原因的脑膜炎及脑炎所引起的头痛，其程度往往剧烈，在整个头部，呈搏动性痛、跳痛或撕裂样痛，转头、咳嗽均可使头痛加剧，多伴有发热，脑膜刺激征阳性，脑脊液检查阳性。

（9）蛛网膜下腔出血性头痛：起病急骤，轻者头痛可仅限于枕部，并引起背部和下肢疼痛，一般为全头疼痛，伴有呕吐；严重者随即陷入昏迷。检查颈部多强直，腰椎穿刺脑脊液压力增高，均匀血性，蛋白增高。

（10）颅内占位性病变头痛：临床主要表现两大类症状，即一般脑性症状和神经系统局灶症状。一般脑性症状中，头痛、呕吐、视乳头水肿是常见的三大症状，其中头痛最为常见。早期头痛可为阵发性，程度较轻，多于清晨或夜间发生，咳嗽、低头、打喷嚏等动作时常使头痛加重，坐位或站立则头痛减轻。后期头痛呈持续性，痛在整个头部，逐渐加重，并常伴呕吐。呕吐一般与头痛的轻重并行，与进食大多无关，呕吐前常有恶心。眼科检查可有视乳头水肿。局灶性症状也称液压力增高，均匀血性，蛋白增高。

（11）外伤后头痛：多在脑震荡或脑挫伤后，均有一段时间的头痛和眩晕。大多数病人在数周内痊愈，但有少数者留有长期头痛。痛在整个头部，程度波动不定；情绪激动、疲劳和饮酒常可加剧，头痛眩晕多在上午加重。

（12）感染中毒性头痛：为全身性疾病的并发症，如流行性感冒、普通感冒、伤寒、钩端螺旋体病等。以发热、头痛为最常见。多为病毒或细菌毒素代谢产物所致的颅外动脉扩张。

（13）中暑性头痛：人体在高温和热辐射的长时间作用下，尤其是当空气湿度高、风速小，体温调节发生障碍而发生中暑（也称热射病）。初起表现疲乏、头痛、头晕、口渴、多汗、脉搏与呼吸加快等症状。重者可迅速昏倒、脉搏微弱、呼吸表浅、面色苍白、皮肤潮冷、血压下降；或颜面潮红、烦躁不安、抽搐、皮肤干燥、灼热、瞳孔缩小等。

【辨证论治】

（一）外感头痛

1.风寒头痛

临床表现：头痛时作，连及项背，呈掣痛样，时有拘急收紧感，常伴恶风畏寒，遇风尤剧。头痛喜裹，口不渴；舌淡红，舌苔薄白，脉浮或浮紧。

治法：疏风散寒止痛。

代表方：川芎茶调散。

本方由川芎、荆芥、薄荷、羌活、细辛、白芷、防风、甘草组成，服时以清茶调下，若头痛恶寒明显者，加麻黄、桂枝、制川乌；若颠顶头痛，干呕，吐涎沫，甚者四肢厥冷者用吴茱萸汤去人参，加藁本、川芎、细辛、半夏；若见头痛，足寒，气逆，背冷，脉沉细，方用麻黄附子细辛汤加白芷、川芎。

2.风热头痛

临床表现：头痛而胀，甚则头胀如裂，发热或恶风，面红目赤，口渴喜饮，便秘尿赤；舌尖红，舌苔薄黄，脉浮数。

治法：疏风清热和络。

代表方：芎芷石膏汤。

本方由川芎、白芷、石膏、菊花、藁本、羌活组成。若烦热口渴，舌红少津，可重用石膏，配知母、天花粉、芦根；若伴大便秘结，口舌生疮，可合用黄连上清丸；若鼻浊流涕如脓，鼻根及鼻旁疼痛，加苍耳子、辛夷、鱼腥草等。

3. 风湿头痛

临床表现：头痛如裹，肢体困重，胸闷纳呆，小便不利，大便或溏；舌淡苔白腻，脉濡。

治法：祛风胜湿通窍。

代表方：羌活胜湿汤。

本方由羌活、独活、川芎、防风、蔓荆子、藁本、甘草组成。若胸脘痞闷、腹胀便溏，加苍术、陈皮、砂仁；若恶心呕吐，加半夏、生姜、竹茹；若发于夏季，感受暑湿，见身热汗少或汗出不畅，心烦口渴，胸闷欲呕者，加藿香、佩兰、荷叶。

（二）内伤头痛

1. 肝阳头痛

临床表现：头胀痛而眩，以两侧为主，心烦易怒，口苦面红，或兼胁痛；舌红苔薄黄，脉弦数。

治法：平肝潜阳。

代表方：天麻钩藤饮。

本方由天麻、钩藤、石决明、川牛膝、桑寄生、杜仲、栀子、黄芩、益母草、茯神、首乌藤组成。若头痛剧烈，目赤口苦，急躁易怒，便秘尿黄者，加龙胆草、夏枯草、大黄；若头晕目涩、腰膝酸软者，酌加生地黄、何首乌、枸杞等。

2. 血虚头痛

临床表现：头痛而晕。心悸怔忡，神疲乏力，面色少华；舌质淡，舌苔薄白，脉细弱。

治法：滋阴养血。

代表方：加味四物汤。

本方由白芍、当归、生地黄、川芎、菊花、蔓荆子、黄芩、甘草组成。若见神疲乏力，遇劳加重，气短懒言，汗出恶风等，可加黄芪、党参、白术；若头晕耳鸣、虚烦少寐、腰膝酸软者，可加熟地黄、五味子、山茱萸等。

3. 气虚头痛

临床表现：头痛隐隐，时发时止，遇劳则加重，纳食减少，倦怠乏力，气短自汗；舌质淡，舌苔薄白，脉细弱。

治法：益气升清。

代表方：益气聪明汤。

本方由人参、黄芪、升麻、葛根、蔓荆子、白芍、黄柏、炙甘草组成。若头痛绵绵不休，心悸失眠者，加当归、熟地黄、何首乌；若畏寒怕冷，手足欠温，加附子、肉桂、葱白等。

4. 痰浊头痛

临床表现：头痛昏蒙沉重，胸脘痞闷，纳呆呕恶；舌淡苔白腻，脉滑或弦滑。

治法：化痰降逆。

代表方：半夏白术天麻汤。

本方由半夏、白术、天麻、橘红、茯苓、甘草、生姜、大枣组成。若痰湿中阻，胸脘满闷甚者，加厚朴、枳壳、砂仁；若见口苦，大便不畅，舌苔黄腻，脉滑数宜去白术，加黄连、竹茹、枳实，或选用黄连温胆汤。

5. 肾虚头痛

临床表现：头痛且空，眩晕耳鸣，腰膝酸软，神疲乏力，少寐健忘，遗精带下；舌红少苔，脉细无力。

治法：补肾填精。

代表方：大补元煎。

本方由山药、人参、熟地黄、杜仲、枸杞、当归、山茱萸、甘草组成。若头痛而晕，面颊红赤，潮热汗出，去人参，加墨旱莲、知母、黄柏；若畏寒肢冷，四肢不温，腰膝酸软，舌淡苔白，脉沉细者，加鹿角胶或鹿茸、附子。

6. 瘀血头痛

临床表现： 头痛经久不愈，痛处固定不移，痛如锥刺，或有头部外伤史；舌质紫暗，可见瘀斑、瘀点，舌苔薄白，脉细或细涩。

治法： 活血化瘀。

代表方： 通窍活血汤。

本方由赤芍、川芎、桃仁、红花、麝香、老葱、大枣、酒组成。若头痛较剧，可加全蝎、蜈蚣、土鳖虫等虫类药；若久痛不已，兼见神疲乏力，少气懒言，脉细弱无力，加黄芪、党参、当归；若畏寒明显，酌加桂枝、细辛、附子等。

【歌诀】

头痛外感与内伤，临床辨证细端详。
外感风夹寒热湿，肝脾肾虚为内伤。
风寒川芎茶调散，风热芎芷石膏汤。
风湿头痛重如裹，羌活胜湿此方良。
肝阳天麻钩藤饮，血虚加味四物汤。
益气聪明疗气虚，痰浊夏术天麻方。
肾虚补元瘀通窍，引经加药效更强。

【典籍摘要】

《黄帝内经·素问·奇病论》："帝曰：人有病头痛以数岁不已，此安得之？名为何病？岐伯曰：当有所犯大寒，内至骨髓，髓者以脑为主，脑逆故令头痛，齿亦痛，病名曰厥逆。"

《黄帝内经·灵枢·厥病》："厥头痛，面若肿起而烦心，取之足阳明、太阴。"

《难经·六十难》："手三阳之脉，受风寒，伏留而不去者，则名厥头痛。"

《伤寒论·三百七十八条》："干呕，吐涎沫，头痛者，吴茱萸汤主之。"

《诸病源候论·鬲痰风厥头痛候》："鬲痰者，谓痰水在于胸鬲之上，又犯大寒，使阳气不行，令痰水结聚不散，而阴气逆上，上与风痰相结，上冲于头，即令头痛，或数岁不已，久连脑痛，故云鬲痰风厥头痛，若手足寒冷至节即死。"

《兰室秘藏·头痛门》："太阳头痛，恶风，脉浮紧，川芎、羌活、独活、麻黄之类为主；少阳经头痛，脉弦细，往来寒热，柴胡为主；阳明，头痛，自汗，发热恶寒，脉浮缓长实者，升麻、葛根、石膏、白芷为主；太阴头痛，必有痰疾，体重或腹满，为痰癖，其脉沉缓，苍术、半夏、南星为主；少阴经头痛，三阴、三阳经不流行而足寒气逆为，寒厥，其脉沉细，麻黄、附子、细辛为主；厥阴头项痛，或吐痰沫厥冷，其脉浮缓，吴茱萸汤主之……血虚头痛，当归、川芎为主；气虚头痛，人参、黄芪为主；气血俱虚头痛，调中益气汤，少加川芎、蔓荆子、细辛，其效如神。白术半夏天麻汤，治痰厥头痛药也；清空膏，乃风湿热头痛药也；羌活附子汤，治厥阴头痛药也。"

《三因极一病症方论·头痛证治》："头者，诸阳之会，上丹产于泥丸宫，百神所集。凡头痛者，乃足太阳受病，上连风府眉角而痛者，皆可药愈。或上穿风府，陷入于泥丸宫而痛者，是为真头痛，不可以药愈，夕发旦死，旦发夕死，责在根气先绝也。"

《济生方·头痛论治》："夫头者上配于天，诸阳脉之所聚。凡头痛者，气血俱虚，风寒暑湿之邪，伤于阳经，伏留不去者，名曰厥头痛。盖厥者逆也，逆壅而冲于头也。痛引脑巅，甚而手足冷者，名曰真头痛，非药之能愈。又有风热痰厥，气虚肾厥，新沐之后，露卧当风，皆令人头痛，治法当推其所由而调之，无不切中者矣。"

《证治准绳·头痛》："医书多分头痛、头风二门，然一病也，但有新久去留之分耳。浅而近者名头痛，其痛卒然而至，易于解散速安也。深而远者为头风，其痛作止无常，愈后遇触复发也。"

《临证指南医案·头痛》邹时乘按："头为诸阳之会，与厥阴肝脉会于巅，诸阴寒邪不能上逆，为阳气窒塞，浊邪得以上据，厥阴风火乃能逆上作痛。故头痛一证，皆由清阳不升，火风乘虚上入所致。观先生于头痛治法，亦不外此。如阳虚浊邪阻塞，气血瘀痹而为头痛者，用虫蚁搜逐血络，宣通阳气为主。如火风变动，与暑风邪气上郁而为头痛者，用鲜荷叶、苦丁茶、蔓荆子、山栀等辛散轻清为主。如阴虚阳越而为头痛者，用仲景复脉汤、甘麦大枣法，加胶芍牡蛎镇摄益虚，和阴息风为主。如厥阴风木上触，兼内风而为头痛者，用首乌、柏仁、稆豆、甘菊、生芍药、枸杞平息肝风、滋肾液为主。"

《类证治裁·卷之六·头痛论治》："肝阳头痛，三才汤：天门冬、熟地、人参。眉棱痛，选奇汤，防风、羌活各三钱，黄芩一钱，甘草八分。"

《冷庐医话·头痛》："头痛属太阳者，自脑后上至巅顶，其痛连项；属阳明者，上连目珠，痛在额前；属少阳者，上至两角，痛在头角。以太阳经行身之后，阳明经行身之前，少阳经行身之侧。厥阴之脉，会于巅顶，故头痛在巅顶；太阴少阴二经，虽不上头，然痰与气逆壅于膈，头上气不得畅而亦痛。"

【临证实录】

医案1：

李某，男，40岁。初诊：2015年11月11日。

主诉： 头痛2年，以颠顶为主，反复不愈，每于18时发作，入夜加重，甚则难以入寐，伴有呕恶。

诊查： 舌质暗苔白，脉沉。

辨证： 头痛（瘀血阻络）。

治法： 活血化瘀，通窍止痛。

方药： 仿通窍活血汤加味川芎25g，赤芍20g，白芷15g，细辛5g，藁本15g，红花10g，桃仁15g，甘草20g，当归15g，老葱三茎为引。5服，水煎服。

二诊： 2015年11月16日：头痛未减，舌脉同前。处方：仿川芎茶调散：川芎20g，荆芥15g，白芷10g，羌活15g，细辛5g，防风15g，薄荷10g，甘草10g，辛夷10g，蜈蚣3条研末冲服，绿茶3g为引。5服水煎服

三诊： 头痛仍在，傍晚、午夜、巅顶疼痛明显，伴有呕恶，舌脉同前。诊断：头痛（肝寒上逆）。处方：吴茱萸汤合小半夏汤加减：人参15g，吴茱萸25g，荜茇25g，细辛15g，藁本25g，清半夏25g，苍术20g，甘草15g，生姜5片，大枣10枚为引。3服水煎，发作前1小时温服，日3次。

四诊： 头痛已减，呕恶消失，嘱前方继服3服。

五诊： 头痛呕逆未发，两年来终于有了满意睡眠。前方5服为末，每日3次每次12g，姜枣水送服。

按： 该患头痛日久、舌暗、脉沉，依据"久病多瘀、久病入络"的理论，加之以午夜痛甚的规律性表现，首诊从瘀血论治，仿通窍活血汤加味，不效。二诊随即改为祛风活血法，加蜈蚣3条，以助通络止痛之效，仿川芎茶调散5剂，第三次复诊本以为不会失手，但患者头痛仍在，似乎毫未见效，心中顿感疑惑，反复思考，突现《伤寒论》第三百七十八条"干呕吐涎沫，头痛者，吴茱萸汤主之"，厥阴头痛痛在巅顶处以吴茱萸汤加味治疗，以肝寒上犯头痛论治，3服显效。本例虽无"呕吐涎沫"的特点，但每次头痛皆有呕恶的表现，吴茱萸汤虽无"益火之源，以消阴翳"之功，但其具有暖肝散寒、温中降浊之效，善治厥阴经之寒，具有匡辅阳气的作用。本例头痛在重用吴茱萸、人参的同时，佐以小半夏汤止呕，附以苍术、藁本、荜茇、细辛温经散寒止痛，6服基本痊愈。由此感慨经方之效，也认识到在治疗头痛时一定要重视发病时间、发病部位、伴随症状之间的相互关系，使三者互参彼此印证，尽量避免习惯性用药这一思维定式。

医案2：

刘某，女，42岁。初诊：2017年10月2日。

主诉： 头痛3周，反复发作，甚则难以入寐，以两侧太阳穴位为主。伴面赤，心烦，口苦、口干、大便秘结，平素性情急躁易怒，近期家事繁多，头痛尤甚。

诊查： 舌红苔黄，脉弦数。

辨证：头痛（肝火上扰）。

治法：疏风清热和络，兼以清泻肝火。

方药：芎芷石膏汤加减。

川芎25g，白芷10g，石膏40g，黄芩15g，栀子15g，赤芍20g，丹皮15g，桑叶10g，蔓荆子15g，当归25g。防风15g，柴胡10g，僵蚕20g，薄荷10g，生甘草15g。3服，水煎服。

二诊：2017年10月5日：服上方3服，头痛减轻，情绪改善，大便好转，原方去薄荷，加香附20g，郁金25g，白芍25g，再服5服善后。

按：现代医学中的头痛以血管神经性头痛为主，中医多辨以肝风、肝火，风性上行，风能化火，风火相煽，反复作痛。可治以疏风散火，清上止痛法。值得注意的是肝火、肝阳、肝风，三者之间有联系又有区别。肝火头痛为实火，表现为目赤眵多，两太阳穴处青筋暴露，头面烘热，口干口苦，舌红苔黄，脉弦数，治疗上可选用芎芷石膏汤、镇肝息风汤和肝火方（《串雅内外编》）。而肝阳偏亢的头痛以阴虚为主，加以阳亢的表现，心烦易怒，口干口苦，失眠多梦，两颧发红，唇红目赤，舌红少苔，脉弦，可选用一贯煎加味。肝风头痛风动之性明显，表现为头痛如裂，即所谓雷头风，手足麻木，甚则舌颤舌摇，半身麻木，可选清震汤加味。三者之间互有区别、有共性，且可相兼为病，不可不辨。

医案3：

奚某，女，52岁。初诊：2016年11月17日。

主诉：反复头痛多年，中午为甚，以两侧太阳穴为主，伴有项强，肢麻，腰酸，乏力。月经闭止3年，高血压病史7年。

诊查：舌质暗，苔薄白，脉弦少力。

辨证：头痛（血虚肝郁、肾精不足）。

治法：疏肝解郁，和血止痛，兼以填精生髓。

方药：四物汤合二仙汤加味。川芎20g，熟地40g，白芍15g，当归10g，柴胡15g，姜黄25g，香附20g，郁金20g，巴戟天15g，淫羊藿15g，牛膝20g，天麻15g。7服，水煎服。

二诊：头痛明显缓解，腰酸乏力改善，余证同前。上方加防风15g。7服，水煎服。

三诊：头痛进一步缓解，体力改善。上方加女贞子25g，墨旱莲25g。7服做蜜丸，每日3次，每次12g温水送服。

按：该患年逾半百，天癸已竭，肾气渐衰，髓海空虚，脑失所养而致不荣则痛。腰为肾之府，肾虚则腰酸、项强；血虚血行不畅，则肢麻乏力、舌暗；两侧太阳穴是肝经循行路线，脉弦乃肝郁表现。治以四物汤合柴胡、香附、姜黄、郁金、天麻行瘀血、疏肝气、止头痛。合二仙汤加牛膝温肾阳、强腰膝、补精血。

医案4：

患者，男，34岁。初诊：2003年9月20日。

主诉：偏头痛半年，加重伴视物模糊一周。患者半年来在无明显诱因下出现右侧额部，阵发性闷胀性疼痛，无视物旋转，无恶心、呕吐，无耳鸣，无肢体发麻及抽搐，无意识障碍。既往"高血压2级"，病史6年，血压良好；曾多次在外院诊治，行头颅CT未见明显异常予以对症处理，未见明显好转。遂来我院。刻下：右侧额部疼痛剧烈，眩晕，口干口苦，面红目赤，耳鸣，烦躁易怒，大便结，小便黄。

诊查：脉弦有力，舌质红，舌苔薄黄。血压126/78 mmHg。

辨证：偏头痛（肝胆郁热，化火生风）。

治法：泄越肝火，疏风止痛。

方药：川芎茶调散与泻青丸合方。

龙胆草10g，栀子10g，羌活10g，防风10g，川芎10g，当归15g，菊花15g，荆芥10g，白芷10g，细辛4g，薄荷20g，黄芩10g，天麻20g，熟军5g，甘草10g，花茶叶5g。7剂，水煎服。

嘱此药不可久煎，以15分钟为限，方中茶叶以花茶为宜。

二诊：2003 年 9 月 27 日：服药 7 剂，头痛明显好转，疗效显著，效不更方，嘱其续服 5 剂。

按：偏头痛是临床常见疾病，因易反复发作，严重影响人们的日常工作和生活。目前对本病的发病机制尚未完全明了，尊《黄帝内经》"火郁发之"之旨，本病选用川芎茶调散与泻青丸合方，泻青丸以龙胆草为君，气味厚重而沉下，直入厥阴以泻其火，佐以大黄、栀子使邪热从二便下行，川芎、防风、羌活辛香轻清，入肝经气分，则郁火有泄越之机；当归补血和血，养肝之体，寓补于泻。加天麻味甘、性平，入肝经，平肝息风止痛；菊花味微辛、甘、苦，性微寒，疏风平肝明目。全方配伍严谨，立意甚佳，用以治疗肝胆郁热之偏头痛，确有桴鼓之效。偏头痛当属祖国医学之"头风"病范畴，即头痛之屡触屡发、迁延难愈者。综观古人对头风病的理法方药记载，结合笔者临床体会，认为头风发病机理有如下特点：

1. 头风必治风

首先，风邪入中为其病因。朱丹溪则认为头风病是"素有痰饮，或栉沐取凉，或久卧当风，以致贼风入脑入项"（《丹溪心法》）。笔者在临床实践中亦发现，头风病患者多有明显的受风史。其次，头风之作具有风性特点。头风病作止无常，屡触屡发，状如风之善行数变。又以春季多发，而春季乃风气所主，体现了风邪淫盛的特点。

2. 头风与肝关系最为密切

风者，厥阴风木之所化，"在天为风，在地为木，在脏为肝"。头风病多见于女性，女子以肝为先天，肝为刚脏，体阴而用阳，情志抑郁，恼怒紧张，易致肝风内动，上扰清窍。

3. 久病头风，风火居多

风为阳邪，头为三阳之会，两阳相搏，邪从热化；肝气不利，日久易化火生风。又头风常偏侧头痛，头侧为少阳胆脉所过，而少阳之上，相火主之。故偏侧头痛每多风火互煽之证。由于个体禀赋与环境差异，或挟痰或挟瘀，但总以肝胆风火为要。治须清泻肝胆风火，故选以经方《小儿药证直诀》中"泻青丸"加天麻方中薄荷重用，其味辛而性凉，轻清上行，既能祛散头目之风热而清利头目，又能入肝经，疏解肝郁，清散肝之郁热；龙胆草苦寒，味重下行，直入厥阴而清泻肝胆火热。二药共为君药。经云："肝欲散，急食辛以散之。"又云："火郁发之。"故用羌活、防风等辛温轻扬之品，既祛散外袭之风邪，又泄越肝胆之郁火，并能引药入病所，即东垣所谓"高巅之上，惟风可至也。"栀子能散三焦之火，使邪从小便而出；大黄直折肝火，清泻阳明；龙胆草、栀子、大黄均苦寒下行；羌活、防风等均辛温升散，前者降而后者疏，一疏一降则风火可泄，且前者得后者无寒遏闭邪之弊，后者因前者而无辛温助火之患。朱丹溪认为："头痛非芎不能开"（《丹溪心法》）。川芎与当归合用，补而不滞，养肝血而润肝燥，可防羌防等辛温之品刚燥伤阴。天麻平肝潜阳、息风定眩。诸药相伍，寒温并用，刚柔相济，一泻一疏，一升一降，共奏祛风泻火，疏肝解郁、清脑镇痛之功。（郭辉玲，黄泽平，李敬孝.清脑镇痛口服液治疗偏头痛 60 例临床观察［J］.中医药导报，2005（4）：25-26.）

【临证心法】

头痛病因病机复杂，可见于西医和中医的多种病症中。而《伤寒论》中治疗头痛的几例方剂疗效颇佳，如治疗外感风寒头痛，伴有发热恶寒、无汗者，用麻黄汤，汗出热退后头痛即止。治疗太阳少阳两感证的麻黄附子细辛汤，药味虽简，但疗效确切。病例一李某治疗厥阴肝寒头痛所用的吴茱萸汤也广为后世传颂。

在《寿世保元》中根据左血右气的理论而提出的治疗方法如：左边头痛可用小柴胡汤加川芎、当归、防风、羌活；右边头痛可用补中益气汤加白芷、独活、蔓荆子、黄芩，在临床应用上简单有效。

川芎茶调散主治外感风寒头痛，但在目前内科治疗上也有广泛应用，尤其对中青年女性比较多见的血管神经性头痛，以川芎茶调散随证加减疗效颇佳。常用量如下：川芎 25 g，防风 15 g，细辛 5 g，白芷 15 g，薄荷 15 g，羌活 15 g，柴胡 15 g，白芍 20 g，荜茇 15 g，菊花 15 g，炙甘草 10 g；热象明显，舌红苔黄，口渴脉数，加石膏 50 g，栀子 15 g；肝郁气滞明显，伴胸胁胀闷、善太息加香附 15 g，郁金 20 g，佛手 15 g；失眠多梦加枣仁 30 g，柏子仁 15 g，茯神 20 g；遇寒头痛发作或加重加制附子 20 g，桂枝 25 g，吴茱萸 10 g，羌活 15 g。此类头痛以血虚为主的在成药选择上可以考虑正天丸。

头风，以慢性阵发性头痛为主要临床表现，以病程较长、缠绵难愈、易于复发为特点，临证以散偏汤（白芍五钱，川芎一两，郁李仁一钱，柴胡一钱，白芥子三钱，香附二钱，甘草一钱，白芷五分）加减治疗，疗效满意。

头痛日久多入血络，故在辨证论治的基础上，酌加活血通络之品（鸡血藤、土鳖虫、桃仁、红花）多能奏效。根据头痛的部位不同，在辨证用药的同时，要重视引经药，如两侧头痛加柴胡、川芎，后头痛加葛根，前额头痛加白芷，颠顶头痛加吴茱萸、藁本。按经络循行理论又多有发挥，头痛偏左侧属肝，多为肝火上炎，特点是疼痛连及目眶，情绪波动时加重；偏右侧属脾，可因风吹诱发，若引动风痰，蒙蔽清阳，可以半夏白术天麻汤之类治疗；前额痛属阳明，额痛日久则血虚，虚处受邪，每伏痰火，故治以养血祛风，清火涤痰法，可选加味四物汤加虫类药搜剔络邪；两侧头痛属少阳肝胆火炽，则久痛不止，治以清肝胆火，疏运机枢，酌加虫类药；颠顶痛属厥阴之脉，厥气上逆，痰随气升，痛则呕吐清涎，用吴茱萸汤加味；后脑痛为肾气亏虚，精血不能上乘于脑，多伴脑转耳鸣，当补肾填精，用大补元煎加减。全头痛多因风邪，或劳累诱发，因头为诸阳之会，唯风药可到，可用清上蠲痛汤加减。

头痛必用川芎，不愈，另加各引经药：太阳经用羌活，阳明经用白芷，少阳经用柴胡，少阴经用细辛，太阴经用苍术，厥阴经用吴茱萸。古人虽有"风药才能上达"之说，但也不可过用风药，要时时想到，"治了头风，瞎了眼睛"之戒。适可而止，主要是辨证论治。防风、羌活、细辛、川芎、白芷等风药不可过用。

中医治头痛有丰富的经验，如西医经过各种检查除外了器质性病变的头痛，中医采用辨证论治常常取得理想的疗效。如紧张性头痛、慢性外伤性头痛、精神因素所致的头痛、癔症性头痛，中医的疗效确切，可与西医互补短长。

此外头痛针刺效果良好。除局部取穴外，两侧头痛针阴陵泉、悬钟、外关，后头痛委中放血、针昆仑，前额头痛针足三里，颠顶头痛针大敦。

第二节　眩晕

眩晕是以目眩与头晕为主要表现的病证。"玄"为黑色，目眩是指眼前发黑，晕为头部不清，甚则感觉自身或外界景物旋转。二者常同时并见，故统称为眩晕。轻者闭目即止，重者如坐车船，旋转不定，不能站立，或伴有恶心、呕吐、汗出，甚则仆倒等症状。西医学中的良性位置性眩晕、后循环缺血、梅尼埃病、高血压病等以眩晕为主症者，均可参考本节辨证论治。

【病因病机】

眩晕的发生主要与情志不遂、年老体弱、饮食不节、久病劳倦、跌仆坠损以及感受外邪等因素有关，内生风、痰、瘀、虚，导致风眩内动、清窍不宁或清阳不升，脑窍失养而突发眩晕。

（1）情志不遂：肝为刚脏，体阴而用阳，其性主升主动。若长期忧患恼怒，肝气郁结，气郁化火，风阳扰动，发为眩晕。如《临证指南医案·眩晕》华岫云按："经云：诸风掉眩，皆属于肝。头为六阳之首，耳目口鼻皆系清空之窍。所患眩晕者，非外来之邪，乃肝胆之风阳上冒耳，甚则有昏厥跌仆之虞。"

（2）年老体虚：肾为先天之本，主藏精生髓，脑为髓之海。若年高肾精亏虚，不能生髓，无以充养于脑；或房事不节，阴精亏耗过甚；或体虚多病，损伤肾精肾气，均可导致肾精亏耗，髓海不足，而发眩晕。如《灵枢·海论》云："脑为髓之海""髓海有余，则轻劲多力，自过其度；髓海不足，则脑转耳鸣，胫酸眩冒，目无所见，懈怠安卧。"

（3）饮食不节：若平素嗜酒无度，暴饮暴食，或过食肥甘厚味，损伤脾胃，以致健运失司，水谷不化，聚湿生痰，痰湿中阻，则清阳不升，浊阴不降，致清窍失养而引起眩晕。如《丹溪心法·头眩》曰："头眩，痰夹气虚并火，治痰为主，夹补气药及降火药。无痰则不作眩，痰因火动，又有湿痰者，有火痰者。"

（4）久病劳倦：脾胃为后天之本，气血生化之源。若久病不愈，耗伤气血；或失血之后，气随血耗；或忧思劳倦，饮食衰少，损伤脾胃，暗耗气血。气虚则清阳不升，血虚则清窍失养，皆可发生眩晕。如《黄帝内经·灵枢·口问》曰："故上气不足，脑为之不满，耳为之苦鸣，头为之苦倾，目为之眩。"

（5）跌仆坠损：素有跌仆坠损而致头脑外伤，或久病入络，瘀血停留，阻滞经脉，而使气血不能上荣于头目，清窍失养而发眩晕，且多伴见局部疼痛、麻木固定不移，或痛如针刺等症。

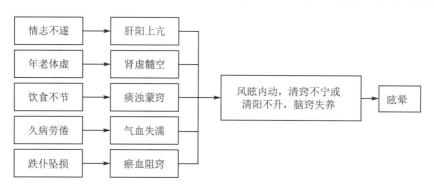

眩晕的病因病机演变图

【辨证要点与鉴别诊断】

（一）辨证要点

1. 辨相关脏腑

眩晕乃风眩内动，清窍不宁或清阳不升，脑窍失养所致，其病位在脑，与肝、脾、肾三脏功能失调相关，但与肝关系尤为密切。若肝气郁结者，兼见胸胁胀痛，时有叹息；肝火上炎者，兼见目赤口苦，急躁易怒，胁肋疼痛；肝阴不足者，兼见目睛干涩，五心烦热，潮热盗汗；肝阳上亢者，兼见头胀痛，面色潮红，急躁易怒，腰膝酸软；肝风内动者，兼见步履不稳，肢体震颤，手足麻木等表现。临证以肝阳上亢者多见。因于脾者，若脾胃虚弱，气血不足者，兼见纳差乏力，面色㿠白；若脾失健运，痰湿中阻者，兼见纳呆呕恶，头重如裹，舌苔腻浊诸症。因于肾者，多属肾精不足，兼见腰酸腿软，耳鸣耳聋，健忘呆钝等症。

2. 辨虚实标本

凡眩晕反复发作，症状较轻，遇劳即发，伴两目干涩，腰膝酸软，或面色㿠白，神疲乏力，形羸体弱，脉偏细弱者，多属虚证，由肾精不足或气血亏虚所致。实证眩晕，有偏痰湿、瘀血及肝阳、肝风、肝火之别。若眩晕较重，或突然发作，视物旋转，伴呕恶痰涎，头沉头痛，形体壮实，舌苔腻脉滑者，多属痰湿所致；眩晕日久，伴头痛固定不移，唇舌紫暗，舌有瘀斑，脉涩者，多属瘀血所致；肝阳风火所致者，眩晕、面赤、口苦、烦躁易怒，肢麻震颤，甚则昏仆，脉多弦数有力。总之，临证眩晕虚证多关乎气、血、精；实证多关乎风、痰、瘀。

3. 辨缓急轻重

眩晕临证病势多缓急不一。因虚而发者，病势绵绵，症状较轻，多见于久病，老人及体虚之人；因实而发者，病势急骤，症状较重，多见于初病及壮年和体型较胖的人。若眩晕久稽不愈，亦可因实致虚或虚中夹实，而成本虚标实虚实互见之势，症状时轻时重，缠绵难愈，或有变生中风，厥证之虞。

（二）鉴别诊断

（1）厥证：以突然昏仆，不省人事，或伴见四肢厥冷为特征，一般可在短时间内苏醒，严重者亦可一厥不复甚至死亡。眩晕发作严重者也有头眩欲仆或晕旋仆倒的表现，虽与厥证相似但无昏迷、不省人事等症，也无四肢厥冷表现。

（2）中风：以猝然昏仆、不省人事，伴口舌㖞斜、半身不遂、失语，或不经昏仆，仅以㖞僻不遂为特征。眩晕仅以头晕目眩为主症，虽眩晕之甚者亦可见仆倒，与中风昏仆相似，但患者神志清楚或瞬间即清，且无半身不遂、口舌㖞斜、言语謇涩等症。部分中风病人以眩晕、头痛为先兆表现，应当注意二者的区别及联系。

【西医相关疾病及特征性症状】

（一）耳源性眩晕

（1）美尼尔病：有间歇发作的强烈眩晕，睁眼时感觉天旋地转，周围景物转动，闭眼时则觉自身在旋转。往往伴有耳鸣或耳聋，同时伴有恶心、呕吐。发作期间出现规律性、水平性眼球震颤。病者前庭功能试验减弱或迟钝。电测听可有重震现象。神经系统检查无异常。

（2）迷路炎：多是中耳炎的并发症。中耳炎病者出现阵发性眩晕，伴以恶心、呕吐，提示可能有迷路炎。外耳道检查可发现鼓膜穿孔。其他如迷路外伤、耳部术后、晕动症、耳硬化等，均可引起眩晕。

（二）脑性眩晕（中枢性眩晕）

（1）椎—基底动脉供血不足：此病除眩晕外，可伴有其他脑干症状，如复视、共济失调等。症状呈发作性，有复发倾向。发病多在中年以上。病者可同时患有动脉粥样硬化或颈椎病。椎动脉造影可见椎动脉及基底动脉狭窄、扭曲、闭塞、变形、异位、先天异常等。脑电图检查可有缺血性改变。全身检查可有高血脂、高血压、糖尿病等症。本病眩晕多短促而轻微，发作持续时间一般 10～15 分钟，最长不超过 24 小时。症状逐渐减轻或消失，间歇期为数日至数年。

（2）脑动脉粥样硬化：发病多在 40 岁以上，逐渐出现头晕、睡眠障碍、记忆力减退等症，眼底检查可有动脉硬化。实验检查血总胆固醇含量增高、总胆固醇与磷脂的比值增高、三磷酸甘油酯增高。本病由于脑血管的慢性或增生性改变，使脑动脉弹性下降，管腔狭窄，影响脑血流，使脑组织长期处于慢性缺血缺氧状态。

（3）高血压脑病：严重的高血压，除表现剧烈头痛外，也可出现眩晕、恶心、呕吐、视力障碍，甚至抽搐、昏迷等，称为高血压脑病。

其他如脑肿瘤、癫痫、脑炎、脑膜炎、延髓空洞症、偏头痛等。均常导致眩晕，临床诊断要结合其他症状和体征。

（三）颈源性眩晕

又称颈性眩晕。多由于颈椎及其周围软组织（肌肉、韧带、血管、神经）发生功能性或器质性变化，刺激椎动脉和（或）其周围的交感神经丛导致椎动脉供血不足所致。在中青年患者中多为颈部肌肉组织功能性变化及自主神经功能失调引起椎—基底动脉痉挛所致。在老年患者中多由于颈椎退行性改变或颈椎增生。

（1）颈椎病颈椎增生：骨赘可压迫椎动脉或刺激产生动脉痉挛。眩晕多在颈部活动时发生，颈椎 X 线片有阳性表现。

（2）颈肌不平衡：颈肌痉挛、颈部外伤或颈神经刺激而产生眩晕，一般在颈部活动时加重，局部检查有阳性体征。

（四）全身性疾病引起的眩晕

（1）低血压：反复发作性眩晕，尤与体位变化有关，下蹲位站起时眩晕加重，平卧时好转，血压低于 90/60 mmHg。

（2）贫血：目眩头痛、倦怠乏力、面色萎黄。实验室检查：血红蛋白 <110 g/L，红细胞 $<3.5 \times 10^{12}$/L，或全血化验均低于正常。

（3）更年期综合征：妇女在 45~55 岁，出现月经紊乱并逐渐稀少，眩晕，性情急躁，易激动，头痛，失眠，或有精神抑郁、腹胀、浮肿、畏寒、发热、汗出等复杂症状，其症状出现是以自主神经失调为主的症候群。体检及实验室检查无明显器质性病变。

（4）中毒性眩晕：全身严重感染、药物中毒、过敏反应以及一些代谢性疾病，均可引起眩晕。临床结合其他症状、体征及实验室检查。诊断并不困难。

【辨证论治】

1. 肝阳上亢

临床表现：眩晕，耳鸣，头目胀痛，急躁易怒，口苦，失眠多梦，遇烦劳怒而加重，甚则仆倒，颜面潮红，肢麻震颤；舌红苔黄，脉弦或数。

治法：平肝潜阳，清火息风。

代表方：天麻钩藤饮。

本方由天麻、钩藤、石决明、川牛膝、桑寄生、杜仲、栀子、黄芩、益母草、朱茯神、首乌藤组成。若口苦目赤，烦躁易怒，加龙胆草、川楝子、夏枯草；若目涩耳鸣，腰膝酸软者，加枸杞、生地黄、玄参；若目赤便秘者，加大黄、芒硝或佐当归龙荟丸；若眩晕剧烈，兼见手足麻木或震颤者，加磁石、珍珠母、羚羊角粉等。

2. 痰湿中阻

临床表现：眩晕，头重如蒙，或伴视物旋转，胸闷恶心，呕吐痰涎，食少多寐；舌苔白腻，脉濡滑。

治法：化痰祛湿，健脾和胃。

代表方：半夏白术天麻汤。

本方由半夏、白术、天麻、橘红、茯苓、甘草、生姜、大枣组成。若呕吐频作者，加胆南星、天竺黄、竹茹、旋复花；若胸闷纳呆，加砂仁、白豆蔻、佩兰；若耳鸣重听，加郁金、石菖蒲、磁石；若头痛头胀，心烦口苦，渴不欲饮者，宜用黄连温胆汤。

3. 瘀血阻窍

临床表现：眩晕，头痛，且痛有定处，兼见健忘，失眠，心悸，精神不振，耳鸣耳聋，面唇紫暗；舌暗有瘀斑，多伴见舌下脉络迂曲增粗，脉涩或细涩。

治法：祛瘀生新，活血通窍。

代表方：通窍活血汤。

本方由赤芍、川芎、桃仁、红花、麝香、老葱、大枣、酒组成。若兼见神疲乏力、少气懒言、自汗等症，加黄芪、党参；若兼心烦面赤，舌红苔黄者，加栀子、连翘、薄荷、菊花；若兼见畏寒肢冷，感寒加重，加附子、桂枝；若头项部不能转动者，加威灵仙、葛根、豨莶草等。

4. 气血亏虚

临床表现：眩晕动则加剧，劳累即发，面色㿠白，神疲自汗，倦怠懒言，唇甲不华，发色不泽，心悸少寐，纳少腹胀；舌淡苔薄白，脉细弱。

治法：补益气血，调养心脾。

代表方：归脾汤。

本方由黄芪、人参、茯苓、白术、炙甘草、木香、当归、酸枣仁、龙眼肉、远志、生姜、大枣组成。若气短乏力，神疲便溏者，可合用补中益气汤；若自汗时出，易于感冒，当重用黄芪、加防风、浮小麦；若脾虚湿盛、脘腹纳呆者，加薏苡仁、白扁豆、泽泻等；若兼见形寒肢冷，腹中隐痛，可加桂枝、干姜；若血虚较甚、面色㿠白，唇色淡白者，可加熟地黄、阿胶；兼见心悸怔忡，少寐健忘者，可加柏子仁、酸枣仁、首乌藤及龙骨、牡蛎。

5. 肾精不足

临床表现：眩晕日久不愈，精神萎靡，腰膝酸软，少寐多梦，健忘，两目干涩，视力减退；或遗精滑泄，耳鸣齿摇；或颧红咽干，五心烦热；舌红少苔，脉细数；或面色㿠白，形寒肢冷；舌淡嫩，舌苔白，脉沉细无力，尺脉尤甚。

治法：滋养肝肾，填精益髓。

代表方：左归丸。

本方由熟地、山药、枸杞、山萸肉、牛膝、菟丝子、鹿角胶、龟甲胶组成。若见五心烦热，潮热颧红者，可加鳖甲、知母、黄柏、丹皮等；若肾失封藏固精，遗精滑泄者，可加芡实、莲须、桑螵蛸、紫石英等；若兼见失眠、多梦、健忘者，加阿胶、鸡子黄、酸枣仁、柏子仁等；若阴损及阳，见四肢不温，形寒肢冷，精神萎靡者，加巴戟天、仙灵脾、肉桂，或予右归丸；若兼见下肢浮肿，尿少等症，可加桂枝、茯苓、泽泻等；若兼见便溏，腹胀食少，可酌加白术、茯苓、薏苡仁等。

【歌诀】

诸风掉眩肝风荡，髓亏血乏痰火伤。
眩晕呕恶汗自泄，标本缓急辨证昌。
肝阳上亢天麻潜，痰湿夏术天麻汤。
瘀血通窍活血用，气血亏虚归脾方。
肾精不足左归丸，酌配虫药效更彰。

【典籍摘要】

《黄帝内经·素问·至真要大论》："诸风掉眩，皆属于肝。"

《黄帝内经·灵枢·大惑论》："邪中于项，因逢其身之虚，其入深，则随眼系以入于脑，入于脑则脑转，脑转则引目系急。目系急则目眩以转矣。"

《黄帝内经·灵枢·海论》："脑为髓之海，其输上在于其盖，下在风府……髓海有余，则轻劲多力，自过其度；髓海不足，则脑转耳鸣，胫酸眩冒，目无所见，懈怠安卧。"

《黄帝内经·灵枢·口问》："上气不足，脑为之不满，耳为之苦鸣，头为之苦倾，目为之眩。"

《金匮要略》："心下有支饮，其人苦冒眩。"

《丹溪心法·头眩》："头眩，痰夹气虚并火，治痰为主，挟补气药及降火药。无痰则不作眩，痰因火动，又有湿痰者，有火痰者。"

《景岳全书·杂证谟》谓："无虚不能作眩。"

《证治汇补·上窍门·眩晕》中李用梓指出："血为气配，气为之所丽，以血为荣。凡吐衄崩漏产后亡阴，肝家不能收摄荣气，使诸血失道妄行，此眩晕生于血虚也。"

《张氏医通·眩晕》："外感六淫，内伤七情皆能眩晕，然无不因痰火而作。谚云：无火不动痰，无痰不作晕，须以清火豁痰为主，而兼治六淫之邪，无不愈者。"

《临证指南医案·眩晕》："头为诸阳之首，耳目口鼻皆系清空之窍，所患眩晕者，非外来之邪，乃肝胆之风阳上冒耳，甚则有昏厥跌仆之虞。其症有夹痰、夹火、中虚、下虚、治胆、治胃、治肝之分。"

《医学正传·眩运》："外有因呕血而眩冒者，胸中有死血迷闭心窍而然，是宜行血清心自安。"

【临证实录】

医案1：

王某，女性，53岁。初诊：2017年6月。

主诉：头晕，乏力，心悸，多汗，面色少华既往高血压史7年，今早血压166/102 mmHg。曾用硝苯地平、天麻钩藤饮、镇肝息风汤治疗，疗效不佳。

诊查：舌质淡有齿痕薄苔，脉沉缓。

辨证：眩晕（脾阳不足，浊阴上犯）。

治法：燥湿化痰，健脾和胃。

方药：苓桂术甘汤合泽泻汤加减：干姜15 g，附子25 g，茯苓35 g，桂枝30 g，白术30 g，泽泻30 g，黄芪60 g，荆芥穗15 g，甘草10 g。4服水煎，首次服药汁的四分之一量，第二次酌加，无特殊不适，余药可一次服尽。

二诊：服药后血压降至 150/90 mmHg，头晕大减、多汗、乏力改善，偶有心悸。又仿真武汤：前方去干姜、荆芥穗，加白芍 30 g，生姜 5 片，大枣 10 枚，附子加至 35 g。再服 7 服。

三诊：血压已降至 134/90 mmHg，诸症悉减。原方继续服用 7 服，每剂服用两天。

按：该患者头晕、心悸、乏力、多汗，伴有面色少华，舌淡脉沉缓，皆为肾阳不足、心阳受损之象，服用滋阴息风剂，致使清阳之气不升，浊阴不降，头晕无效。首诊处以温阳健脾，升阳化湿法；二诊略以调整，仿真武汤方以温肾阳、暖脾土，合泽泻利水湿，加黄芪补气升阳，本方中有苓桂术甘汤宣通心阳之意、泽泻汤健脾止眩之法，共奏温阳健脾化湿定眩之功。本例眩晕患者属西医的高血压病，传统的高血压中医多以平肝潜阳为主，很少以温散之法，本例高血压辨以脾阳不足，依据是心悸、舌淡边有齿痕、脉沉缓。

方中附子剂量偏大，二诊远超过了《中华人民共和国药典》的规定剂量，这样会增加用药风险和医疗纠纷的可能，我们就会为自己提出一个问题：为了提高临床疗效，附子什么时候可用大剂量，煎煮多长时间安全，万一出现了不良反应怎么办？还有哪些注意事项？附子性温、味辛，能上助心阳、中温脾阳、下补肾阳，能峻补欲竭之真阳，挽救散失之元阳，为回阳救急第一品药……温里药本身就不多，而附子的温里功效尤其显著，所以很多医家都喜欢用附子。在《伤寒论》的《六经辨证》中附子适用于阴证，也就是三阴症，即：少阴、厥阴和太阴，是以少阴和太阴为多见，也就是以温中散寒为主的。《神农本草经》将中药证区分为上、中、下三品，附子为下品药，什么是下品药？下品药就是不宜久服的药，也就是所谓的治病的药，中病即止的药。如何解决附子的毒性问题？一般来说煎煮时间越长，附子的毒性会越小，就会越安全，但与此同时它的治疗作用也会变弱，若为了治病，本人观点为附子不是煎煮时间越长越好，计量在 15 g 以下的不用先煎，在 30 g 以上的略微先煎，同时还要重视与干姜、甘草的配伍比例。以《伤寒论》四逆汤为例，附子 1 枚生用，以水三升煎煮一升二合，和桂枝汤比：以水七升微火煮取三升，时间并不长。而且仲景用的是生附子，我们现在用的都是炮附子。但是四逆汤中甘草、干姜的剂量远大于附子，这个是值得我们认真研究的。实际上应该重视的是小剂量逐渐加大的用药方法，以及大剂量用药，小剂量频服、每次逐渐加量的服用方法，以达到中病即止、已知为度的要求；同时遵循"方从法出，法随证立"的原则，认准病机，恰当配伍；还要有不盲目追求迅速见效的态度，一定能用好附子。万一出现了不良反应，文献中有用防风杀附子毒、用绿豆杀附子毒等方法，可以参考。

医案 2：

张某，男，70 岁。初诊：2016 年 6 月 15 日。

主诉：头晕反复发作 3 年，偶有头痛，伴耳鸣，胸闷，善叹息。血压 156/108 mmHg。

诊查：舌暗，舌苔黄少津，脉弦数。

辨证：眩晕（气郁化火，肝火上炎）。

治法：清泄肝火，平肝潜阳。

方药：三草汤加减。龙胆草 15 g，夏枯草 30 g，益母草 30 g，马鞭草 20 g，石决明 30 g，牡蛎 50 g，生杜仲 25 g，川牛膝 15 g，白芍 25 g，郁金 20 g，香附 15 g。7 服，水煎服。

二诊：2016 年 6 月 22 日：头晕改善，血压略有降低，上方加肉桂 10 g。14 服，水煎服。

三诊：2016 年 7 月 11 日：诸症悉减，尚未根除。上方加钩藤 25 g，天麻 20 g，龙胆草减至 10 g。14 服，水煎服。

四诊：头晕症状基本消失，血压下降至 136/90 mmHg。上方去益母草加葛根 30 g，为水丸每日 3 次，每次 12 g 温水送服。

按："三草汤"为刘渡舟老先生常用方，即夏枯草、龙胆草、益母草，配以白芍、甘草，用以治疗高血压病。夏枯草清肝火散郁结，龙胆草清泻肝经之湿热，益母草活血利水，能行血通经；芍药柔肝和营；以甘草调和诸药。本例在此方基础上加马鞭草清热活血消肿，石决明、牡蛎、杜仲以平肝潜阳，香附、郁金活血疏肝、牛膝以引药下行。二诊加肉桂，一能引火归元，二能防止本方过于苦寒。

医案3：

张某，男，72岁。初诊：2011年4月19日。

主诉：眩晕伴头胀15天，恶心欲吐，胸闷乏力，不欲饮食。

诊查：舌淡苔白腻，脉弦滑。CT诊断为左侧脑部积水。

辨证：眩晕。证属：痰浊中阻，上蒙清窍。

治法：燥湿化痰，平肝息风。

方药：方用半夏白术天麻汤。

清半夏15g，天麻25g，炒白术20g，陈皮25g，茯苓30g，泽泻35g，桂枝20g。7剂，水煎服。

二诊：2011年4月26日：服药后，头胀、恶心欲吐、胸闷乏力等症状减轻，饮食尚可，现时有眩晕，继服上方加菊花10g。7剂，水煎服。

三诊：2011年5月3日：患者自诉眩晕、头胀等症状消失，再次复查CT显示左侧脑部积水已消除。

按《黄帝内经·素问·脉要精微论》曰："头者，精明之府。"其生理特点是"喜清宁，恶浊扰"。脾胃损伤，健运失司，以致水谷不化精微，聚湿生痰，痰湿中阻，则清阳不升，浊阴不降而上扰清窍，故积水属浊阴之邪。《黄帝内经·素问·至真要大论》云："诸风掉眩，皆属于肝。"风性主动，肝风内动，又复痰湿浊阴上逆，合而引起眩晕。故治宜化痰息风之法。半夏白术天麻汤，方中半夏燥湿化痰，降逆止呕；天麻平肝息风而止头眩，两药合用，为治风痰眩晕之要药。白术运脾燥湿，茯苓健脾渗湿为臣；陈皮理气化痰，以使气顺则痰消，甘草协合诸药为使，诸药相伍，共奏燥湿化痰，平肝息风之功。二诊患者痰盛等症状减轻，但时有眩晕，故上方加菊花以加强疏肝散风之效。（尹伟，李敬孝.李敬孝教授临床验案隅［J］.中医药学报，2012（3）：134～135.）

【临证心法】

眩晕证有虚、实或虚实夹杂之分，具体病因病机不外风、火、痰、虚、瘀，主要涉及肝、脾、肾等脏腑。在辨证方面，应注意舌脉及兼证，若眩晕伴呕吐痰涎，舌质淡红苔白腻，脉弦滑，多属痰饮为患；若舌淡苔薄，脉细弱，伴气短乏力，则多为气血亏虚；若舌红苔黄，脉弦数，伴口苦头痛，则多为肝阳上亢。不同年龄的人群发病也有其规律性，年轻人眩晕比较多见于痰饮中阻，如西医所云的美尼尔氏病、神经衰弱等。中老年眩晕比较多见肝阳上亢、肾精不足，或气血亏虚，如西医所云的高血压病、脑供血不全、颈椎病等。总之，西医的诊断可作为中医辨证的参考。

临床需注意西医高血压病与中医眩晕并不等同，因患高血压病的患者中很多人并无眩晕症状，而眩晕的患者中多数血压并不高。因此不能一见高血压就给予天麻钩藤饮、镇肝息风汤等，按眩晕治疗。应按中医理论方法辨病、辨证处方用药。

临证对主诉为眩晕的病人，临床医师当中西医结合做进一步辅助检查，以明确原因。常见的前庭性眩晕，须鉴别是中枢性还是周围性的。要根据眼震图试验和BAEP（脑干听诱发电位）做鉴别。前庭性眩晕有环境或自身旋转感，伴有恶心、呕吐、脸色苍白、出冷汗等。非前庭性者无上述特点，病人多主诉头昏、头胀、头重脚轻、脑内转动等，一般无恶心、呕吐、脸白、出冷汗等自主神经反应。

眩晕的常见病，一是梅尼埃病为内耳迷路的膜迷路积水，属耳科疾病，多数有复发性，间歇期有长有短，有的数月一发，有的一两年犯一次。二是脑科疾病，脑或神经肿瘤，药物中毒等。

治疗痰饮所致的眩晕，临床上可用《伤寒论》苓桂术甘汤或《金匮要略》泽泻汤效果较好，亦可将此二方与半夏天麻白术合方疗效尤佳，具体用药可参考如下剂量：茯苓40g，桂枝20g，白术25g，泽泻30g，半夏15g，陈皮15g，天麻25g，炙甘草10g。此方适合于中西医多种病症，而以眩晕为主症，伴舌苔白腻，脉滑，或恶心呕吐者。若服药吐者，可加生姜片或汁同时煎煮，或将汤剂少量频服。

自主神经功能紊乱所致的眩晕，临床除见眩晕主症外，常伴有失眠多梦、心烦易怒、胸闷、善太息等，可用《金匮要略》百合地黄汤、甘麦大枣汤、酸枣仁汤以及《伤寒论》中的柴桂龙牡汤合方加减，参考剂量如下：百合20g，生地40g，浮小麦80g，大枣10枚，酸枣仁25g，茯苓25g，知母20g，川芎15g，柴胡15g，桂枝20g，龙骨50g，牡蛎50g，葛根35g，炙甘草20g。本方经李敬孝30余年临床应用，疗效确切，较为满意。

眩晕缓解后，可用中成药诸如人参归脾丸、补中益气丸、黄连温胆丸、养血清脑颗粒、天智颗粒、右归丸等随证选用，巩固疗效。

第三节　中风

中风，又称卒中，是以半身不遂、肌肤不仁、口舌㖞斜、言语不利，甚则突然昏仆、不省人事为主要表现的病证。因其发病骤然，变化迅速，有"风性善行而数变"的特点，故名中风。中风发病率高、病死率高、致残率高，严重危害着中老年人的健康。西医学中的急性脑卒中属本病范畴，可参照本节辨证论治。

【病因病机】

中风的发生主要因内伤积损、情志过极、饮食不节、体态肥盛等，引起虚气留滞，或肝阳暴涨，或痰热内生，或气虚痰湿，引起内风旋动，气血逆乱，横窜经脉，直冲犯脑，导致血瘀脑脉或血溢脉外，发为中风。

（1）内伤积损：随着年龄老化，正气自虚，或久病迁延，或恣情纵欲，或劳逸失度，损伤五脏之气阴，气虚则无力运血，脑脉瘀滞；阴虚则不能制阳，内风动越，突发本病。如金·李东垣《医学发明·中风有三》云："凡人年逾四旬，多有此疾。"明·张介宾《景岳全书·非风》指出："非风一证，即时人所谓中风证也。此证多见卒倒，卒倒多由昏愦。本皆内伤积损颓败而然，原非外感风寒所致。"

（2）情志过极：七情所伤，肝气郁结，气郁化火，或暴怒伤肝，肝阳暴涨，内风动越，或心火暴甚，风火相扇，血随气逆，引起气血逆乱，上冲犯脑，血溢脉外或血瘀脑脉而发为中风，尤以暴怒引发本病者最为多见，即《素问·生气通天论》谓："大怒则形气绝，而血菀于上，使人薄厥。"

（3）饮食不节：过食肥甘厚味醇酒，伤及脾胃，酿生痰热，痰瘀互阻，积热生风，导致脑脉瘀滞而发中风。如《黄帝内经·素问·通评虚实论》云："仆击、偏枯……膏粱之疾也。"近人张山雷《中风斠诠·论昏瞀猝仆之中风无一非内因之风》谓："肥甘太过，酿痰蕴湿，积热生风，致为暴仆偏枯，猝然而发，如有物击使之仆者，故仆击而特著其病源，名以膏粱之疾。"

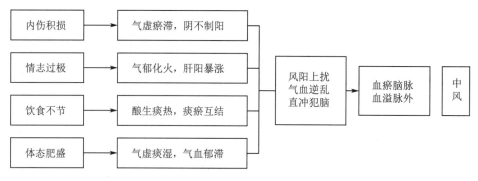

中风的病因病机演变

（4）体态肥盛：肥盛之人多气衰痰湿，易致气血郁滞，因风阳上扰而致血瘀脑脉，发为中风。如元·王履《医经溯洄集·中风论辨》所云："凡人年逾四旬气衰之际，或因忧喜忿怒伤其气者，多由此疾，壮年之时无有也，若肥盛则兼有之。"清·沈金鳌《杂病源流犀烛·中风源流》也云："肥人多中风……人肥则腠理致密而多郁滞，气血难以通利，故多卒中也。"

【辨证要点与鉴别诊断】

（一）辨证要点

（1）辨中经络与中脏腑：中经络与中脏腑都有半身不遂，肌肤不仁，口舌㖞斜的症状。但中经络不伴有神志昏蒙或神志恍惚，中脏腑则具备；中经络病位较浅，中脏腑病位较深；中经络病情较轻，中脏腑病情较重。

（2）辨闭证与脱证：闭证病性为邪闭于内，多为实证，脱证病性为阳脱于外，多为虚证；闭证的症状为神志昏蒙，牙关紧闭，肢体强痉；阳闭则兼面赤身热，口臭气粗，躁扰不宁，舌红苔黄腻，脉弦滑数；阴闭兼面白唇暗，四肢不温，静卧不烦，痰涎壅盛，舌淡苔黄腻，脉沉滑或缓；脱证表现为昏愦不语，目合口张，肢体松懈，手撒遗尿，鼻鼾息微，汗多肢冷，舌痿，脉微欲绝。

（3）辨顺势与逆势：中风急性期中脏腑者有顺势和逆势之象。起病即中脏腑，或突然神昏，四肢抽搐不已，或背腹骤然灼热而四肢发凉，甚至手足厥逆，或见戴阳及呕血，均属逆象，病情危重，预后不良。若神志转清，病情由中脏腑向中经络转化，病势为顺，预后良好。

（二）鉴别诊断

（1）口僻：以口眼㖞斜、口角流涎、言语不清为主症，常伴外感表证或耳背疼痛，并无半身不遂等症。不同年龄均可罹患。

（2）厥证：昏仆不省人事时间一般较短，多伴有面色苍白、四肢逆冷，一般移时苏醒，醒后无半身不遂、口舌㖞斜、言语不利等症。

（3）痉证：以四肢抽搐、颈项强直，甚至角弓反张为特征，甚至昏迷，但无半身不遂、口舌㖞斜、言语不利等症状。

（4）痿证：一般起病缓慢，多表现为双下肢痿躄不用，或四肢肌肉萎缩，痿软无力，与中风之半身不遂不同。

【西医相关疾病及特征性症状】

（1）缺血性中风：指各种原因导致局部脑组织区域血液供应障碍，出现脑组织缺血缺氧性病变坏死，从而产生相应的神经功能缺损表现。主要临床表现有半身不遂、口眼㖞斜、言语障碍等。

（2）短暂性脑缺血发作：短暂性脑缺血发作是指因颅内血管病变引起的短暂性、局灶性脑、脊髓或视网膜神经功能缺损，大多数患者临床症状可在 12 ~ 24 h 内缓解，一般不会遗留神经功能缺失症状或体征。短暂性脑缺血发作常见的危险因素有年龄、高血压病、高脂血症、糖尿病、冠状动脉疾病等。

（3）蛛网膜下腔出血：脑血管突然破裂，血液流至蛛网膜下腔的临床综合征，主要表现有突然剧烈头痛、伴有或不伴短暂意识丧失，可有脑出血、脑积水、抽搐等并发症。

【辨证论治】

（一）中经络

1.风阳上扰

临床表现：半身不遂，肌肤不仁，口舌㖞斜；言语謇涩，或舌强不语；急躁易怒，头痛，眩晕，面红目赤，口苦咽干；尿赤，便干；舌红少苔或苔黄，脉弦数。

治法：清肝泻火，息风潜阳。

代表方：天麻钩藤饮。

本方由天麻、钩藤、石决明、川牛膝、桑寄生、杜仲、栀子、黄芩、益母草、茯神、首乌藤组成。若头痛较重，减杜仲、桑寄生，加川芎、木贼草、菊花、桑叶；若急躁易怒较重，可加丹皮、生白芍、珍珠母；若兼见便秘不通，可见生大黄、玄参等。

2. 风痰阻络

临床表现：肌肤不仁，甚则半身不遂，口舌㖞斜；言语不利，或謇涩或不语；头晕目眩；舌质暗淡，舌苔白腻，脉弦滑。

治法：息风化痰，活血通络。

代表方：半夏白术天麻汤。

本方由半夏、白术、天麻、橘红、茯苓、甘草、生姜、大枣组成。若眩晕较甚且痰多者，加胆南星、天竺黄、珍珠粉；若肢体麻木，甚则肢体刺痛，痛处不移，加丹参、桃仁、红花、赤芍；若便干便秘者，加大黄、黄芩、栀子，风痰阻络，日久化热，不宜久服本方，以免过于温燥，助热生火。

3. 痰热腑实

临床表现：半身不遂，肌肤不仁，口舌㖞斜；言语不利，或言謇语涩；头晕目眩，吐痰或痰多，腹胀、便干；舌质暗红或暗淡，舌苔黄或黄腻，脉弦滑或兼数。

治法：清热化痰，通腑泻浊。

代表方：星蒌承气汤。

本方由栝楼、胆南星、生大黄、芒硝组成。若痰涎较多，可合用竹沥汤，即竹沥、生葛根、生姜汁相合；若头晕较重，加天麻、钩藤、菊花、珍珠母；若舌质红而烦躁不安、彻夜不寐者，加生地黄、麦冬、柏子仁、首乌藤；少数患者服用星蒌承气汤后，仍腑气不通，痰热腹实甚者，可改投大柴胡汤治疗。

4. 气虚血瘀

临床表现：半身不遂，肌肤不仁，口舌㖞斜；言语不利，或謇涩或不语；面色无华，气短乏力；口角流涎，自汗，心悸，便溏；手足或偏身肿胀；舌质暗淡或瘀斑，舌苔薄白或腻，脉沉细、细缓或细弦。

治法：益气扶正，活血化瘀。

代表方：补阳还五汤。

本方由桃仁、红花、川芎、黄芪、赤芍、地龙、当归组成，且重用生黄芪。若心悸、气短乏力明显，加党参、太子参、红参；若肢体肿胀或麻木、刺痛等血瘀重者，加莪术、水蛭、鬼箭羽、鸡血藤；若肢体拘挛，加穿山甲、水蛭、桑枝；若肢体麻木，加木瓜、伸筋草、防己；上肢偏废者，加桂枝，桑枝；下肢偏废者，加川断、桑寄生、杜仲、牛膝。

5. 阴虚风动

临床表现：半身不遂，一侧手足沉重麻木，口舌㖞斜，舌强语謇；平素头晕头痛，耳鸣目眩，双目干涩，腰酸腿软；急躁易怒，少眠多梦；舌质红绛或暗红，少苔或无苔，脉细弦或细弦数。

治法：滋养肝肾，潜阳息风。

代表方：镇肝息风汤。

本方由牛膝、赭石、龙骨、龟板、白芍、玄参、天冬、川楝子、麦芽、茵陈、甘草组成。若痰盛，可去龟甲、加胆南星、竹沥；若心中烦热者，加黄芩、生石膏；若心烦失眠者，加黄连、莲子心、栀子、首乌藤；若头痛重者，可加生石决明、珍珠母、夏枯草、川芎，可酌情加通窍活络的药物，如地龙、全蝎、蜈蚣。

（二）中脏腑

1. 阳闭

临床表现：突然昏仆，不省人事；牙关紧闭，口噤不开，两手握固，大小便闭，肢体强痉，兼有面赤身热，气粗口臭，躁扰不宁；舌苔黄腻，脉弦滑而数。

治法：清热化痰，开窍醒神。

代表方：羚羊角汤合用安宫牛黄丸。

羚羊角汤由羚羊角、石决明、夏枯草、龟板、柴胡、赤芍、生地黄、牡丹皮、菊花、薄荷、蝉蜕、大枣组成；安宫牛黄丸由牛黄、水牛角、麝香、珍珠、朱砂、雄黄、黄连、黄芩、栀子、郁金、冰片组成。若痰盛神昏者，可合用至宝丹或清宫汤；若热闭神昏兼有抽搐，可加全蝎、蜈蚣，或合用紫雪。临床还可选用清开灵注射液或醒脑静注射液静脉注射。

2. 阴闭

临床表现：突然昏倒，不省人事；牙关紧闭，口噤不开，两手握固，大小便闭，肢体强痉；面白唇暗，四肢不温，静卧不烦；舌苔白腻，脉沉滑。

治法：温阳化痰，开窍醒神。

代表方：涤痰汤合用苏合香丸。

涤痰汤由天南星、半夏、枳实、茯苓、橘红、人参、竹茹、甘草组成；苏合香丸由苏合香、冰片、水牛角、麝香、檀香、沉香、丁香、香附、木香、乳香、白术组成。若四肢厥冷，加桂枝；若见风象，可加天麻、钩藤；若兼见戴阳，乃属病情恶化，宜急进参附汤、白通加猪胆汁汤鼻饲或参附注射液静滴。

3. 脱证

临床表现：突然昏仆，不省人事，目合口张，鼻鼾息微，手撒遗尿；汗多不止，四肢冰冷；舌痿，脉微欲绝。

治法：回阳固脱。

代表方：参附汤。

本方由人参、附子、生姜组成。若汗出不止者，加生黄芪、生龙骨、煅牡蛎、山茱萸、醋五味子；阳气恢复后，如又见面赤足冷、虚烦不安、脉极虚或突然脉大无根，是由于真阴亏虚，阳无所附而出现虚阳浮越欲脱，可用地黄饮子，或参附汤或生脉注射液滴注。

【歌诀】

中风阴阳气血乱，病起急骤昏或偏，
当分中络经脏腑，恢复更偏虚与痰，
风痰入络夏术麻，阴虚风动用镇肝，
风阳上扰天麻钩，脱证参附生脉散，
阳闭羚羊合至宝，阴闭涤痰苏合丸，
恢复风痰瘀解语，气虚络虚补阳还，
肝肾亏虚滋肝肾，地黄饮子左归丸。

【典籍摘要】

《黄帝内经·灵枢·刺节真邪》："虚邪偏客于身半，其入深，内居荣卫，荣卫稍衰，则真气去，邪气独留，发为偏枯。"

《金匮要略·中风历节病脉证并治第五》："寸口脉浮而紧，紧则为寒，浮则为虚，寒虚相搏，邪在皮肤；浮者血虚，络脉空虚，贼邪不泻，或左或右，邪气反缓，正气即急，正气引邪，喝僻不遂。邪在于络，肌肤不仁；邪在于经，即重不胜；邪入于腑，即不识人；邪入于脏，舌即难言，口吐涎。"

《千金方·诸风》："夫诸急卒病多是风，初得轻微，人所不悟，宜速与续命汤。"

《黄帝内经·素问·病机原病式·热类》："中风偏枯者，由心火暴盛，而水衰不能制之，则火实克金，金不能平木，则肝木胜而兼于火热，则卒暴僵仆。"

《丹溪心法》："中风大率主血虚有痰，治痰为先，次养血行血，或属虚，挟火（一作痰）与温，又须分气虚血虚。"

《景岳全书·杂证谟·非风》："非风一证，即时人所谓中风证也，此证多见卒倒，卒倒多由昏愦，本皆内伤积损颓败而然，原非外感风寒所致。而古今相传，咸以中风名之，其误甚矣，故余欲易去中风二字，而拟名类风。"

《金匮翼》："中风之病，昔人有真类之分，盖以贼风邪气所中者为真，痰火食气所发者为类也……

故无论贼风邪气从外来者，必先有肝风为之内应。痰火食气从内发者，亦必有肝风为之始基……卒中八法：一曰开关，二曰固脱，三曰泄火邪，四曰转大气，五曰逐痰涎，六曰除热风，七曰通窍隧，八曰灸腧穴。"

《医学源流论》："中风乃急暴之症，其为实邪无疑，天下未有行动如常，忽然大虚而昏仆者，岂可不以实邪治之哉？其中或有属阴虚属阳虚，感热感寒之别，则于治风方中随所现之症加减之。"

《医学衷中参西录·治内外中风方》："内中风之证……因怒生热，煎耗肝血，遂致肝中所寄之相火，掀然暴发，挟气血而上冲脑部，以致昏厥。"

【临证实录】

医案1：

彭某，女，73岁。初诊：2017年3月21日。

主诉：言语不利，吞咽困难，饮水易呛，口角流涎三月余，口服中药、针灸后已有缓解。伴记忆力差，便干。既往高血压病史多年，脑出血、脑梗、延髓麻痹3个月。

诊查：舌苔黄厚、舌边有瘀点，脉弦稍数。

辨证：中脏腑（痰瘀阻滞，已有化热）。

治法：息风化痰，活血通络。

方药：葛根汤合补阳还五汤。

葛根60g，丹参20g，黄芪50g，桂枝15g，赤芍25g，地龙15g，灵仙25g，胆南星15g，石菖蒲35g，乳香15g，麻黄10g，红花10g，生地30g，酒军15g，天麻20g，白芷20g（后下），三七5g（研末冲服）。7服，水煎服。

二诊：2017年3月28日：大便已通畅，余症仍在，舌苔黄厚、舌边有瘀点，脉弦稍数。前方去酒军，加秦艽15g，黄芩15g。7服，水煎服。

三诊：2017年4月5日：自觉吞咽困难有所改善，苔稍厚、舌边有散在瘀点，脉弦小数。上方加夏枯草25g，清半夏15g，远志15g。夜交藤50g。14服，水煎服。

四诊：2017年4月30日：吞咽困难明显缓解，流涎、改善，睡眠欠佳，饮食欠佳，舌苔白、边有散在细小瘀点，脉弦缓。上方加血藤35g，去乳香。14服，水煎服。

五诊：2017年4月13日：进一步好转，只是患者吃汤药比较困难。处方：僵蚕15g，全蝎5g，白芥子15g，生水蛭30g，土鳖虫15g，乌梢蛇20g，地龙25g，蜈蚣粉5g，天麻20g，胆南星15g，制马钱5g，麻黄20g，桂枝30g，细辛10g，白芷20g，红花10g，当归15g。7服为面，每日3次，每次8g以下方冲服：黄芪、丹参、威灵仙各20g水煎，每日3次冲服上方。

按：本例中风无明显肢体症状已病3月余，属恢复期。其病机为先为气机不利，致使少量之血溢出脉外，离经之血化瘀生痰，痰瘀日久现已有化热之象；气虚、气滞、血溢、瘀血、痰阻、化热等多方面病机相互影响，互为因果。故将本例治疗原则定位：益气活血，祛瘀生新，通络化痰，佐以清热。注重出血缺血兼顾、活血不破血、化痰与清热同施，益气贯穿始终的治疗原则。首诊取补阳还五汤之黄芪、赤芍、地龙加麻黄、桂枝、威灵仙益气通经调和气血；葛根、丹参、三七、红花、乳香仿我院脑得生方活血养血凉血，使血行而瘀散，瘀化而血不破，血活而正不伤，补中有活，活中有止；胆南星、石菖蒲、白芷、天麻清热化痰以窍开；生地、酒军凉血通腑而泻浊。二诊大便改善故去酒军加秦艽、黄芩以增清热通络之功。三诊吞咽困难有所好转，重点改为调整睡眠，又据其苔稍厚、舌边有散在瘀点，仍辨以痰瘀为主，原方加二夏散（夏枯草、清半夏）合远志化痰安神，夜交藤通络助寐。四诊之后诸症缓解，五诊用虫类药多方组合，合成虫方大阵，以生水蛭为君，重在化痰通络。针对气虚血瘀病机以黄芪为主加减用药。

医案2：

黄某，男，69岁。初诊：2016年10月20日。

主诉：口眼㖞斜，舌强言謇，左半身不遂1周。食欲差，情绪烦躁，入寐难，心悸，便干，口黏流黏涎，既往高血压史多年，CT 显示：右侧大面积脑梗死。目前正在住院治疗。

诊查：舌暗，舌苔黄腻、脉弦滑。

辨证：中脏腑（阴虚阳亢，痰浊内阻）。

治法：滋养肝肾，潜阳息风，兼以化痰通络。

方药：

生地 30 g，白芍 30 g，石决明 50 g，生牡蛎 50 g，栀子 10 g，黄芩 15 g，胆南星 15 g，天竺黄 15 g，石菖蒲 35 g，远志 20 g，清半夏 15 g，枳实 20 g，竹茹 25 g，茯苓 25 g，夜交藤 35 g，怀膝 25 g，当归 15 g。14 服，水煎服。

二诊：2016 年 11 月 5 日：服药后脉和缓，便干、纳食、情绪、睡眠改善，肢体不利略有好转。苔厚、流涎、心悸仍在。前方加甘松 25 g，节菖蒲 25 g。14 服，水煎服。

三诊：诸症进一步缓解，口角流涎，语言不利改善不佳，舌暗苔白，脉弦缓。处方：原方去栀子，加地龙 25 g，苏土虫 15 g，生水蛭粉 4 g（冲服）。14 服，水煎服。

四诊：语言不利、有所缓解，流涎好转。前方继服 14 服。

五诊：近几日大便偏稀，余症仍在。上方去胆南星，14 服，水煎服。

六诊：语言明显改善，可较为流畅交流，吞咽困难大减，大便通畅，血压正常。舌略暗苔白脉滑。处方：仍用活络化痰法，僵蚕 15 g，全蝎 5 g，白芥子 15 g，生水蛭 6 g，土鳖虫 15 g，乌蛇 20 g，地龙 15 g，蜈蚣粉 5 g，天麻 20 g，胆南星 15 g，制马钱 4 g，生麻黄 20 g，桂枝 30 g，细辛 10 g，红花 10 g，当归 15 g，4 服为末，每日 2 次，每次 8 g，以下方冲服黄芪 35 g，钩藤 20 g（后下），天麻 20 g，牛膝 20 g，葛根 40 g，益母草 15 g。14 服水煎每日两次冲服上药末，嘱患者平素可以此方代茶饮。

按：针对该患因阴血亏虚，水不涵木，风阳上亢，生风生热，灼液成痰，痹阻窍络而致中风，取生地、白芍、石决明、生牡蛎、怀膝滋阴潜阳；栀子、黄芩清热平肝；胆南星、天竺黄、石菖蒲、远志、清半夏、枳实、竹茹、茯苓豁痰开窍以通心神；夜交藤、当归和血通络。二诊：脉变和缓，便干、纳食、情绪、睡眠、肢体不利皆有改善，重点调理心悸，前方加甘松、节菖蒲安神化痰。先后调整近两月，病情接近痊愈，仍改成散剂。徐灵胎说："一病必有一主方，一主方必有一主药。"活络化痰方为后期治疗中风后遗症的主方，重用生水蛭为君，配以诸多虫药及南星、天麻通络化痰，佐以桂、麻、辛、马钱子通络，红花、当归养血。根据患者体质和病情变化随机配以活血温经或活血通味汤药予以冲服。

医案 3：

吴某，男，55 岁。初诊：2016 年 12 月 15 日。

主诉：一月前突发右侧肢体活动不利，左侧颜面向右侧歪斜，急诊头颅 CT 示：左侧基底节呈片状梗死。经溶栓治疗病情有明显缓解。现右侧肢体活动不利，生活不能自理，伴失眠、易怒、心悸、胃脘痞满，大便黏腻。血压 172/96 mmHg，神志清。

诊查：舌右偏，舌质暗，舌苔黄厚腻，脉弦滑。

辨证：中风（气虚血滞，脉络瘀阻，湿热蕴结）。

治法：补气活血通络，兼清热祛湿。

方药：补阳还五汤合小陷胸汤加减。

黄芪 80 g，川芎 15 g，赤芍 20 g，当归 20 g，地龙 15 g，栝楼 40 g，黄连 15 g，清半夏 15 g，桃仁 15 g，茯苓 25 g，车前 25 g，牛膝 20 g，鸡血藤 50 g，夜交藤 50 g，香附 25 g，丹参 30 g，生水蛭 5 g（冲服）。14 服，水煎服。

二诊：2016 年 12 月 29 日：失眠、心悸症状有所改善，大便成形；血压下降至 152/92 mmHg，舌质暗，舌苔白厚，脉弦。上方加石菖蒲 25 g，郁金 25 g。14 服，水煎服，继续进行康复训练。

三诊：前日因受凉而致左肩胛疼痛。上方加葛根 30 g，羌活 15 g。7 服水煎服。

按：首诊仍取补阳还五汤之意重用黄芪加川芎、赤芍、当归、桃仁、地龙补气以行血，鸡血藤、夜交藤、香附、丹参、水蛭活血通络。仿小陷胸汤合茯苓、车前子化痰除湿，牛膝引血下行，旨在血行瘀化。

二诊加上方加石菖蒲、郁金以助活血通络之力。三诊出现肩胛、颈部不适，加羌活、葛根即能对症治疗，又符合中风病后期的改善，有一药多效的优势。

【临证心法】

中风病常发生于中老年人群中，东北地区因气候寒冷发病率较高。从远期角度来看，应防治结合，防大于治，寓防于治，倡导中医"治未病"思想，即未病先防，既病防变；本病又应该"杂合而治"，在初期静点通脉药物治疗的同时，要配合汤剂、散剂、针灸、推拿、热敷锻炼等综合康复疗法，提高病人生存质量。

从辨证施治来看，中风病为本虚标实之证，病情复杂，临证时要分清虚实轻重，病势缓急，辨明痰、热、虚、瘀、风等病邪性质，是单独为病，还是夹杂为病。中风病一般病情急重，要充分发挥中西医学的各自优势，中西医结合治疗，缩短疗程，提高疗效。

中风急性期本虚为因，标实（瘀血、痰湿）为果，多数患者会伴有：便秘、舌苔黄腻、脉弦滑等腑实证，急当化痰通腑，及时泻下，桃核承气类通腑泄热，使腑气通畅，热痰消而瘀热除，泻后不仅腹实可通，气机得顺，舌苔腻脉弦滑也可改善。下后的舌象一般有三种变化：一是黄腻苔变成薄白苔，舌质转淡此为顺；二是黄腻苔持续不退，多为气郁生热，可用大柴胡汤再下；三是黄腻苔迅速剥落而舌质转红绛，此为阴伤，血分有热，要防止再次中风。

诊治中风病人若昏迷者，当辨中脏、中腑，中腑者应注意开窍、豁痰，中脏者病情严重，要注意回阳固脱、益气醒神，若神志清醒，当辨中经、中络。还应注意病人大便，是否通畅。恢复期病人可配制丸药长服，对肢体康复很有帮助，此时常常扶正、祛邪药同时应用，其孰轻孰重，要仔细斟酌。

脑为元神之府，位居巅顶，"毒损脑络"是现代医家对本病创立的重要病机学说，消除脑络毒邪、修复受损脑络是治疗中风病的重要目标。搜剔通络法是治疗毒损脑络常用的方法，运用虫类搜剔之品、藤类通络之品、辛香走窜之品，使药达病所。故后期常以活络化痰方（生水蛭、地龙、乌梢蛇、土虫、僵蚕、全蝎、蜈蚣、白芥子、制马钱子、天麻、胆南星、生麻黄、桂枝、细辛、红花、当归）为散剂久服，针对个人病情和体质辅以汤药送服。

在瞳仁方面很多医家有自己的独到见解，现介绍如下：

瞳仁大小正常，表示病情较轻且稳定，多数预后较好。双侧缩小，为风邪、痰浊、瘀血等闭阻于内之闭证，多有抽风、惊厥、牙关紧闭、喉间痰鸣等见证。双侧瞳孔散大，为阴阳离决、元气外脱之脱证。一侧瞳孔正常，一侧瞳孔散大或缩小，为邪气干犯，气机逆乱，阴阳失调，病情有加重之势，若演变为双侧瞳孔缩小或散大，则是发展为闭证或脱证的标志。瞳仁变化可以认病辨证，但中风多为"内风"所动，内风有善行数变之性，病情变化较大，切不可瞳仁恢复正常大小而放松观察和治疗。其次不只看瞳孔变化的大小，还得观察神志的变化，即所谓"得神者昌，失神者亡"。观察瞳仁润泽或晦暗，转动灵活或呆滞以判断病势及预后。

第四节　痴呆

痴呆，又称呆病，是一种以获得性智能缺损为主要特征的病证，其损害的程度足以影响工作或日常生活活动。随着人口老龄化，痴呆已经成为老年人的常见病和多发病。西医学中的阿尔茨海默病、血管性痴呆可参照本节进行辨证论治，路易体痴呆、额颞叶痴呆、帕金森病痴呆、麻痹性痴呆、中毒性脑病等具有本病特征者，也可参考本节进行辨证论治。

【病因病机】

本病的发病多因先天不足，或后天失养，或年迈体虚，或久病不复，导致肾虚精少，髓海不足，元神失养，而渐致痴呆；或因久郁不解，或中风外伤，或外感热毒等，导致损伤脑络，脑气不通，神明不清，而突发痴呆。

（1）先天不足：《黄帝内经·灵枢·经脉》云："人始生，先成精，精成而脑髓生。"先天禀赋不足或遗传因素在痴呆发病中起着重要作用。禀赋不足，髓海不充，不能继年，延至成年，或因衰老，或因情志，或因饮食，或因劳逸等后天因素影响，而致髓海渐空，元神失养，发为痴呆。

（2）后天失养：《黄帝内经·灵枢·五癃津液别》谓："五谷之津液，和合而为膏者，内渗入于骨空，补益脑髓。"清·陈士铎《辨证录·呆病门》云："人有一时而成呆病者，全不起于忧郁……谁知是起居失节，胃气伤而痰迷之乎。"可见，起居失宜、饮食失节、劳逸失度，或久病不复，都可导致脾胃受损，既不能化生气血精微，充养脑髓，又可能聚湿生痰，蒙蔽清窍，神明不清而成痴呆。

（3）年老肾虚：《黄帝内经·素问·上古天真论》云："男不过尽八八，女不过尽七七，而天地之精气皆竭矣。"清·汪昂《医方集解·补养之剂》云："人之精与志皆藏于肾，肾精不足则志气衰，不能上通于心，故迷惑善忘也。"可见，人至老年，肾气日衰，精气欲竭，脑髓失充，元神失养，故发呆病。诚如陈士铎《辨证录·呆病门》所云："人有老年而健忘者，近事多不记忆，虽人述其前事，犹若茫然，此真健忘之极也，人以为心血之涸，谁知肾水之竭乎。"清·王清任《医林改错·脑髓说》更加明确指出："高年无记性者，脑髓渐空。"

（4）久郁不解：明·张介宾《景岳全书·杂病谟》发现情志所伤可致痴呆，如"痴呆证，凡平素无痰，而成以郁结，或以不遂，或以思虑，或以疑贰，或以惊恐，而渐致痴呆"。清·陈士铎《辨证录·呆病门》中提及在情志致呆中，尤以久郁为甚，所谓"郁之既久而成呆"。一方面，木郁土衰，痰浊内生，痰蒙清窍，发为痴呆；另一方面，久郁化火，炼液成痰，迷蒙清窍，发为痴呆。

（5）中风外伤：中风后瘀血气滞而成痴呆者，乃瘀阻脑络，脑气不通，使脑气与脏气不相连接，神明不清所致。如清·吴鞠通《吴鞠通医案·中风》云："中风神呆不语，前能语时，自云头晕，左肢麻，口大歪。"

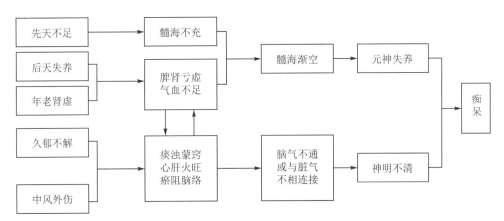

痴呆的病因病机演变图

【诊断要点与鉴别诊断】

（一）诊断要点

（1）善忘：包括短期记忆或长期记忆减退。

（2）智能缺损：包括失语（如找词困难、语言不连贯、错语），失认（如不能辨认熟人或物体），失用（如动作笨拙、系错纽扣），执行不能（如反应迟钝或完成任务困难等）等1项或1项以上损害。

（3）生活能力下降：即生活或工作能力部分或完全丧失。

（4）引起智能缺损的其他原因：如郁证、癫狂、谵妄等。

神经心理学检查有助于本病的临床诊断和鉴别，而详问病史、MRI 扫描或 PET 或脑脊液检查等有助于痴呆的原因鉴别。根据痴呆的原因可分为老人呆病（隐匿起病，渐进性加重）和中风神呆（突然发病，波动样病程）。

（二）鉴别诊断

（1）郁证：郁证以抑郁症状为主，如心境不佳、表情淡漠、少言寡语，也常主诉记忆减退、注意力不集中等类似痴呆的症状，临床上称之为假性痴呆。但仔细询问病史，会发现患者大多思路清晰、逻辑性强、无生活失能情况，抗抑郁治疗有明显效果。痴呆以智能症状为主，如善忘、智能缺损、生活失能，抑郁情绪或有或无，抗抑郁治疗无明显效果，可资鉴别。

（2）癫狂：癫狂早期即以沉闷寡言，情感淡漠，语无伦次，或喃喃自语，静而少动等情志失常为主；或以喧扰不宁、烦躁不安、妄见妄闻、妄思妄行，甚至狂越等形神失控症状为主；迁延至后期，也会发生智能缺损。但痴呆早期即以善忘、智能缺失、生活失能等症状为主，中后期会有烦躁不安、急躁易怒、妄见妄闻、妄思离奇等形神失常症状，少见喧扰不宁、妄行狂越等严重形神失控症状。

（3）健忘：健忘既是一个独立疾病，又是痴呆的早期表现或首发症状，需要鉴别。健忘是遇事善忘、不能回忆的一种病证，一般无渐进加重，也无智能缺失，生活能力始终正常。痴呆也有健忘症状，通常有渐进加重，且智能缺失，生活能力同时受损。跟踪随访，有助于鉴别。

【西医相关疾病及特征性症状】

（1）脑血管性痴呆：指由各种脑血管病，包括缺血性脑血管病、出血性脑血管病及急性与慢性缺氧性脑血管病引起的脑功能障碍，进而产生认知功能障碍的临床综合征。

（2）老年性痴呆：又称阿尔兹海默病，或称为脑退化症，一般俗称老年痴呆症，是一种持续性神经功能障碍，主要临床表现有：日常工作及一般活动能力受损；生活功能和执行能力较先前水平降低；认知或行为受损。

（3）一氧化碳中毒性脑病：急性一氧化碳中毒患者在昏迷苏醒后经过数天或数周出现大脑皮质顶下白质广泛的脱髓鞘，而产生以痴呆为主的全脑损害症状。

【辨证论治】

（一）平台期

1. 髓海不足

临床表现：忘失前后，兴趣缺失，起居怠惰，或倦怠嗜卧；行走缓慢，动作笨拙，甚则振掉，腰膝酸软，齿枯发焦；脑转耳鸣，目无所见；舌瘦色淡，脉沉细。

治法：滋补肝肾，生精养髓。

代表方：七福饮。

本方由熟地黄、当归、酸枣仁、人参、白术、远志、炙甘草组成。常加山茱萸、肉苁蓉、知母、鹿角胶、龟板胶、阿胶等，以增加七福饮滋补肝肾，生精养髓之力。若心烦、溲赤，舌红少苔，脉细而弦数，可合用六味地黄丸，或左归丸；若头晕耳鸣，目眩，或视物不清，加天麻、钩藤、珍珠母、煅牡蛎、生地黄、枸杞、菊花。

2. 脾肾亏虚

临床表现：迷惑善忘，兴趣缺失，反应迟钝，易惊善恐；食少纳呆，或呃逆不食，口涎外溢，四肢不温；小便混浊，夜尿频多，或二便失禁；舌淡体胖大有齿痕，舌苔白或腻，脉沉细弱，两尺尤甚。

治法：温补脾肾，养元安神。

代表方：还少丹。

本方由熟地、山茱萸、枸杞、怀牛膝、杜仲、楮实子、肉苁蓉、巴戟天、茴香、茯苓、山药、续断、菟丝子、石菖蒲、远志、五味子组成。若呃逆不食，口涎外溢，加炒白术，生地黄，清半夏，炒麦芽；若夜尿频多，加菟丝子，蛇床子；若二便失禁，加益智仁、桑螵蛸。

3. 气血不足

临床表现： 善忘茫然，找词困难，不识人物，言语颠倒；多梦易惊，少言寡语；倦怠少动，面唇无华，爪甲苍白；纳呆食少，大便溏薄；舌淡苔白，脉细弱。

治法： 益气健脾，养血安神。

代表方： 归脾汤。

本方由人参、炙黄芪、炒白术、茯苓、炙甘草、龙眼肉、当归、酸枣仁、大枣、远志、木香、生姜组成。若脾虚日重，加茯苓、山药；若入睡困难或夜间行为异常，加柏子仁、首乌藤、珍珠粉、煅牡蛎、莲心。

（二）波动期

1. 痰浊蒙窍

临床表现： 多忘不慧，表情呆滞，迷路误事，不言不语；忽歌忽笑，洁秽不分，亲疏不辨；口吐痰涎，纳呆呕恶，体肥懒动；舌苔黏腻浊，脉弦而滑。

治法： 化痰开窍，醒神益智。

代表方： 洗心汤。

本方由半夏、陈皮、茯苓、甘草、人参、附子、石菖蒲、酸枣仁、神曲组成，常加郁金、制远志以增加化痰益智之力。若舌红苔黄腻，可加清心滚痰丸；若言语颠倒，歌笑失休，甚至反喜污浊，或喜食炭，可改用转呆丹。

2. 瘀阻脑络

临床表现： 喜忘，神呆不慧或不语，反应迟钝，动作笨拙，或妄思离奇；头痛难愈，面色晦暗；常伴半身不遂，口眼㖞斜，偏身麻木，言语不利；舌紫瘀斑，脉细弦或沉迟。

治法： 活血化瘀，通窍醒神。

代表方： 通窍活血汤。

本方由赤芍、川芎、桃仁、红花、麝香、老葱、大枣、黄酒组成。通血络非虫蚁所不能，常加全蝎蜈蚣之类以助通络化瘀之力，化络瘀非天麻三七所不能，可加天麻、三七以助化瘀通络之力；病久气血不足，加党参、生地、当归、黄芪；久病血瘀化热，加钩藤、菊花、夏枯草、竹茹。

3. 心肝火旺

临床表现： 急躁易怒，烦躁不安；妄闻妄见，妄思妄行，或举止异常，噩梦或梦幻游离或梦寐喊叫；头晕目眩、头痛、耳鸣如潮；口臭、口疮、尿赤、便干；舌红或绛，舌苔黄或黄腻，脉弦滑或弦数。

治法： 清心平肝，安神定志。

代表方： 天麻钩藤饮。

本方由天麻、钩藤、石决明、栀子、黄芩、杜仲、桑寄生、川牛膝、益母草、首乌藤、朱茯神组成。若失眠多梦，减杜仲、桑寄生，加莲子心、丹参、酸枣仁、合欢皮；若妄闻妄见，妄想妄行，减杜仲、桑寄生，加生地黄、山茱萸、牡丹皮、珍珠粉；若舌苔黄腻，加天竺黄、郁金、胆南星；若便秘，加酒大黄、枳实、厚朴；若烦躁不安，加黄连解毒汤或口服安宫牛黄丸。

（三）下滑期

1. 热毒内盛

临床表现： 无欲无语，迷蒙昏睡，不识人物；神呆遗尿，或二便失禁，身体蜷缩不动；躁扰不宁，甚则狂越，或谵语妄言；肢体僵硬，或颤动，或痫痉；舌红绛少苔，苔黏腻浊，或腐秽厚积，脉数。

治法： 清热解毒，通络达邪。

代表方： 黄连解毒汤。

本方由黄连、黄芩、黄柏、栀子组成。若痰迷热闭，神疲如寐，加石菖蒲、郁金、天竺黄或合用至宝丹；

若脾肾虚极，知动失司，合用还少丹；若火毒内盛，在形神失控，合用安宫牛黄丸；若阴虚内热，虚极生风，合紫雪丹或生地黄、天麻、地龙、全蝎、蜈蚣等。

【歌诀】

痴呆善忘渐加重，呆傻愚笨变性情，
年迈体虚情志伤，精少神消脑髓空。
痴呆三期各异治，平台波动下滑分。
平台三证俱为虚，髓海不足七福俱，
脾肾亏虚还少丹，气血不足归脾选。
波动证见虚实杂，痰浊蒙窍洗心佳。
瘀阻脑络用通窍，心肝火旺选天麻。
下滑智能丧殆尽，热毒内胜神虚极。
通络达邪清解热，黄连解毒加减宜。

【经典摘要】

《黄帝内经·素问·灵兰秘典论》曰："心者，君主之官，神明出焉……故主明则下安，……主不明则十二官危矣。"

《伤寒论》谓："阳明证其人喜忘者，必有蓄血。"

《千金翼方·卷第十二》："人年五十以上，阳气日衰，损与日至，心力渐退，忘前失后，兴居怠情，计授皆不称心。"

《寿世保元·健忘》："夫健忘者……盖主于心脾二经。心之官则思，脾之官亦主思，此由思虑过度，伤心则血耗散，神不守舍；伤脾则胃气衰惫，而疾愈深。"

《景岳全书》："痴呆证，凡平素无痰而或以郁结，或以不遂，或以思虑，或以惊恐而渐至痴呆，言辞颠倒，举动不经，或多汗，或善愁，其证千奇百怪，无所不至……"

《医方集解·补养之剂》曰："人之精与志，皆藏于肾，肾精不足则志气衰，不能上通于心，故迷惑善忘也。"

《石室秘录》指出："治呆无奇法，治痰即治呆也。"

《辨证录·呆病门》："大约其始也，起于肝气之郁；其终也，由于胃气之衰。肝郁则木克土，而痰不能化，胃衰则土不制水而痰不能消，于是痰积于胸中，盘踞于心外，使神明不清，而成呆病矣。"

《血证论》曰："心有瘀血，其人喜忘。"

《类证治裁》曰："夫人之神宅于心，心之精依于肾，而脑为元神之府，精髓之海，实记性所凭也。"

《医学衷中参西录》中云："人之脑髓空者……甚或猝然昏厥，知觉运动俱废。"

《医林改错》："小儿无记性者，脑髓未满，高年无记性者，脑髓渐空……脑为元神之府，灵机记性在脑不在心。"

【临证实录】

医案1：

郑某，女，18岁，无业。初诊：2018年5月8日。

主诉：家属代诉：患者平素少言寡语，反应迟钝，近两年因家庭问题致使逐渐更少与人沟通，眼神呆滞，不知饥饱，大便多日一行，质干，月经闭止一年，伴带下量多，色黄。

诊查：舌红苔厚腻，脉弦滑。

辨证：痴呆（痰热内蕴，上蒙清窍）。

治法：清热化痰，养心安神。

方药：黄连温胆汤加减。

枳实 20 g，陈皮 20 g，清半夏 10 g，茯神 25 g，浙贝 20 g，竹茹 20 g，甘草 10 g，天竺黄 10 g，黄连 25 g，栀子 20 g，酒军 20 g，白芷 15 g，石菖蒲 35 g，郁金 25 g。14 服，水煎服，嘱家属尽量做好思想工作。

二诊： 前症仍在，大便改善，带下仍多，月经未行，舌苔黄腻，脉弦滑。前方加香附 20 g，14 服，水煎服。

三诊： 大便通畅，余症同前。前方 14 服，水煎服。

四诊： 情绪略好，带下基本正常，眼神已有光彩，二便正常，前方去栀子、大黄，浙贝减至 10 g，加防风 20 g，丹参 25 g，牛膝 20 g。10 服，水煎服。

五诊： 近期与家人沟通增多，月经按时来潮，纳食正常，二便规律，前方去黄连，加人参 10 g。10 服，水煎服。

2018 年 10 月 21 日患者来电话告知，近期精神状态好转，已在青岛负责保洁工作，前方自行减半服用，建议可按此法继续服用 1 月。

按： 患者自幼因遗传和家庭因素导致智力不佳，性格内向不擅与人沟通，辍学多年，形体偏胖。一年前因家事刺激而致少言寡语更甚，多日不与人交流。眼神呆滞，不知饥饱，皆为脾虚神伤之象。大便干结，带下色黄，量多，为湿热内蕴之象。依"治呆无奇法，治痰即是治呆"的古训，以黄连温胆汤加白芷、石菖蒲、浙贝、天竺黄、郁金、栀子化痰清心之品施治，两个月后终见成效。

【临证心法】

痴呆已经成为困扰老年人群的常见病、多发病。本病的病位在脑，病机不外脾肾两虚，气血不足，髓海失充，神志失养，或痰瘀火毒内阻、脑气与脏气不相连接，神机失用。病性以虚为本，以实为标，多虚实夹杂。实者多为瘀血、痰浊、气滞、火邪、热邪、湿阻、肝郁；虚者多为气阴两虚、髓海不足、精血亏虚。实证者，治宜化痰开窍、清心平肝、活血通络、清热化浊。虚证者治宜填精补髓、健脾补肾、益气养血；或以扶正为主，兼以祛邪；或祛邪为主，兼顾正气。终以开窍、醒神、益智、健脑为目的。

痴呆患者除药物治疗外，还应注意脑力锻炼，调节饮食和起居，肢体功能的锻炼等。饮食应以清淡而富有营养的饮食为佳，多吃新鲜蔬菜、水果，摄取足够的维生素，保持大便通畅，心情舒展，情绪稳定。同时根据病人脑功能损害程度及偏瘫部位、语言蹇涩情况，从简单到复杂逐渐进行功能锻炼。

第五节 癫狂

癫狂是临床常见的一组精神失常疾病。癫证以精神抑郁、表情淡漠、沉默呆钝、语无伦次、静而少动为特征；狂证以精神亢奋、狂躁刚暴、喧扰不宁、毁物打骂、动而多怒为特征。二者在临床上症状并存，相互转化，不能截然分开，故以癫狂并称。西医学精神分裂症、躁狂抑郁症，可参照本节辨证论治。情感障碍中的抑郁症及某些精神性疾病，凡临床表现与本病类似者，也可参考本节辨证论治。

【病因病机】

癫狂的发生与七情内伤、饮食失节、禀赋异常相关，损及脏腑功能，导致阴阳失衡，"重阳者狂，重阴者癫"。火热扰窍，神明错乱而发狂；痰气瘀结，蒙蔽脑窍或心肝脾虚，神明失养而发癫。

（1）先天不足：因禀赋异常，或胎儿在母腹中有所大惊，胎气被扰，升降失调，阴阳失衡，致使元神虚损，生后一有所触，则气机逆乱，而发为本病。

（2）七情内伤：久郁、久思、大怒等情志因素，一方面久郁气滞，渐致血行瘀滞，脑气凝滞，元神之府失于充养；另一方面思虑过度，损伤心脾，生化乏源，气血不能上荣于脑，元神失养而发癫狂；此外，猝受惊恐，损伤肝肾，或大怒伤肝，引动肝火，上冲犯脑，致使元神逆乱，发为癫狂，即《黄帝内经·素问·至真要大论》所谓"诸躁狂越，皆属于火"。

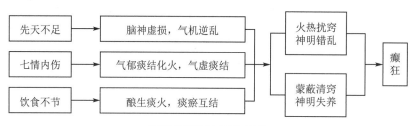

癫狂的病因病机演变图

（3）饮食不节：过食肥甘膏粱之品，损伤脾胃，酿成痰浊，复因心火暴涨，痰随火升，蒙蔽心窍；或贪杯好饮，素有内湿，郁而化热，充斥胃肠，腑热上冲，扰动元神而发病。《景岳全书·癫狂痴呆》云："癫病多由痰气，凡气有所逆，痰有所滞，皆能壅闭经络，格塞心窍。"《黄帝内经·素问·宣明五气》云："邪入于阳则狂，邪入于阴则痹，搏阳则为癫疾。"

【辨证要点与鉴别诊断】

（一）辨证要点

（1）癫证初期以情感障碍为主，神情抑郁、表情淡漠、沉默呆钝、语无伦次或喃喃自语、静而少动或静而多喜为主要症状；狂证初期以情绪高涨为主，神情亢奋、狂躁刚暴、喧扰不宁、毁物打骂、动而多怒为主要症状。

（2）有癫狂家族史，或暴受惊恐，或突遭变故，或脑外伤史，或久郁、久思、易怒病史。

（3）不同年龄和性别均可发病，但青壮年女性多见。

（4）排除药物、中毒、外感原因所致

（二）鉴别诊断

（1）痫证：痫证是以突然仆倒、昏不知人、两目上视、口吐涎沫、四肢抽搐，或有异常叫声，醒后如常人为特征的发作性病证，与本病不难鉴别。

（2）谵语、郑声：谵语是以神志不清、胡言乱语为特征的急性重症，郑声是疾病晚期出现的神志不清、不能自主、语声低怯、断续重复而语不成句的垂危征象，与癫狂之神志错乱、喃喃自语、出言无序或躁狂詈自有不同。

（3）郁证（脏躁）：郁证以心情抑郁、情绪不宁、胸胁胀闷、急躁易怒、心悸失眠、喉中如有异物等自我感觉异常为主要特征，脏躁则表现为悲伤欲哭、数欠伸，如神灵所作，然神志清楚，有自制能力，不会自伤或伤及他人。癫证亦见喜怒无常，多语或不语等症，但一般已失去自我控制力，神明逆乱，神志不清。

【西医相关疾病及特征性症状】

（1）精神分类症：精神分裂症是一组以思维、情感、行为之间不协调，精神活动与现实脱离为主要特征的最常见的一类精神病。根据临床症状，将精神分裂症分为Ⅰ型和Ⅱ型，前者以阳性症状（幻觉和妄想）为主，后者则以阴性症状（情感淡漠、主动性缺乏等）为主。

（2）焦虑症：是指以显著而持久的情绪低落、活动能力减退、思维与认知功能迟缓为主要临床特征的一类心境障碍，其发病率、自杀率高，危害性大，对家庭和社会造成严重损失。

（3）抑郁症：是一种常见的心境障碍，抑郁症主要有以下临床表现：心境低落，思维迟缓，认知功能损害，注意力不集中，记忆力减退，学习和工作能力下降，人际交往困难，缺乏动力，疏懒，生活料理能力差、消极自杀的观念或行为，乏力，易疲劳，头痛，颈背部疼痛，食欲下降，体重减轻，易惊醒及早醒，性欲下降。

【辨证论治】

（一）癫证

1.痰气郁结

临床表现： 精神抑郁，表情淡漠，沉默痴呆，时时太息，言语无序，或喃喃自语，多疑多虑，喜怒无常，秽洁不分，不思饮食；舌红苔腻而白，脉弦滑。

治法： 疏肝解郁，化痰醒神。

代表方： 逍遥散合涤痰汤。

逍遥散由柴胡、白术、芍药、当归、茯苓、炙甘草、薄荷、煨姜组成；涤痰汤由制半夏、制南星、橘红、枳实、茯苓、人参、石菖蒲、竹茹、甘草、大枣组成。前方疏肝解郁；后方化痰开窍。痰浊甚者，可加控涎丹，临卧姜汤送服。若痰浊壅盛、胸膈满闷、口多痰涎、脉滑大有力、形体壮实者可暂用三圣散取吐，劫夺痰涎，盖药性猛悍，自当慎用。倘若吐后形神俱乏，宜以饮食调养。若神思迷惘，表情呆钝，言语错乱，目瞪不瞬，舌苔白腻，为痰迷心窍，用苏合香丸。若不寐易惊，烦躁不安，舌红苔腻，脉滑数，可加黄连、黄芩、栀子；若病程日久，舌质紫暗或有瘀点，瘀斑，脉弦涩，加丹参、郁金、红花、川芎等；若神昏智乱，打人毁物，为火盛欲狂之证，当从狂证论治。

2.气虚痰结

临床表现： 情感淡漠，不动不语，甚至呆若木鸡，目瞪如愚，傻笑自语，灵机混乱，妄闻妄见，自责自罪，面色萎黄，食少便溏；舌淡苔白腻，脉细滑或细弱。

治法： 益气健脾，涤痰宣窍。

代表方： 四君子汤合涤痰汤。

四君子汤由人参、白术、茯苓、甘草组成；涤痰汤由制半夏、制南星、橘红、枳实、茯苓、人参、石菖蒲、竹茹、甘草、大枣组成。若痰郁日久化热，则加黄连；伴心悸易惊，加龙骨、牡蛎。

3.心脾两虚

临床表现： 神思恍惚，魂梦颠倒，心悸易惊，善悲欲哭，肢体困乏，言语无序，面色苍白；舌淡苔薄白，脉细弱无力。

治法： 健脾养心，解郁安神。

代表方： 养心汤合越鞠丸。

养心汤由当归、茯神、人参、酸枣仁、柏子仁、五味子、远志、黄芪、茯苓、川芎、半夏曲、肉桂、炙甘草组成；越鞠丸由香附、苍术、川芎、栀子、神曲组成。前方健脾养心安神；后方行气解郁，调畅气机。兼见畏寒蜷缩，卧姿如弓，小便清长，下利清谷者，属肾阳不足，应加入补骨脂、巴戟天、肉苁蓉等；兼见心气耗伤，营血内亏，悲伤欲哭者，仿甘麦大枣汤之意加淮小麦、大枣。

（二）狂证

1.痰火扰神

临床表现： 起病常先有性情急躁，头痛失眠，两目怒视，面红目赤，突然狂暴无知，逾垣上屋，骂詈叫号，不避亲疏，或毁物伤人，或哭笑无常，登高而歌，弃衣而走，不食不眠；舌质红绛，舌苔多黄腻，脉弦滑数。

治法： 镇心涤痰，清肝泻火。

代表方： 生铁落饮。

生铁落饮由生铁落、钩藤、胆南星、贝母、橘红、石菖蒲、远志、茯神、朱砂、天冬、麦冬、玄参、连翘、茯苓、丹参组成。痰火壅盛而舌苔黄腻者，可加礞石、黄芩、大黄，再用安宫牛黄丸；脉弦实，肝胆火盛者，可用当归龙荟丸。

2. 火盛伤阴

临床表现： 狂证日久，病势较缓，时作时止，精神疲惫，情绪焦虑，烦躁不眠，形瘦面红，五心烦热；舌质红，少苔或无苔，脉细数。

治法： 滋阴降火，安神定志。

代表方： 二阴煎合琥珀养心丹。

二阴煎由生地黄、麦冬、酸枣仁、生甘草、玄参、黄连、茯苓、木通、灯心草、竹叶组成；琥珀养心丹由琥珀、龙齿、远志、牛黄、石菖蒲、茯神、人参、枣仁、生地黄、归身、黄连、柏子仁、朱砂、金箔组成。前方重在滋阴降火，安心宁神；后方偏于滋养肾阴，镇惊安神。痰火未平，舌苔黄腻，舌质红，加胆南星、天竺黄；心火亢盛者，加朱砂安神丸；睡不安稳者，加孔圣枕中丹。

3. 痰热瘀结

临床表现： 癫狂日久不愈，面色晦滞而秽，情绪躁扰不安，多言无序，恼怒不休，甚至登高而歌，弃衣而走，妄见妄闻，妄思离奇，头痛，心悸而烦；舌质紫暗或有瘀斑，舌苔少或薄黄而干，脉弦细或细涩。

治法： 豁痰化瘀，调畅气血。

代表方： 癫狂梦醒汤。

本方由半夏、陈皮、柴胡、香附、青皮、赤芍、桃仁、木通、大腹皮、桑白皮、苏子、甘草组成。蕴热者，加黄连、黄芩；有蓄血内结者，加服大黄䗪虫丸；饥不欲食者，加白金丸。

【歌诀】

癫狂多发青壮年，精神失常证易辨，
肝胆心脾关系紧，气郁痰火阴阳偏。
癫疾沉默神抑郁，语无伦次表情淡，
狂证喧扰狂躁骂，多怒不识六亲眷。
癫证忧愁久致郁，气滞痰聚伤心脾，
痰气郁结逍遥散，气虚痰结四君齐。
二证皆合涤痰汤，化痰醒神开窍宜，
气血不足神恍惚，治以养心合越鞠。
狂证恼怒不得宣，化火挟痰伤心神，
痰火扰神生铁落，癫狂梦醒痰热瘀。
火盛伤阴烦躁热，养心琥珀二阴煎。

【经典摘要】

《黄帝内经·素问·阳明脉解》："帝曰：善。病甚则弃衣而走，登高而歌，或至不食数日，逾垣上屋，所上之处，皆非其素所能也，病反能者何也？"

《黄帝内经·素问玄机原病式·六气为病》："多喜为癫，多怒为狂；然喜为心志，故心热甚则多喜而为癫也，怒为肝志，火实制金，不能平木，故肝实则多怒而为狂也，况五志所发皆为热，故狂者五志间发，但怒多尔。"

《医旨绪余·癫狂痫辨》曰："夫狂者……言其病之发，猖獗刚暴……骂詈，不避亲疏……狎之则笑，忤之则怒，如有邪据附者是也。"

《古今医统大全》中曰："有思虑过多，脾伤失职，心之官亦主思，甚则火炽……痰迷心窍，以致癫狂，二因也。"

《医灯续焰·癫狂脉证第五十八》："语言错乱，喜怒无因，或笑或歌，或悲或泣，神迷意惑，秽洁妄知……甚或行步不休，或复僵仆不起……设或抑郁不伸，谋思不遂，悲哀不置，侘傺无聊……此癫之成于神志者也。"

《证治汇补·癫狂》："二症之因，或大怒而动肝火，或大惊而动心火，或痰为火升，升而不降，壅塞心窍，神明不得出入，主宰失其号令，心反为痰火所役。一时发越，逾垣上屋，持刀杀人，裸体骂詈，不避亲疏，飞奔疾走，涉水如陆，此肝气太旺，木来乘心，名之曰狂，又谓之大癫。法当抑肝镇心，降龙丹主之。若抚掌大笑，言出不伦，左顾右盼，如见神鬼，片时正性复明，深为赧悔，少顷态状如故者，此膈上顽痰，汛滥洋溢，塞其道路，心为之碍。痰少降则正性复明，痰复升则又举发，名之曰癫。法当利肺安心，安神滚痰丸主之。"

《医学正传·狂证》："九节落蒲一味，不拘多少（不闻鸡犬声者佳，去毛培干），上以木白杵为细末，不可犯铁器，用黑獲心，以竹刀批开，沙罐煮汤送下，每日空心服二三钱。"

【临证实录】

医案 1：

李某，女，18 岁。初诊：2016 年 10 月 11 日。

主诉： 因高考成绩不佳，致精神抑郁，悲伤欲哭，终日无语，不欲见人，常以泪洗面，有厌世心理，纳呆，舌红、苔薄白，脉弦细。

诊查： 舌红、苔薄白，脉弦细。

辨证： 癫证（肝郁伤脾，痰浊蒙心）。

治法： 疏肝解郁，健脾益气，化痰醒神。

方药： 洗心汤加减。

香附 25 g，郁金 25 g，石菖蒲 30 g，合欢花 20 g，远志 15 g，茯神 35 g，神曲 20 g，百合 40 g，浮小麦 100 g，甘草 20 g，生地 80 g，大枣 10 个。14 服，水煎服，嘱家人做好思想工作，劝导多参加社会活动。

二诊： 服药后，患者情绪、食欲、睡眠略有好转。舌脉同前，效不更方，再服原方 15 服，水煎服。

三诊： 神志如常，偶有心慌气短，乏力，大便质稀，脉缓略弦，舌淡红苔薄白。方：茯苓 30 g，炒白术 20 g，枳壳 15 g，清半夏 15 g，炙甘草 30 g，香附 25 g，郁金 25 g，石菖蒲 35 g，远志 15 g，合欢花 25 g，木香 15 g。14 服，水煎服。

按：《黄帝内经》云"重阴者癫，重阳者狂"，患者因高考成绩不理想，导致精神抑郁，所谓志高不遂，便生忧愁，伤及心脾，痰浊内生而神失所养，发为癫证。治则疏肝悦脾，化痰安神。香附、郁金、合欢花、茯神疏肝解郁，养心安神，石菖蒲祛痰开窍。神曲、浮小麦、甘草消食和胃。同时及时疏导患者的心理障碍，积极参加社会生活，移情易志，有助于疾病的恢复。

【临证心法】

癫狂的病因以内伤七情为主。病位主要在心、脾、肝、胆、脑，病机主要为气、火、痰、瘀引起脏腑功能失调，阴阳失于平衡。癫病属阴，多见抑郁症状；狂病属阳，多见躁狂症状。临床上癫病一般分为痰气郁结、气虚痰结、气血两虚三证，治疗多以顺气化痰，宁心安神为主，久病致虚者兼以补气养血。狂病分阳盛、阳虚。阳盛一般分为阳明火盛、痰火扰心、阴虚火旺、血热内蕴四证，治疗方面，痰火壅盛，神明逆乱者，急予泻火涤痰之法；阳明火盛则用泻火降逆之法；阴虚火旺则滋阴降火，养血安神；血热内蕴则活血化瘀兼清热泻火。值得注意的是：阳虚亦狂。心阳不足，心神外越之阳虚发狂。《金匮要略》谓："阳气衰者为狂。"可用养心汤、归脾汤之类调养。癫狂患者除药物治疗外，预防和护理也很重要，不可忽视。

狂证的治疗可分三期：狂躁期、相对平衡期、恢复期。狂躁期正值火气内壅、痰火内结之时，当大刀阔斧地通腑导下，才能使邪随从大便外泄，使有形痰浊从肠道外排出，气机得以疏泄。相对平衡期气阴两伤，余热尚存，痰邪留恋，治疗上不宜过分强调益气养阴，以防使病情加重。恢复期，精神状态可恢复正常，但因体力消耗过大，加上患病期间饮食无时，气血亏虚，其主要病机多为肝郁脾虚，气血两伤兼有瘀血，治宜疏肝理脾、活血化瘀。总之，狂躁期以通腑泄热，荡涤痰浊为主，相对平衡期以疏肝理气，清心安神为主；恢复期以疏肝健脾，益气养阴，活血化瘀为主。

中医治疗时，部分患者亦需配合心理治疗。因为多数患者在发病前，先有若干环境、心理等因素导致疾病诱发，长此以往，患者产生消极想法，甚至导致自杀的行为，故在精神疾病康复期，心理治疗是不可缺失的关键一环。

第六节 痫证

痫证，又称为"癫痫"，是以发作性神情恍惚，甚则突然仆倒，昏不知人，口吐涎沫，两目上视，肢体抽搐，或口中怪叫，移时苏醒，一如常人为主要临床表现的一种病证。发作前可伴眩晕、胸闷等先兆，发作后常有疲倦乏力等症状。西医学的癫痫与痫证的临床表现基本相同，无论大发作、小发作，还是局限性发作或精神运动性发作等，均可参照本节辨证论治。

【病因病机】

痫证的病因可分为先天因素和后天因素两大类。先天因素主要为先天禀赋不足或禀赋异常，后天因素包括情志失调、饮食不节、跌仆外伤或患他病致脑窍损伤等。二者均可造成脏腑功能失调，风、火、痰、瘀闭塞清窍，积痰内伏，偶遇诱因触动，则脏气不平，阴阳失衡而致气机逆乱，元神失控而发病。

（1）禀赋异常：痫证之始于幼年者多见，与先天因素有密切关系，所谓"羊癫风，系先天之元阴不足"。胎儿在母腹时，母亲突受惊恐而致气机逆乱，精伤肾亏，或妊娠期间母体多病、过度劳累、服药不当等原因损及胎儿，使胎气受损，胎儿出生后发育异常，发为本病。另外，父母体质虚弱致胎儿先天禀赋不足，或父母本患痫证而脏气不平，胎儿先天禀赋异常，后天亦容易发生痫证。

（2）情志失调：七情中主要责之于惊恐，如《证治汇补·痫病》："或因卒然闻惊而得，惊则神出舍空，痰涎乘间而归之。"由于突受惊恐，致气机逆乱，痰浊随气上逆，蒙蔽清窍；或五志过极化火生风，或肝郁日久化火生风，风火夹痰上犯清窍，元神失控，发为本病。小儿脏腑娇嫩，元气未充，神气怯弱，更易因惊恐而发生本病。

（3）饮食不节：过食肥甘厚味，损伤脾胃，脾失健运，聚湿生痰，痰浊内蕴；或气郁化火，火邪炼津成痰，积痰内伏，一遇诱因，痰浊蒙蔽元神清窍，发为本病。

（4）脑窍损伤：由于跌仆撞击，或出生时难产，或患他病，如温疫（颅内感染）、中毒等导致脑脉瘀阻或脑窍损伤，而致神志逆乱，昏不知人，而发为本病。

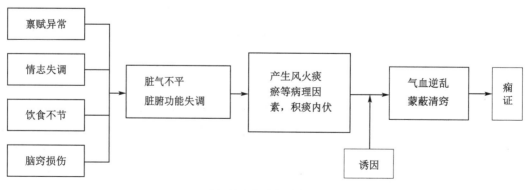

痫证的病因病机演变图

【辨证要点与鉴别诊断】

（一）辨证要点

（1）慢性、反复发作性、短暂性神情恍惚，甚则突然仆倒，昏不知人，口吐涎沫，两目上视，肢体抽搐，或口中怪叫，移时苏醒，一如常人，且苏醒后对发作时情况全然不知。

（2）任何年龄、性别均可发病，但多在儿童期、青春期或青年期发病。

（3）发作前可有眩晕、胸闷、叹息等先兆症状，发作后常伴疲乏无力。

（4）多有家族史或产伤史或脑部外伤史，老年人可有中风史，每因惊恐、劳累、情志过极等诱发。

脑电图是诊断痫证的主要方法，可检测到发作期间较慢的不规则棘—慢波或尖—慢波。脑 CT、MRI 等可以排除中风、占位等病变。

根据发作特征，可分为大发作、小发作、局限性发作。大发作以神志障碍、全身抽搐为特点；小发作临床表现为短暂意识丧失，多见于儿童和少年期；局限性发作，可见多种形式，如口、眼、手等局部抽搐而不伴意识障碍，多数在数秒至数分钟即止。

（二）鉴别诊断

（1）中风：痫证典型大发作与中风均有突然仆倒、昏不知人等症状，但痫证有慢性、反复发作史，发时口吐涎沫、两目上视、四肢抽搐，或口中怪叫，可自行苏醒，无半身不遂、口舌㖞斜等症状，而中风无口吐涎沫、两目上视、四肢抽搐，或口中怪叫等症状，醒后常有半身不遂等后遗症。

（2）厥证：除见突然仆倒、昏不知人等症状外，还有面色苍白、四肢厥冷，而无痫证之口吐涎沫、两目上视、四肢抽搐和口中怪叫等症状，临床上不难区别。

（3）痉证：两者都具有时发时止、四肢抽搐拘急症状，但痫证多兼有口吐涎沫、口中怪叫醒后如常人，多无发热，而痉证多见身体强直、角弓反张、不能自止，常伴发热，多有原发疾病的存在。

【西医相关疾病及特征性症状】

癫痫：癫痫是临床表现形式多样化的发作性疾病。癫痫发作具有突发突止、短暂性、一过性的特点，脑电图上可发现过度的异常同步化发电。

【辨证论治】

（一）发作期

1.阳痫

临床表现：突然昏仆，不省人事，面色潮红、紫红，继之转为青紫或苍白，口唇青紫，牙关紧闭，两目上视，项背强直，四肢抽搐，口吐涎沫，或喉中痰鸣，或发怪叫，甚则二便自遗，移时苏醒；病发前多有眩晕、头痛而胀，胸闷乏力，喜欠伸等先兆症状；平素多有情绪急躁，心烦失眠，口苦咽干，便秘尿黄等症；舌质红，舌苔白腻或黄腻，脉弦数或弦滑。

治法：急以开窍醒神，继以泻热涤痰息风。

代表方：黄连解毒汤合定痫丸。

黄连解毒汤由黄芩、黄连、黄柏、栀子组成；定痫丸由天麻、川贝母、半夏、茯苓、茯神、胆南星、石菖蒲、全蝎、甘草、僵蚕、琥珀、陈皮、远志、丹参、麦冬、辰砂、生姜、竹沥组成。前方能清上、中、下之火；后方能化痰开窍、息风定痫。二方合用，共奏清热息风、涤痰开窍之功。热甚者可选用安宫牛黄丸或紫雪丹；大便秘结，加生大黄、芒硝、枳实、厚朴。

2.阴痫

临床表现：突然昏仆，不省人事，面色晦暗青灰而黄，手足清冷，双眼半开半合，肢体拘急，或抽搐时作，口吐涎沫，一般口不啼叫，或声音微小，醒后周身疲乏，或如常人；或仅表现为一过性呆木无知，不闻不见，不动不语，数秒至数分钟即可恢复，恢复后对上述症状全然不知，多则一日数次或十数次发作；平素多见神疲乏力，恶心泛呕，胸闷咳痰，纳差便溏等症；舌质淡，舌苔白腻，脉多沉细或沉迟。

治法：急以开窍醒神，继以温化痰涎，顺气定痫。

代表方：五生饮合二陈汤。

五生饮由生南星、生半夏、生白附子、川乌、黑豆组成；二陈汤由橘红、半夏、茯苓、甘草、生姜、乌梅组成。前方温阳散寒化痰；后方理气化痰。时有恶心呕吐加生姜、苏梗、竹茹；胸闷痰多者，加栝楼、枳实、胆南星；纳差便溏者，加党参、炮姜、诃子。

痫证重症，持续不省人事，频频抽搐者，属病情危重，应予以中西医结合抢救治疗，注意及时防治其急性并发症。偏阳衰者，见面色苍白，汗出肢冷，鼻鼾息微，脉微欲绝等表现，可辅以参附注射液静脉滴注；偏阴虚者，见面红身热、躁动不安，息粗痰鸣，呕吐频频等表现，可辅以参麦注射液静脉滴注；抽搐甚者，可予紫雪丹，或配合针灸疗法，促其苏醒。

（二）休止期

1. 肝火痰热

临床表现：平时急躁易怒，面红目赤，心烦失眠，咳痰不爽，口苦咽干，便秘溲黄；发作时昏仆抽搐，吐涎，或有吼叫；舌红，苔黄腻，脉弦滑而数。

治法：清肝泻火，化痰宁心。

代表方：龙胆泻肝汤合涤痰汤。

龙胆泻肝汤由龙胆草、黄芩、栀子、泽泻、木通、车前子、当归、生地、柴胡、生甘草组成；涤痰汤由制半夏、制南星、橘红、枳实、茯苓、人参、石菖蒲、竹茹、甘草、大枣组成。前方以清泻肝火为主；后方涤痰开窍见长。有肝火动风之势者，加天麻、钩藤、地龙、全蝎；大便秘结者，加大黄、芒硝；彻夜难寐者，加酸枣仁、柏子仁、五味子。

2. 脾虚痰盛

临床表现：平素神疲乏力，少气懒言，胸脘痞闷，纳差便溏；发作时面色晦滞或㿠白，四肢不温，蜷卧拘急，呕吐涎沫，叫声低怯；舌质淡，舌苔白腻，脉濡滑或弦细滑。

治法：健脾化痰。

代表方：六君子汤。

本方由人参、白术、茯苓、陈皮、白术、甘草组成。痰浊盛，呕吐痰涎者，加胆南星、栝楼；便溏者，加薏苡仁、炒扁豆、炮姜等；脘腹胀满，饮食难下者，加神曲、谷芽；兼见心脾两虚者，合归脾汤；若精神不振，久而不复，宜服河车大造丸。

3. 肝肾阴虚

临床表现：痫证频发，神思恍惚，面色晦暗，头晕目眩，伴两目干涩，耳轮焦枯不泽，健忘失眠，腰膝酸软，大便干燥；舌红，舌苔薄白或薄黄少津，脉沉细数。

治法：滋养肝肾，填精益髓。

代表方：大补元煎。

本方由人参、山药、熟地黄、杜仲、当归、山茱萸、枸杞、炙甘草组成。若神思恍惚，持续时间长者，可合酸枣仁汤加阿胶、龙眼肉；恐惧、焦虑、忧郁者，可合用甘麦大枣汤；若水不制火，心肾不交，合交泰丸；大便干燥者，加玄参、肉苁蓉、火麻仁。

4. 瘀阻脑络

临床表现：平素头晕头痛，痛有定处，常伴单侧肢体抽搐，或一侧面部抽动，颜面口唇青紫；舌质暗红或有瘀斑，舌苔薄白，脉涩或弦。多继发于中风、颅脑外伤、产伤、颅内感染性疾患后。

治法：活血化瘀，息风通络。

代表方：通窍活血汤。

本方由赤芍、川芎、桃仁、红花、麝香、老葱、大枣、黄酒组成。临证多加石菖蒲、远志；全蝎、地龙、僵蚕；龙骨、牡蛎。肝阳上亢者，加钩藤、石决明、白芍；痰涎壅盛者，加半夏、胆南星、竹茹；纳差乏力，少气懒言，肢体瘫软者，加黄芪、党参、白术。

【歌诀】

痫证形成多先天，惊恐脑伤气逆乱，
昏仆抽风吐涎沫，声类畜叫总由痰。
痫证临床分段治，发作休止两期参，
阳痫躁动见肝风，黄连解毒加定痫。
阴痫晦静寒痰重，五生饮合二陈汤。
休止期重肝脾肾，虚实痰瘀辨分明。
肝火痰热急躁怒，龙胆泻肝合涤痰，
脾虚痰盛六君子，肝肾阴虚大补元，
瘀阻脑络痛有定，通窍活血服之安。

【典籍摘要】

《黄帝内经·素问·奇病论》言："人生而有病巅疾者，……病名为胎病，此得之在母腹中时，其母有所大惊，气上而不下，精气并居，故令子发为巅疾也。"

《灵枢·癫狂》载："脉癫疾者，暴仆，四肢之脉皆胀而纵……呕吐沃沫。"

《诸病源候论·癫狂候》云："癫者，猝发仆地，吐涎沫，……无所觉知，良久乃苏。"

《诸病源候论·五病候》："五癫者，一曰阳癫，发如死人，遗尿，有顷乃解；二曰阴癫，初生小时，脐疮未愈，数洗浴，因此得之；三曰风癫，发时眼目相引，牵纵反强，羊鸣，食顷方解，由热作汗出当风，因房室过度，醉饮，令心意逼迫，短气脉悸得之；四曰湿癫，眉头痛身重，坐热沐头，湿结脑，沸未止，得之；五曰马癫，发作时时，反目口噤，手足相引，身体皆然。"

《千金要方·卷十四·风》："治癫痫厥时发作方：防葵、代赭石、人参、铅丹、钩藤、茯神、雷丸、虎骨、远志、桂心、防风、白僵蚕、生猪齿各六两，卷柏、莨菪子、光明砂、升麻、附子、牡丹、龙齿各一分，牛黄二分，蚱蝉十四枚、蛇蜕皮、白马眼睛各一具，白蔹四分，上二十五味，治下筛，酒服方寸匕，日二，亦可为丸服，良验。"

《丹溪心法》"癫证，春治之，入夏自安，宜助心气之药。"

《济生方·癫痫论治》："夫癫痫病者，考之诸方所云，名称不同，难于备载。《别录》有五痫之证，一曰马痫，作马嘶鸣，应乎心；二曰羊痫，作羊叫声，应乎脾；三曰鸡痫，作鸡叫声，应乎肝；四曰猪痫，作猪叫声，应乎肾；五曰牛痫，作牛吼声，应乎肺。五畜应乎五脏也。"

《证治准绳·癫狂痫总论》："痫病，发则昏不知人，眩仆倒地，不省高下，甚至瘛疭抽掣，目上视，或口眼㖞斜，或口作六畜之声。"

《证治准绳·痫》："痫病与卒中、痉病相同，但痫病仆时口中作声，将醒时吐涎沫，醒后又复发，有连日发者，有一日三五发者。中风、中寒、中暑之类则仆时无声，醒时无涎沫，醒后不复再发。痉病虽亦时发时止，然身强直反张如弓，不如痫之身软，或如猪犬牛羊之鸣也。"

《寿世保元·痫症》："盖痫疾之原，得之惊，或在母腹之时，或在有生之后，必因惊恐而致疾。盖恐则气下，惊则气乱，恐气归肾，惊气归心，并于心肾，则肝脾独虚，肝虚则生风，脾虚则生痰。蓄极而通，其发也暴，故令风痰上涌而痫作矣。"

《古今医鉴·五痫》："夫痫者有五等，而类五畜，以应五脏，发则卒然倒仆，口眼相引，手足搐搦，背脊强直，口吐涎沫，声类畜叫，食倾乃苏。原其所由，或因七情之气郁结，或为六淫之邪所干，或因受大惊恐，神气不守，或自幼受惊感触而成，皆由痰迷心窍，如痴如愚。治之不须分五，俱宜豁痰顺气，清火平肝。"

《医学心悟·狂痫》："痫者忽然发作，眩仆倒地，不省高下，甚则瘛疭抽搐，目斜口㖞，痰涎直流，叫喊作畜声，医家听其五声，分为五脏……虽有五脏之殊，而为痰涎则一，定痫丸主之。既愈之后，则用河车丸以断其根。"

【临证实录】

医案1：

杨某，男，36岁。初诊：2017年5月6日。

主诉：近2年以来，每月1～2次，骤然扑地，不省人事，两三分钟后苏醒，平素痰多，面色晦暗。

诊查：舌红，舌苔黄腻，脉滑弦略数。

辨证：痫病（痰涎壅盛，内阻脑窍）。

治法：健脾化痰，开窍醒神。

方药：白金丸加减

（1）郁金35g，明矾20g，皂角15g，苦丁香15g，瓜蒂10g。1服，先煎郁金、瓜蒂、皂角，后下丁香，冲服明矾，首服1/3量，探吐，吐量少，再吐。

吐后第二日服下方：

（2）涤痰汤加减：陈皮15g，法半夏15g，茯苓35g，浙贝15g，胆星15g，石菖蒲35g，朱砂3g（冲），茯神25g，远志15g，郁金20g，丝瓜络20g，黄连20g，琥珀3g冲，当归15g，甘草15g。14服，水煎服，每日3次。

二诊：2017年5月21日诉：吐后，服（2）方汤1剂后发作大减，现已3日未做。面色略暗。舌苔薄白，脉弦缓。处方：前方加人参15g，僵蚕15g，去朱砂，14服，水煎服。

三诊：本月发作两次，面色转润，嘱其每剂服两天，再服14日。

四诊：四天前因气又发一次，两分钟后缓解，前方去琥珀，加香附25g，14服，每剂服两天，每晚冲服僵蚕25g，全蝎5g（粉），每次5g。

五诊：偶有欲发症状，上方加僵蚕25g，全蝎5g。7服为蜜丸，每丸重12g，合人参归脾丸，每日3次同服。

按："百病皆由痰作祟"，痰从形态划分为有形与无形，从病因种类划分又有风痰、寒痰、热痰、痰湿、痰火、流痰、胶痰、顽痰等。痫证之痰与一般痰邪有所不同，痫由痰起，痰是痫病主因，故治痫必先治痰，这才是大法！而痫证的痰，易上犯脑窍，又具有随风气聚散和胶固难化的特征。正如《临证指南医案》所云："脏气不平，经络失调，一触积痰，厥气风动，卒焉暴逆，莫能禁止。"治疗上，遵循《黄帝内经》"在上者涌之""甚者折之，结者散之，留者攻之"之旨。首诊采用先吐，去在上之实火痰涎；后消，除在络之痰邪；再补，健运脾胃，杜绝痰邪生化之源。二方用制南星、半夏、浙贝母消痰散结；石菖蒲、远志开窍醒神；琥珀、朱砂镇心安神；茯苓、茯神、甘草健运脾胃，化痰安神，黄连清心火祛痰热、丝瓜络、郁金、当归化痰涎通络脉，活血解郁。诸药合用——破痰散结，清热安神、活血解郁。起效后，标本兼治，缓治收功。

医案2：

刘某，女，19岁。初诊：2016年7月25日。

主诉：发作性意识障碍，轻度抽搐，反复近15年，近两月频发，伴恶心、呕吐。自4岁起，家人发现其常有入睡后出现发作性口吐白沫，四肢抽搐，持续几分钟，每月发作1～2次。近期因高考压力较大，出白天轻度抽搐，意识不清，恶心呕吐，伴头晕、痰涎较多，纳少、心慌、便干，伴有经行腹痛。睡前服用卡马西平。

诊查：舌暗红，舌苔薄白，脉弦滑。

辨证：痫病（肝风内动，痰瘀互结）。

治法：活血祛瘀，涤痰息风。

方药：涤痰汤加减。

清半夏15g，茯苓20g，陈皮25g，炙甘草10g，枳实20g，竹茹20g，石菖蒲30g，远志15g，枣仁10g，五味子10g，合欢花15g，僵蚕10g，川芎15g，香附25g，郁金25g，酒军5g，丹参30g，当归15g。14服，水煎服。

二诊： 2016 年 8 月 11 日：服药过程中未再呕吐及抽搐，头痛头晕好转，进食入睡改善，月经来潮。现乏力，便干，舌暗红，舌苔薄白，脉弦滑。原方加白芍 40 g，郁李仁 25 g。7 服，水煎服。

三诊： 诸症好转，偶有发作，上方去大黄、郁李仁，白芍减至 20 g，再服 1 个月。

四诊： 后随诊未诉癫痫发作，饮食睡眠正常。嘱服逍遥丸合二陈丸巩固疗效。

按： 本案幼年发病，为先天禀赋不足。呕恶少食、头晕头痛，痰涎壅盛，浊痰停于胃脘，挟肝风上犯于脑而成。故用化痰和胃，安神定志，平肝息风之法。加白僵蚕、石菖蒲、远志等定痫息风化痰活络治其标，待痰化后，久病则本虚，肝郁仍在，以加味逍遥丸合二陈丸疏肝解郁化痰健脾以固其本。

【临证心法】

痫证是一种短暂性发作性脑病，西医治疗本病多用苯妥英钠以镇静安神，但此药对病人有一定的损伤，且停药容易复发，可能比未服西药之前更加严重，难以根治。若患者常服抗癫痫的西药，在初用中医治疗时，不能立即停用西药，因为骤停西药容易造成痫病频发和大发作，故应遵医嘱，宜减量后停药，或服维持量。

痫症之作一般由痰浊、气逆、风动等因素导致，痰散、气降、风平则痫症发作停止。痰浊聚散无常，故痫病发作无时，治疗痫病的关键在于祛痰，配以顺气、息风、镇痉。祛痰的方法有二：一是让痰浊有出路，无论通过咳嗽使其咳出，或是通过通腑降浊，使痰浊从肠腑而出，都让痰浊出之有道；二是防止痰浊的产生，痰饮与水同源，故少饮水，低盐，以免过咸聚水凝湿成痰，或少吃油脂高的食物，膏粱厚味为生成痰的主要来源之一。

颅脑外伤也可引起痫证，因脑髓气血失调，窍络易生瘀阻，兼有痰浊内盛。可用通窍活血，涤痰之法治疗，可用通窍活血汤加减，佐以虫类药物，以助通络。

痫证为小儿多发的一类疾病，若经常发作，对小儿的生长发育以及智力甚至心理都有极大的影响，故尽早及时干预治疗，对患者的发育成长具有不可忽视的重要性。小儿痫证多分为 3 种类型：肝风夹惊型、痰火偏盛型、正气偏虚型。肝风夹惊型多有拘挛、斜视，治以平肝镇惊、息风止痉为主。痰火偏盛型，治宜行气化痰，平肝息风。正气偏虚型，多为久病患儿，应从益气补血入手，宜活血凉血，兼注意通导中焦，健脾利湿。

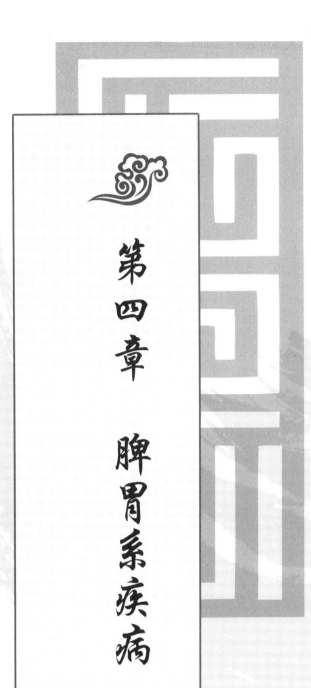

第四章　脾胃系疾病

第一节 ✿ 胃痛

胃痛，又称胃脘痛，古代医书有称的心腹痛、心口痛、心痛，是以上腹胃脘部近心窝处疼痛为主症的病证。临床主要表现为上腹疼痛不适。西医学中急性胃炎、慢性胃炎、胃溃疡、十二指肠溃疡等病以上腹部疼痛为主要症状者，属于中医学胃痛范畴，均可参考本节进行辨证论治。

【病因病机】

1. 寒邪犯胃

外寒迳袭胃腑，寒性凝泣，气机郁滞，胃失通降，故疼痛暴作。若寒邪稽留不散，郁而化热，亦可致胃热而痛。如《丹溪心法·心脾痛》云："若明知身受寒气，而得病者。于初得之时，当与温散或温利之药。若曰病得之稍久则郁，久郁则蒸热，热久必生火。"

2. 饮食伤胃

（1）饮食过量，胃纳过盛，脾运不及，日久则宿食停滞，胃失和降，气机郁阻，故发为胃痛。《素问·痹论》云："饮食自倍，肠胃乃伤"；又如《杂病广要·胸痹心痛》引孙、文胤所云："饮食过多，不能克化，伤乎胃脘，病根常在，略伤饮食，即闷闷作痛。"

（2）过食生冷，或食后受凉，寒积胃脘，则成胃寒而痛。故《医方考·腹痛》有客寒犯胃，胃脘当心而痛。盖客寒犯胃，多是饮食寒冷，或因食后呼吸冷气所致，脉来沉者为里，迟者为寒之说。

（3）过食肥甘厚味，或辛辣，或饮烈酒，以致湿热中阻，或宿食不化，郁而化热，使胃失和降，气机滞阻，故可见胃热而痛。如《医学正传·胃脘痛》所云："致病之由，多因纵恣口腹，喜好辛酸，恣饮热酒煎熬，日积月深，故胃脘疼痛。"

（4）饥饱失常，进食无规律，饥饱不匀，以致胃失和降，脾失健运，日久损及脾胃。脾胃气机不和，遂成胃痛。

3. 情志不畅

（1）恼怒伤肝，肝失疏泄，气失条达，肝气郁结，横逆犯胃，气机阻滞，故致胃痛。肝郁日久化火，郁火乘胃，肝胃郁热，可致胃脘灼热而痛。气滞日久，血行不畅，血脉凝涩，瘀血内结，遂成胃脘刺痛，其病势缠绵难愈。故有"肝胃气痛，痛久则气血瘀凝"之说。（《增评柳选四家医案·评选继志堂医案上卷·脘腹痛门》）。

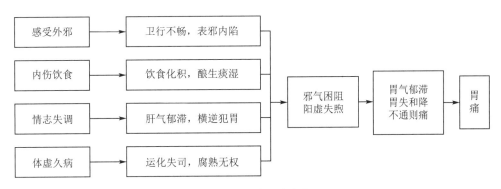

胃痛的病因病机演变图

（2）忧思伤脾，脾弱肝旺，木贼土虚，胃腑受克，故脘痛而胀。另外，思则气结，胃气不得宣通，故郁而作痛。

4.体虚久病

（1）素体脾胃虚弱，或久病脾胃受损，或劳倦过度，均可致中焦虚寒，寒从内生，脉络失于温养，故胃脘隐隐作痛。若脾胃虚寒，复因感受外寒，内外合邪，则成寒积胃痛。

（2）热病伤阴，或胃热郁火日久耗伤胃阴，胃阴不足，脉络失其濡养，亦可致胃痛。

【辨证要点和鉴别诊断】

（一）辨证要点

（1）辨虚实：实者多剧痛，固定不移，食后痛甚，拒按，脉盛；虚者多痛势徐缓，痛处不定，饥而痛减，喜按，脉虚。寒邪客胃，饮食伤胃，肝气犯胃，瘀血停滞，湿热中阻等多属实证，胃阴不足，脾胃阳虚等多属虚证。若久病阴虚而导致气滞血瘀者，多属本虚标实。

（2）辨寒热：胃痛遇寒则痛甚，得温则痛减，为寒证；胃脘灼痛，痛势急迫，遇热则痛甚，得寒则痛减，为热证。

（3）辨在气在血：一般初病在气，久病在血。在气者，有气滞、气虚之分。其中，气滞者，多见胀痛，或涉及两胁，或兼见恶心呕吐、嗳气频频，疼痛与情志因素显著相关；气虚者，指脾胃气虚，除见胃脘疼痛或空腹痛外，兼见饮食减少、食后腹胀、大便溏薄、面色少华、舌淡脉弱等。在血者，疼痛部位固定不移，痛如针刺，舌质紫暗或有瘀斑，脉涩，或兼见呕血、便血。

（4）辨兼夹证：各证往往不是单独出现或一成不变的，而是互相转化和兼杂，如寒热错杂、虚中夹实、气血同病等。

（二）鉴别诊断

（1）真心痛：真心痛是胸痹心痛的严重症候。多见于老年人，为当胸而痛，其多刺痛，动辄加重、痛引肩背，常伴心悸气短、汗出肢冷、病情危急。其病变部位、疼痛程度与特征、伴有症状及预后等方面，与胃痛有明显区别。

（2）胁痛：胁痛以一侧或双侧的胁肋部胀痛，或窜痛为主，可伴有口苦目眩，发热恶寒或胸闷太息等症。极少伴嘈杂泛酸、嗳气吐腐。肝气犯胃的胃痛有时亦可攻痛连胁，但仍以胃脘部疼痛为主症，两者具有明显的区别。

（3）腹痛：腹痛是以胃脘部以下，耻骨毛际以上整个位置疼痛为主症。胃处腹中，与肠相连，因而胃痛可以影响及腹，而腹痛亦可牵连于胃，这就要从其疼痛的主要部位和如何起病来加以辨别。

【西医相关疾病及特征性症状】

（1）急性胃炎：多由饮食不洁或刺激性食物引起，上腹部持续性疼痛，逐渐加剧，多伴有呕吐，吐后疼痛暂时缓解，上腹部及左胁下轻度压痛。

（2）慢性胃炎：经常反复发作的中上腹隐痛、钝痛、胀痛或刺痛。疼痛无节律性，无饥饿痛与进餐后缓解的特点。伴腹胀、嗳气，进食后加重，可有食欲不振、恶心、呕吐、消化不良、泛酸、舌苔厚腻等。

（3）胃、十二指肠溃疡：慢性上腹痛，病程长，时发时愈，如无并发症，全身情况一般无明显影响。压痛的部位：胃溃疡多位于上腹正中或稍偏左；十二指肠球部溃疡多位于上腹稍偏右；前壁溃疡疼痛可放射至同侧胸骨旁；后壁溃疡可放射至脊椎旁相应部位。

（4）胃癌：上腹痛，早期多为隐痛或不适感，晚期可有剧痛。疼痛无规律性，餐后反而加重。有些疼痛类溃疡病，用碱性药物可缓解。上腹部饱胀不适，食欲减退，体重减轻，晚期上腹部可摸到肿块、左锁骨上可摸到质硬的淋巴结。

（5）胃痉挛：急性上腹部不规则的痉挛性疼痛，疼痛剧烈，可伴有全身出冷汗。不发作时饮食如常，一般情况良好，多由情绪因素或酸、辣、冷饮食引起。

【辨证论治】

1. 肝胃郁热

临床表现：胃脘灼痛、烦躁易怒、烦热不安、胁胀不舒、泛酸嘈杂、口干口苦；舌红苔黄，脉弦或数。

治法：平逆散火，泄热和胃。

代表方：化肝煎。

本方由青皮、陈皮、白芍、丹皮、栀子、泽泻、浙贝母组成。若胃痛甚者，加延胡索、川楝子；若胸胁胀满，烦躁易怒甚者，加柴胡、香附、川芎等；若口干、口苦、小便短赤者，加玉竹、麦冬、淡竹叶等。

2. 肝气犯胃

临床表现：胃脘胀痛、痛连两胁、遇烦恼则作痛或痛甚；嗳气、矢气则痛舒，胸闷嗳气、喜长叹息、大便不畅；舌苔多薄白，脉弦。

治法：疏肝解郁，理气止痛。

代表方：柴胡疏肝散。

本方由柴胡、芍药、川芎、香附、陈皮、枳壳、甘草组成。若胃痛较甚者，加川楝子、延胡索等；若嗳气较频者，加沉香、半夏、旋覆花等；若泛酸者，加乌贼骨、煅瓦楞子等。

3. 脾胃虚寒

临床表现：胃痛隐隐、绵绵不休、喜温喜按、空腹痛甚、得食则缓、劳累或受凉后发作或加重、泛吐清水、神疲纳呆、四肢倦怠、手足不温、大便溏薄；舌淡苔白，脉虚弱或迟缓。

治法：温中健脾，和胃止痛。

代表方：黄芪建中汤。

本方由黄芪、桂枝、芍药、生姜、甘草、大枣、饴糖组成。泛吐清水较多，加干姜、制半夏、陈皮、茯苓；泛酸，可去饴糖，加黄连、炒吴茱萸、乌贼骨、煅瓦楞子；胃脘冷痛，里寒较甚，呕吐，肢冷，加理中丸；若兼有形寒肢冷，腰膝酸软，可用附子理中汤；无泛吐清水，无手足不温者，可改用香砂六君子汤。

4. 寒邪客胃

临床表现：胃痛暴作、恶寒喜暖、得温痛减、遇寒加重、口淡不渴、或喜热饮；舌淡苔薄白，脉弦紧。

治法：温胃散寒，行气止痛。

代表方：香苏散合良附丸。

香苏散由香附、紫苏叶、陈皮、甘草组成；良附丸由高良姜、香附组成。若恶寒、头痛者，加防风、藿香等；若胸脘痞闷、胃纳呆滞、嗳气或呕吐者，加枳实、神曲、鸡内金、制半夏、生姜等。

5. 宿食积滞

临床表现：胃脘疼痛、胀满拒按、嗳腐吞酸，或呕吐不消化食物、其味腐臭、吐后痛减、不思饮食、大便不爽、得矢气及便后稍舒；舌苔厚腻，脉滑。

治法：消食导滞，和胃止痛。

代表方：保和丸。

本方由山楂、神曲、半夏、茯苓、陈皮、连翘、莱菔子组成。若脘腹胀甚者，加枳实、砂仁、槟榔；若呃逆较甚者，加旋覆花、代赭石等；若胃脘胀痛而便闭者，加黄连、大黄、火麻仁。

6. 湿热中阻

临床表现：胃脘疼痛、痛势急迫、脘闷灼热、口干口苦、口渴而不欲饮、纳呆恶心、小便色黄、大便不畅；舌红，舌苔黄腻，脉滑数。

治法：清化湿热，理气和胃。

代表方：清中汤。

本方由黄连、栀子、半夏、茯苓、陈皮、草豆蔻、甘草组成。若湿偏重者，加苍术、藿香；若热偏重者加蒲公英、黄芩；若恶心呕吐者，加竹茹、橘皮；若大便秘结不通者，可加大黄；若气滞腹胀者，加厚朴、枳实；若纳呆少食者，加神曲、炒谷芽、炒麦芽。

7. 瘀血停滞

临床表现： 胃脘刺痛、痛有定处、按之痛甚、食后加剧、入夜尤甚，或见吐血、黑便；舌质紫暗或有瘀斑，脉涩。

治法： 化瘀通络，理气和胃。

代表方： 失笑散合丹参饮。

失笑散由蒲黄、五灵脂组成；丹参饮由丹参、檀香、砂仁组成。前方活血行瘀，散结止痛；后方调气化瘀。若胃痛甚者，加延胡索、木香、郁金、枳壳；若四肢不温，舌淡脉弱者，加党参、黄芪；便黑加三七、白及；若口干咽燥，舌光无苔，加生地、麦冬。

8. 胃阴不足

临床表现： 胃脘隐隐灼痛、似饥而不欲食、口燥咽干、五心烦热、消瘦乏力、口渴思饮、大便干结；舌红少津，脉细数。

治法： 养阴益胃，和中止痛。

代表方： 一贯煎合芍药甘草汤。

一贯煎由沙参、麦冬、生地、枸杞、当归、川楝子组成；芍药甘草汤由芍药、甘草组成。若胃脘灼痛、嘈杂泛酸者，加珍珠粉、牡蛎、海螵蛸；胃脘胀痛较剧，兼有气滞，加厚朴花、玫瑰花、佛手；大便干燥难解，加火麻仁、栝楼仁；若阴虚胃热，加石斛、知母、黄连。

【歌诀】

胃病疼痛在胃脘，脾胃受损气血乱，

胃气壅滞香苏饮，肝胃气滞疏肝散，

胃热泻心金铃子，肝胃郁热化肝煎，

寒邪客胃痛暴作，香苏饮合良附丸，

瘀血失笑丹参饮，黄芪建中脾胃寒，

胃阴不足隐隐痛，益胃汤合芍药甘。

【典籍摘要】

《黄帝内经·素问·六元正纪大论》："木郁之发……故民病胃脘当心而痛，上支两胁，膈咽不通，食饮不下。"

《黄帝内经·素问·举痛论》："寒气客于胃肠之间，膜原之下，血不得散，小络急引故痛。寒气客于肠胃，厥逆上出，故痛而呕也。"

《金匮要略·胸痹心痛短气病脉证治第九》："心中痞，诸逆心悬痛，桂枝生姜枳实汤主之。心痛彻背，背痛彻心，乌头赤石脂丸主之。"

《千金要方·卷十三心腹痛》："厥心痛，腹胀胸满，心尤痛甚，胃心痛也。"

《医学正传·胃脘痛》："古方九种心痛……详其所由，皆在胃脘而实不在于心也。"

《证治准绳·杂病》心痛胃脘痛："胃脘痛处在心下，故有当心而痛之名。"

【临证实录】

医案1：

刘某，女，47岁。初诊：2016年12月1日。

主诉： 反复胃脘疼痛，烧灼感半年。西药治疗后3月未发。一周前胃脘疼又作，入夜尤甚，大便干结，小便黄，伴有嗳气、善太息。经省医院两次胃镜检查，诊断为十二指肠球部溃疡。

诊查： 舌质暗，舌苔薄黄，脉沉弦。

辨证：胃痛（气滞血瘀，渐有化热）。

治法：疏肝解郁，活血化瘀，兼以化热。

方药：柴胡疏肝散加减。

柴胡 15 g，枳壳 15 g，白芍 25 g，川芎 15 g，青皮 15 g，陈皮 15 g，香附 25 g，郁金 20 g，丹参 25 g，蒲黄 10 g，莪术 20 g，甘草 10 g，酒大黄 10 g，炒五灵脂 15 g。7 服，水煎服。

二诊：12 月 8 日，服后胃痛减轻，大便仍干燥。前方加白芍 50 g，继服 7 服。

三诊：12 月 15 日，患者胃痛未发，偶有胃胀，不喜冷饮。前方加木香 10 g 后下，7 服，水煎服，嘱清淡饮食。

四诊：胃痛未发，大便正常，前方加吴茱萸 15 g 为散剂，每日两次，每次 10 g，早餐前半小时，午餐后、晚餐后半小时口服。

按：胃痛的基本病机是胃气郁滞，胃失和降，不通则痛。本案乃肝郁气滞，克犯脾土，肝脾不和，气滞血瘀又有化热之象。方中用柴胡疏肝散与四逆散化裁，疏肝解郁，理气止痛；蒲黄、五灵脂活血行瘀，散结止痛；丹参、香附、郁金、大黄活血行气止痛。二诊重用白芍甘缓生津止痛，助大黄通下燥结；三诊加木香行气滞，四诊增吴茱萸调和肝脾。全方使脾升胃降，肝脾调和，气机畅达，气血津液流通，瘀阻能解，燥结得行，则诸症渐愈。

医案 2：

严某，女，50 岁。初诊：2016 年 8 月 3 日。

主诉：平素脘腹隐痛，胃中有烧灼感，近半年逐渐加重；伴口苦纳少，情绪欠佳，大便质黏，小便黄。既往患胃溃疡、十二指肠球部溃疡 7 年。

诊查：舌暗苔薄腻，脉弦小数无力。

辨证：胃痛（肝胃不和，兼有瘀阻）。

治法：疏肝和胃，活血祛瘀。

方药：四君子汤加减。

黄芪 60 g，党参 40 g，茯苓 25 g，元胡 25 g，甘草 10 g，丹参 25 g，炒薏米 35 g，炒芡实 25 g，蛇舌草 30 g，鱼腥草 30 g，半枝莲 30 g，炒白术 15 g，川楝子 5 g，三七粉 5 g。7 服，水煎服。

二诊：2016 年 8 月 17 日：胃痛减轻，已无明显烧灼感，大便不成形，尿色仍黄。前方加车前子 25 g 包煎、豆蔻 10 g 后下。7 服，水煎服。

三诊：2016 年 8 月 24 日：胃痛偶有发作，大便基本成形，尿色仍黄，舌略暗苔薄腻，脉弦小数。上方加蒲公英 25 g，地丁 25 g。7 服，水煎服。

四诊：胃痛未发，偶有症状轻微不适，且与饮食过快及生冷有关。口苦未作，二便正常，舌略暗，舌苔薄脉弦缓。上方去公英、地丁、川楝子、半枝莲、鱼腥草，加炒白芍 15 g，干姜 5 g。7 服，水煎服。

按：该患平素饮食不节，致使脾胃受损，又因家务事较多，情绪欠佳，木失调达，克犯脾土，胃失和降，故常脘腹隐痛，且与情志有关，尿黄、便黏，舌质暗苔腻、脉弦小数，皆为肝郁化热，脾失运化、湿热内阻之象；故诊为肝胃失和，脾虚蕴热，兼有瘀血。方中黄芪加四君子、炒薏米、炒芡实益气健脾、化湿和胃，重用蛇舌草、鱼腥草、半枝莲清中焦之热、利下焦之湿；少用川楝子疏肝解郁；加丹参、三七粉活血止疼，后期随症加减，未满 1 月痊愈。临证肝胃失和，脾虚蕴热，兼有瘀血所致胃痛甚多，本人常用此方加减治疗，疗效满意。

医案 3：

汪某，女，70 岁。初诊：2015 年 12 月 3 日。

主诉：反复胃脘痛，食后为甚，伴呕恶，大便一日两行，质稀，两月余。既往十二指肠溃疡史 1 年。

诊查：舌质暗，舌苔薄腻，脉沉滑。

辨证：胃痛（脾虚生湿，湿瘀互结）。

治法：健脾祛湿，活血祛瘀。

方药：丹参饮加减：

木香 15 g， 豆蔻 10 g，茯苓 25 g，半夏 10 g，莪术 25 g，苍术 20 g，丹参 30 g，香附 15 g，甘草 10 g，炒白术 15 g。7 服，轻煎。

二诊：2015 年 12 月 10 日：患者胃痛明显减轻，大便已成形，舌色仍暗，前方加炮姜 10 g，赤芍 15 g。

三诊：胃痛、便稀消失，嘱服补脾益肠丸两周。

按：胃脘痛，舌质暗，且反复发作，知其有瘀血，大便日二行，质稀，且舌苔薄腻，脉沉滑知有痰湿内蕴，故初诊时用丹参、木香、豆蔻仿丹参饮之意，加香附、莪术以助丹参活血止痛；茯苓、半夏、白术、苍术健脾燥湿；甘草调和诸药。二诊时加入炮姜、赤芍加强温中活血止痛之力。三诊接近痊愈，继服补脾肠丸收功。

医案 4：

张某，女，26 岁。初诊：2020 年 12 月 2 日。

主诉：胃痛、胃胀 3 个月，近 1 周因生气加重，伴返酸、胃灼热。现患者胃痛频发，食后尤甚，面色少华，心烦易怒，倦怠乏力，口干，月经量少，乳房胀痛，睡眠欠佳，肠鸣腹痛，便次频多，便必腹痛，便后痛缓，小便正常。胃镜示：浅表性胃炎伴糜烂。Hp：（＋）。西医诊断：浅表性胃炎伴糜烂。

诊查：舌体胖大，舌苔白，脉滑数。

辨证：胃痛（脾胃气虚、肝失疏泄、湿热中阻）。

治法：益气健脾，疏肝泄热。

方药：自拟益气化瘀解毒汤。

黄芪 50 g，炒白术 20 g，生晒参 10 g，茯苓 20 g，元胡 50 g，郁金 20 g，三七 10 g，半枝莲 30 g，白花蛇舌草 20 g，公英 30 g，鱼腥草 20 g，青皮 15 g，陈皮 15 g，炒白芍 50 g，防风 15 g，炙甘草 15 g。15 剂，日 1 剂，水煎服 300 mL，日 2 次，早饭前晚饭后温服。

二诊：2020 年 12 月 16 日：服药后，患者症状好转，睡眠改善，仍乏力，便次频多，不成形。上方加芡实 20 g，莲肉 20 g，诃子 15 g。15 剂，日 1 剂，水煎服 300 mL，日 2 次，早饭前晚饭后温服。

三诊：2020 年 12 月 30 日：患者胃痛、胃胀症状基本消失，大便正常，守方继服 15 剂，患者痊愈。

按：该患者因脾胃气虚，运化失职，气机不畅，不通则痛，故胃痛；情志失调，忧思恼怒，伤肝损脾，肝气横逆犯胃，胃失和降，故胃胀；肝失疏泄，气滞血瘀，故月经量少，乳房胀痛；《黄帝内经》云"胃不和则卧不安"，故睡眠欠佳；肝脾不和，脾虚肝旺，故肠鸣腹痛，便次频多；热毒之邪内客于胃，胃气上逆，故返酸、胃灼热。脾胃气虚，肝失疏泄，湿热中阻，故近来胃痛、胃胀加重。治以自拟益气化瘀解毒方，该方以补益脾胃之气为主，佐以疏肝活血行气、清热解毒之品，共奏健脾气、化瘀血、清热毒之效。在后续患者复诊的过程中，症状明显减轻，效不更方，因患者仍乏力，大便次数频多，加用芡实、莲肉、诃子补脾涩肠止泻。根据患者病情调整用药，体现"观其脉证，知犯何逆，随证治之"的辨证思想。临床观察证实，益气化瘀解毒方针对脾胃气虚、湿热中阻型胃脘痛疗效甚佳。

该方在四君子汤人参、茯苓、白术、甘草四味药的基础上配伍黄芪，四君子汤是治疗脾胃气虚的经典方剂，黄芪味甘，微温，归脾、肺经，为补益脾气之要药。两者合用其健脾益气之功更强；久病入络，胃脘痛迁延日久，常伴有胃络瘀血。属气虚血瘀者，常责之于脾，属气滞血瘀者，常责之于肝。胃脘痛以气滞血瘀为多。加用郁金、元胡、三七，此三味药皆入肝经，都具有活血化瘀止疼的功效；在现代医学中，幽门螺杆菌感染，被认为是导致胃脘痛的重要原因。幽门螺杆菌，情绪抑郁，长期吸烟、饮酒、饮食不节可化生湿热毒邪，引发胃黏膜腺体萎缩及肠上皮化生。重视萎缩性胃炎及胃黏膜上皮化生的治疗，属于中医治未病范畴。预防疾病进一步发展为胃癌。而蒲公英、鱼腥草、白花蛇舌草、半枝莲四味药清热解毒，具有提高免疫力、抗菌、抗肿瘤的功效。全方共奏益气健脾，化瘀止痛，清热解毒之效。

本人在胃脘痛的治疗上，以脾胃为本。从瘀血热毒论治。自拟益气化瘀解毒汤，用之临床，疗效确切。但临床病情复杂，证候多变。须根据患者具体情况随症加减，胃胀较重加青皮、陈皮、枳壳、槟榔；肝气郁滞明显加柴胡、炒白芍；返酸较重加海螵蛸、瓦楞子、浙贝；脾胃虚寒加干姜、高良姜；食欲不振加焦山楂、神曲、炒谷芽、炒麦芽。在健脾化瘀解毒的同时，治病求本，标本兼顾。真正做到了中医经典理论与临床实践相结。

【临证心法】

临证在胃脘痛的诸多病机中，以七情郁结、脾胃虚寒最为常见。

七情郁结：凡忧愁思虑、恼怒等七情过甚，每易引起肝气郁结，而七情之中，又以恼怒、忧郁易发本病。由于愤怒动肝，忧郁伤肝，肝木横逆犯胃而引起。此种胃痛，在初起属于肝失条达，气滞不舒，进而久郁火化，或由气及血。如是，则发作频繁，缠绵难愈。

脾胃虚寒：脾主运，胃主纳。胃之本身虚寒，固然能引起疼痛，而脾脏虚寒，运化失权，亦能累及胃腑失和而发生胃痛，此为寒自内生。又有外感寒邪，饮食生冷，以致寒积脏腑，阳气失其舒展，而成胃痛，此乃寒自外入。故《黄帝内经·举痛论》云："有寒故痛也。"

肝气郁而肝阳不舒，可发展成肝寒犯胃以致胃痛，比单纯木郁化火更多见。脾胃虚寒与肝郁寒凝的程度不同，脾胃虚寒治用香砂六君子汤，甚则理中汤；肝寒治用吴茱萸汤，甚则乌梅丸。

诊治胃脘痛，应特别注意问诊和切腹。如拒按或喜按及有无积块等，必须切诊而后知；食纳如何，喜冷喜热，有无嗳腐吞酸、食纳过多等，须经详细问诊才能得知。

痛时连胁，是肝胃气痛，应与单纯胃脘痛作出鉴别。

按之较舒，吸气频繁，得矢气后较舒，多为胃气痛；痛有定所，食后多发，痛势如刺，甚者脘痛拒按不移，舌质暗红，有瘀黑斑点，或边现紫暗，也未必全舌暗红，脉涩，为瘀血胃痛。

痛势急迫，烦躁易怒，口干口苦，呕酸嘈杂，喜冷畏热，舌苔多黄糙，脉象弦数，为火郁胃痛。临证木郁气郁生热的特别多，"喜冷畏热、呕酸嘈杂"为其特征。

脾胃虚寒见"食少嘈杂，或呕吐清水"与火郁"呕酸嘈杂"不同：脾胃虚寒，肝胃虚寒与有郁热的胃痛，均有呕水嘈杂，不过酸为木郁的机理，若无木贼土败，肝病传脾的机理，即一般无木郁、热郁的不致作酸，所以要作酸，必兼有热、挟热，为辛酸、酸辣；虚寒一般不酸，若酸，则为酸馊、酸腐。

面白神疲、口出冷涎为脾虚，尤其"口出冷涎"为突出表现，为此脾不摄液所致。受寒饮冷，侧重胃寒，劳倦过度，侧重脾虚。

饮食不节致胃脘作痛，以胀满为主。"嗳腐食臭、不欲饮食"是其特征；若郁热或虚热则为饥而不欲食。

胃痛中单纯寒、单纯热、单纯属胃均有。但往往寒热错杂，阴阳错杂。胃痛或虚寒夹杂，或挟有形之物，或在气分或在血分，应视其机转用药。临证西医之胃溃疡，即多为肝胃寒热虚实夹杂之证。

在胃痛的诸多治法中，以疏肝和胃法与温中健脾法最为常用，无论是古今医家，还是中医院校历年来各版教材，论治胃痛其证型虽不尽相同，但必有肝气犯胃与脾胃虚寒证。验之临床，胃痛实证以肝气犯胃为多，胃痛虚证以脾胃虚寒为最，故疏肝和胃法与温中健脾法是临证必须掌握的两大法则。

疏肝和胃法以柴胡疏肝散为代表方，兼肝郁化热，胃脘灼热，嘈杂泛酸者加栀子、丹皮、海螵蛸、黄连。疼痛严重时加川楝子、元胡。当慎用芳香燥热之品，其品虽能取一时之效，但只能作为治标之用，久则有伤阴之弊，宜选用功效平和且味辛质润的理气之品。如陈皮、佛手、香橼、郁金等。

温中健脾法以黄芪建中汤为代表方，内寒偏盛者加干姜、川椒、附子，去桂枝改用肉桂。泛吐清水较多加陈皮、半夏、茯苓。此法为脾胃虚寒而设，故诸药宜炙宜炒，不可生用，芍药宜久炒，视症情及患者体质用量可至 30～50 g，止痛效果更好，当痛止后可用香砂六君子汤调理。

气滞是胃痛发生发展的主要环节，胃气壅滞不通，轻则为胀，重则为痛。根据"胃宜降则和、腑以通为补"的原则，在整个胃痛的治疗过程中，当以"通降"为主旨，对于胃气壅滞、肝胃气滞、肝胃郁热、瘀血阻滞等实证胃痛，治以理气通降、活血通降，一守到底。如伴有腹胀便秘，舌苔黄厚等肠胃燥实，腑气不行的表现还要用大黄、枳实、厚朴、栝楼仁等药以增强清热通腑的作用，有时即使出现虚象，也不宜早补，峻补。瘀血阻滞证疼痛缓解后，常表现为乏力、纳呆、便溏，扶正时宜用香砂六君子一类通补兼施的方法，以避免补而生滞，病情反复。在脾胃虚寒、胃阴不足虚证胃痛的治疗中，选用黄芪建中汤，益胃汤的基础上加陈皮、香附、川楝子、元胡亦意在通补并用。

第二节 胃痞

胃痞，又称痞满，是指以自觉心下痞塞、触之无形、按之柔软、压之无痛为主要症状的病证。临床主要表现为上腹胀满不舒，如延及中下腹部则称为脘腹胀满。西医学中的慢性胃炎、胃下垂和功能性消化不良等属于本病范畴，可参照本节辨证论治。

【病因病机】

1. 感受外邪

表邪入里，外邪侵袭肌表，治疗不得其法，滥施攻里泻下，脾胃受损，外邪乘虚内陷入里，结于胃脘，阻塞中焦气机，升降失司，胃气壅塞，遂成痞满。如《伤寒论》所云："脉浮而紧，而复下之，紧反入里，则作痞，按之自濡，但气痞耳。"

2. 内伤饮食

食滞中阻或暴饮暴食，或恣食生冷粗硬，或偏嗜肥甘厚味，或嗜浓茶烈酒及辛辣过烫饮食，损伤脾胃，以致食谷不化、阻滞胃脘、升降失司、胃气壅塞，而成痞满。如《类证治裁·痞满》所云："饮食寒凉，伤胃致痞者，温中化滞。"

3. 情志失调

情志失调多思则气结，暴怒则气逆，悲忧则气郁，惊恐则气乱等，造成气机逆乱、升降失职，形成痞满。其中尤以肝郁气滞，横犯脾胃，致胃气阻滞而成之痞满为多见。如《景岳全书·痞满》所谓："怒气暴伤，肝气未平而痞。"

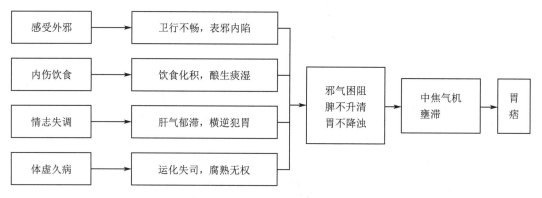

胃痞的病因病机演变图

4. 体虚久病

素体脾胃虚弱，中气不足，或饥饱不匀，饮食不节，或久病损及脾胃，纳运失职，升降失调，胃气壅塞，而生痞满。此正如《兰室秘藏·中满腹胀》所论述的因虚生痞满："或多食寒凉，及脾胃久虚之人，胃中寒则胀满，或脏寒生满病。"

【辨证要点与鉴别诊断】

（一）辨证要点

辨实痞与虚痞

	实痞	虚痞
症状特征	因受邪不同，可见嗳腐吞酸，身重困倦，口苦口干，心烦易怒，舌腻，脉滑或弦	脾胃气虚，神疲乏力，面色苍白或黄，舌淡脉弱；脾胃阴虚，饥不欲食，舌红少苔，脉细
易发人群	青壮年	中老年
病情特点	邪去则正安，易得易愈	虚不耐邪扰，容易反复

2. 辨热痞与寒痞

热痞多因饮食、痰湿、气郁阻于胃腑，而阳明热盛，化为热邪。症见痞满急迫，渴喜冷饮，兼见面色潮红、自汗面垢、嗳腐吞酸、口中异味、口干口苦、矢气臭秽、大便秘结或黏腻不爽等症；或胃阴不足，兼见饥不欲食、口干咽燥、形体消瘦等症。治当泻热消痞或养阴。寒痞多因外寒直中，如表寒入里，饮食生冷，寒邪凝滞，困阻脾阳，气机不利。症见痞满势缓，得热则舒，兼见面色㿠白、口润泛恶、形寒肢冷、后背拘紧、大便稀溏等症；或脾阳不足，兼见喜温喜按、神疲乏力、精神不振。治当温中消痞。

3. 辨在经（气）与在络（血）

初得病者，气机不畅，病位表浅，责之在经，或每于情志不畅时加重，嗳气觉舒；失治误治，气滞血瘀，病位入里，络脉瘀阻，舌质紫暗，或见瘀斑点，身体消瘦，甚则聚为有形实邪，产生噎膈等变证。

4. 辨胃痞与腹胀

胃痞病位在胃脘，属上腹部，腹胀病位在中下腹部，若二者同时出现则称为脘腹胀满。腹胀的病机为腑气不畅，传导失司，故治疗上总以行气消胀为法则，使气下行，通畅腑气。

（二）鉴别诊断

（1）聚证：以腹中气聚、攻窜胀痛、时作时止为主症，发作时可见腹部有气聚胀满的表现，但一般扪不到包块。与胃痞鉴别明显。

（2）气鼓：以腹部胀大如鼓，中空无物，小便不利为主症，甚或全身肿胀，但按之皮肉不如泥。从病位及表现不难鉴别。

【西医相关疾病及特征性症状】

（1）慢性胃炎：除上腹疼痛之外，常有上腹饱胀或全腹胀，多与饮食有密切关系，进食之后腹胀明显，伴嗳气或泛酸，食欲不振，或有恶心、呕吐等。

（2）胃下垂：腹胀明显，多食后加重，平卧减轻，恶心，嗳气，时腹痛，偶有便秘或腹泻。

（3）慢性肠炎：除腹痛、腹泻外，常有腹胀和肠鸣（参见腹痛之诊断）。

（4）肠梗阻：临床以急性机械性肠梗阻最为常见，主要临床表现是腹部绞痛、呕吐、腹胀及便秘与排气停止。绞痛呈阵发性、波浪式，多位于脐周或下腹部。

（5）肝硬化：可有顽固性腹胀，食欲减退，恶心，呕吐，疲乏，无力，腹泻，鼻衄，面容消瘦，面色黧黑，面颊部小血管扩张，蜘蛛痣或肝掌，肝肿大或缩小，严重者可有腹腔积液，腹部检查有移动性浊音。

（6）慢性胆囊炎：腹胀轻重不一，上腹部或右上腹部不适，钝痛或伴右肩胛区疼痛，胃部可有灼热、嗳气、泛酸等消化不良症状，以及厌油腻、进食油脂类食物症状可加剧。

【辨证论治】

（一）实痞

1. 邪热内陷

临床表现： 脘腹痞闷，不思饮食，嗳气呕恶，恶寒发热，头痛无汗，身体疼痛，大便溏薄；舌苔薄白或白腻，脉浮紧或濡。

治法： 理气和中，泻热消痞。

代表方： 大黄黄连泻心汤。

本方由大黄、黄连组成。若脘痞较甚、痰多苔腻者，加藿香、木香、半夏、砂仁；纳呆食少，加焦三仙、鸡内金、佛手；鼻塞声重、时欲叹息者，加羌活、苍术、紫苏梗、防风；头痛较甚，可加川芎、白芷、细辛。

2. 饮食内停

临床表现： 脘腹痞胀，进食尤甚，嗳腐吞酸，恶食呕吐，或大便不调，矢气频作，臭如败卵；舌苔厚腻，脉滑。

治法： 消食和胃，行气消痞。

代表方： 保和丸。

本方由山楂、神曲、半夏、茯苓、陈皮、连翘、莱菔子组成。若食积较重，加鸡内金、谷芽、麦芽；脘腹胀满，加枳实、厚朴、槟榔；食积化热，大便秘结，加大黄、枳实，或合用枳实导滞丸；脾虚便溏，加白术、扁豆，或合用枳实消痞丸。

3. 痰湿中阻

临床表现： 脘腹痞塞不舒，胸膈满闷，头晕目眩，身重困倦，呕恶纳呆，口淡不渴，小便不利；舌苔白厚腻，脉沉滑。

治法： 燥湿健脾，化痰理气。

代表方： 二陈平胃散。

本方由半夏、茯苓、陈皮、甘草、苍术、厚朴组成。若痰湿盛而胀满甚，加枳实、紫苏梗、桔梗；气逆不降、嗳气不止者，加旋覆花、代赭石、枳实、沉香；痰湿郁久化热而口苦、舌苔黄者，改用黄连温胆汤；嘈杂不舒，舌苔黄腻，脉滑数，改用大黄黄连泻心汤合连朴饮；兼脾胃虚弱者加党参、白术、砂仁。

4. 寒热错杂

临床表现： 心下痞满，纳呆呕恶，嗳气不舒，肠鸣下利；舌淡苔腻，脉濡或滑。

治法： 辛开苦降，寒热平调。

代表方： 半夏泻心汤。

本方由半夏、黄芩、干姜、人参、黄连、炙甘草、大枣组成。恶心呕吐明显者，加生姜、竹茹、旋覆花；纳呆不食，加鸡内金、谷芽、麦芽；嘈杂不舒，可合用左金丸；舌苔厚腻，可去人参、大枣，加砂仁、枳实、栝楼；下利较甚、完谷不化者，重用炙甘草，可配合陈皮、炒白术、茯苓。

5. 肝郁气滞

临床表现： 脘腹痞闷，胸胁胀满，心烦易怒，善太息，呕恶嗳气，或吐苦水，大便不爽；舌淡红，舌苔薄白，脉弦。

治法： 疏肝解郁，和胃消痞。

代表方： 越鞠丸合枳术丸。

越鞠丸由苍术、香附、川芎、神曲、栀子组成。枳术丸由枳实、白术组成。前方长于疏肝解郁，善解气、血、痰、火、湿、郁六郁；后方消补兼施，长于健脾消痞。若气郁明显、胀满较甚者，酌加柴胡、郁金、厚朴等，或加用五磨饮子；郁而化火、口苦而干者，加黄连、黄芩；呕恶明显，加制半夏、生姜；嗳气甚者，加竹茹、沉香。

（二）虚痞

1. 脾胃虚弱

临床表现： 脘腹满闷，时轻时重，喜温喜按，纳呆便溏，神疲乏力，少气懒言，语声低微；舌质淡，舌苔薄白，脉细弱。

治法： 补气健脾，升清降浊。

代表方： 补中益气汤。

本方由人参、黄芪、白术、炙甘草、当归、陈皮、升麻、柴胡组成。若闷胀较重者，加枳壳、木香、厚朴；四肢不温、便溏泄泻者，加制附子、干姜，或合用理中丸；纳呆厌食者，加砂仁、神曲；舌苔厚腻、湿浊内蕴，加制半夏、茯苓，或改用香砂六君子汤。

2. 胃阴不足

临床表现： 脘腹痞闷，嘈杂，饥不欲食，恶心嗳气，口燥咽干，大便秘结；舌红少苔，脉细数。

治法： 养阴益胃，调中消痞。

代表方： 益胃汤。

本方由沙参、麦冬、生地、玉竹、冰糖组成。若津伤较重者，加石斛、天花粉；腹胀较著者，加枳壳、香橼、厚朴花；食滞者加谷芽、麦芽；便秘者，加火麻仁、玄参。

【歌诀】

痞满闷胀胸腹间，无形无痛按之软，
中焦气机失通降，湿热阻胃泻心连，
饮食停滞保和丸，二陈平胃痰湿蠲，
越鞠枳术调肝胃，虚痞补中益胃煎。

【典籍摘要】

《黄帝内经·素问·异法方宜论》："脏寒生满病。"

《伤寒论》149条："若心下满而硬痛者，此为结胸也；大陷胸汤主之；但满而不痛者，此为痞，柴胡不中与之，宜半夏泻心汤。"

《金匮要略·腹满寒疝宿食病脉证治第十》："趺阳脉微弦，法当腹满，不满者必便难，两胠疼痛，此虚寒从下上也，当以温药服之。病者腹满，按之不痛为虚，痛者为实，可下之，舌黄未下者，下之黄自去。"

《兰室秘藏·中满腹胀论》："诸湿肿满，皆属于脾，脾湿有余，腹满食不化。"

【临证实录】

医案1：

赵某，女，23岁，学生。初诊：2017年9月28日。

主诉： 大学期间饮食不节，冷热无常。近两月胃脘痞满，空腹为甚，喜揉喜按，伴有乏力、四肢欠温、大便不成形。

诊查： 舌略暗，舌苔白厚，脉缓。

辨证： 胃痞（脾虚气滞，湿浊中阻）。

治法： 益气健脾，行气化痰。

方药： 香砂六君子汤加减。

木香15g，砂仁10g，党参40g，茯苓30g，炒白术15g，甘草15g，陈皮25g，半夏15g，车前子20g，苍术15g，莪术15g，枳壳10g。姜枣为引，7服，水煎服。

二诊： 2017年10月8日：患者痞满好转，舌苔变薄，乏力，大便仍不成形，治宜补气健脾、升清化湿、佐以温中。人参 10 g，黄芪 60 g，炒白术 15 g，炙甘草 15 g，茯苓 20 g，陈皮 10 g，升麻 5 g，柴胡 15 g，神曲 10 g，麦芽 30 g，车前子 30 g，苍术 15 g，干姜 10 g。7 服，水煎服。

三诊：2017 年 10 月 15 日：患者除乏力外，诸症皆有好转，嘱服香砂六君子丸合理中丸，再服用 1 个月。

按：胃痞的基本病机为中焦气机不利，脾胃升降失常，多为寒热错杂，治疗以调和脾胃，行气消痞为基本原则。本例患者是因三年来饮食不节，致使脾胃受损，阳气不足，致脾虚气滞，湿浊内停。故一诊时用香砂六君子健运脾气，芳香化湿，加苍术、枳壳、莪术燥湿行气活血止痛；车前子健脾利水以实大便。二诊时患者痞满虽有好转，但气虚症状明显，故改用补中益气汤，以益气升阳化湿消痞，加神曲、麦芽健脾和胃，并用车前子、茯苓相伍以利小便、实大便，干姜温中散寒。三诊时诸症好转，以丸药久服以求治本。

医案 2：

汪某，女，40 岁。初诊：2017 年 3 月 11 日。

主诉：心下至脐腹胀满不适，按之不硬、不痛，大便略干，小便淡黄，偶有饮食不节后右胁下胀痛。既往乙肝病史多年。

诊查：舌苔黄厚，脉弦滑小数。

辨证：胃痞（痰热互结）。

治法：清热化痰，宽胸散结。

方药：小陷胸汤合大柴胡汤加减。

黄连 15 g，半夏 15 g，栝楼 15 g，黄芩 10 g，柴胡 15 g，枳壳 10 g，白芍 20 g，陈皮 20 g，厚朴 15 g，甘草 15 g。姜枣为引，7 服，水煎服。

二诊：2017 年 3 月 18 日：患者胀满大减，脉滑，舌苔微黄，大便一日一行，常有口渴欲饮。前方减厚朴，加天花粉 30 g，继服用 7 服。

按：本例胃痞与痰热互结心下至少腹所致的大结胸病机相似，但没有明显的按压疼痛（不可近），大便亦不甚坚硬。仿小陷胸汤辛开苦降，涤痰散结，治心下痞满，大柴胡汤去大黄加芍药、厚朴除胁痛、脐腹胀、大便干。二诊时患者上下腑气已通，出现口渴，减去厚朴，加天花粉以生津液、润燥止渴，佐以清热。

医案 3：

陈某，男，65 岁。初诊：2017 年 10 月 5 日。

主诉：胃脘痞满 1 年余。现脘腹痞满，嗳气，不喜冷饮，受凉后加重。伴口苦，大便不成形。既往慢性胃炎病史多年。

诊查：舌质暗，舌白厚腻，脉滑。

辨证：胃痞（气滞痰阻、寒热错杂）。

治法：行气化痰，和胃消痞。

方药：良附丸，香连丸，枳术丸合平胃散加减。

高良姜 10 g，香附 25 g，吴茱萸 5 g，黄连 15 g，厚朴 15 g，半夏 15 g，苍术 15 g，白术 15 g，莪术 20 g，枳壳 15 g，豆蔻 10 g，木香 10 g，甘草 10 g。5 服，水煎服。

二诊：2017 年 10 月 10 日：胃痞好转，大便成形，嗳气仍在，舌暗，舌苔转薄，脉滑。前方加丁香 10 g，降香 10 g。7 服，水煎服。

三诊：2017 年 10 月 17 日：偶有胃脘痞满，大便成形，舌质暗，舌苔白，脉滑。上方加丹参 25 g。7 服，水煎服。

四诊：2017 年 10 月 24 日：近一周痞满消失，大便成形，劳作后偶有心慌、胸闷。舌质暗，舌苔白，脉滑。上方莪术 35 g，加砂仁 15 g，去吴茱萸、黄连。7 服，水煎服。

按：平素胃脘痞满、嗳气常发，受凉加重，且有大便不成形，舌苔白厚腻，为脾虚有寒、气机不利、痰浊内蕴的表现；口苦、脉滑为痰郁化热之征。故一诊用良附丸、香连丸、枳丸术、平胃散四方加豆蔻，莪术行气化痰消痞，寒温并用；二诊时因为呃逆偏重，故加丁香、降香温中降逆止呃；三诊参考舌质仍暗，结合久病多瘀理论，加丹参助莪术活血化瘀；四诊瘀血之象仍然突显，重用莪术又加砂仁仿丹参饮之意，取既能活血止痛，又能行气化湿之用。

【临证心法】

胃痞一证，基本病机为中焦气机不利，脾胃升降失宜，初病在气，久病在血，最终则会导致气血同病。若患者以痞满为主，寒热之象皆有，首选半夏泻心汤，寒热并用和胃降逆；若以胀满为主时，予柴胡疏肝散加减理气消痞；若以胀满不舒兼有疼痛为主时，则属血瘀轻症，予丹参饮、金铃子散加减；若胃脘部出现局部刺痛，反复发作，伴有舌脉的变化者，则为血瘀日久，瘀久入络，宜用失笑散、桃红四物汤加减，同时可加三棱、莪术等活血逐瘀之品。现代临床报道中慢性萎缩性胃炎伴肠上皮化生或不典型增生者，多数属于中医的痞证范畴，治疗上宜用活血养阴、化痰消痞法，对改善症状及逆转癌变均有良效。

本人通过多年临床经验总结，在治疗上辨病、辨证、辨体质三者相结合，并选用具有相辅相成的药对，以发挥中药点对点治疗的优势。胃痞者多属气滞，宜平胃散，药对为陈皮、厚朴；气滞夹热者宜连朴饮，药对为黄连、厚朴；夹痰者宜香砂六君子汤，药用木香、砂仁、陈皮、半夏、茯苓、白术；胃胀甚者宜枳术丸，药对为枳实、白术，可酌加香橼、佛手、炒麦芽、炒莱菔子等。气滞日久兼有两胁疼痛者宜用柴胡、香附，姜黄、郁金等。而茯苓、白术二者相伍，既可健脾燥湿，又能利水除满；藿香、佩兰两者相配，善醒脾开胃，芳香化浊，和胃止呕；黄连、吴茱萸共用组成左金丸，辛开苦降，共奏清泻肝火、降逆止呃、和胃制酸之功；半枝莲配白花蛇舌草，二药合用能够解热毒、消瘀散结，使全方止痛之力可倍增。

第三节 呕吐

呕吐是由于胃失和降、气逆于上，迫使胃内容物从口而出的病证。古代文献将呕与吐进行了区别：有物有声谓之呕，有物无声谓之吐，无物有声谓之干呕。临床呕与吐常同时发生，很难截然分开，故统称为呕吐。呕吐可以单独出现，亦可伴见于多种急慢性疾病中。西医学中的急慢性胃炎、幽门梗阻、食源性呕吐、神经性呕吐、十二指肠壅积症等可参考本病症辨证论治。另外，如肠梗阻、急性胰腺炎、急性胆囊炎、尿毒症、颅脑疾病、酸碱平衡失调、电解质紊乱以及一些急性传染病早期，以呕吐为主要临床表现时，亦可参考本病辨证论治，同时结合辨病处理。对于喷射性呕吐应重视查找病因，采取综合诊疗措施。

【病因病机】

1.外邪犯胃

感受风寒暑湿之邪，或秽浊之气，侵犯胃腑，胃失和降之常，水谷随逆气上出，发生呕吐。由于季节不同，感受的病邪亦会不同，但一般以寒邪居多。

2.饮食不节

饮食过量，暴饮暴食，多食生冷、醇酒辛辣、肥甘及不洁食物，皆可伤胃滞脾，易引起食滞不化，胃气不降，上逆而为呕吐。

3. 情志失调

恼怒伤肝，肝失条达，横逆犯胃，胃气上逆；忧思伤脾，脾失健运，食难运化，胃失和降，均可发生呕吐。

4. 体虚久病

脾胃素虚，或病后体弱，劳倦过度，耗伤中气，胃虚不能盛受水谷，脾虚不能化生精微，食滞胃中，上逆成呕。

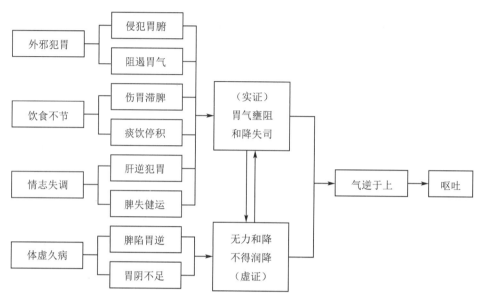

呕吐的病因病机演变图

【辨证要点和鉴别诊断】

（一）辨证要点

1. 辨虚实

本病的辨证以虚实为纲。如病程短，来势急，呕出物较多，多偏于邪实，治疗较易，治疗及时则预后良好。属实者应进一步辨别外感、食滞、痰饮及气火的不同。若发病较急，伴有表证者，属于外邪犯胃。若病程较长，来势徐缓，吐出物较少，伴有倦怠乏力等症者，多属虚证。属于虚证者当辨别脾胃气虚、脾胃虚寒和胃阴不足之区别。若反复发作，纳多即吐者，属脾胃虚弱，失于受纳；干呕嘈杂，或伴有口干、似饥不欲饮食者，为胃阴不足。呕吐日久，病情可由实转虚，或虚实夹杂，病程较长，且易反复发作，较为难治。如久病、大病之中出现呕吐不止，食不能入，面色白，肢厥不回，或为滑泄，脉细微欲绝，此为阴损及阳，脾胃之气衰败，真元欲脱之危证，易变生他证，或致阴竭阳亡。

2. 辨呕吐特点

呕吐酸腐量多，气味难闻者，为宿食留胃；呕吐清水痰涎，胃脘如囊裹水者，属痰饮内停；呕吐泛酸，抑郁善怒者，则多属肝气郁结；呕吐苦者，多因胆热犯胃。唯痰饮与肝气犯胃之呕吐，易于复发。

（二）鉴别诊断

（1）反胃：因饮食不当，饥饱无常，或恣食生冷，损及脾阳，或忧愁思虑，有伤脾胃所致。病机为脾胃虚寒，胃中无火，难于腐熟，食入不化。以朝食暮吐，暮食朝吐，终致完谷尽吐出而始感舒畅为主症。预后难愈。

（2）噎膈：因饮食不节，七情内伤，久病年老而气、痰、瘀交结，阻隔于食管所致。以进食哽噎不顺或食不得入，或食入即吐。甚则因噎废食为特征。病程较长，治疗困难，预后不良。

（3）关格：以小便不通与呕吐并见为临床特征，病机为脾肾衰惫，气化不利，湿浊毒邪内蕴三焦。

本病病程较长，病情危重，治疗困难，预后极差。

（4）霍乱：以猝然发作上吐下泻，吐泻物为米泔水样，腹痛或不痛为主症，本病病位在肠腑，一般发病急，病程短，病情较重，且具有很强的传染性，若治疗不及时，预后欠佳。

【西医相关疾病及特征性症状】

（1）中枢神经疾病：颅脑外伤、脑脓肿、脑膜炎、脑积水、脑肿瘤、脑血管意外等可引起颅内压增高，导致脑水肿、脑缺氧，使呕吐中枢供血不良而发生恶心呕吐，多伴有明显头痛，呕吐往往在头痛剧烈时出现，可呈喷射性。

（2）高级神经活动影响：如精神过度紧张、疲乏、强烈的情绪激动、令人嫌恶的气味与景象等，影响致呕吐中枢神经功能紊乱，从而引起恶心、呕吐。神经性呕吐为慢性呕吐，多见于女性，发病常与精神因素有关，并伴有其他神经官能症状，往往食后呕吐，呕吐常不费力，随口吐出，每口的量不多。虽有恶心感，但无剧烈的恶心动作。大多数病人虽长期呕吐，但对全身健康影响不大，个别严重病人可引起脱水、消瘦等。

（3）药物引起：如吗啡、洋地黄类，烟碱等药物可影响中枢神经，引起恶心、呕吐。

（4）新陈代谢紊乱：如糖尿病酸中毒、尿毒症、慢性肾上腺皮质功能减退症等，可因毒素影响呕吐中枢而致病。

（5）其他全身性疾病：如各种感染、高热、感染性休克、充血性心力衰竭、各种原因引起的低血压均可致恶心呕吐。

【辨证论治】

1. 外邪犯胃

临床表现： 突然呕吐，频频泛恶，胸脘痞闷，或心中懊恼，伴有恶寒发热，头身疼痛；舌苔白腻，脉濡。

治法： 疏邪解表，化浊和中，降逆止呕。

代表方： 藿香正气散。

本方由藿香、厚朴、苏叶、陈皮、大腹皮、白芷、茯苓、白术、半夏曲、桔梗、甘草、生姜、大枣组成。若暑湿犯胃者，可用新加香薷饮。秽浊犯胃者，可用玉枢丹吞服；若见壮热口渴、便秘尿赤者，可加黄芩、黄连、栀子。

2. 饮食停滞

临床表现： 呕吐酸腐量多，或吐出未消化的食物，嗳气厌食，脘腹胀满，得食更甚，吐后反快，大便秘结或溏泄，气味臭秽；舌苔厚腻，脉滑实有力。

治法： 消食化滞，和胃降逆。

代表方： 保和丸。

本方由山楂、神曲、半夏、茯苓、陈皮、连翘、莱菔子组成。若因肉食而吐者，重用山楂；因米食而吐者，加谷芽；因面食而吐者，重用莱菔子，加麦芽；因酒食而吐者，加蔻仁、葛花，重用神曲；因食鱼、蟹而吐者，加苏叶、生姜；因豆制品而吐者，加生萝卜汁。

3. 痰饮内阻

临床表现： 呕吐物多为清水痰涎，或胃部如囊裹水，胸脘痞闷，纳食不佳，头眩，心悸，或逐渐消瘦，或呕而肠鸣；舌苔白滑而腻，脉沉弦滑。

治法： 温化痰饮，和胃降逆。

代表方： 小半夏汤合苓桂术甘汤。

小半夏汤由半夏、生姜组成；苓桂术甘汤由茯苓、白术、桂枝、甘草组成。前方以和胃降逆为主；后方则以温阳化饮为主。脘腹胀满，舌苔厚腻者，可加苍术、厚朴；脘闷不食者，加白蔻仁、砂仁；胸膈烦闷、口苦、失眠、恶心、呕吐者，可去桂枝，加黄连、陈皮。

4. 肝气犯胃

临床表现： 呕吐吞酸，或干呕泛恶，脘胁胀痛，烦闷不舒，嗳气频频，每因情志不遂而发作或加重；舌边红，舌苔薄腻或微黄，脉弦。

治法： 疏肝和胃，降逆止呕。

代表方： 半夏厚朴汤合左金丸。

半夏厚朴汤由半夏、厚朴、茯苓、苏叶、生姜、大枣组成。左金丸由黄连、吴茱萸组成。若胸胁胀满疼痛较甚，加川楝子、郁金、香附、柴胡；若呕吐酸水、心烦口渴，可加山栀子、黄连等；若兼见胸胁刺痛，或呕吐不止、诸药无效、舌有瘀斑者，可酌加桃仁、红花。

5. 脾胃虚寒

临床表现： 饮食稍多即欲呕吐，时发时止，食入难化，胸脘痞闷，不思饮食，面色㿠白倦怠乏力，四肢不温，口干不欲饮或喜热饮，大便稀溏；舌质淡，舌苔薄白，脉濡弱或沉。

治法： 温中健脾，和胃降逆。

代表方： 大建中汤合良附丸。

大建中汤由蜀椒、干姜、人参、饴糖组成；良附丸由高良姜、香附组成。若呕吐较甚，加砂仁、半夏；若呕吐清水不止，可加吴茱萸、生姜；若久呕不止，呕吐之物完谷不化、汗出肢冷、腰膝酸软、舌质淡胖，可加制附子、肉桂等。

6. 胃阴亏虚

临床表现： 呕吐反复发作，或时作干呕，恶心，胃中嘈杂，似饥而不欲食，口燥咽干；舌红少津，舌苔少，脉细数。

治法： 滋养胃阴，和胃降逆。

代表方： 麦门冬汤。

本方由人参、麦冬、半夏、粳米、大枣、甘草组成。若呕吐较剧者，可加竹茹、枇杷叶；若口干、舌红，热甚者，可加黄连；大便干结者，加栝楼仁、郁李仁、火麻仁；伴倦怠乏力，纳差舌淡，加太子参、山药、薏苡仁。

【歌诀】

胃失和降气上逆，虚实详辨定缓急。

外邪犯胃藿正气，饮食停滞保和宜，

痰饮内阻小半夏，苓桂术甘协作齐。

肝气犯胃左金丸，半夏厚朴奏效奇。

虚寒大建合良附，胃阴不足麦冬宜。

【典籍摘要】

《金匮要略·呕吐哕下利病脉证治第十七》："干呕，吐涎沫，头痛者，吴茱萸汤主之。"

《三因极一病症方论·呕吐叙论》："呕吐虽本于胃，然所因亦多端，故有寒热、饮食、血气之不同。皆使人呕吐。"

《医学心悟呕吐》："若格拒饮食，点滴不入者，必用姜水炒黄连以开之，累用累效。"

【临证实录】

医案1：

姜某，男，40岁。初诊：2015年8月3日。

主诉： 反复呕吐1周，多在食后或情绪不佳时发作。食欲差，服用生姜煎汁可缓解，昨日加重。舌淡苔白，脉弦细。

诊查： 舌淡苔白，脉弦细。

辨证：呕吐（中焦虚寒，肝气犯胃）。

治法：温中健脾、疏肝和胃。

方药：吴茱萸汤合左金丸加减。

半夏 20 g，砂仁 15 g，吴茱萸 20 g，人参 10 g，黄连 5 g，生姜 50 g，大枣 5 枚。3 服，水煎服

二诊：2015 年 8 月 7 日：服药后诸症消失。

处方：党参 40 g，炒白术 15 g，干姜 10 g，附子 10 g，木香 10 g，砂仁米 5 g，半夏 10 g，炙甘草 15 g。7 服，水煎服。

三诊：2015 年 8 月 14 日：服药后本周未曾发生呕吐。因出差煎药不便，又想继续调理虚寒之体，改以：香砂六君子加枳壳 10 g，附子 20 g，干姜 15 g，4 服为水丸，每次 12 g，每日 3 次，继服 1 个月。

按：本例患者呕吐，有生姜水可缓解，又有情绪不佳时发作特点，加之脉象弦细，可断为肝气犯胃又兼有寒邪。初诊用吴茱萸汤加砂仁、半夏温胃散寒、降逆止呕，加少量黄连取左金丸反佐之意以防诸药过热。二诊时患者虽诸症消失，然该患虚寒已久，自身亦有调整脾胃愿望，为巩固前效，以图治本，用香砂六君子加附子、干姜、枳壳为丸，理气健脾、温胃散寒防其复发。

医案 2：

陈某，女，33 岁。初诊：2016 年 3 月 2 日。

主诉：诉呕吐频发，纳差，近一周以流食为主，喜冷饮，食生冷后随即加重。伴口苦口干，乏力懒言。舌淡少苔，脉缓小数。长期出差，有水土不服史，形体偏瘦。

诊查：舌淡少苔，脉缓小数。

辨证：呕吐（气阴两虚，胃失和降）。

治法：益气养阴，降逆止呕。

方药：旋覆代赭汤加减。

麦冬 20 g，石斛 15 g，沙参 15 g，黄精 25 g，山药 25 g，旋覆花 20 g，代赭石 30 g，甘草 10 g，太子参 15 g，清半夏 20 g，陈皮 15 g，生姜 5 片。7 服，水煎服。

二诊：2016 年 3 月 10 日：服用前方后呕吐减轻，食欲好转，大便仍有初硬后溏。前方加葛根 35 g，茯苓 25 g，车前子 25 g，砂仁 10 g，继服 7 服，建议并配合针灸治疗。

三诊：2016 年 3 月 18 日：上方药连服两周，症状大有好转，脾胃气阴渐复，守原意调理：人参 10 g，麦冬 15 g，半夏 10 g，陈皮 15 g，茯苓 25 g，炒麦芽 15 g，旋覆花 10 g，竹茹 20 g，鸡内金 15 g，车前子 20 g，炙甘草 10 g。姜枣为引，14 服，水煎服。

按：患者形体偏瘦，脾胃素虚，又因长期多地反复出差，水土不服，频发呕吐，致使胃阴受损，失于润濡，胃阴耗伤，气阴两虚，故见阴虚所致喜冷，气虚及虚火受凉后加重呕吐，舌淡少苔，大便初硬后溏皆为脾胃阴虚代表症状；脾胃运化功能不住，机体失于水谷精微滋养，气血日衰出现乏力懒言；初诊用沙参、麦冬、石斛、山药和旋覆代赭汤加减补脾气益胃阴，疏肝降逆止呕。二诊时诸症改善，大便初硬缓解后溏仍在，加葛根、茯苓、车前子、砂仁升清健脾。三诊诸症大减，故守原方略以调整，继续服用，该患坚持 3 月后基本治愈。

医案 3：

刘某，23 岁。初诊：2015 年 5 月 1 日。

主诉：昨日因受寒而致呕吐，伴恶风、发热，出汗。曾服生姜水、藿香正气水呕吐症状有效。

诊查：舌淡苔白，脉浮缓。

辨证：呕吐（中焦虚寒，风寒外侵，胃气上逆）。

治法：疏散风寒，温中健脾，和胃降逆。

方药：桂枝汤加减。

桂枝 30 g，炒白芍 15 g，炙甘草 20 g，清半夏 15 g，苏梗 20 g，丁香 10 g，防风 15 g，生姜 50 g，大枣 10 枚。2 服水煎，频服。第二日电话回报，1 服药后诸症消失。

按：《黄帝内经·素问·举痛论》："寒气客于肠胃，厥逆上出，故痛而呕也……该患者形体偏瘦，正气不足，属虚寒之体，外感风寒之邪，致使脾胃升降失司。"《金匮心典》言："桂枝汤，内证得之，化气调阴阳"。且桂枝汤方发中有收，善调和营卫阴阳，通彻表里上下。再加苏梗、半夏、丁香温胃止呕、防风疏风解表，生姜温中散寒，一剂基本痊愈。在服法上，呕吐患者每次服药不宜过多，避免拒药，宜小口频服，不拘次数，也可遵从热药寒服，寒药热用的服方法。

【临证心法】

呕吐病机有虚、实、寒、热的不同，实证多见于外邪犯胃、饮食停滞、肝气犯胃、痰饮内阻，前两者多为突然发病、后两者则有反复发作特点。虚证多见于脾胃气虚或阳虚及胃阴不足，呕吐多为时作时止，还伴有怕冷，或口舌干燥，或倦怠乏力等虚损表现，虚实之间常可相互转化或相互兼夹。在寒热区分上，《医宗金鉴·杂病心法要诀》"食入即吐，胃中有热，朝食暮吐，胃中有寒"，道出了两者在时间上区别。在呕吐物方面，呕吐酸腐量多、气味难闻的为食积；呕吐清水痰涎，甚至伴有胃中有振水声的为痰饮；呕吐酸水伴有易怒者，为肝郁或肝火；呕吐苦水者为胆热犯胃。

在治疗上，当以和胃降逆为原则，根据虚实兼夹的不同予以辨证处理。一般实证易治，虚证及虚实夹杂者病程长且易反复发作，治疗较难。在辨证用药基础上可酌情使用和胃降逆药，多以芳香醒脾之剂为宜，其中偏寒者半夏、生姜、砂仁、丁香、柿蒂尤为适合；偏热者黄连、竹茹、芦根、麦冬更为好用；而久病虚损者可先考虑用旋覆代赭汤；久病夹瘀者勿忘膈下逐瘀汤加沉香、干姜。在用法上最好是少量、频服、不限次数，避免大量服用后致使一过性加重呕吐症状。

呕吐的治疗大法是和胃降逆，皆有寒热之分，虚寒者宜丁香柿蒂汤，药对为丁香柿、瓜蒂；虚热者宜橘皮竹茹汤，药对为陈皮、竹茹；呃逆日久者，宜补虚同时需要兼用重镇之剂，宜旋覆代赭汤，药对为旋覆花、代赭石；刀豆、苏梗可不分寒热使用。治疗呕吐常以食入即吐、胃中有热、朝食暮吐、中焦有寒为辨证原则，选用黄芩、黄连、生姜、半夏。呕吐后期可有噎膈表现，对噎膈和肿瘤患者适当使用化痰散结药物，半夏、南星、蜈蚣、僵蚕；在催吐药物使用上，轻者可以水煮食盐，即盐汤探吐法，体虚的加参芦，内热的加栀子、豆豉；身体壮实的，可以用胆矾、郁金。

第四节　噎膈

噎膈是由于食管干涩或食管狭窄导致吞咽食物哽噎不顺，饮食难下，或食而复出的疾患。噎即噎塞，指吞咽之时哽噎不顺；膈为格拒，指饮食不下。噎虽可单独出现，而又每为膈的前驱表现，故临床往往以噎膈并称。根据噎膈的临床表现，西医学中的食管癌、贲门癌、贲门痉挛、食管-贲门失弛缓症、食管憩室、食管炎、胃食管反流病、食管狭窄等，均可参照本节内容辨证论治。

【病因病机】

1.七情内伤

七情失调导致噎膈的因素中，以忧思恼怒多见。忧思伤脾则气结，脾伤则水湿失运，滋生痰浊，痰气相搏；恼怒伤肝则气郁，气结气郁则津行不畅，瘀血内停，已结之气，与后生之痰、瘀交阻于食管、贲门，使食管不畅，久则使食管、贲门狭窄，而成噎膈。如《医宗必读。反胃噎塞》云："大抵气血亏损，复因悲思忧恚，则脾胃受伤，血液渐耗，郁气生痰，痰则塞而不通，气则上而不下，妨碍道路；饮食难进，噎塞所由成也。"《临证指南医案·噎膈反胃》谓："噎膈之症，必有瘀血、顽痰、逆气，阻隔胃气。"

2. 饮食所伤

饮食所伤嗜酒无度，过食肥甘，恣食辛辣，助湿生热，酿成痰浊，阻于食管、贲门，或津伤血燥，失于濡润，使食管干涩，均可引起进食噎塞，而成噎膈。如《医碥·反胃噎膈》云："酒客多噎膈，饮热酒者尤多，以热伤津液，咽管干涩，食不得入也。"又如《临证指南医案·噎膈反胃》谓："酒湿厚味，酿痰阻气，遂令胃失下行为顺之旨，脘窄不能纳物。"此外，饮食过热，食物粗糙发霉，既可损伤食管脉络，又可损伤胃气，气滞血瘀阻于食管、贲门，也可成噎膈。

3. 年老体弱

年老肾虚，精血渐枯，食管失养，干涩枯槁，发为此病。如《医贯·噎膈》曰："惟男子年高者有之，少无噎膈。"又如《金匮翼·膈噎反胃统论》曰："噎膈之病，大都年逾五十者，是津液枯槁者居多。"若阴损及阳，命门火衰，脾胃失于温煦，脾胃阳虚，运化无力，痰瘀互结，阻于食管，也可形成噎膈。

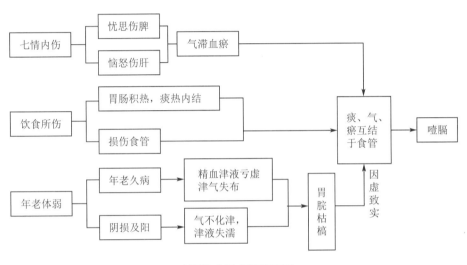

噎膈的病因病机演变图

【辨证要点和鉴别诊断】

（一）辨证要点

（1）辨病性的虚实：病之初期，多以实证为主，有情志失调和饮食不节之别。久病多为本虚标实，虚中夹实之证。本虚与脾肾亏虚，津液枯槁，不能濡养有关；标实为气滞、痰凝、血瘀阻于食管和胃，致使哽噎不顺，格塞难下或食而复出。

（2）辨病邪的偏重：大凡由忧思恼怒等引起，出现吞咽之时哽噎不顺，胸胁胀痛，情志抑郁时加重，属气郁；如有吞咽困难，胸膈痞满，呕吐痰涎，属痰湿；若饮食梗阻难下，胸膈疼痛，固定不移，面色晦暗，肌肤甲错者，属血瘀。

（3）辨病变的预后：若病情始终停留在噎证的阶段，不向膈证发展，一般预后尚好。由噎转膈者按其病发展快慢之不同，其发展快而治疗效果差，可在较短时间危及生命。如病情发展慢而治疗见效者，可延缓生命，少数患者，可达到临床治愈。古代文献对本病危重症候皆有描述。如《景岳全书·噎膈》谓："凡年高患此者多不可治，以血气虚败故也。粪如羊屎者不可治，大肠无血也。吐痰如蟹沫者不可治，脾气败也。腹中疼痛，杂如刀割者不可治，营虚之极，血竭于中也。"

（二）鉴别诊断

（1）食管炎：吞咽困难，但食物咽下不受限制，胸骨后或胸窝部不适，灼热感，嗳酸或疼痛，常有溃疡病存在或口咽部炎症的蔓延。

（2）食管癌：为持续性或进行性吞咽困难，开始时只是食物咽下时有些不适感或堵塞感，数月后渐发展为食物通过受阻，胸骨后疼痛，晚期可出现声音嘶哑，气急，干咳，脱水，体重减轻和贫血等表现。

（3）贲门失弛缓症：吞咽困难，起病缓慢，常为情绪波动、过冷、辛辣等刺激性食物所诱发。胸骨下部及剑突下疼痛，常在吞咽时伴有哽噎感而发作，可为隐痛或剧痛。病程较长，可达数年或更久，多为间歇性发作。

（4）食道憩室：吞咽困难，恶心，呕吐，胸骨后疼痛，口臭，有时反流的食物中带有储留腐败味。

【西医相关疾病及特征性症状】

（1）胃食管反流病：是指胃十二指肠内容物反流入食管引起胃灼热等症状，根据是否导致食管黏膜糜烂、溃疡，分为反流性食管炎及非糜烂性反流病。

（2）食管癌：是指发生于食管上皮的恶性肿瘤，临床上以进行性吞咽困难为其典型症状。

（3）贲门迟缓症：系因食管神经肌间神经丛病变，引起食管下括约肌松弛障碍所致的疾病。临床表现为间歇性咽下困难，食物反流和下端胸骨后不适或疼痛，病程较长，多无进行性消瘦。

相关检查：胃镜检查，食管钡餐造影，胸部 CT 检查。

【辨证论治】

1. 痰气交阻

临床表现：吞咽梗阻，胸膈痞满或疼痛，情志抑郁时加重，嗳气呃逆，呕吐痰涎，口干咽燥，大便秘结；舌质红，舌苔白腻，脉弦滑。

治法：开郁化痰，润燥降气。

代表方：启膈散。

本方由丹参、沙参、川贝母、茯苓、郁金、荷叶蒂、砂仁壳、杵头糠组成。嗳气呕吐明显者，加旋覆花、代赭石；泛吐痰涎甚多者，加半夏、陈皮，或含化玉枢丹；大便不通，加生大黄、莱菔子；若心烦口渴，气郁化火者，加山豆根、栀子。

2. 津亏热结

临床表现：吞咽梗涩而痛，食入即复出，甚则水饮难进，心烦口干，胃脘灼热，五心烦热，形体消瘦，皮肤干燥，小便短赤，大便干结如羊粪；舌质光红，干燥少津，脉细数。

治法：滋阴清热，润燥生津。

代表方：沙参麦冬汤或旋覆代赭汤合五汁饮。

沙参麦冬汤由沙参、麦冬、玉竹、天花粉、生扁豆、冬桑叶、生甘草组成。旋覆代赭汤由旋覆花、代赭石、半夏、甘草、人参、生姜、大枣组成。五汁饮由梨汁、荸荠汁、鲜芦苇汁、麦冬汁、藕汁或甘蔗汁组成。胃火偏盛者，加栀子、黄连；肠腑失润，大便干结，坚如羊屎者，宜加火麻仁、全栝楼；热盛阴伤者，症见烦渴咽燥，噎食难下，或食入即吐，吐物酸热，舌苔黄燥，舌质红而少津，脉大有力等，可改用竹叶石膏汤加大黄。

3. 瘀血内结

临床表现：饮食梗阻难下，食不能下，甚或呕出物如赤豆汁，或便血，胸膈疼痛，固定不移，面色晦暗，肌肤甲错，形体羸瘦；舌质紫暗，脉细涩。

治法：破结行瘀，滋阴养血。

代表方：通幽汤。

本方由生地、熟地、当归、桃仁、红花、升麻、炙甘草组成。瘀阻显著者，酌加三棱、莪术、炙穿山甲；呕吐较甚，痰涎较多者，加海蛤粉、法半夏、栝楼；呕吐物赤如豆汁者，可另服云南白药。

4. 气虚阳微

临床表现：吞咽受阻，饮食不下，泛吐涎沫，面浮足肿，面色㿠白，形寒气短，精神疲惫，腹胀便溏；舌质淡，舌苔白，脉细弱。

治法：温补脾肾。

代表方：补气运脾汤。

本方由黄芪、人参、白术、茯苓、甘草、陈皮、砂仁、半夏曲、生姜、大枣组成。若中阳不足，痰凝瘀阻，可用理中汤加姜汁、竹沥；胃虚气逆，呕吐不止者，可加旋覆花、代赭石；阳伤及阴，口干咽燥，形体消瘦，大便干燥者，可加石斛、麦冬、沙参；泛吐白沫，加吴茱萸、丁香、白蔻仁；肾阳虚明显者，可用右归丸或加附子、肉桂、鹿角胶、肉苁蓉。

【歌诀】

噎即噎塞膈为拒，酒伤肾虚忧思郁，
食而复出难吞咽，虚实标本谨详辨。
痰气交阻启膈散，瘀血通幽最相宜。
津亏热结沙麦冬，旋覆代赭五汁饮。
气虚阳微实难治，补气运脾延生机。

【典籍摘要】

《黄帝内经·素问·通评虚实论》："膈塞闭绝，上下不通，则暴忧之病也。"

《诸病源候论·痞噎病诸候》云："食噎此由脏气冷而不理，津液涩少而不能传行饮食，故饮食入则噎塞不通，故谓之食噎。"

《济生方·五噎五膈论治》："逸则气神安，劳则气神耗，倘或寒温失宜，食饮乖度，七情伤感，气神俱扰，使阳气先结，阴气后乱，阴阳不和，脏腑生病，结于胸膈，则成膈。气留于咽嗌，则成五噎。"

《医贯·噎膈》："噎膈、翻胃、关格，名各不同，病原迥异，治宜区别，不可不辨也。噎膈者，饥欲得食，但噎塞迎逆于咽喉胸膈之间，在胃口之上，未曾入胃，即带痰涎而出，若一入胃下，无不消化，不复出矣。惟男子年高者有之，少无噎膈。"

【临证实录】

医案1：

赵某，男，75岁。初诊：2017年12月3日。

主诉： 自觉吞咽困难半年，近1月自觉胸骨后隐痛，半月前曾小量呕血，现以流食为主。伴乏力，纳少，口臭，便干。11月20日食道活检诊断：食道癌。患者拒绝手术及放化疗，平素嗜酒，情绪暴躁。

诊查： 舌质紫暗，舌苔黄腻，脉沉。

辨证： 噎膈（气滞血瘀痰阻）。

治法： 益气活血，化痰散结。

方药： 启膈散加减。

人参10 g，半夏10 g，郁金25 g，枳实15 g，陈皮20 g，茯苓25 g，半夏15 g，浙贝15 g，香附15 g，丹参15 g，代赭石35 g，旋覆花25 g，山慈菇15 g，夏枯草25，川牛膝15 g，仙鹤草10 g，麦芽35 g，神曲15 g，甘草10 g。7服，水煎频服。

二诊： 2017年11月27日：自觉服药后胸骨后疼痛症状减轻，胃纳好转，呕血未作。大便干结。前方加大皂角10 g，芒硝10 g。继服7服。

三诊： 2017年12月18日：患者大便通畅，自觉胸中畅快。去皂角，继服前方14服。

四诊： 偶发吞咽困难，胸骨偶有隐痛，流食顺畅。口臭、便干消失。舌质紫暗，舌苔黄，脉沉。上方继续服用14服。

五诊： 吞咽困难仍在，流食尚不受影响。上方去代赭石，组方如下：人参15 g，生半夏25 g，郁金25 g，枳壳15 g，陈皮20 g，茯苓25 g，浙贝15 g，香附25 g，丹参25 g，旋覆花25 g，山慈菇25 g，青龙衣20 g，夏枯草25 g，仙鹤草20 g，麦芽35 g，神曲15 g，甘草10 g，连翘25 g，乌药15 g，沙参50 g，青木香25 g，三七50 g，乳香30 g，没药30 g，神曲30 g，当归15 g。15服为膏方，每次10 g，每日5次温水送服。

3个月后回访，在青岛陪家人度假，以半流食为主，体力尚可。

按：噎膈属于中医四大难症之一，初起多为痰气交阻，继则瘀血内结，后期津液日枯，胃腑失其濡养，痰气瘀结更甚，发展为虚实夹杂之候。本例系由肝郁气滞，忧思伤脾，聚湿生痰、痰热伤津、气滞血瘀所致，治宜和胃化痰，活血理气，兼养阴清热。初诊时用香附、郁金、枳实疏肝理气；人参补气生津；陈皮、茯苓健脾；半夏、贝母化痰散结；代赭石、旋覆花化痰降气；丹参、牛膝活血化瘀；仙鹤草收敛止血兼能益气补虚；山慈菇、夏枯草清肝火散郁结；神曲、麦芽、甘草护脾胃消食。二诊时加大皂角、芒硝增强滑肠通便之功，又有排痰浊之效。四诊显效。五诊处以益胃气，生胃津，活血化痰、散结之膏方，以期标本兼治、止噎延年。

医案2：

雷某，女，40岁。初诊：2016年3月9日。

主诉：自觉吞咽受阻，饮食难下，时轻时重，半年余。伴胸闷，干呕，喜热饮，大便溏，四末欠温。曾于四月前在省医院X线胃肠钡餐检查诊为食道中段憩室，十二指肠冗长症。

诊查：舌淡苔白，脉沉无力，两尺尤甚。

辨证：噎膈（中焦虚寒，浊阴上逆）。

治法：温中降逆，暖肝和胃。

方药：吴茱萸汤合当归四逆汤加味。

当归10 g，桂枝25 g，炒白芍25 g，细辛10 g，枳壳20 g，丁香10 g，柿蒂15 g，吴茱萸15 g，人参15 g，炙甘草15 g，生姜5片，大枣5枚为引。7服，水煎频服。

二诊：2016年3月16日：四末欠温、胸闷稍减，吞咽受阻、干呕仍在，大便稀。前方去当归、白芍加半夏15 g，旋覆花25 g。7服，水煎频服。

三诊：2016年3月23日：噎涩感及干呕减轻，食量转佳，过劳则头眩，四末欠温，治宜补气养血，健脾和胃法。

方药：黄芪60 g，当归15 g，桂枝25 g，炒白芍25 g，半夏15 g，旋覆花25 g，炙甘草15 g，生姜5片，大枣5枚。14服，水煎频服。

四诊：2016年4月30日。近期自行停药，前症仍在，上方加干姜10 g，砂仁10 g。14服，水煎频服。

五诊：吞咽困难有所缓解，大便成形，手脚温度改善，前方加细辛25 g，后下，14服，水煎服。

此后以本方为基础反复调整两月余，患者已能正常进食。7月12日电话回访，嘱停服汤剂，用红参10 g，干姜10 g，水煎，上午代茶饮。

按：噎膈是由于食管干涩或食管狭窄导致吞咽食物哽咽不顺，饮食难下或食而复出的疾患。本例患者脾胃虚寒，阳气虚弱，平素有胸闷，四末欠温等症状。初诊时用吴茱萸汤合当归四逆汤养血温经，暖肝温胃。二诊时加半夏、旋覆花以镇肝降逆。三诊时辨以中焦虚寒，故加重补益力量，予以黄芪建中汤温养中焦，半夏、旋覆花降逆化痰止呕。四诊斟加温中行气之药，反复调整五月余初见成效。

医案3：

姜某，女，60岁。初诊：2016年1月15日。

主诉：吞咽困难，胸骨后疼痛伴有胸胃灼热、嗳气3年，伴大便质黏。平素喜食热辛。既往食道溃疡史多年，服用奥美拉唑后可缓解。

诊查：舌质红，舌苔黄腻，脉滑小数。

辨证：噎膈（痰热内蕴）。

治法：清热化痰，和胃降逆。

方药：黄连温胆汤合小陷胸汤加减。

黄连20 g，半夏15 g，栝楼25 g，陈皮25 g，枳实15 g，竹茹20 g，茯苓20 g，蒲公英25 g，连翘15 g，苍术15 g，浙贝15 g，瓦楞子30 g，海螵蛸30 g。7服，水煎服

二诊：2016年1月23日：患者胸痛大减，嗳气缓解，大便黏，舌色淡红。上方加车前子20 g，薏

米 30 g。14 服，水煎服。

三诊：2016 年 2 月 8 日：诸症减轻，大便日一行，略黏，偶有嗳气，上方加豆蔻 10 g，木香 10 g。14 服，水煎服。

四诊：2016 年 2 月 25 日：噎膈偶见，余证皆除，上方为散剂 5 服，每日 3 次，每次 12 g，温水送服。

按：患者因食道息肉及溃疡致使自觉吞咽困难，饮食不慎即现胸骨后疼痛，证属噎膈。胃灼热、嗳气皆为胃失和降，胃火上炎之象；舌红、苔黄腻为痰热之征，方用黄连温胆汤合小陷胸汤为主，加海螵蛸、瓦楞子、浙贝以敛酸，公英、连翘清热止痛。二诊疼痛、嗳气皆有改善，舌质转为淡红，大便仍黏，加车前子、薏苡仁化湿清热。三诊加豆蔻、木香助行气化湿之力。四诊后原方以散剂调理。

【临证心法】

噎膈之病以吞咽困难，甚则食而复出为主要表现。病因虽有多端，主要责之于情志内伤、酒食不节等因素，致使气、痰、瘀三者结于食管，阻塞不通，故饮食难下，吞咽梗阻，继而郁火伤阴，生化乏源，而成阴津枯槁之证，病情由实转虚。终则阴损及阳，气虚阳微，病情危笃。本病属本虚标实，辨证时当分本虚与标实之别。初期属实，症见痰气交阻、瘀血内停、火郁热结，久则以本虚为主，见阴亏、气虚、阳微。若病情只停留在噎的阶段，其病轻，预后良好。若有噎致膈，其病重，预后皆为不良。在治疗方面，应根据具体病情立法遣方，并注意精神调摄，保持乐观情绪，少思静养，避免不良情绪，禁食辛辣刺激之品等。

胃气以降为和，噎膈患者症状多以不顺、胃气上逆为主。噎膈犯胃，病位在胃，常用旋覆代赭汤化痰理气，降逆止呃止吐，并配伍代赭石、生姜、半夏等通降之品，但此病病机总属中虚气逆，宜加人参、甘草建立中气，效果较佳。因气之升降，赖脾胃之气斡旋，若不建中而纯用降气，则虚者益虚。本人在临床治疗噎嗝重视补益中焦的观点与清代医家黄元御《四圣心源》提及的"总缘中气不治，所以升降反作，出纳无灵也"不谋而合。至于如何补中、建中，又有补气、补阳，气血阴阳具补之分。古来噎膈治法，偏于阳结而阴寒者，宜通阳气；偏于阴结而阳衰者，宜滋津液。本病除痰浊留滞，气逆不降外，中虚是本，且阴损及阳，阳损及阴，阴阳损伤互为因果，临证施治时不能单纯补阳或滋阴，而应辨证分析，抓住主要矛盾，或益气为主，照顾温阳；或温阳为主，兼顾养阴，目的是通润散结，提高临床疗效。

第五节 呃逆

呃逆是指以喉间频发短促呃呃声响，不能自制为主要表现的病症。西医学的单纯性膈肌痉挛，其他如胃炎、胃肠神经官能症、胃扩张，以及胸腹手术后等引起的膈肌痉挛出现呃逆，均可参考本病辨证论治。

【病因病机】

1.外感寒凉之邪，内客脾胃，寒遏中阳，胃气失和，寒气上逆动膈可导致呃逆。

2.饮食不当

进食太快太饱，过食生冷，或过服寒凉药物，致寒气蕴蓄于胃，胃失和降，胃气上逆，并可循手

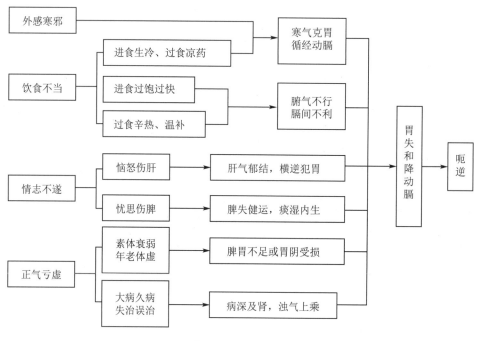

太阴之脉上动于膈，使膈间气机不利，气逆上冲于喉，发生呃逆。《丹溪心法·咳逆》曰："咳逆为病，古谓之哕，近谓之呃，乃胃寒所生，寒气自逆而呃上。"若过食辛热煎炒，醇酒厚味，或过用温补之剂，致燥热内生，腑气不行，胃失和降，胃气上逆动膈，也可发为呃逆。《景岳全书·呃逆》曰："皆其胃中有火，所以上冲为呃。"

3. 情志不遂恼怒伤肝

气机不利，横逆犯胃，胃失和降，胃气上逆动膈；或肝郁克脾，或忧思伤脾，脾失健运，滋生痰浊，或素有痰饮内停，复因恼怒气逆，胃气上逆挟痰动膈，皆可发为呃逆。正如《古今医统大全·咳逆》所云："凡有忍气郁结积怒之人，并不得行其志者，多有咳逆之证。"

4. 正气亏虚或素体不足

年高体弱，或大病久病，正气未复，或吐下太过，虚损误攻等，均可损伤中气，使脾胃虚弱；胃失和降；或胃阴不足，不得润降，致胃气上逆动膈，而发生呃逆。若病深及肾，肾失摄纳，冲气上乘，挟胃气上逆动膈，也可导致呃逆。如《证治汇补·呃逆》所云："伤寒及滞下后，老人、虚人、妇人产后，多有呃症者，皆病深之候也。"

呃逆的病因病机演变图

【辨证要点和鉴别诊断】

（一）辨证要点

1. 辨生理或病理性呃逆

呃逆应首先分清是生理现象还是疾病状态。普通人因情绪影响或快速吞咽食物，或吸入冷凉空气，可发生一时性气逆而作呃，经饮水，或闭气，或分散注意力而消失，无持续或反复发作者，为生理现象。若呃逆时常反复发作，或持续且难以自制，同时伴有其他症状者，为病理表现。

2. 辨虚实、寒热

实证多为寒凝、火郁、气滞、痰阻等致胃失和降而产生，其呃声响亮有力，连续发作；虚证每由胃阴耗损、或脾亏虚等使正虚气逆引起，其呃声时断时续，气怯乏力。寒证因寒邪内舍，胃失和降，上逆动膈，呃声沉缓有力，遇寒凉更甚；热证属燥热伤胃，阳明腑气不顺，胃气上逆，呃声高响且短，气涌而出。

（二）鉴别诊断

（1）干呕：呃逆为胃气上逆，膈间不利，气逆上冲咽喉，以呃呃作声，声短而频，不能自止为主要表现。干呕因外邪犯胃，饮食不节，病后体虚致胃气上逆发出呕声，无物吐出，其声长短不一，呈不规则性发作。

（2）嗳气：因饮食物不消化，胃中浊气蕴积上逆而发出的响声，其声低而缓，常伴有酸腐气味，多在饱餐后出现，又称为噫气，与呃逆频频发出的呃呃响声有显著区别。

干呕与嗳气多是脾胃疾病的症状，与疾病转归和预后无明显关联。但呃逆出现在危重患者时，可能是胃气衰败的征兆。

【西医相关疾病及特征性症状】

（1）胃肠神经官能症：泛酸、嗳气、厌食、恶心呕吐、剑突下灼热感。

（2）尿毒症：厌食、恶心、呕吐、腹泻。

（3）膈肌痉挛：健康人可发生一过性呃逆，多与饮食有关；频繁或持续24小时以上，为难治性呃逆，多发生于某些疾病。

【辨证论治】

1. 胃中寒冷

临床表现： 呃声沉而有力，胃脘部及膈间不舒，得热则减，遇寒则甚，进食减少，喜食热饮，口淡不渴；舌淡苔薄而润，脉迟缓。

治法： 温中散寒，降逆止呃。

代表方： 丁香散。

本方由丁香、柿蒂、高良姜、炙甘草组成。若寒气较重者，加吴茱萸、肉桂；若寒凝气滞，脘腹痞满者，加枳壳、厚朴、香附、陈皮；若寒凝食滞，脘闷嗳腐者，加莱菔子、制半夏、槟榔；若有表寒之邪者，可加紫苏、荆芥、防风、生姜。

2. 胃火上逆

临床表现： 呃声洪亮有力，冲逆而出，口臭烦渴，多喜冷饮，脘腹满闷，大便秘结，小便短黄；舌红苔黄或燥，脉滑数。

治法： 清火降逆，和胃止呃。

代表方： 竹叶石膏汤或凉膈散。

竹叶石膏汤是由竹叶、石膏、人参、麦冬、半夏、甘草、粳米组成，凉膈散是由大黄、朴硝、甘草、栀子、薄荷、黄芩、连翘组成。若呃逆甚，加柿蒂；腑气不通，脘腹痞满者，可加生大黄、厚朴；胸膈烦热，大便秘结者，可加凉膈散。

3. 气机郁滞

临床表现： 呃逆连声，常因情志不畅而诱发或加重，胸胁满闷，脘腹胀满，或有嗳气纳呆，肠鸣矢气；舌苔薄，脉弦。

治法： 理气解郁，降逆止呃。

代表方： 五磨饮子。

本方由木香、沉香、槟榔、枳实、乌药组成。原方中可加用丁香、代赭石。若肝郁明显者，加川楝子、郁金；若心烦口苦，气郁化火者，加栀子、牡丹皮；若气逆痰阻，昏眩恶心着，可用旋覆代赭汤加陈皮、茯苓；若痰蕴化热者，加黄连、竹茹、栝楼；若气滞日久成瘀，瘀血内结，胸胁刺痛，久呃不止者，可以血府逐瘀汤加减；若脘腹刺痛着宜膈下逐淤汤。

4. 脾胃阳虚

临床表现： 呃声低长无力，气不得续，泛吐清水，脘腹不舒，喜暖喜按，手足不温，食少乏力，大便溏薄；舌质淡，舌苔薄白，脉沉细。

治法：温补脾胃，和中止呃。

代表方：理中丸。

本方由人参、白术、干姜、炙甘草组成。可加用吴茱萸、丁香、柿蒂等。若食滞，嗳腐吞酸者，加神曲、麦芽、莱菔子；若脘腹胀满，脾虚气滞者，加半夏、陈皮；若呃声难续，气短乏力，中气大亏者，加黄芪，并增加人参用量；若病久肾，肾阳亏虚，形寒肢冷，腰膝酸软，呃声难续者，可加肉桂、紫石英、补骨脂、山萸肉、刀豆子。

5. 胃阴不足

临床表现：呃声短促而不连续，口舌干燥，不思饮食，或有烦渴，或食后饱胀，大便干结；舌红苔少，脉细数。

治法：养胃生津，降逆止呃。

代表方：益胃汤。

本方由生地、麦冬、沙参、玉竹、冰糖组成。可加用橘皮、竹茹、枇杷叶、柿蒂等。若阴虚火旺，胃火上炎者，可加知母、石斛；若神疲乏力，气阴两虚者，可加党参或西洋参、生山药；大便干结者，加当归、蜂蜜。

【歌诀】

胃气上逆呃呃呃，食乖正亏志不和。

胃中寒冷丁香散，火逆凉膈竹石多。

气机郁滞中焦阻，五磨顺气勿蹉跎。

更有阳虚理中施，橘茹益胃阴虚卓。

胃阴不足益胃汤，养胃生津降呃呃。

【典籍摘要】

《黄帝内经·素问·宣明五气》："胃为气逆，为哕、为恐。"

《黄帝内经·灵枢·口问》："谷入于胃，胃气上注于肺，今有故寒气与新谷气俱还入于胃，新故相乱，真邪相攻，气并相逆，复出于胃，故为哕。"

《黄帝内经·灵枢·杂病》："哕，以草刺鼻，嚏嚏而已；无息，而疾迎引之，立已；大惊之，亦可已。"

《诸病源候论·哕候》："脾胃俱虚，受于风邪，故令新谷入胃，不能传化，故谷之气与新谷相干，胃气则逆，胃逆则脾胀气逆，因遇冷折之，则哕也。"

《万病回春·呃逆》："若胃火上冲而逆，随口应起于上膈，病者知之易治也；自脐下上冲，直出于口者，阴火上冲，难治。"

《景岳全书·呃逆》："然致呃之由，总由气逆。气逆于下，则直冲于上，无气则无呃，无阳亦无呃，此病呃之源所以必由气也。"

《医方集解·理气之剂》："此病有因痰阻气滞者，有因血瘀者，有因火郁者，有因胃热而下者，此皆属实。有因中气大虚者，有因大下胃虚阴火上冲者，此皆属虚。寒热虚实，治法不一。呃在中焦，谷气不运，其声短小，得食即发呃。在下焦真气不足，其声长大，不食亦然。"

《证治汇补·呃逆》："火呃，呃声大响，乍发乍止，燥渴便难，脉数有力；寒呃，朝宽暮急，连续不已，手足清冷，脉迟无力；痰呃，呼吸不利，呃有痰声，脉滑有力；虚呃，气不接续，呃气转大，脉虚无力；瘀呃，心胸刺痛，水下即呃，脉芤沉涩。"

《张氏医通·呃逆》曰："大抵治法，虚则补之。虚中须分寒热，如因汗吐下后，误服寒凉过多，当温补之；如脾胃阴虚，火逆上冲，当平补之；挟热者，当凉补之；若实者，如伤寒失下，地道不通，因而呃逆，当寒下之；如痰饮停蓄，或暴怒气逆痰厥，此等必形气俱实，别无恶候，随其邪之所在，涌之泄之，清之利之。"

【临证实录】

医案1：

杨某，男，58岁。初诊：2017年8月20日。

主诉：呃逆常发，入寐消失，半年余。近一周发作较重，昨日一天未止，伴胃胀、口干、喜冷饮。

诊查：舌质红，舌苔薄少津，脉数少力。

辨证：呃逆（气阴两虚，胃气上逆）。

治法：益气养阴，降逆止呃。

方药：橘皮竹茹汤、旋覆代赭汤、沙参麦冬汤三方加减。

旋覆花15 g，代赭石30 g，麦冬20 g，北沙参10 g，陈皮15 g，竹茹20 g，太子参15 g，清半夏20 g，生姜5片。3服，水煎频服。

二诊：2017年8月23日：呃逆如故，舌红口干，脉数少力。原方加石斛25 g，芦根25 g，酒黄芩10 g，枳壳15 g，乌药10 g。5服，水煎频服。

三诊：2017年8月28日：服药后呃逆间隔时间已长，自觉大为舒适，舌质红，脉数。原方去乌药，加黄连10 g，甘草20 g。7服，水煎频服。

四诊：2017年9月17日：近期呃逆已止，昨日因情绪原因偶发几次，口干欲饮改善，轻微胃胀，舌淡红，舌苔薄少津，脉缓。8月28方去赭石，加佛手15 g，香橼15 g，降香10 g。7服，水煎频服。

一月后随诊，呃逆未再发作。

按：胃为气逆为哕，古称哕，今称之为呃逆。该患者呃逆病机是胃失和降，上逆日久，胃阴已有耗伤，治以降逆和胃，理气畅中，养阴清热为法。首诊方取橘皮竹茹汤、旋覆代赭汤、沙参麦冬汤三方加减，共奏养阴清热，降逆和胃之功。方中代赭石、旋覆花二味并用、重用，降逆力佳；橘皮竹茹汤益气止呕呃，沙参、麦冬生津养胃。二诊虽经甘寒养阴，降逆和胃治疗，症状未减，呃逆仍在，遂增大清热养阴力度，加石斛、芦根、酒黄芩清热，枳壳行气宽中，乌药温中行气，以防诸药偏寒、偏腻。三诊显效，但舌质仍红、脉数，乃气虚有热之征，原方加黄连、甘草，去乌药以益气清热，佐以调中。四诊，呃逆虽止，又因情绪不佳而诱发，再加善疏肝和胃之佛手、香橼、降香共助理气降逆之功。

医案2：

韩某，男，60岁。初诊：2016年6月2日。

主诉：因贪凉致呃逆频发，难以自制，伴胸痛、胁痛、不寐一周。

诊查：舌暗苔白厚，脉弦。

辨证：呃逆（寒阻气机，血行不畅）。

治法：温中降逆，活血化瘀。

方药：膈下逐瘀汤加味。

桃仁15 g，牡丹皮20 g，赤芍20 g，乌药15 g，蒲黄15 g，红花10 g，枳壳20 g，香附25 g，郁金26 g，当归20 g，川芎20 g，降香15 g，干姜20 g，半夏10 g，炙甘草15 g。7服，水煎服。

二诊：2016年6月10日：服药两天呃逆大减，前天胸胁痛若失，大便质稀色黑，每日三行。方：代赭石20 g，旋覆花15 g，人参15 g，清半夏10 g，丁香10 g，木香15 g，降香10 g，乌药15 g，干姜10 g。3服，水煎服。

三诊：2013年6月20日：停药后呃逆偶发，夜寐尚可，唯大便略稀，日两行，舌暗苔白，脉弦。前方去代赭石，加茯苓25 g，砂仁10 g。7服，水煎服。

四诊：2016年6月27日：近三天呃逆未发，大便基本成形。嘱继服香砂六君子丸合附子理中丸两周，巩固疗效。

按：本案呃逆乃因寒而致，兼有瘀滞，故先用膈下逐瘀汤加香附、降香、干姜、清半夏活血化瘀，佐以温中降逆；二诊疼痛缓解，则以呃逆为主，旋覆花汤加温中行气药，以降逆止呃。三诊呃逆偶发，大便略稀，加茯苓健脾利湿、砂仁燥湿行气。四诊诸症已平，香砂六君子合附子理中丸健脾益气巩固疗效。

【临证心法】

临床上，针对呃逆的治疗，当遵循"胃主通降，以降为和"的方针，多选用理气和胃化痰法与温补脾胃降逆法。

对于呃逆实证，常会出现气滞痰阻的症状，尤以心下痞硬者为多见，方用旋覆代赭汤理气化痰，和中降逆；若胃气不虚，可去人参、甘草、大枣，以防壅滞气机；痰湿明显时，加陈皮、茯苓、枳壳；兼有热象，加黄芩、竹茹。针对呃逆虚证，常会出现脾胃阳虚的症状，方用丁香柿蒂合理中丸，可酌加吴茱萸温胃透膈以平呃逆。若兼有肾阳虚，形寒肢冷，腰膝酸软，舌淡胖嫩，脉象沉迟，呃逆不止者，可加附子、肉桂、吴茱萸、沉香、刀豆、炮姜以温肾助阳驱寒降逆；兼有食滞者，可加陈皮、香附、麦芽理气化滞气逆上冲。若虚实夹杂，当补消并用，虚实兼顾，并应根据寒热虚实辨证，给予适当药物治疗，若虚实夹杂者在其他急、慢性病的严重阶段出现，为病势转向危重的一种表现，谓之土败胃绝，预后欠佳，应加以注意。

若呃逆偶然发作大都轻浅，常可自行消失，或刺鼻取嚏，或突然给予惊吓，或闭气不令出入，多可取效。若持续不断1月以上者，膈下逐瘀汤加沉香、干姜。

第六节　腹痛

腹痛是指胃脘以下、耻骨毛际以上部位发生的疼痛。西医中的肠易激综合征、消化不良、胃肠痉挛、不完全性肠梗阻、肠粘连、肠系膜和腹膜病变、腹型过敏性紫癜、泌尿系结石、急慢性胰腺炎、肠道寄生虫等以腹痛为主要表现的疾病均属本病范畴，可参照本节辨证论治。

【病因病机】

1. 外邪入侵

风寒暑热湿，侵入腹中，可引起腹痛。伤于风寒，则寒凝气滞，导致脏腑经脉气机阻滞，不通则痛。因寒性收引，故寒邪外袭，最易引起腹痛。如《黄帝内经·素问·举痛论》曰："寒气客于肠胃，厥逆上出，故痛而呕也。寒气客于小肠，小肠不得成聚，故后泄腹痛矣。"若伤于暑热，外感湿热，或寒邪不解，郁久化热，热结于肠，腑气不通，气机阻滞，也可发为腹痛。

2. 饮食所伤

饮食不节，暴饮暴食，损伤脾胃，腑气阻滞不通；恣食肥甘厚腻辛辣，酿生湿热，蕴蓄肠胃；误食馊腐，饮食不洁，或过食生冷，致寒湿内停等，均可损伤脾胃，腑气通降不利，气机阻滞，而发生腹痛。如《黄帝内经·素问·痹论》曰："饮食自倍，肠胃乃伤。"

3. 情志失调

抑郁恼怒，肝失条达，气机不畅；或忧思伤脾，或肝郁克脾，肝脾不和，气机不利，均可引起脏腑经络气血郁滞，引起腹痛。如《证治汇补·腹痛》谓："暴触怒气，则两胁先痛而后入腹。"若气滞日久，还可致血行不畅，形成气滞血瘀腹痛。

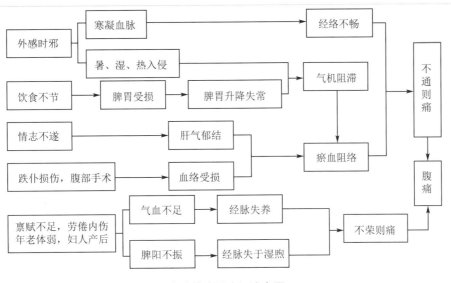

腹痛的病因病机演变图

4. 跌仆损伤, 腹部手术

跌仆损伤, 络脉瘀阻, 或腹部手术, 血络受损, 或气滞日久, 血行不畅, 或腹部脏腑经络疾病迁延不愈, 久病入络, 皆可导致瘀血内阻, 而成腹痛。《血证论·瘀血》云: "瘀血在中焦, 则腹痛、胁痛; 瘀血在下焦, 则季胁、少腹胀满刺痛, 大便色黑。"

5. 阳气虚弱

素体脾阳不足, 或过服寒凉, 损伤脾阳, 内寒自生, 渐至脾阳虚衰, 气血不足, 或肾阳素虚, 或久病伤及肾阳, 而致肾阳虚衰, 均可致脏腑经络失养, 阴寒内生, 寒阻气滞而生腹痛。正如《诸病源候论·久腹痛》所云: "久腹痛者, 脏腑虚而有寒, 客于腹内, 连滞不歇, 发作有时。发则肠鸣而腹绞痛, 谓之寒中。"

【辨证要点与鉴别诊断】

(一)辨证要点

(1)辨虚实: 实证腹痛, 起病急, 病程短, 痛势急剧, 暴痛拒按, 其暖中气滞痛多表现为时轻时止, 痛无定处, 攻冲走窜, 伴情志不畅, 胸闷不舒, 善太息, 嗳气腹胀, 得嗳气或矢气则胀痛减轻; 血痛多表现为刺痛拒按, 痛处固定不移, 甚至可扪及包块, 痛无休止, 入夜尤甚, 伴面色晦暗发青, 舌质紫暗有瘀点或瘀斑; 食积痛多表现为脘腹胀痛, 嗳腐吞酸, 嗳气频作, 嗳气或矢气后腹痛稍舒, 痛甚欲便, 便后痛减, 或可见便秘。虚证腹痛, 起病缓, 病程长, 痛势绵绵不绝, 喜暖喜按, 时缓时急, 为虚痛。

(2)辨寒热: 疼痛暴作, 痛势拘急, 遇冷痛剧, 得热则减者, 为寒痛; 痛势急迫, 痛处灼热, 拒按, 口渴, 喜冷饮食, 得凉痛减, 或发热, 或有便秘者, 为热痛。

(二)鉴别诊断

(1)胃痛: 部位不同, 胃痛在心下胃脘之处, 腹痛在胃脘以下, 耻骨毛际以上; 其次伴随症状不同, 胃痛常伴有恶心、嗳气等胃病见症, 腹痛可伴有便秘、腹泻或尿频、尿急等症状。

(2)积证: 腹痛瘀血型腹中无结块, 积证腹中有结块, 且结块固定不移。腹痛可伴有便秘、腹泻或尿频、尿急等症状; 积证可伴有胁痛、黄疸、鼓胀等病症。

(3)肠痈: 为饮食不节, 损伤肠胃, 湿热内蕴于肠间, 或因饮食后急剧奔走, 导致气滞血瘀, 肠络受损, 或因寒温不适, 跌扑损伤所致。病位在肠, 病机为气滞血瘀, 湿阻, 热壅瘀滞, 积热不散血腐肉败而成痈肿。其主症为: 持续伴有阵发性加剧的右下腹痛, 肌紧张, 反跳痛。有的肠痈初期有胃痛表现, 继而转为右下腹痛。

【西医相关疾病及特征性症状】

（1）脾脏破裂：突然出现左上腹剧烈疼痛，以后逐渐出现全腹痛，疼痛可放射至左肩部，伴有面色苍白、手足厥冷、血压下降等休克表现。

（2）慢性胰腺炎：反复发作的上腹疼痛，多为阵发性绞痛，可放射至腰背部及肩部，发作持续数小时至2～3天不等。

（3）慢性阑尾炎：右下腹疼痛多成间歇性轻度疼痛，行走过久、过急，剧烈运动，长期站立均可诱发或使症状加重。

（4）机械性肠梗阻：腹痛，为阵发性绞痛，可伴有恶心、呕吐，梗阻的部位越高，呕吐越明显。

【辨证论治】

1. 寒邪内阻

临床表现：腹痛拘急，痛势急暴，遇寒痛甚，得温痛减，口淡不渴，形寒肢冷，小便清长，大便清稀或秘结；舌质淡，舌苔白腻，脉沉紧。

治法：温中散寒，理气止痛。

代表方：良附丸合正气天香散。

良附丸由高良姜、香附组成；正气天香散由乌药、香附、陈皮、紫苏、干姜组成。前方温里散寒，后方理气温中。服药后腹痛仍不缓解者加乌药、细辛、荜茇；伴恶心、呕吐者，加陈皮、砂仁；兼风寒感冒者，加紫苏、防风、荆芥穗；兼暑湿感冒者，加藿香、佩兰；大便秘结严重者加大黄。

2. 湿热壅滞

临床表现：腹痛拒按，烦渴引饮，大便秘结，或溏滞不爽，潮热汗出，小便短黄；舌质红，舌苔黄燥或黄腻，脉滑数。

治法：泄热通腑，行气导滞。

代表方：大承气汤合（或）枳实导滞丸。

大承气汤由大黄、枳实、厚朴、芒硝组成；枳实导滞丸由大黄、枳实、黄芩、黄连、神曲、白术、茯苓、泽泻组成。若燥结不甚，湿热较重，大便不爽者可去芒硝，加栀子、黄芩、黄柏；若少阳阳明合病，两胁胀痛，大便秘结者，可用大柴胡汤。

3. 饮食积滞

临床表现：脘腹胀满，疼痛拒按，嗳腐吞酸，厌食呕恶，痛而欲泻，泻后痛减，或大便秘结；舌苔厚腻，脉滑。

治法：消食导滞，理气止痛。

代表方：枳实导滞丸。

本方由大黄、枳实、黄芩、黄连、神曲、白术、茯苓、泽泻组成。腹胀甚者加木香、莱菔子、槟榔。轻者可用保和丸。

4. 肝郁气滞

临床表现：腹痛胀闷，痛无定处，痛引少腹，或兼痛窜两胁，时作时止，得嗳气或矢气则舒，遇忧思恼怒则剧，善太息；舌质红，舌苔薄白，脉弦。

治法：疏肝解郁，理气止痛。

代表方：木香顺气散。

本方由木香、青皮、橘皮、甘草、枳壳、川朴、乌药、香附、苍术、砂仁、桂心、川芎组成。若气滞较重，胁肋胀痛者，加川楝子、郁金；若痛引少腹睾丸者，加橘核、荔枝核、川楝子；若腹痛肠鸣、腹泻者，可用痛泻要方；若少腹绞痛，阴囊寒疝者，可用天台乌药散。

5. 瘀血内停

临床表现：腹痛较剧，痛如针刺，痛处固定，经久不愈，入夜尤甚；舌质紫暗，脉细涩。

治法：活血化瘀，和络止痛。

代表方：少腹逐瘀汤。

本方由小茴香、干姜、延胡索、当归、川芎、官桂、赤芍、蒲黄、五灵脂、没药组成。若腹部术后作痛，可加泽兰、红花、桃仁；若跌仆损伤作痛，可加丹参、王不留行或服三七粉、云南白药、血竭；若下焦蓄血，大便色黑，可用桃核承气汤；若胁下积块，疼痛拒按，可用膈下逐瘀汤。

6. 中虚脏寒

临床表现：腹痛绵绵，时作时止，喜暖喜按，畏寒怯冷，神疲乏力，气短懒言，纳食不佳，面色萎黄，大便溏薄；舌质淡，舌苔白，脉弱或沉缓。

治法：温中补虚，缓急止痛。

代表方：大建中汤或小建中汤。

大建中汤由川椒、干姜、人参、饴糖组成；小建中汤由桂枝、生姜、芍药、饴糖、炙甘草、大枣组成。若腹痛下痢，脉微肢冷，脾肾阳虚者，可用附子理中汤；若大肠虚，积冷便秘者，可用温脾汤；若中气大虚，少气懒言，可用补中益气汤。还可根据辨证选用当归四逆汤、黄芪建中汤等。

【歌诀】

腹痛脏腑气血分，虚实寒热审病因，
寒则良香热承气，虚则温补建中饮，
实痛疏肝气不运，日久少腹除瘀根，
另有食积枳实丸，通字义广法度深。

【典籍摘要】

《黄帝内经·灵枢·邪气脏腑病形》："大肠病者，肠中切痛而鸣濯濯，冬日重感于寒即泄，当脐而痛；小肠病者，小腹痛，腰脊控睾而痛，时窘之后；膀胱病者，小腹偏肿而痛，以手按之，即欲小便而不得。"

《金匮要略·血痹虚劳病脉证治第六》："虚劳里急，悸，衄，腹中痛，梦失精，四肢酸疼，手足烦热，咽干口燥，小建中汤主之。"

《景岳全书·心腹痛》："痛有虚实，凡三焦痛证，惟食滞、寒滞、气滞三者居多，其有因虫、因火、因痰、因血者，皆能作痛。大多暴痛者，多有前三证，渐痛者，多由后四证……可按者为虚，拒按者为实。久痛者多虚，暴痛者多实。得食稍可者为虚，胀满畏食者为实。痛徐而缓，莫得其处者多虚，痛剧而坚，一定不移者为实。"

《丹溪心法·腹痛》："初得时，元气未虚，必推荡之，此通因通用之法。久必难，壮实与初病宜下。虚弱衰与久病，宜升之消之。"

《寿世保元·腹痛》："治之皆当辨其寒热虚实。随其所得之证施治，若外邪者散之，内积者逐之，寒者温之，热者清之，虚者补之，实者泻之，泄则调之，闭则通之，血则消之，气则顺之，虫则追之，积则消之，加以健理脾胃，调养气血，斯治之要也。"

【临证实录】

医案1：

赵某，女，57岁。初诊：2018年6月6日。

主诉：腹痛1周，遇冷痛甚，得温则舒，夜寐不佳，大便不成形，小便清长。

诊查：舌淡胖，舌苔白滑，脉沉缓。

辨证：腹痛（脾阳不足，寒湿内停）。

治法：温中燥湿，散寒止痛。

方药：香砂六君子汤加味。

党参 40 g，白术 20 g，茯苓 25 g，炙甘草 10 g，干姜 15 g，香附 20 g，砂仁 10 g，白豆蔻 10 g，炒薏苡 30 g，炒车前 35 g，乌药 10 g，吴茱萸 10 g，酒黄连 5 g。3 服，水煎，日 3 服

二诊：2018 年 6 月 9 日，药后腹痛缓解，大便仍有不实，舌苔白滑，脉缓。原方去黄连，加木香 10 g 后下，附子 10 g。3 服，水煎服。

三诊：2018 年 6 月 12 日，腹痛、腹泻诸症消失，睡眠亦明显好转病获痊愈。舌淡，舌苔白，脉缓。予以每早以姜枣茶冲服香砂六君子丸继服以巩固疗效。

按：本案患者素体虚寒，腹痛遇冷加重，大便不成形，小便清长，皆为脾气虚弱，健运失职，水湿内停，肾阳亦虚所致。治疗以温养中焦，健运脾胃为主。方选香砂六君子汤加车前、薏米利湿，乌药、吴茱萸温肾，佐黄连止泻。使脾气得运则湿邪化，中焦气机升降得复。二诊中患者腹痛减轻，大便不实。方中加豆木香、附子温中化湿。三诊中病虽近痊愈，但其胃病日久脾气受损，仍须巩固治疗，因此应以益气健脾的中成药香砂六君子丸温中散寒，姜枣茶以善后。

医案 2：

王某，男，60 岁。初诊：2017 年 5 月 20 日。

主诉：患者腹部胀满冷痛两天，伴恶心、呕吐，纳呆，喜热饮，大便不成形。

诊查：舌淡苔白滑，脉沉紧。

辨证：腹痛（脾胃虚寒证）。

治法：温阳散寒，补气健脾。

方药：附子理中汤。

黑顺片 15 g，党参 40 g，干姜 15 g，炒白术 25 g，清半夏 20 g，延胡索 25 g，香附 20 g，炙甘草 10 g。7 服，水煎服。

二诊：2017 年 5 月 27 日，腹痛大减，偶有大便不成形，食欲渐增，无恶心呕吐，小便正常，舌淡、苔白脉沉。守上方加炒薏苡仁 30 g，7 服，水煎服。

三诊：2017 年 6 月 4 日，诸症状消失，纳食正常，舌淡红，舌苔薄白，脉缓。守初诊方加桂枝 20 g，3 服，水煎服。每剂服两天。巩固疗效，嘱平日注意饮食。

按：本案属脾胃虚寒腹痛的证治。患者腹部冷痛。究其病机，乃为脾胃阳虚，中焦阴寒太盛所致。胃以降为顺，寒气上逆于胃，见恶心、呕吐、纳呆。脾阳不足，失于运化则脉浮；舌淡苔白滑，脉沉紧，亦是脾胃虚寒之证；病位在中焦，方用附子理中汤温补脾胃之阳。延胡索、香附行气止痛，清半夏降逆止呕。二诊中炒薏苡仁健脾利湿。三诊取桂枝温阳散寒。诸药合用，使中阳得通，阴寒自散，运化正常。

医案 3：

王某，女，38 岁。初诊：2015 年 8 月 8 日。

主诉：患者下腹痛反复发作，痛则欲如厕，痛处寒凉，得温稍舒，按之痛不减。便溏，便后疼痛依旧。

诊查：舌体胖大，质黯，舌苔薄黄，脉沉细。

辨证：腹痛（气虚血瘀，湿郁化热）。

治法：清利湿热，温中行气，活血止痛。

方药：薏苡附子败酱散加味。

生薏苡仁 30 g，黑附片 10 g，败酱草 30 g，小茴香 30 g，炮姜 15 g，炙甘草 15 g，乌药 15 g，枳实 20 g，黄芩 15 g，大血藤 30 g，赤芍 20 g，延胡索 30 g。7 服，水煎服。

二诊：2015 年 8 月 15 日，腹痛未作，而下腹胀满明显，有小腹下坠感，舌脉同前。上方去大血藤、败酱草、乌药，改厚朴 10 g，黄柏 15 g。7 服，水煎服。

三诊：2015 年 8 月 23 日，腹胀除，腹痛偶作，时有腰痛，舌尖微红，舌体稍暗，边有齿印，苔薄腻，脉弦减。守方加香附 25 g，郁金 20 g。7 服，水煎服。药后腹痛腹胀均消，腰痛亦平。

按：此患者中医诊断为腹痛，本见虚寒，标在气滞、血瘀、热郁；证以标实为急，药用通散为先，仿内痈治法，予《金匮要略》薏苡附子败酱散加味。二诊腹痛未作，而腹胀明显，伴见小腹下坠感，

此邪退正虚之象，前方略作删减，使攻代得缓。三诊腹胀未消，舌质暗，加香附、郁金而收全功。嘱患者服药同时，注意生活方式调摄，避免生冷饮食，注意保暖。

【临证心法】

腹痛为临床常见的病症，一般临床上分为急性腹痛和慢性腹痛，急性腹痛应与外科疾病做以鉴别，以免耽误病情。在内科腹痛，其中急性者治疗较易，慢性者治疗较难。猝然感寒者，常用附子理中丸、良附丸、温脾汤为主；寒实拘急，有疼痛剧烈者，常用三物备急丸。慢性腹痛以虚寒最为常见，常有脾胃气虚，兼见阳虚寒凝之症，方用香砂六君汤合附子理中汤效果尤佳，疼痛明显亦可加白芍、延胡索缓急理气止痛。白芍是仲景治疗疼痛类疾病最常用的药物之一，如芍药甘草汤、大柴胡汤、小建中汤、桂枝加芍药汤等都重用芍药缓急止痛，若大便稀者以炒白芍为宜。此外，无论实寒腹痛，抑或虚寒腹痛，艾灸神阙穴亦有较佳疗效，痛者常配合针刺中脘、天枢、内关、足三里、阴陵泉、三阴交等，可起到立竿见影的效果。

第七节　泄泻

泄泻是以排便次数增多、粪便稀溏，甚至泻出如水样为主要表现的病证。古代将大便溏薄而势缓者称为泄，大便清稀如水而势急者称为泻，现统称为泄泻。泄泻是一个病证，西医中器质性疾病，如急性肠炎、炎症性肠病、吸收不良综合征、肠道肿瘤、肠结核等，功能性疾病如肠易激综合征、功能性腹泻等以泄泻为主症的疾病，可以参照本节辨证论治。

【病因病机】

1. 感受外淫

外感寒湿暑热之邪伤及脾胃，主要以湿为主，常夹杂寒、暑、热等病邪，导致肠胃功能失调，皆使人发生泄泻，脾脏喜燥而恶湿，外来之湿入侵则最容易困遏脾阳，从而影响脾的运化功能而导致泄泻。寒邪或者暑邪也能直接影响脾胃，使脾胃功能失调，运化失常，清浊不分，而成泄泻。

2. 饮食所伤

脾胃为仓廪之官，脾主运化水谷和水液；胃主受纳，腐熟水谷。故饮食不当，如饮食过量导致宿食内停；或过食肥甘厚味，呆胃滞脾，湿热内蕴；或误食馊腐不洁之物，伤及脾胃；或过食生冷，导致寒湿交阻等，皆可影响脾胃的运化功能，致使脾胃的传导失司，升降失调，水谷停滞而导致泄泻。

3. 情志不舒

郁怒伤肝，肝失疏泄，木横乘土，脾胃受制，运化失常，或忧思气结，脾运阻滞，均致水谷不化，下趋肠道为泻。若素体脾虚湿盛，运化无力，复因情志刺激、精神紧张或于怒时进食，均可致肝脾失调，易形成泄泻。

4. 脾胃虚弱

脾主运化，胃主受纳，若因长期饮食失调，劳倦内伤，久病缠绵，均可导致脾胃虚弱，中阳不健，运化无权，不能受纳水谷和运化精微，清气下陷，水谷糟粕混杂而下，遂成泄泻。

5. 脾肾阳虚

久病之后，肾阳损伤，或年老体衰，阳气不足，命门火衰，不能助脾腐熟水谷，水谷不化，而为泄泻。

6. 中气下陷

久病失治误治，导致中气被损伤引起中气下陷，不能提升阳气，故而不能温煦腐熟水谷，水谷不化，成为泄泻。

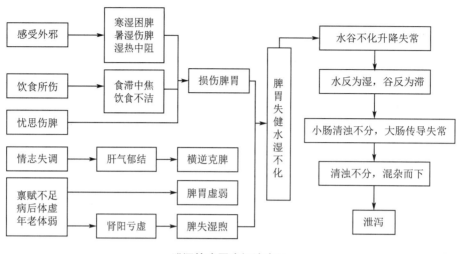

泄泻的病因病机演变图

【辨证要点和鉴别诊断】

（一）辨证要点

（1）辨轻重：泄泻亦饮食如常，说明脾胃未败，多为轻症，预后良好；泻而不能食，形体消瘦，或暴泻无度，或久泄滑脱不禁，转为厥脱，津液耗伤，阴阳衰竭，均属重症。

（2）辨缓急：暴泻者起病较急，病程较短，一般在数小时至两周以内，泄泻次数每日3次以上；久泻者起病较缓，病程较长，持续时间多在2个月以上甚至数年，泄泻呈间歇性发作。

（3）辨寒热：大便色黄褐而臭，泻下急迫，肛门灼热者，多属热证；大便清稀甚至水样，气味腥秽者，多属寒证；大便溏垢，臭如败卵，完谷不化，多为伤食之证。

（4）辨虚实：急性暴泻，病势急骤，脘腹胀满，腹痛拒按，泻后痛减，小便不利者，多属实证；慢性久泻，病势较缓，病程较长，反复发作，腹痛不堪，喜暖喜按，神疲肢冷，多属虚证。

（二）鉴别诊断

（1）痢疾：两者共同特点是大便稀溏，大便次数增加，可伴有腹痛发作，完谷不化。但泄泻发作时大便中无脓血，不伴里急后重。而痢疾是以腹痛、便下赤白脓血、里急后重为特征。痢疾腹痛是与里急后重同时出现，且腹痛便后不减。

（2）霍乱：霍乱是一种上吐下泻并作的病证，发病特点是来势急骤，变化迅速，病情凶险，有饮食不洁史或病人接触史，呈地区流行。起病时常突然腹痛，继则吐泻交作，所吐之物均为未消化之食物，气味酸腐热臭，所泻之物多为黄色粪水，或吐下如米泔水，可伴恶寒、发热，无里急后重。部分病人在剧烈吐泻之后，迅速出现皮肤松弛，目眶凹陷，下肢痉挛转筋，可伴心烦口渴，精神萎靡，少尿或尿闭，腹中绞痛，面色苍白，汗出肢冷等津竭阳衰之危候，预后很差。而泄泻是以大便稀溏，次数增多为特征，一般预后良好。

【西医相关疾病及特征性症状】

（1）肠易激综合征：腹痛，伴有排便异常，排便后腹痛缓解，不少患者有腹泻与便秘交替现象。

（2）肠结核：右下腹疼痛，为隐痛或钝痛；腹泻，成糊状或水样；还可出现右下腹腹部肿块。

（3）溃疡性结肠炎：见痢疾。

（4）伤寒：持续发热、相对缓脉、全身中毒症状与消化道症状、玫瑰疹、肝脾大与白细胞减少等。

【辨证论治】

（一）暴泻

1. 寒湿内盛

临床表现：泄泻清稀，甚则如水样，脘闷食少，腹痛肠鸣，或兼恶寒，发热，头痛，肢体酸痛；舌苔白或白腻，脉濡缓。

治法：芳香化湿，解表散寒。

代表方：藿香正气散。

本方由藿香、厚朴、苏叶、陈皮、大腹皮、白芷、茯苓、白术、半夏曲、桔梗、甘草、生姜、大枣组成。若表邪偏重，寒热身痛，可加荆芥、防风，或用荆防败毒散；若湿邪偏重，腹满肠鸣，小便不利，可用胃苓汤；若寒重于湿，腹胀冷痛者，可用理中丸。

2. 湿热中阻

临床表现：泄泻腹痛，泻下急迫，或泻而不爽，粪色黄褐臭秽，肛门灼热，烦热口渴，小便短黄；舌质红，舌苔黄腻，脉滑数或濡数。

治法：清热燥湿，分消止泻。

代表方：葛根芩连汤。

本方由葛根、炙甘草、黄芩、黄连组成。若偏湿重宜加薏苡仁、厚朴；夹食滞者加神曲、山楂、麦芽；如有发热、头痛、脉浮等风热表证，可加金银花、连翘、薄荷；如在夏暑期间症见发热头重，烦渴自汗，小便短赤，脉濡数等，是暑湿入侵，表里同病，可用新加香薷饮合六一散。

3. 食滞肠胃

临床表现：腹痛肠鸣，泻下粪便臭如败卵，泻后痛减，脘腹胀满，嗳腐酸臭，不思饮食；舌苔垢浊或厚腻，脉滑。

治法：消食导滞，和中止泻。

代表方：保和丸。

本方由山楂、神曲、半夏、茯苓、陈皮、连翘、莱菔子组成。若食滞较重，脘腹胀满，可因势利导，据通因通用的原则，用枳实导滞丸，以大黄、枳实为主。

（二）久泻

1. 肝气乘脾

临床表现：平时心情抑郁，或急躁易怒，每因抑郁恼怒，或情绪紧张而发泄泻，伴有胸胁胀闷、嗳气食少，腹痛攻窜，肠鸣矢气；舌淡红，脉弦。

治法：抑肝扶脾。

代表方：痛泻要方。

本方由白术、白芍、防风、陈皮组成。若肝郁气滞，胸胁脘腹胀痛者，可加枳壳、香附、元胡、川楝子；若脾虚明显，神疲食少者，加黄芪、党参、扁豆；若久泻不止，可加酸收之品，如乌梅、诃子、石榴皮等。

2. 脾胃虚弱

临床表现：大便时溏时泻，迁延反复，稍进油腻食物，则大便溏稀，次数增加，或完谷不化，伴食少纳呆，脘闷不舒，面色萎黄，倦怠乏力；舌质淡，舌苔白，脉细弱。

治法：健脾益气，化湿止泻。

代表方：参苓白术散。

本方由人参、白术、茯苓、甘草、山药、莲肉、扁豆、砂仁、薏苡仁、桔梗、大枣组成。若脾阳虚衰，阴寒内盛，亦可用附子理中汤；若久泻不愈，中气下陷，而兼有脱肛者，可用补中益气汤，并重用黄芪、党参；还可以辨证选用升阳益胃汤、黄芪建中汤等。

3. 肾阳虚衰

临床表现：黎明前腹部作痛，肠鸣即泻，泻后痛减，完谷不化，腹部喜暖喜按，形寒肢冷，腰膝酸软；

舌淡苔白，脉沉细。

治法：温肾健脾，固涩止泻。

代表方：附子理中丸合四神丸。

附子理中丸由炮附子、人参、白术、炮姜、炙甘草组成；四神丸由补骨脂、肉豆蔻、吴茱萸、五味子、生姜、大枣组成。若年老体弱，久泻不止，中气下陷，加黄芪、升麻、柴胡，亦可合桃花汤。

【歌诀】

泄泻便稀更衣烦，脾病湿盛最关键，

藿香正气除寒湿，湿热葛根汤芩连。

痛泻要方肝乘脾，保和食滞肠胃间，

参苓白术脾胃弱，四神泻在黎明前。

【典籍摘要】

《黄帝内经·素问·生气通天论》："因于露风，乃生寒热，是以春伤于风，邪气留连，乃为洞泄。"

《伤寒论·辨太阳病脉证并治下》："伤寒服汤药、下利不止，心下痞硬。服泻心汤已，复以他药下之，利不止，医以理中与之，利益甚。理中者，理中焦，此利在下焦，赤石脂禹余粮汤主之，复不止者，当利其小便。"

《景岳全书·泄泻》："治泄不利小水，非其治也。凡泄泻之病，多由水谷不分，故利水为上策。"

《丹溪心法·泄泻》："泄泻有湿、火、气虚、痰积。湿用四苓散加苍术，甚者苍白二术同加，炒用燥湿兼渗泄；火用四苓散加木通、黄芩，伐火利小水；痰积宜豁之，用海粉、青黛、黄芩、神曲糊丸服之。"

《医贯论·泄泻》："脏腑泻利，其证多端，大抵皆由脾胃而作。"

《杂病源流犀烛·泄泻源流》："湿盛则飧泄，乃独由于湿耳，不知风寒热虚，虽皆能为病，苟脾强无湿，四者均不得而干之，何自成泄？是泄虽有风寒热虚之不同，要未有不源于湿者也。"

《临证指南医案·泄泻》："久泄无有不伤肾者。"

《医学入门·泄泻》："凡泻皆兼湿，初宜分理中焦，渗利下焦。久则升提，必滑脱不禁，然后用药涩之，其间有风胜兼以解表，寒胜兼以温中，滑脱涩住，虚弱补益，食积消导，湿则淡渗，陷则升举，随证变用，又不拘于次序，与痢大同，且补虚不可纯用甘温，太甘则生湿，清热亦不可太苦，苦则伤脾。每兼淡剂利窍为妙。"

【临证实录】

医案1：

王某，男，63岁。初诊：2018年7月6日。

主诉：腹痛腹泻，反复发作两年余。现大便稀溏、乏力消瘦，精神萎靡，胃纳欠佳，无里急后重。

诊查：脉弦少力，舌淡苔白而厚。

辨证：泄泻（脾虚肝郁，湿浊中阻）。

治法：疏肝理脾，燥湿止泻。

方药：参苓白术散加减。

炒白术25g，炒车前子30g，炒白芍10g，茯苓30g，人参15g，枳壳10g，炒薏苡35g，炒山药15g，吴茱萸10g，防风10g，陈皮15g，炙甘草10g，当归10g。7服，水煎服。

二诊：2018年7月15日，患者泄泻略减，腹痛、乏力仍在。上方加柴胡10g，炒香附15g，乌药15g。7服，水煎服。

三诊：2018年7月24日，患者腹痛大减，大便日1~2行，第二次质稀，乏力。

前方加木香10g，豆蔻10g。7服，水煎服。

四诊：2018 年 7 月 30 日，患者泄泻症状消失，偶有头晕，乏力，嘱加煨葛根 30 g，再服 7 剂。

五诊：2018 年 12 月 12 日，患者近五月大便基本正常，因前天生日过食油腻，大便质稀，无明显腹痛，舌淡苔白略厚。四诊方去白芍、陈皮、吴茱萸，2 服，水煎服。嘱腹泻停止后再用补中益气丸合补脾益肠丸两周。

按：患者有反复长期的泄泻病史，并且伴有乏力、消瘦、脉弦，无积滞之现象，属脾虚肝旺、肝郁乘脾、湿浊内停。故方取痛泻要方抑木扶土，缓急止痛，参苓白术健脾渗湿，并加炒车前子健脾利湿清肝、兼利小便以实大便；吴茱萸，疏肝暖脾止痛。二诊时，患者腹痛未愈，兼有乏力，此为泄泻日久不愈，脾虚肝郁兼重，故以炒香附、乌药舒肝解郁，调畅肝脾，柴胡佐以升清。三诊时，肝气得舒，大便质稀，脾胃气虚待复，去香附加木香、豆蔻芳香化湿，运脾止泻，恢复中焦升降之功能。五诊前病已愈，新病又生，宗四诊健脾止泻为主，后以丸药固本。

医案 2：

陈某，男，45 岁。初诊：2016 年 1 月 27 日。

主诉：泄泻反复发作十余年，甚则一日十余次，呈稀水样，常常伴有不消化食物，伴肠鸣辘辘，脐腹隐痛，脘痞，食后加重，畏寒，喜温，口干，不欲饮水。该患者单身多年，出租车司机，饮食不规律 20 年。

诊查：舌暗苔薄白，脉小滑，重按无力。

辨证：泄泻（脾胃亏虚，风邪入里，痰饮内停）。

治法：温中健脾，燥湿止泻。

方药：理中丸合建中汤合苓桂术甘汤加减。

炒白术 15 g，炒苍术 15 g，茯苓 40 g，炒车前子 35 g，桂枝 25 g，防风 10 g，炒白芍 10 g，煨葛根 35 g，酒黄连 5 g，木香 10 g，炮姜 10 g，炙甘草 10 g。7 服，水煎频温服。

二诊：2016 年 2 月 4 日：服药 7 剂，大便日行 3 次，肠鸣好转，腹痛、脘痞减，口干仍在，舌暗苔薄，脉小滑。上方煨葛根加至 50 g。7 服，水煎服。

三诊：2016 年 2 月 14 日：已停药 3 天，诸症皆消失，患者服补脾益肠丸方半个月，巩固疗效。

按：患者因长期饮食不节，致使脾胃虚损，衣着寒温不适，风邪乘虚客于肠胃，水谷不化，水饮内停。《黄帝内经·内经》："诸病水液，澄澈清冷，皆属于寒。"而久病泄泻，呈稀水样，完谷不化，脾之阳气不足，痰饮夹风留连不去，故肠鸣辘辘、脘腹痞满。长期泄泻，口干，乃脾胃津伤，津液失于上奉，不可纯用燥脾之药，亦不可纯用利小便之方。故选理中、建中、苓桂剂变法，佐煨葛根益胃生津，香连丸止泻治标，车前子利湿之品。二诊，腹泻已减，口干仍在，舌质暗，重用葛根升阳生津止泻，亦能活血。三诊用益气养血、温阳行气、止泻的补脾益肠丸巩固疗效。

医案 3：

赵某，男，18 岁。初诊：2011 年 4 月 21 日。

主诉：腹痛泄泻 1 年余，每日泄泻 6～7 次，泻下急迫，便质呈水样，粪色黄褐，气味臭秽，西医检查无病理性改变。伴肛门灼热，大便不爽，小便短黄，口渴，口淡无味，不欲饮食。

诊查：舌红苔黄腻，脉滑数。

辨证：泄泻（湿热中阻）。

治法：清利湿热，调气行血。

方药：当归导滞汤。

当归 10 g，白芍 20 g，枳壳 10 g，槟榔片 10 g，黄连 10 g，黄芩 10 g，肉桂 10 g，吴茱萸 10 g，焦山楂 15 g，厚朴 10 g，陈皮 10 g，木香 10 g，甘草 10 g，4 剂。

二诊：4 月 25 日：大便每日 3 次，饮食有所增加，但每日晨起腹痛即便，便后痛减，当归导滞汤改白芍 35 g，加柴胡 10 g，防风 15 g，7 剂。

三诊：5 月 2 日：晨起腹痛减轻，大便基本成形，每日 1～2 次，无臭秽味道，排气增多，效不更方，继服前方，15 剂而愈。

按：湿热泄泻多由感受湿热、暑湿时邪，伤及肠胃及误食不洁之物等，致肠胃湿热蕴结，腹气不通，故腹痛、泻下急迫而肛门灼热。《黄帝内经·素问·阴阳应象大论》云："湿胜则濡泄。"《黄帝内经·素问·至真要大论》指出："暴注下迫，皆属于热。"因此，湿、热为此泄泻之病因。临床上泄泻多以大便时溏时泻，迁延反复，伴面色萎黄，神疲倦怠等症状为主的虚寒泄泻，本患者虽已泄泻1年余，但诊其临床症状仍以泻下急迫，气味臭秽，肛门灼热，大便不爽为主，查其舌红苔黄腻，其脉滑数，此仍为湿热之实邪蕴于肠道，并无虚寒之象。故不能施以收涩之法，应通因通用，以当归导滞汤清热利湿导滞。当归导滞汤为导师高仲山教授自拟方，曾用此方治愈一例濒临死亡的奇恒痢。当归导滞汤非李东垣之当归导滞散，此是高老根据《证治准绳》导气汤而自创之方。导气汤是将张洁古的芍药汤去甘草、肉桂加枳壳，以治腹胀、腹痛、里急后重等气滞更重者。当归导滞汤将导气汤加回甘草、肉桂，再加厚朴、山楂、吴茱萸而成。加吴茱萸既用其行气，又寒中有热，反佐黄连。因当归导滞汤比导气汤更强调导滞，故称此方是根据导气汤而来，而非芍药汤而来。高老常用此方治疗湿热泄泻、痢疾及胃肠瘀滞者，每多获效。（尹伟，李敬孝．李敬孝教授临床验案举隅［J］．中医药学报，2012（3）：134—135.）

【临证心法】

慢性泄泻，往往虚实夹杂，每因邪气未去而久泻不愈，愈泻愈虚，以至邪犹存而正已虚，故忌过早补涩。久泻当细审脉症，务必应先去其实邪，后顾其正虚或祛邪与扶正兼施，使邪去正安，方可获愈。也可在补益中酌用理气、升清、淡渗、化瘀之品，使补而不腻，涩而不滞。理气可用厚朴、木香、炒麦芽；升清可用枳壳、葛根；消食常用神曲、内金、炒麦芽；燥湿淡渗用车前子、苍术、白术、茯苓、炒薏苡仁；化瘀用莪术、蒲黄、姜黄；清利湿热用黄连、黄芩、生薏苡仁，久泻不止者佐以赤石脂（冲、煎同服）、罂粟壳、诃子。

本人在临床治疗泄泻中，常用李东垣创制的升阳益胃汤。该方是由六君子汤合痛泻要方加减化裁组成，方中六君子汤补益脾胃，痛泻要方抑肝扶脾，止痛止泻，黄芪、大枣、甘草、甘温益气、健脾和中；羌活、独活、柴胡及防风，升举清阳，且风能胜湿；泽泻与茯苓，祛湿降浊，并少佐黄连苦降燥湿，本方具备补中、抑木、升提、淡渗四法，对脾胃气虚湿盛，阳气下陷所致的泄泻最为合适，疗效满意。方中柴胡、防风、羌活、独活等风药，正是本方妙处所在，一则风药可以化湿，风药入通于肝，补肝之用助肝疏泄，土必得肝气疏泄方能升降而不壅滞，此风能胜湿之理。二则风药助肝升发，肝之少阳之气升，则脾之清阳之气升，升举阳气，则脾气自健。此方升清降浊，补而不滞，散中有收，使气足而阳升，正旺而邪却。运用本方中的风药剂量不宜大，用量更不宜超过参、芪、甘药用量。

第八节　痢疾

痢疾，是以腹痛，里急后重，下痢赤白脓血为主症的病证，是一类或具有传染性的疾病，多发于夏秋季节。西医学中的细菌性痢疾、阿米巴痢疾、溃疡性结肠炎等属本病范畴，可参照本节辨证论治。

【病因病机】

1.外感时邪

暑湿、疫毒之邪，侵及肠胃，湿热郁蒸，或疫毒弥漫，气血阻滞，与暑湿、疫毒相搏结，化为脓血而成为湿热痢或疫毒痢。正如《景岳全书·痢疾》篇所述："痢疾之病，多病于夏秋之交，古法相传，皆谓炎暑大行，相火司令，酷热之毒蓄积为痢。"一般认为湿热伤于气分，则为白痢，伤于血分，则为赤痢；气血俱伤，则为赤白痢。

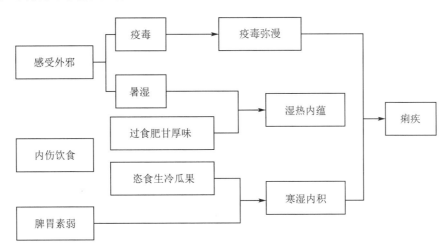

痢疾的病因病机演变图

2. 内伤饮食

饮食不节，或误食不洁之物，如其人平素好食肥甘厚味，酿生湿热，湿热内蕴，腑气壅阻，气血凝滞，化为脓血，则成湿热痢。若湿热内郁不清，又易伤及阴血，而形成阴虚痢。若其人平素恣食生冷瓜果，伤及脾胃，脾虚不运，水湿内停，中阳受困，湿从寒化，寒湿内蕴，如再饮食不慎，寒湿食积壅塞肠中，肠中气机受阻，气滞血瘀，与肠中腐浊之气相搏结，化为脓血而成寒湿痢。《景岳全书·痢疾》篇有述："因热贪凉者，人之常事也，过食生冷，所以致痢。"具体说明了寒湿痢之形成，多由于外感寒凉，内食生冷所致。并有脾胃素弱之人，感受寒湿之气，或热痢过服寒凉药物，克伐中阳，每成虚寒痢。

3. 脾胃虚弱

久痢不愈，或痢疾后失治、误治，导致脾胃正气虚怯，寒热夹杂，留滞于肠，胃肠传导失司而成下痢。

【辨证要点和鉴别诊断】

（一）辨证要点

（1）辨久暴，察虚实主次：暴痢发病急，病程短，腹痛胀满，痛而拒按，痛时窘迫欲便，便后里急后重暂时减轻者为实；久痢腹痛绵绵，时轻时重，病程长，腹痛绵绵，痛而喜按，便后里急后重不减，坠胀甚者，常为虚中夹实。

（2）辨寒热偏重：大便排出脓血，色鲜红，甚则紫黑，稠厚腥臭，腹痛，里急后重明显，口渴，口臭，小便黄赤，舌红苔黄腻，脉滑数者属热；大便排出赤白清稀，白多赤少，腹痛喜按，里急后重不明显，面白肢冷形寒，舌淡苔白，脉沉细者属寒。

（3）辨伤气、伤血：下痢白多赤少，湿邪伤及气分；赤多白少，或以血为主者，热邪伤及血分。

（4）辨邪正盛衰：凡痢疾经治疗后，痢下脓血次数减少，腹痛、里急后重减轻，为气血将和，正能胜邪，向愈；凡下痢脓血，兼有粪质者轻，不兼有粪质者重；凡下痢脓血次数虽减少，而全身症状不见减轻，甚而出现烦躁、腹胀、精神萎靡、手足欠温、脉症不符，皆预示病情恶化，应引起高度重视。如凡下痢次数逐渐减少，而反见腹胀痛，呕吐，烦躁口渴，气急，甚或神昏谵语，为邪毒内炽上攻之象；凡下，口不食，精神萎靡，或呕逆者，为胃气将败；凡下痢脓血，烦渴转筋，甚或面色红润，唇如涂朱，脉数疾大者，为阴液将涸或阴阳不交之候；凡下痢不禁，或反不见下痢，神萎蜷卧，畏寒肢冷，自汗，气息微弱，脉沉细迟，或脉微欲绝，为阳气将脱，阴阳欲离之象。

（二）鉴别诊断

泄泻与痢疾：两者多发于夏秋季节，病位在胃肠，病因亦有相似之处，症状都有腹痛、大便次数增多，但痢疾大便次数虽多而量少，排赤白脓血便，腹痛伴里急后重感明显。而泄泻大便溏薄，粪便清稀，或如水，或完谷不化，而无赤白脓血便，腹痛多伴肠鸣，少有里急后重感。正如《景岳全书》所云："泻浅而痢重，泻由水谷不分，出于中焦，痢以脂血伤败，病在下焦。当然，泻、痢两病在一定条件下又可以相互转化，或先泻后痢，或先痢而后转泻。"一般认为先泻后痢病情加重，先痢后泻为病情减轻。

【西医相关疾病及特征性症状】

（1）急性细菌性痢疾：畏寒、发热急性起病，伴有腹痛、腹泻里急后重等。

（2）慢性阿米巴痢疾：腹泻反复发作，或与便秘交替出现，便呈黄色糊状，带少量黏液及血液，有腐臭。

（3）溃疡性结肠炎：腹泻反复发作，便呈水样或糊状，脓性黏液或脓血样成分，多伴有里急后重。

【辨证论治】

1. 湿热痢

临床表现：腹部疼痛，里急后重，痢下赤白脓血，黏稠如胶冻，腥臭，肛门灼热，小便短赤；舌苔黄腻，脉滑数。

治法：清肠化湿，调气和血。

代表方：芍药汤。

本方由芍药、当归、黄连、槟榔、木香、炙甘草、大黄、黄芩、肉桂组成。若痢下赤多白少，口渴喜冷饮，属热重于湿者，配白头翁、秦皮、黄柏；若瘀热较重，痢下鲜红者，加地榆、丹皮、苦参；若痢下白多赤少，舌苔白腻，属湿重于热者，可去当归，加茯苓、苍术、厚朴、陈皮等；若兼饮食积滞，嗳腐吐酸，腹部胀满者，加莱菔子、神曲、山楂等；若食积化热，泻下不爽，腹痛拒按者，可加用枳实导滞丸。

2. 疫毒痢

临床表现：起病急骤，壮热口渴，头痛烦躁，恶心呕吐，大便频频，痢下鲜紫脓血，腹痛剧烈，后重感特著，甚者神昏惊厥；舌质红绛，舌苔黄燥，脉滑数或微欲绝。

治法：清热解毒，凉血除积。

代表方：白头翁汤合芍药汤。

白头翁汤由白头翁、黄连、黄柏、秦皮组成；芍药汤由芍药、当归、黄连、木香、炙甘草、大黄、黄芩、肉桂组成。前方以清热凉血解毒为主；后方能增强清热解毒之功，并有调气行血导滞作用。若见热毒秽浊壅塞肠道，腹中满痛拒按，大便滞涩，臭秽难闻者，加大黄、枳实、芒硝；神昏谵语，甚则痉厥，舌质红，舌苔黄燥，脉细数，属热毒深入营血，神昏高热者，用犀角地黄汤、紫雪丹；若热极风动，痉厥抽搐者，加入羚羊角、钩藤、石决明。

3. 寒湿痢

临床表现：腹痛拘急，痢下赤白黏冻，白多赤少，或为纯白冻，里急后重，口淡乏味，脘胀腹满，头身困重；舌质或淡，舌苔白腻，脉濡缓。

治法：温中燥湿，调气和血。

代表方：不换金正气散。

本方由苍术、陈皮、半夏、厚朴、藿香、甘草、生姜、大枣组成。若痢下白中兼紫者，加当归、芍药；脾虚纳呆者加白术、神曲；寒积内停，腹痛，痢下滞而不爽，加大黄、槟榔，配炮姜、肉桂。

4. 阴虚痢

临床表现：痢下赤白，日久不愈，脓血黏稠，或下鲜血，脐下灼痛，虚坐努责，食少，心烦口干，至夜转剧；舌红绛少津，舌苔少或花剥，脉细数。

治法：养阴和营，清肠化湿。

代表方：黄连阿胶汤合驻车丸。

黄连阿胶汤由黄连、黄芩、白芍、阿胶、鸡子黄组成；驻车丸由黄连、阿胶、当归、炮姜组成。若虚热灼津而见口渴、尿少、舌干者，可加沙参、石斛；如痢下血多者，可加丹皮、旱莲草；若湿热未清，有口苦、肛门灼热者，可加白头翁、秦皮。

5. 虚寒痢

临床表现：腹部隐痛，缠绵不已，喜按喜温，痢下赤白清稀，无臭，或为白冻，甚则滑脱不禁，肛门坠胀，便后更甚，形寒畏冷，四肢不温，食少神疲，腰膝酸软；舌淡苔薄白，脉沉细弱。

治法：温补脾肾，收涩固脱。

代表方：桃花汤合真人养脏汤。

桃花汤由赤石脂、干姜、粳米组成。真人养脏汤由诃子、罂粟壳、肉豆蔻、人参、当归、白术、木香、肉桂、炙甘草、白芍组成。前方温中涩肠，后方兼能补虚固脱。若积滞未尽，应少佐消导积滞之品，如枳壳、山楂、神曲等。若痢久脾虚气陷，导致少气脱肛，可加黄芪、柴胡、升麻、党参。

6. 休息痢

临床表现：下痢时发时止，迁延不愈，常因饮食不当、受凉、劳累而发，发时大便次数增多，夹有赤白黏冻，腹胀食少，倦怠嗜卧；舌质淡苔腻，脉濡软或虚数。

治法：温中清肠，调气化滞。

代表方：连理汤。

本方由人参、白术、干姜、炙甘草、黄连、茯苓组成。临床可加槟榔、木香、枳实以调气化滞。

【歌诀】

痢下赤白并腹痛，里急后重夏秋生，
湿热疫毒内伤食，损伤脾胃肠澼成。
湿热痢用芍药解，疫毒再加白头翁，
寒湿不换金正气，阴虚驻车阿黄连，
虚寒桃花真养脏，休息连理止痢停。

【典籍摘要】

《类证治裁·痢疾论治》："痢多发于秋，即《内经》之肠澼也，症由胃腑湿蒸热壅，致气血凝结，夹糟粕积滞，进入大小腑，倾刮脂液，化脓血下注，或痢白，痢红，痢瘀紫，痢五色，腹痛呕吐，口干溺涩，里急后重，气陷肛坠，因其闭滞不利，故亦名滞下也。"

《证治要诀·痢》："痢疾古名滞下，以气滞成积，积之成痢。治法当以顺气为先，须当开胃，故无饱死痢病也。"

《寿世保元·痢疾》："凡痢初患，元气未虚，必须下之，下后未愈，随症调之。痢稍久者，不可下，胃气败也。痢多属热，亦有虚与寒者，虚者宜补，寒者宜温。年老及虚弱人，不宜下，大便了而不了者，血虚也，数至圊而不便者，气虚也。"

《丹溪心法·痢》："下痢不治之证，下如鱼脑者半死半生，下如尘腐色者死，下纯血者死，下如屋漏水者死，下如竹筒注者不治。"

【临证实录】

医案1：

王某，女，43岁。初诊：2017年12月1日。

主诉：大便溏薄，每日3~4次，肠鸣下利，时夹有少量白色黏冻，便前里急，泻后得缓，得温则舒，伴头晕乏力，四末欠温，半月余。

诊查：舌质淡胖，边有齿痕，舌苔薄白腻，脉沉缓。

辨证：痢疾（脾阳不虚，寒湿内蕴）。

治法：温肾健脾，化湿行滞。

方药：理中汤、痛泻要方合四神丸加减。

炒白术 15 g，炮姜 15 g，防风 20 g，补骨脂 25 g，肉豆蔻 15 g，吴茱萸 10 g，炒黄连 5 g，甘草 15 g，煨木香 10 g，凤眼草 30 g，仙鹤草 30 g。7 服，水煎服。

二诊：2017 年 12 月 8 日：药后大便日行 1～2 次，有时夹有少量白色黏冻。腹部怕冷，得温则舒，舌脉同前。原方加附子 10 g，炮姜 25，炒白芍 10 g，人参 15 g。7 服，水煎服。

三诊：2017 年 12 月 15 日：诸症改善，大便成形，白色黏冻消失。上方去补骨脂，减炮姜为 10 g，吴茱萸为 5 g。7 服，水煎服。

四诊：仍有乏力、怕冷，四末欠温。上方去附子，加桂枝 25 g，细辛 5 g。7 服，水煎服。

五诊：怕冷略有好转，大便偶稀，予理中丸合、香连丸、补脾益肠丸各四盒，日 3 次，口服。

按：本案为寒湿痢。患者头晕乏力，四末欠温，舌质淡胖，边有齿痕，舌苔薄白腻，脉沉缓，为久泄气虚脾阳受损之征，夹有白色黏冻，为寒湿未尽。脾虚湿困，气机不利，故见肠鸣。治当温肾健脾，化湿行滞，方选理中汤、痛泻要方合四神丸加减，并加用凤尾草、仙鹤草淡味之品补虚清肠止痢。二诊阳气不足之势突出，加姜、附、参、芍温中补虚，和中止痢。三诊阳虚渐复，再以运脾温肾之法，稍减温散之力，以免化燥伤阴。四诊中阳以运，四末欠温，仿当归四逆法，五诊以药丸收功。

医案 2：

沈某，男，55 岁。初诊：2016 年 3 月 1 日。

主诉：大便质黏，日行五六次，便前腹部不适，便后肛门重坠 1 月余。平素乏力，动则汗出，纳食尚可。面色萎黄，形体较瘦。

诊查：舌质淡红，舌苔白，脉缓少力。

辨证：痢疾（脾虚气弱，清阳不升）。

治法：益气升阳，燥湿止泻。

方药：升阳益胃汤化裁。

黄芪 40 g，党参 25 g，炒白术 15 g，酒黄连 10 g，陈皮 15 g，茯苓 25 g，防风 15 g，木香 10 g，枳壳 15 g，柴胡 10 g，酒白芍 15 g，炮姜 15 g，车前子 35 g，茯苓 25 g，仙鹤草 30 g，凤尾草 20 g，甘草 10 g。7 服，水煎服。

二诊：2016 年 3 月 8 日：大便每日两三次，坠重感明显改善，余证同前。上方加炒山楂 15 g，炒大枣 5 枚。10 服，水煎服。

三诊：2016 年 3 月 18 日：诸症消失，但恐反复发作，亦考虑改善其体质为上，予补脾益肠丸、理中丸、香连丸合用两月。

按：痢疾多因外受湿热疫毒，内伤饮食生冷及不洁之物损伤脾胃，久致人体中气内耗，阳气下陷所致。治疗当以温养脾胃，补中益气，升举阳气之法，使脾气充而清阳复。方选升阳益胃汤化裁，其中黄芪、党参、甘草、升麻补中气升脾阳；白术燥湿健脾；陈皮、木香行气醒脾，使补而不滞；柴胡疏达肝气，酒芍养血，使柴胡疏肝而不损肝血；茯苓、车前子淡渗利湿，以实大便。仙鹤草、凤尾草伍黄连、木香止痢。

医案 3：

郑某，男，41 岁。初诊：2016 年 2 月 3 日。

主诉：大便质稀，偶有黏液及少量脓血，日行五六次，伴嗳气、腹部怕冷 3 月余。

诊查：舌暗，舌苔薄白，裂纹舌，脉弦滑小数。

辨证：痢疾（寒热错杂）。

治法：清化湿热，温中散寒，燥湿止泻，和血养血。

方药：

炒黄连 15 g，煨木香 10 g，苍术 15 g，厚朴 15 g，茯苓 25 g，车前子 15 g，芡实 25 g，薏苡仁 30 g，补骨脂 30 g，炮姜 15 g，仙鹤草 30 g，凤尾草 20 g，甘草 10 g，当归 10 g，党参 40 g，肉桂

10 g。7 服，水煎服。

二诊： 2016 年 2 月 10 日：服药后大便黏液与脓血俱减，日行三四次，舌脉同前。前方去补骨脂，7 服，水煎服。

三诊： 2016 年 2 月 17 日：现已无脓血及黏液，晨起大便仍两行，腹部不适。继用前方加防风 15 g，炒白芍 20 g，7 服，水煎服。

四诊： 2016 年 2 月 24 日：病情向愈，首诊方去补骨脂、当归、党参、凤尾草、仙鹤草，加人参 20 g，炒乌梅 15 g，炒当归 10 g，肉豆蔻 15 g，5 服为面，每日 3 次每次 8 g，温水送服。

按： 患者痢疾日久，已成寒热混杂、虚实并见之候，宜寒热并用、补涩兼施，方中黄连、厚朴、薏苡仁、茯苓、车前、凤尾草清化湿热，补骨脂、炮姜、肉桂温中散寒，苍术、木香燥湿止泻，党参益气，当归和血养血，仙鹤草、甘草酸甘化阴，调和诸药。全方寒热并用、虚实兼顾、补涩同施。三诊时仍有腹部不适，加防风、炒白芍，舒肝止痛祛风缓肠。四诊邪气将尽，重用补涩之品巩固疗效。

【临证心法】

痢疾的基本病机是邪气壅滞肠中，治疗上以祛除邪气壅滞，恢复肠腑传导功能，避免进一步气血凝滞、肠膜血络受损为大法。用药上要重视使用清除肠中之湿热、疫毒、冷积、饮食之品。常用祛湿、清热、温中、解毒、消食、导滞、通下等法，以达祛邪导滞之目的。常用方有芍药汤、白头翁汤、厚朴温中汤、理中丸、枳实导滞丸、不换金正气散、桃花汤等方。

在痢疾的后世医家治疗中，刘河间指出："调气则后重自除，行血则便脓自愈。"调气和行血即祛除肠道腐败之脂脓，顺畅肠腑凝滞之气血，恢复肠道传导之功能，促进损伤之脂膜血络尽早修复，以改善腹痛、里急后重、下痢脓血等临床症状。具体可用理气行滞、凉血止血、活血化瘀、去腐生肌等治法。在治疗痢疾实证时，对于初期、湿热痢及疫毒痢期，苦寒药为必用之品，而此类药易伤胃气，故临床上应防止过多、长时间、大剂量使用，顾护胃气是治疗痢疾的另一法则。在治疗痢疾虚证时，因久痢虚实错杂，若单纯补益，则滞积难去，贸然予以通导，又恐伤正气，故治疗上应虚实兼顾，攻补兼施。中焦气虚，阳气不振者，应温养阳气；阴液亏虚者，应养阴清肠；久痢滑脱者，可佐止泻固脱治疗。此外，痢疾忌过早补涩，以免关门留寇；病势缠绵不已，忌峻下攻伐；忌分利小便，以免重伤阴津，戕害正气等，都值得临床时参考借鉴。

总之，本人认为痢疾的治疗应牢记：热痢清之，寒痢温之，初痢通之，久痢虚则补之。寒热交错者，清温并用；虚实夹杂者，通涩兼施。赤多者重用血药，白多者重用气药。始终把握祛邪与扶正的辩证关系，顾护胃气应贯穿于治疗的全过程。

第九节　便秘

便秘，是以大便排出困难，排便周期延长，或周期不长，但粪质干结，排出艰难，或粪质不硬，虽频有便意，但排便不畅为主要表现的病症。西医学中的功能性便秘、肠易激综合征、肠炎恢复期之便秘、药物性便秘、内分泌及代谢性疾病所致的便秘均属本病范畴，可参照本节辨证论治。

【病因病机】

1. 素体阳盛，热病之后

肠胃积热素体阳盛，或热病之后，余热留恋，或肺热肺燥，下移大肠，或过食醇酒厚味，或过食辛辣，或过服热药，均可致肠胃积热，耗伤津液，肠道干涩失润，粪质干燥，难于排出，形成所谓"热秘"。如《景岳全书·秘结》曰："阳结证，必因邪火有余，以致津液干燥。"

2. 忧愁思虑，抑郁恼怒

忧愁思虑，脾伤气结；或抑郁恼怒，肝郁气滞；或久坐少动，气机不利，均可导致腑气郁滞，通降失常，传导失职，糟粕内停，不得下行，或欲便不出，或出而不畅，或大便干结而成气秘。如《金匮翼·便秘》曰："气秘者，气内滞而物不行也。"

3. 恣食生冷，外感寒邪

阴寒积滞恣食生冷，凝滞胃肠；或外感寒邪，直中肠胃；或过服寒凉，阴寒内结，均可导致阴寒内盛，凝滞胃肠，传导失常，糟粕不行，而成冷秘。如《金匮翼·便秘》曰："冷秘者，寒冷之气，横于肠胃，凝阴固结，阳气不行，津液不通。"

4. 饮食劳倦，年老体弱

气虚阳衰饮食劳倦，脾胃受损；或素体虚弱，阳气不足；或年老体弱，气虚阳衰；或久病产后，正气未复；或过食生冷，损伤阳气；或苦寒攻伐，伤阳耗气，均可导致气虚阳衰，气虚则大肠传导无力，阳虚则肠道失于温煦，阴寒内结，便下无力，使排便时间延长，形成便秘。如《景岳全书·秘结》曰："凡下焦阳虚，则阳气不行，阳气不行则不能传送，而阴凝于下，此阳虚而阴结也。"

5. 素体阴虚，病后产后

阴亏血少素体阴虚；津亏血少；或病后产后，阴血虚少；或失血夺汗，伤津亡血；或年高体弱，阴血亏虚；或过食辛香燥热，损耗阴血，均可导致阴亏血少，血虚则大肠不荣，阴亏则大肠干涩，肠道失润，大便干结，便下困难，而成便秘。如《医宗必读·大便不通》云："更有老年津液干枯，妇人产后亡血，及发汗利小便，病后血气未复，皆能秘结。"

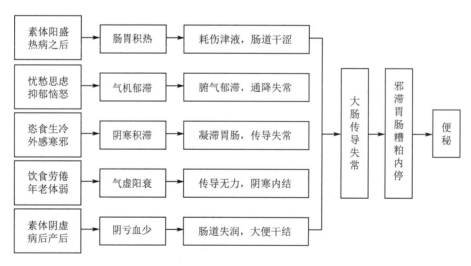

便秘的病因病机演变图

【辨证要点与鉴别诊断】

（一）辨证要点

依据病人的排便周期、粪质、舌象分清寒热虚实。大便干燥坚硬，肛门灼热，舌苔黄厚，多属肠胃积热；素体阳虚，排便艰难，舌体胖而苔白滑者，多为阴寒内结；大便不干结，排便不畅，或欲便不出，舌质淡而苔少者，多为气虚；若粪便干燥，排出艰难，舌质红而少津无苔者，多属血虚津亏。

1. 辨冷秘与热秘

冷秘与热秘辨别表

	冷秘	热秘
症状特征	粪质干结，排出艰难	粪质干燥坚硬，便下困难，肛门灼热
舌象	舌淡苔白滑	舌苔黄燥或垢腻
脉象	脉沉紧或沉迟	脉滑数或细数
主要病机	阴寒内结	燥热内结

2. 辨实证与虚证

便秘实证与虚证辨别表

		症状特征	舌脉象
实证		粪质不甚干结，排除断续不畅，腹胀腹痛，嗳气频作，面赤口臭	舌苔厚，脉实
虚症	气虚	粪质并不干硬，虽有便意，临厕努挣乏力，挣则汗出，神疲肢倦	舌淡苔白，脉弱
	血虚	大便燥结难下，面色萎黄无华，头晕目眩，心悸	舌淡苔少，脉细
	阴虚	大便干结，如羊矢状，形体消瘦，潮热盗汗	舌红少苔，脉细数
	阳虚	大便艰涩，排出困难，面色㿠白，四肢不温	舌淡苔白，脉沉迟

（二）鉴别诊断

（1）肠结：两者皆有大便秘结。肠结多为急病，因大肠通降受阻所致，表现为腹部疼痛拒按，大便完全不通，且无矢气和肠鸣音，严重者可吐出粪便。而便秘多为慢性久病，因大肠传导失常所致，表现为大便干结难行，偶伴腹胀，饮食减少，恶心欲吐，有矢气和肠鸣音。

（2）积聚：两者皆有腹部包块。积聚的包块在腹部各处均可出现，形状不定，多与肠形不一致，与排便无关。而便秘者所致包块常出现在左下腹，可扪及条索状物，与肠形一致，压之变形，排便后消失或减少。

【西医相关疾病及特征性症状】

（1）习惯性便秘：习惯性便秘是指长期的、慢性功能性便秘，多发于老年人。但亦有学者认为习惯性便秘不仅仅限于功能性便秘，它又包括结肠性便秘与直肠性便秘，因此，患有习惯性便秘的人应及早去医院查明便秘的原因对症治疗。习惯性便秘主要是生活、饮食及排便习惯的改变以及心理因素等原因导致的，对其治疗如果不纠正这些起因，治疗效果往往较差。

（2）巨结肠病：巨结肠病分为先天性巨结肠、假性先天性巨结肠病和特发性巨结肠。巨结肠诊断一经确立，应在保证安全的情况下择期手术，否则可使病变肠段所累及的正常肠管发生代偿性病理改变，手术中可能被迫切除而不能再生，此外，延迟手术也必然造成患儿的生长发育明显甚至严重滞后于正常同龄儿童。部分短段和超短段病人可以采用保守治疗的方式。国内外常用的手术方式、方法很多，但最终的目的都是切除病变痉挛肠段，恢复局部正常肠蠕动，消除腹胀，能够自主排便。

【辨证论治】

（一）实秘

1. 热秘

临床表现： 大便干结，腹胀或痛，口干口臭，面红心烦，或有身热，小便短赤；舌质红，舌苔黄燥，脉滑数。

治法： 泻热导滞，润肠通便。

代表方： 麻子仁丸。

本方由麻子仁、芍药、枳实、大黄、厚朴、杏仁组成。若津液已伤，可加生地、玄参、麦冬；若肺热气逆，咳喘便秘者，可加栝楼仁、苏子、黄芩；若兼郁怒伤肝，易怒目赤者，加服更衣丸；若燥热不甚，或药后大便不爽者，可用青麟丸；若兼痔疮、便血，可加槐花、地榆；若热势较盛，痞满燥实坚者，可用大承气汤。

2. 气秘

临床表现： 大便干结，或不甚干结，欲便不得出，或便后不爽，肠鸣矢气，嗳气频作，胁腹痞满胀痛；舌苔薄腻，脉弦。

治法： 顺气导滞，降逆通便。

代表方： 六磨汤。

本方由沉香、木香、槟榔、乌药、枳实、大黄组成。若腹部胀痛甚，可加厚朴、柴胡、莱菔子；若便秘腹痛，舌红苔黄，气郁化火，可加黄芩、栀子、龙胆草；若气逆呕吐者，可加半夏、陈皮、代赭石；若七情郁结，忧郁寡言者，加白芍、柴胡、合欢皮；若跌仆损伤，腹部术后，便秘不通，属气滞血瘀者，可加红花、赤芍、桃仁等药。

3. 冷秘

临床表现： 大便艰涩，腹痛拘急，胀满拒按，胁下偏痛，手足不温，呃逆呕吐；舌苔白腻脉弦紧。

治法： 温里散寒，通便止痛。

代表方： 温脾汤合用半硫丸。

温脾汤由附子、人参、大黄、甘草、干姜组成；半硫丸由半夏、硫黄组成。若便秘腹痛，可加枳实、厚朴、木香；若腹部冷痛，手足不温，加高良姜、小茴香。

（二）虚秘

1. 气虚秘

临床表现： 大便干或不干，虽有便意，但排出困难，用力努挣则汗出短气，便后乏力，面白神疲，肢倦懒言；舌淡苔白，脉弱。

治法： 补脾益肺，润肠通便。

代表方： 黄芪汤。

本方由黄芪、陈皮、火麻仁、白蜜组成。若乏力出汗者，可加白术、党参；若排便困难，腹部坠胀者，可合用补中益气汤；若气息低微，懒言少动者，可加用生脉散；若肢倦腰酸者可用大补元煎；若脘腹痞满，舌苔白腻者，可加白扁豆、生薏苡仁；若脘胀纳少者，可加炒麦芽、砂仁。

2. 血虚秘

临床表现： 大便干结，面色无华，皮肤干燥，头晕目眩，心悸气短，健忘少寐，口唇色淡；舌淡苔少，脉细。

治法： 养血滋阴，润燥通便。

代表方： 润肠丸。

本方由当归、生地、麻仁、桃仁、枳壳组成。若面白，眩晕甚，加玄参、何首乌、枸杞；若手足心热，午后潮热者，可加知母、胡黄连等；若阴血已复，便仍干燥，可用五仁丸。

3.阴虚秘

临床表现：大便干结，形体消瘦，头晕耳鸣，两颧红赤，心烦少寐，潮热盗汗，腰膝酸软；舌红少苔，脉细数。

治法：滋阴增液，润肠通便。

代表方：增液汤。

本方由玄参、生地、麦冬组成。若口干面红，心烦盗汗者，可加芍药、玉竹；便秘干结如羊屎状，加火麻仁、柏子仁、栝楼仁；若胃阴不足，口干口渴者，可用益胃汤；若肾阴不足，腰膝酸软者，可用六味地黄丸；若阴亏燥结，热盛伤津者，可用增液承气汤。

4.阳虚秘

临床表现：大便干或不干，排出困难，小便清长，面色㿠白，四肢不温，腹中冷痛，腰膝酸冷；舌淡苔白，脉沉迟。

治法：补肾温阳，润肠通便。

代表方：济川煎。

本方由肉苁蓉、当归、牛膝、枳壳、泽泻、升麻组成。若寒凝气滞、腹痛较甚，加肉桂、木香；胃气不和，恶心呕吐，可加半夏、砂仁。

【歌诀】

便秘大肠功失常，　实秘虚秘细分详，
肠胃积热麻仁丸，　气机郁滞六磨汤，
气虚便秘黄芪饮，　血虚便秘用润肠，
病久阳虚便秘结，　温阳通便济川方。

【典籍摘要】

《丹溪心法·燥结》："燥结血少不能润泽，理宜养阴。"

《石室秘录·大便燥结末治法》："大便闭结者，人以为大肠燥甚，谁知是肺气燥乎。肺燥则清肃之气不能下行于大肠。"

《杂病源流犀烛·大便秘结源流》引录："保生秘要曰：以舌顶上颚，守悬壅，静念而液自生，俟满口，赤龙搅动，频漱频吞，听降直下丹田，又守静，咽数回，大肠自润，行后功效。"

【临证实录】

医案1：

王某，女，62岁。初诊：2018年11月9日。

主诉：大便五六日方行，难以排出，多次如厕仍有未尽感，质地不甚干结，便后乏力、汗出，平素神疲肢倦，怕冷，动则气短腰酸。

诊查：舌胖质暗，舌苔薄白，脉沉缓少力。

辨证：便秘（脾肾亏虚）。

治法：益气温阳，润肠通便。

方药：济川煎化裁。

生白术40g，当归15g，炙黄芪30g，陈皮20g，肉苁蓉15g，党参20g，炒桃仁20g，炒苏子10g，炒枳壳15g，怀牛膝15g，炙甘草15g。7服水煎，分3次空腹温服。药渣可重新煎煮半小时，适量取汁，注入阴道冲洗器中，趁温热于便前10分钟灌肠。

二诊：2018年11月17日：服药后大便2日一行，初略硬，后稀软形，但仍觉便后乏力，原方加黄芪至50g。14服水煎，用法同前。

三诊：2018年12月10日：服14服后又自行购药一周，现排便较为轻松，脾肾亏虚渐复，为巩固疗效，上方加附子 10 g，改党参为人参 15 g，10 服，药汁中加入蜂蜜 10 g，每服药服 2 天，每日两次，餐前半小时温服，灌肠法同前。

按： 该患者主要表现为排便困难，五六日一行，质地尚可，便后乏力，舌胖脉缓，诊以气虚便秘（瘀血不甚）治以益脾气、温补肾精佐以活血润肠法。方中选用健脾益气的生白术为君药，补气健脾，使脾气得运，腑气得通，燥结得润，则余脏受荫。肉苁蓉合甘润益气的党参、黄芪、炙甘草助君药益气温精通便；久病多虚、久病兼瘀，因此补益固本同时不可忘治标之法，故加炒桃仁伍当归，活血润肠，炒苏子降气濡肠，炒枳壳、陈皮行气宽肠；少用牛膝引药下行，共奏益气温精通便之功。二诊时，由于患者气虚仍在，故加黄芪剂量。三诊，患者气虚得复，考虑天气转凉及"气有余便是火，气不足便是寒"的古训，加附子、人参以固疗效，用蜂蜜冲服，即能改善口感，又能润肠补虚，嘱其减量常服。

医案 2：

王某，男，35 岁。初诊：2018 年 9 月 8 日。

主诉： 半个月前因受凉而咳，未曾施治。现大便 5 日未行，时有便意，触左少腹有可移动块状物，压之疼痛，伴干咳痰少，小便黄，口干口渴。

诊查： 舌红少津，无苔，脉数少力。

辨证： 便秘（肺燥伤津）。

治法： 滋阴养血，润肠通便。

方药： 麻子仁丸化裁。

杏仁 30 g（捣碎后下），蜜紫苑 30 g，紫苏 15 g，栝楼 40 g，麦冬 30 g（捣碎），玄参 50 g，生地 50 g，甘草 25 g，阿胶 15 g（烊化），生石膏 40 g，桔梗 15 g，麸炒枳壳 15 g，胡麻仁 20 g（捣碎），浙贝母 15 g（捣碎后下），五味子 15 g（捣碎）。3 服水煎，首次餐前两小时服大半剂，第二服，日 3 次，温服。

二诊： 2018 年 9 月 11 日：服药一剂大便通畅，量多质干，第二剂后大便两日一行质初略硬，后正常，口渴欲饮缓解，舌红、少苔、脉数。上方减紫苑、栝楼、玄参、生地、胡麻仁半量。7 服水煎，日 3 服。

三诊： 2018 年 11 月 16 日：近几日大便两日一行，质地正常，乏力仍在，出现大便难，便则出汗乏力、便面色苍白症状。上方加黄芪 40 g，14 服，水煎服，可酌情减量。

按： 患者发病于初秋，咳嗽半月，属燥邪伤及肺阴，不能布津于大肠，故出现大便秘结。方中杏仁、紫苑、栝楼、桔梗、甘草甘苦滑利宣肺气，止在上燥咳；麦冬、玄参、生地、阿胶、胡麻仁甘咸清肺热、养阴津、解在下燥结；五味子、浙贝敛肺止咳；紫苏、炒枳壳行气宽中；石膏散泄伏游之火。诸药合用，复上焦肺脏宣发肃降之职，通下焦肠腑传导之功，通利三焦，助养阴血，增液生津通便。二诊时，热势渐退，减半滋腻之品，继续服用。三诊时，气虚之象鲜明，加黄芪以达气阴双补。

医案 3：

栾某，73 岁。初诊：2018 年 6 月 25 日。

主诉： 大便干结 2 月余，黑龙江省医院腹部 X 线检查示：肠淤积大量肠粪影，予润肠通便等治疗后当时有效。近两月复发，现大便干结如栗，三五日一行，腹胀，可触及粪团。

诊查： 舌微红，舌苔薄黄少津，舌有裂纹，脉沉细小数。

辨证： 便秘（阴液亏虚，肠腑气滞）。

治法： 滋阴通便。

方药： 增液承气汤加味。

生地黄 60 g，玄参 35 g，麦冬 25 g（捣碎），白芍 40 g，生白术 50 g，枳实 15 g，莱菔子 30 g（捣碎），厚朴 15 g，当归 20 g，皂角 5 g，甘草 15 g。3 服，水煎频服。

二诊： 2018 年 6 月 28 日：两剂后大便通畅，排出大量粪团，诸症皆缓解，上方去皂角，再服 5 剂，于餐前 1 小时温服，每剂可酌情服两天。

三诊： 2018 年 7 月 12 日：近几日停药后大便又见秘结，前方七服水煎服，每晚睡前一次。一剂药服三晚。

四诊： 大便每日晨起一行，质地尚可，略有费力。首诊方加桃仁、便秘果各 25 g，为蜜丸，每丸重 12 g，每晚两丸，睡前温水煎服。

按： 患者年老体虚，气血虚弱，其脉沉细小数，可见体虚之中，亦有微热，为肠燥便秘，燥屎内结，郁热所致。患者发病于夏季，暑热炽盛，更助内热，耗伤阴液，故治以滋阴润肠通便。方中生地黄、玄参、麦冬大补阴液，有增水行舟之效。患者大便干结如栗，故以大量生白术、白芍、当归、甘草益气养血，润肠生津。《王旭高医书六种》云："白术生肠胃之津液。"《本草疏证》记载："芍药合甘草能破胃肠之结。"予枳实、莱菔子、厚朴以行肠中积滞。皂角用于治疗便秘，李时珍谓其"能通大肠杨明燥金""治风热大肠虚秘"。诸药合用有滋阴通便、调气和血之功效，适用于多种老年习惯性便秘。

医案 4：

阚某，女，78 岁。初诊：2022 年 8 月 2 日。

主诉： 大便少，五六日一行，质干、尿频、量少、色黄，易饥，纳食不佳，食后有痞满感。

诊查： 舌红光滑无苔，有裂纹，脉数。

辨证： 便秘 虚劳（胃阴亏虚，津失输布）。

治法： 滋养胃阴，清降虚火为主，佐以健运脾气。

方药： 枳术丸合玉液汤加减，白术 20 g，枳壳 10 g，茯苓 25 g，玉竹 15 g，花粉 15 g，西洋参 10 g，白芍 25 g，山药 15 g，沙参 10 g，当归 10 g。7 剂，水煎，每日 3 次口服。

二诊： 患者服药后，大便每周能行两三次，干结缓解，饮食略有增加，偶有腹痛不适症。前方加白芍至 40 g，炙甘草 15 g。7 服水煎，每日 3 次服。

三诊： 服药后大便两天一行，便质初干，后尚可，饮食明显改善。近几天偶发咳嗽。舌红，已有薄苔，脉小数。处方：前方白芍减至 25 g，加蜜紫苑 20 g，7 服，水煎，每日 3 ~ 4 次服，大便通畅则减服。

四诊： 服药后大便一两日一行，偶有初干后稀，体力改善，饮食明显好转，情绪转佳。舌红苔薄白，脉稍数。处方： 党参 30 g，生白术 30 g，生白芍 30 g，蜜紫苑 30 g，肉苁蓉 30 g，枳壳 20 g。7 服，水煎频服，以大便日一次通畅为度。嘱期间可稍停几日，观察疗效，有便秘则继续服用。

按： 该患胃阴亏虚日久，失于运化，则有"饥而不欲食"之象，便少质干，大便难下，尿频、尿少，皆为阴液不足，脾失健运之征。用药当以滋养胃阴，清降虚火为主，佐以健运脾气之药。方中玉竹、天花粉、西洋参、山药、沙参皆为滋阴生津，培补胃阴之品，以奏滋养胃阴之效。胃阴久亏，津液受损，胃喜湿之性受抑，升降功失司，故在补阴药中加以行气健胃消痞之枳、术，佐淡渗健脾之茯苓，以顺应胃降之功，改善脾胃纳呆之气。 三诊便秘好转，又见咳嗽，加蜜紫苑化痰止咳，且能润肠通便。四诊便秘近愈，治以虚劳为主，处以自拟"六六大顺汤"少用频服，间歇使用，气血阴阳俱补，更具润肠通便之功。

【临证心法】

临床上针对便秘的治疗，当分辨虚实寒热，不能一味选用攻下药。便秘实证有热结、气滞之别；虚证有气虚、血虚、阳虚、阴虚之分。实证中，热结者，宜泻热通腑；气滞者，宜行气导滞。虚证中，气虚者，宜益气润肠；血虚者，宜养血润燥；阳虚宜温肠通导；阴虚者，则滋阴通幽。但临床证型多有兼夹。故各种治法，应随证灵活配伍。若气虚和血虚便秘相兼出现时，治疗应根据气血偏虚轻重，采用益气养血，润肠通便之法；若气虚与阳虚相兼出现时，宜益气润肠，佐以温阳通便；若血虚兼有燥热者，宜养血润燥，佐以泻热通腑。六腑以通为顺，但非指攻下一端，必当审因论治。在具体用药上，热秘者可选大黄、芒硝；气滞者可选炒槟榔片、莱菔子、厚朴；久病入络血瘀者可选桃仁、莪术；气虚者可选黄芪、人参、生白术；阳虚者可选肉苁蓉、锁阳、硫黄；血虚者可选白芍、桑葚、首乌、当归；阴虚内热者可选生地、麦冬、玄参。

概而言之，便秘的病机可概括为虚、实两个方面。热秘、冷秘、气秘属实，气血阴阳亏虚所致者属虚。虚实之间常常相互兼夹或相互转化。如肠胃积热与气机郁滞可以并见，阴寒积滞与阳气虚衰可以相兼，气秘日久，久而化火，可转化成热秘。阳虚秘者，如温燥太过，津液耗伤，可转化为阴虚秘，或久病阳损及阴，则可见阴阳俱虚之证。便秘的原因，年轻人多因火热内盛伤及津液、肝气郁滞腑气不通、饮食伤胃传导失司、汗多饮少或小便过频津亏不润、排便习惯不佳或久坐少动，大便停久化燥。年老体弱病后所产生的便秘，病机多为脾胃失于健运，气虚血亏、津液不足，或劳损、多病失治，伤及肝肾精血，气血、五液、肾精皆有不足。气虚则推导无力，血虚则肠道失养，液亏得大便干结，肾阴阳两虚日久，精血不足，肾司二便之功渐损，不但缺乏便意，日久不行，多伴便干结量少，艰涩难出。此类患者皆有起病缓，病程长，病机复杂，以虚损为主，多脏器为病特点。对这类人群，只要排除肿瘤占位、先天巨结肠症，就可以按自拟"六六大顺汤"思路治疗，该方具有气、血、阴、阳、精血具补的功效，随剂量和服法调整又有特殊的通便之功，绝无伤损之害。现代医学中某些神经系统疾病造成的便秘、内分泌病中低血钾造成的肠麻痹这类的器质性便秘，也可以参考本方治疗。

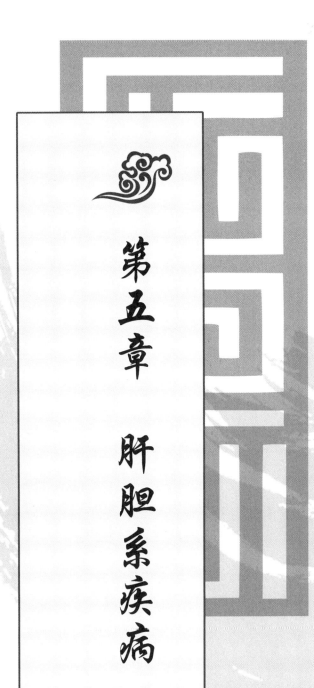

第五章　肝胆系疾病

第一节　胁痛

胁痛是指由于肝络失和所致以一侧或两侧胁肋部疼痛为主要表现的病证，属临床较常见的自觉症状。现代医学中的急慢性肝炎、胆囊炎、胆系结石、胆道蛔虫、肋间神经痛等多种疾病，若以胁痛为主要临床表现，均可参考本节辨证论治。

【病因病机】

胁痛主要责之于肝胆。因为肝位居于胁下，其经脉循行两胁，胆附于肝，与肝呈表里关系，其脉亦循于两胁。肝为刚脏，主疏泄，性喜条达；主藏血，体阴而用阳。若情志不舒，饮食不节，久病耗伤，劳倦过度，或外感湿热等病因，累及于肝胆，导致气滞、血瘀、湿热蕴结，肝胆疏泄不利，或肝阴不足，络脉失养，即可引起胁痛。其具体病因病机分述如下：

1. 肝气郁结

若情志不舒，或抑郁，或暴怒气逆，均可导致肝脉不畅，肝气郁结，气机阻滞，不通则痛，发为胁痛。如《金匮翼·胁痛统论》所云："肝郁胁痛者，悲哀恼怒，郁伤肝气。"肝气郁结胁痛，日久有化火、伤阴、血瘀之变。故《杂病源流犀烛·肝病源流》又云："气郁，由大怒气逆，或谋虑不决，皆令肝火动甚，以致肤胁肋痛。"

2. 瘀血阻络

气行则血行，气滞则血瘀。肝郁气滞可以及血，久则引起血行不畅而瘀血停留，或跌仆闪挫，恶血不化，均可致瘀血阻滞胁络，不通则痛，而成胁痛。故《临证指南医案·胁痛》曰："久病在络，气血皆窒。"《类证治裁·胁痛》谓："血瘀者，跌仆闪挫，恶血停留，按之痛甚。"

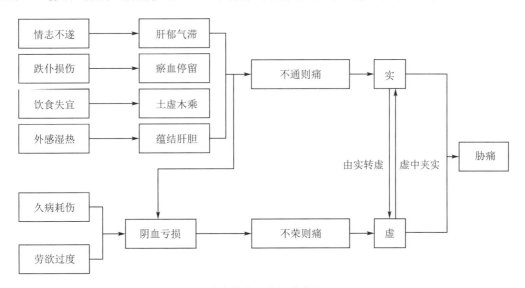

胁痛的病因病机演变图

3. 湿热蕴结

外感湿热之邪，侵袭肝胆，或嗜食肥甘醇酒辛辣，损伤脾胃，脾失健运，生湿蕴热，内外之湿热，均可蕴结于肝胆，导致肝胆疏泄不利，气机阻滞，不通则痛，而成胁痛。《黄帝内经·素问·刺热论》云："肝热病者，胁满痛。"对于胁痛，《证治汇补·胁痛》亦云："至于湿热郁火，劳役房色而病者，间亦有之。"

4.肝阴不足

素体肾虚，或久病耗伤，或劳欲过度，均可使精血亏损，导致水不涵木，肝阴不足，络脉失养，不荣则痛，而成胁痛。正如《金匮翼·胁痛统论》所云："肝虚者，肝阴虚也，阴虚则脉细急，肝之脉贯膈布胁肋，阴虚血燥则经脉失养而痛。"

总之，胁痛主要责之于肝胆，且与脾、胃、肾相关。病机转化较为复杂，既可由实转虚，又可由虚转实，而成虚实并见之证；既可气滞及血，又可血瘀阻气，以致气血同病。胁痛的基本病机为气滞、血瘀、湿热蕴结致肝胆疏泄不利，不通则痛，或肝阴不足，络脉失养，不荣则痛。

【辨证要点与鉴别诊断】

（一）辨证要点

（1）辨气血：大抵胀痛多属气郁、且疼痛游走不定，时轻时重，症状轻重与情绪变化有关；刺痛多属血瘀，且痛处固定不移，疼痛持续不已，局部拒按，入夜尤甚。《景岳全书·胁痛》云："但察其有形无形，可知之矣。盖血积有形而不移，或坚硬而拒按，气痛流行而无迹，或倏聚而倏散。"此明言从痛的不同情况来分辨属气、属血。

（2）辨虚实：胁痛实证之中以气滞、血瘀、湿热为主，多病程短，来势急，症见疼痛较重而拒按，脉实有力。虚证多为阴血不足，脉络失养，症见其痛隐隐，绵绵不休，且病程长，来势缓，并伴见全身阴血亏耗征象。久病胁痛每多虚实夹杂。

（二）鉴别诊断

（1）悬饮：悬饮亦可见胁肋疼痛，但其表现为饮留胁下，胸胁胀痛，持续不已，伴见咳嗽、咳痰，呼吸时疼痛加重，常喜向病侧睡卧，患侧肋间饱满，叩诊呈浊音，或兼见发热，一般不难鉴别。

（2）胃痛：一般来说，胁痛与胃痛的疼痛部位及伴随症状有别。胁痛以一侧或两侧胁肋部（侧胸部，腋以下至第十二肋骨部）疼痛为主要表现，可伴有口苦、目眩、善太息等肝胆病症症状；胃痛则表现为上腹部胃脘处胀痛为主，常伴有泛酸、嘈杂、嗳气、呃逆等胃部不适，多与饮食有关。肝气犯胃所致胃痛，有时可表现为攻痛连胁，但仍以胃脘部疼痛为主，与胁痛有别。

（3）胸痛：胸痛以胸部胀痛为主，病位多在心、肺，存在相应心系、肺系表现，如伴有胸闷不舒、心悸短气、咳嗽喘息、痰多等症。胁痛部位在一侧或两侧胁肋部胀痛或窜痛为主，常伴口苦、目眩等肝胆病症状，与胸痛有别。

【西医相关疾病及特征性症状】

（1）脂肪肝：是指由于各种原因引起的肝细胞内脂肪堆积过多的病变，是一种常见的肝脏病理改变，而非一种独立的疾病。成为仅次于病毒性肝炎的第二大肝病，发病率在不断升高，且发病年龄日趋年轻化。

（2）慢性胆囊炎：慢性胆囊炎是由急性或亚急性胆囊炎反复发作，或长期存在的胆囊结石所致胆囊功能异常，约25%的患者存在细菌感染，其发病基础是胆囊管或胆总管梗阻。根据胆囊内是否存在结石，分为结石性胆囊炎与非结石性胆囊炎。非结石性胆囊炎是由细菌、病毒感染或胆盐与胰酶引起的慢性胆囊炎。

（3）肋间神经痛：是一组症状，指胸神经根由于不同原因的损害，如：胸椎退变、胸椎结核、胸椎损伤、胸椎硬脊膜炎、肿瘤、强直性脊柱炎等疾病或肋骨、纵隔、胸膜病变，肋间神经受到压迫、刺激，出现炎性反应。

【辨证论治】

1. 肝郁气滞

临床表现：胁肋胀痛，走窜不定，甚则引及胸背肩臂，疼痛每因情志变化而增减，胸闷腹胀，嗳气频作，得嗳气而胀痛稍舒，纳少口苦；舌苔薄白，脉弦。

治法：疏肝理气。

代表方：逍遥散或柴胡疏肝散。

逍遥散由柴胡、白术、白芍、当归、茯苓、炙甘草、薄荷、煨姜组成；柴胡疏肝散由陈皮、柴胡、枳壳、芍药、炙甘草、香附、川芎组成。若气郁化火，症见胁肋掣痛，口干口苦，烦躁易怒，溲黄便秘，舌红苔黄，脉弦数者，可加金铃子散，或选用加味逍遥散、龙胆泻肝汤；若兼见胃失和降，恶心呕吐者，可加半夏、陈皮、旋覆花等；若气滞兼见血瘀者，可加郁金、丹皮、赤芍、当归尾、延胡索、青皮等。

2. 邪郁少阳

临床表现：胸胁苦满疼痛，兼寒热往来，口苦咽干，头痛目眩，心烦喜呕；舌苔薄白或微黄，脉弦。

治法：和解少阳。

代表方：小柴胡汤或大柴胡汤加减。

小柴胡汤由柴胡、黄芩、半夏、人参、炙甘草、生姜、大枣组成。若见肝郁气滞表现者，可去人参，加郁金、枳壳、香附；若心烦明显，可加栀子、豆豉；若呕吐甚，可加陈皮、竹茹；若见右胁肋部绞痛难忍，伴往来寒热，身目发黄，恶心呕吐，口苦纳呆，便秘溲赤，舌苔黄腻，脉弦数者，治以和解少阳、内泻热结，可选用大柴胡汤，酌加通腑泻下之芒硝等。

3. 肝胆湿热

临床表现：胁肋胀痛或灼热疼痛、剧痛，口苦口黏，胸闷纳呆，恶心呕吐，小便黄赤，大便不爽，或兼有身热恶寒，身目发黄；舌红苔黄腻，脉弦滑数。

治法：清热利湿。

代表方：龙胆泻肝汤。

本方由龙胆草、黄芩、栀子、泽泻、木通、车前子、当归、生地黄、柴胡、生甘草组成。若兼见发热、黄疸者，加茵陈、黄柏；若热重于湿，大便不通，腹胀腹满者，加大黄、芒硝；若湿重于热，脘腹痞胀，纳呆乏力者，可加白术、茯苓、薏苡仁；若湿热煎熬，结成砂石，阻滞胆道，症见胁肋剧痛，连及肩背者，可加金钱草、海金沙、鸡内金、郁金、川楝子等，或选用硝石矾石散；若胁肋剧痛，呕吐蛔虫者，先以乌梅丸安蛔，再予驱蛔。

4. 瘀血阻络

临床表现：胁肋刺痛，痛有定处，痛处拒按，入夜痛甚，胁肋下或见有癥块；舌质紫暗，脉象沉涩。

治法：祛瘀通络。

代表方：膈下逐瘀汤。

本方由桃仁、红花、当归、赤芍、川芎、枳壳、甘草、五灵脂、丹皮、乌药、延胡索、香附组成。若瘀血较轻，亦可选用旋覆花汤；若瘀血较重，或有明显外伤史者，以逐瘀为主，选用复元活血汤，亦可加三七粉或云南白药另服；若胁肋下有癥块，而正气未衰者，可加三棱、莪术、地鳖虫，或配合服用鳖甲煎丸。

5. 肝络失养

临床表现：胁肋隐痛，悠悠不休，遇劳加重，口干咽燥，心中烦热，头晕目眩；舌红少苔，脉细弦而数。

治法：养阴柔肝。

代表方：一贯煎。

本方由北沙参、麦冬、当归、生地黄、枸杞、川楝子组成。若阴亏过甚，舌红而干，口渴多饮者，可加石斛、玉竹、天花粉、玄参、天冬；若心神不守，心烦不寐者，可加酸枣仁、五味子、炒栀子、合欢皮；若肝肾阴虚，头目失养，见头晕目眩、视物昏花者，可加女贞子、墨旱莲、黄精、熟地、桑葚、菊花等；

若阴虚火旺，可加黄柏、知母、地骨皮；若神疲乏力明显者，可加太子参。

【歌诀】

胁痛病源主肝胆，实多虚少气血辨，
瘀滞湿热肝阴虚，以通为主亦养肝。
气郁逍遥柴胡散，瘀血膈下或复元，
肝胆湿热龙胆妙，邪郁少阳柴胡选，
肝络失养绵绵痛，养阴柔肝一贯煎。

【典籍摘要】

《黄帝内经·灵枢·经脉》："胆足少阳之脉，……是动则病口苦，善太息，心胁痛，不能转侧。"

《丹溪心法·胁痛》："胁痛，肝火盛，木气实，有死血，有痰流注。"

《景岳全书·胁痛》："胁痛之病，本属肝胆二经，以二经之脉皆循胁肋故也。"

《景岳全书·胁痛》："胁痛有内伤、外感之辨，凡寒邪在少阳经，乃病为胁痛，耳聋而呕，然必有寒热表证者，方是外感；如无表证，悉属内伤。但内伤胁痛者十居八九，外感胁痛则间有之耳。"

【临证实录】

医案1：

杨某，男，38岁。初诊：2017年8月16日。

主诉：因家庭琐事及工作不顺，反复出现两胁胀痛，平素急躁易怒，嗳气，口干不欲饮，大便黏腻，形体肥胖，喜肥甘厚味。

诊查：舌质暗，舌苔黄厚，脉弦滑。

辨证：胁痛（湿热内蕴，肝郁气滞）。

治法：清热利湿，行气止痛。

方药：大柴胡汤加减。

柴胡25 g，大黄15 g，枳实15 g，黄芩15 g，赤芍20 g，香附25 g，姜黄25 g，郁金25 g，丹参35 g。7服，水煎服。

二诊：2017年8月24日：胀痛大减，口干仍在，大便溏。舌暗，舌苔已退，脉弦滑处方：四逆散加减，柴胡20 g，赤芍20 g，枳壳20 g，黄连15 g，木香10 g，甘草15 g，山药20 g，茯苓25 g，车前子25 g，香附20 g，郁金20 g，当归15 g。7服，水煎服。

三诊：2017年9月2日：胁痛消失，大便偶有黏腻，舌暗苔薄，脉弦。二诊方去山药加炒白术25 g，姜黄25 g，元胡25 g，乌药15 g，5服，为细面，每日3次，每次12 g，温水餐前半小时送服。

按：该患者形体肥胖，平素饮食不节，加之情志失调，致使肝胆疏泄失常，湿热内蕴，阻滞气机，出现胁痛。首诊方用大柴胡汤合香附、郁金、姜黄、丹参疏肝泻热、行气通腑止痛。二诊时，胁痛已减，表现出肝郁伤阴之势，以四逆散易大柴胡汤，意在疏肝解郁同时减苦寒之力，又加茯苓、车前子助化湿健脾之功，佐山药、当归柔肝养阴。三诊胁痛已愈，此时大便黏、舌暗为主要矛盾，此时胁痛虽消，湿、瘀尚在，以二诊方减山药加炒白术（古方分水神丹即白术伍车前子而成）可除湿利小便，实大便；增姜黄、元胡、乌药提高理气活血疏肝之力，因其本人不愿意再服汤药，故以散剂久服。并规劝要加强运动，改变饮食结构，注意细嚼慢咽，告知久服本散剂可防胁痛复发，并在一定程度上改善湿、瘀体质。

医案2：

赵某，女，42岁。初诊：2017年6月2日。

主诉：右胁下疼痛1周、既往有慢性胆囊炎、慢性胃炎病史。伴口干、胃脘不适、胸闷善太息，大便干。

诊查：舌暗薄黄、脉弦。

辨证：胁痛（肝气犯胃，血行不畅）。

治法：疏肝理气，活血止痛。

方药：柴胡疏肝散加减。

柴胡 15 g，枳壳 15 g，白芍 30 g，川芎 20 g，大黄 10 g，香附 25 g，郁金 25 g，元胡 20 g，甘草 10 g，当归 25 g。7 服，水煎服。

二诊：2017 年 6 月 10 日：服药两剂后胁痛基本消失。昨晚暴饮暴食（火锅、啤酒），半夜回家路上又感风寒，今早鼻塞、头痛、胁痛，上方加紫苏 15 g，荆芥 15 g，防风 20 g。5 服，水煎服。

三诊：2017 年 6 月 15 日：患者基本痊愈，为巩固疗效，继用第一方去大黄、甘草，加丹参 20 g。5 服，为面，日 3 次，每天 12 g，温水送服。

按：情志不畅、喜生冷油腻、暴饮暴食、餐后剧烈运动，致使肝失调达，气机郁滞轻者胸闷善太息，重者血行不畅则两胁疼痛；肝郁化火则口干、便干；肝气横犯脾胃，会见胃脘不适。舌暗苔黄、脉弦，皆属肝郁血瘀化火之佐证，予以疏肝理气、调和肝脾之柴胡疏肝散并加入香附、郁金活血止痛之品，佐以大黄，以增强通降之力。二诊时，由于感受风寒，故用紫苏、荆芥、防风以解表。三诊时，诸症已平，以散剂疏理气机，以防复发。

【临证心法】

胁痛最多见于西医之肝胆病、胰腺病和神经痛，中医认为肝经布两胁，故胁痛多是肝气郁滞或肝胆湿热，导致气滞血瘀，不通则痛。治胁痛一般都要酌加行气化瘀止痛之品，如柴胡、川楝、延胡索、郁金、姜黄等。

治胁痛除以上证候分类和选方外，大柴胡汤亦较常用，《伤寒论》原文中大柴胡汤证虽未明确言胁痛，但大柴胡汤治疗少阳兼阳明里实证，已形成共识，其中少阳证常见胸胁苦满，其实多包含胁痛，据此，后世众多医家医案和临床报道用大柴胡汤治疗胁痛（胆囊炎、胆石症、胰腺炎）。临床应用时，常在此方基础上酌加川楝子、延胡索、郁金、姜黄、金钱草、当归等疗效更佳。

肝居胁下，肝志为怒，肝气主疏泄条达，各脏之气应通畅为主，不通畅即发病，而气逆即发病最显著者，莫过于肝，主症为胁痛。正如《金匮翼》云："肝郁胁痛者，悲哀恼怒，郁伤肝气。"故情志失调，肝气郁结是胁痛主要的病因病机。肝气郁结，久而不愈，每致血随气凝，瘀阻经络，著而不行，即为气滞血阻之胁痛。

气郁胁痛：胸脘不舒，胁痛而胀，每随情志的变动而胁痛有所增减，因矢气、嗳气后则舒，脉见小弦。

瘀血停著：胁痛如刺，入夜尤甚，痛处不移，轻加按摩，则略觉减轻，脉象沉涩。痛处不移系有瘀血，这个症状与气郁作痛之流走性、窜动性可作鉴别。

断肝病在气分左脉弦，右不弦；至实质病变后虽两手脉弦，但右脉弦于左脉，若肝硬化程度相当，则见右关独沉；脉沉涩此为胁痛而有瘀血的脉象。肝硬化到相当程度，得见此脉。

肝病有胁痛，少阳病亦有胁痛为主症，其区别何在？此在《黄帝内经》上作了鉴别：厥阴胁痛，下引少腹。少阳胁痛则少见，因为两者相为表里，故亦可见。但据此可以区别其病位浅深。

若肝气郁化火，每见烦热口干，二便不畅，胁痛较剧，舌绛苔黄，脉象弦数。

胁痛"气郁化火"在临床上不及"气郁兼寒"者多。二便不畅，无论寒郁热郁均不畅，无非溏而不畅（寒），硬而不畅（热）；兼湿热——溏而坠胀不畅，气郁而寒——软而不畅。胁痛未向两极（火、寒）分化时，未必有这么多症状可凭，应该是：肝郁挟寒，得热则舒或得冷则剧；肝有郁热，喜凉恶热；肝有寒郁，喜温恶寒；此外，还可从饮食喜凉喜热去鉴别。肝寒痛，甚者有厥冷，一般气滞兼寒见手足清凉，而肝热当见手红。

因为肝气从左升，在未有实质病变前，多数为左胁痛，这正是肝气从左升，由气及血，故发于左。根据左胁痛肯定为肝气，由气及血后，才到右胁痛，且痛处不移。

胁痛有时还见于外科的带状疱疹（缠火腰丹、蛇串疮），应注意鉴别，带状疱疹也常发在胁肋间，以疼痛为主症，早期没起红色水疱之前，鉴别较为困难，但本病以皮肤肌肉烧灼样疼痛为多见，常在几天之内出现大小不一的簇集样水疱，沿神经走行成带状排列。若确诊为本病则按中医缠火腰丹（蛇串疮）辨治，常用龙胆泻肝汤加虫类通络止痛之品，如地龙、土鳖虫、蜈蚣等。

第二节 黄疸

黄疸是指因外感湿热疫毒，内伤饮食，劳倦或病后，导致湿邪困遏脾胃，壅塞肝胆，疏泄失常，胆汁泛溢或血败不华于色，引发以目黄、身黄、小便黄为主症的一种病证，其中以目睛黄染为主要特征。本病症与西医所述黄疸意义相同，可涉及西医学中肝细胞性黄疸、阻塞性黄疸和溶血性黄疸。临床常见的急慢性病毒性肝炎、自身免疫性肝炎、药物性肝炎、肝硬化、胆囊炎、胆石症等，以及蚕豆病、钩端螺旋体病、消化系统肿瘤等以黄疸为主要表现的疾病，均可参照本节辨证论治。

【病因病机】

形成黄疸的病理因素主要是湿。《金匮要略》记载："黄家所得，从湿得之。"由于湿阻中焦，脾胃功能失常，影响肝胆的疏泄，以致胆汁不循常道，溢于肌肤，而发生黄疸。黄疸的病因有外感和内伤两个方面，外感多属湿热疫毒所致，内伤常与饮食、劳倦、病后有关。黄疸的病机关键是湿，由于湿邪困遏脾胃，壅塞肝胆，疏泄失常，胆汁泛溢而发生黄疸。

1. 外感湿热疫毒

夏秋季节，暑湿当令，或因湿热之邪偏盛，从表入里，内蕴中焦，湿郁热蒸，不得泄越而发病。或因湿热挟时邪疫毒，则其病势暴急，具有传染特点，表现热毒炽盛的严重现象，且预后差，又称急黄。

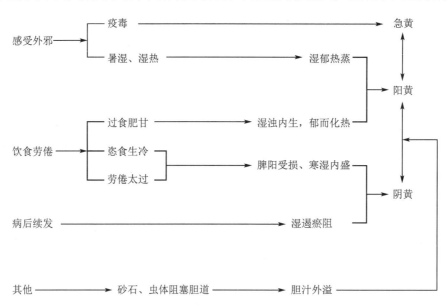

黄疸的病因病机演变图

2. 饮食不节，伤及脾胃

过食肥甘油腻，寒凉生冷，或饥饱不度、酗酒，劳倦太过，均可损伤脾胃，使脾失健运，湿浊内生，郁而化热，熏蒸于肝胆，胆汁不循常道，外溢肌肤，下注膀胱，从而表现为目黄、肤黄、小便黄的黄疸病症。

由于致病因素不同，个体素质的差异，表现为湿热和寒湿两个方面。若因湿热所伤，或素体胃热偏盛，则湿从热化，湿热相交，由脾胃而熏蒸肝胆，胆热液泄，表现为阳黄证候。若因寒湿伤人，或素体脾胃虚寒，则湿从寒化，寒湿郁滞中焦，致使中阳不振，脾气壅遏不运，胆汁为湿所用，表现为阴黄证。

3. 积聚日久

因瘀血阻滞胆道，胆汁外溢发生黄疸。

4. 内伤不足，脾虚气亏

血败而不华色，可发生黄疸。

【辨证要点与鉴别诊断】

（一）辨证要点

（1）辨急黄、阳黄、阴黄：急黄因湿热疫毒而致，起病急骤，变化迅速，身黄如金，伴热毒炽盛，或神志异常，或动血，或正虚邪实、错综复杂等危重症，需紧急救治。阳黄乃湿热为患，起病速，病程短，黄色鲜明如橘色，常伴口苦，发热，小便短赤，大便秘结，舌红苔黄腻，脉滑数等热证、实证的表现，若治疗及时，一般预后良好。阴黄多以寒湿为主，病势缓，病程长，黄色晦暗或鲞黑，常伴纳少，脘腹胀满，大便不实，神疲形寒，口淡不渴，舌淡苔白脉濡滑或沉迟等虚证、寒证以及血瘀证的表现，病情多缠绵，不易速愈。

（2）辨阳黄湿热偏胜：由于感受湿与热邪的程度、素体阴阳偏胜之不同，临床中阳黄有湿与热孰轻孰重之分：阳黄热重于湿者，见身目俱黄，黄色鲜明，伴发热口渴，小便短少黄赤，便秘，舌苔黄腻，脉滑数等象；湿重于热者，黄色不及前者鲜明，常伴身热不扬，头身困重，胸脘痞闷，恶心呕吐，口黏，便溏苔白腻微黄，脉弦滑。

（3）辨阴黄虚实不同：阴黄寒湿阻遏、肝郁血瘀多为实证，或虚实夹杂；脾虚血亏为虚证。具体而言：黄色晦暗，伴脘腹痞闷、畏寒神疲、舌苔白腻多属阴黄寒湿证；色黄晦暗，面色鞍黑，舌质紫暗有瘀斑，多属阴黄血瘀证；目黄、身黄而色淡，伴心悸气短，纳呆便溏，舌淡苔薄等为阴黄虚证。

（二）鉴别诊断

（1）萎黄：萎黄主症为肌肤萎黄不泽，目睛及小便均不黄，常伴头昏倦怠，眩晕耳鸣，心悸少寐，纳少便溏等症状。

（2）虚黄与黄汗：前人常把虚黄与黄汗与黄疸一起讨论。实际上这两种病都不是黄疸。但与黄疸有一定联系，虚黄前又称黄肿病。主要是脾虚血衰、而致全身虚胖呈黄白色，这种黄与黄疸不同。黄汗主要是外感湿邪，湿郁皮肤间，因而汗出色黄。最主要的是这两种病，虚黄与黄汗的辨证要点在于：一是"目珠不黄"；二是检查血液黄疸指数不高。治虚黄（黄胖病）是以健脾养血为法，方用人参养荣汤、十全大补汤等加减；治黄汗是以除湿为主，用羌活胜湿汤、桂枝加黄芪汤等方加减。

【西医相关疾病及特征性症状】

（1）病毒性肝炎：包括甲型、乙型、丙型等肝炎病毒传染而致的肝细胞变性、坏死及肝脏间质炎性浸润。临床症状主要是黄疸、发热、乏力、纳减、恶心、厌油腻。体征有肝脏肿大、肝区触痛或叩击痛，巩膜及皮肤黄染等。肝功异常，谷丙转氨酶增高，黄疸指数升高，尿三胆阳性，超声波检查可协助诊断。

（2）酒精中毒性肝炎：长年饮烈性酒，最近有酗酒，又出现食欲不振、黄疸、恶心呕吐、乏力、发热。血清胆红质增高，血清白蛋白减少与球蛋白增多，血清絮状反应阳性，发热。血清胆红质增高，血清白蛋白减少与球蛋白增多，血清絮状反应阳性，谷草转氨酶升高而谷丙转氨酶常为正常。不少病例血清碱性磷酸酶与血糖升高，白细胞增多。

（3）肝硬变：各种病因如肝炎、酒精中毒、血吸虫病、胆汁性和心源性等引起肝脏细胞广泛破坏、变性、坏死，纤维组织再生而发生硬化。可有食欲减退、恶心呕吐、腹胀、腹泻、易疲乏、体重减轻、鼻衄等，有的可并发黄疸。体检：肝脏肿大或缩小，质地坚韧，脾肿大，面容清瘦或鞍黑，蜘蛛痣或肝掌。实验室检查：白球比例倒置，肝功能絮状试验和谷丙转氨酶可正常。病情严重者即失代偿期，表现门静脉高压和肝功能损害两大症候群。可并发上消化道出血、肝昏迷、腹腔积液等。B超肝脏可协助诊断。

（4）急性胰腺炎：可出现轻度黄疸，急性发作的上腹部持续性剧痛，可阵发性加重，伴恶心呕吐，但无腹泻，可有低热，但无寒战。查体多有上腹或左上腹压痛，但无肌卫表现。实验室检查：白细胞数偏高，血淀粉酶与尿淀粉酶增高。如是出血坏死型则症状明显加重，黄疸明显。

【辨证论治】

（一）急黄

疫毒炽盛

临床表现：发病急骤，黄疸迅速加深，其色如金，皮肤瘙痒，高热口渴，胁痛腹满，神昏谵语，烦躁抽搐，或见衄血、便血，或肌肤瘀斑；舌质红绛、苔黄而燥，脉弦滑或数。

治法：清热解毒，凉血开窍。

代表方：犀角散。

本方由犀角（用水牛角代）、黄连、升麻、山栀、茵陈组成。若神昏谵语，可配服安宫牛黄丸、至宝丹；若动风抽搐者，加用钩藤、石决明，另服羚羊角粉或紫雪丹；若衄血、便血肌肤瘀斑重者，可加地榆炭、侧柏叶炭、紫草、茜根炭；若腹大有水，小便短少不利，可加马鞭草、木通、白茅根、车前草、大腹皮、猪苓、泽泻；大便不通、腹满烦痛者，乃热毒炽盛所致，可加大黄、芒硝、枳实、木香、槟榔。

（二）阳黄

1. 热重于湿

临床表现：身目俱黄，黄色鲜明，发热口渴，或见心中懊恼，腹部胀闷，口干而苦，恶心呕吐，小便短少黄赤，大便秘结；舌苔黄腻，脉象弦数。

治法：清热通腑，利湿退黄。

代表方：茵陈蒿汤。

本方由茵陈蒿、栀子、大黄组成。其中，茵陈蒿为清热利湿退黄之要药，用量宜偏重。若胁痛较甚，可加柴胡、郁金、川楝子、延胡索；若热毒内盛，心烦懊恼，可加黄连、龙胆草；若恶心呕吐，可加橘皮、竹茹、半夏。

2. 湿重于热

临床表现：身目俱黄，黄色不及前者鲜明，头重身困，胸脘痞满，食欲减退，恶心呕吐，腹胀或大便溏垢；舌苔厚腻微黄，脉象濡数或濡缓。

治法：利湿化浊运脾，佐以清热。

代表方：茵陈五苓散合甘露消毒丹。

茵陈五苓散由茵陈蒿、桂枝、茯苓、白术、泽泻、猪苓组成；甘露消毒丹由滑石、茵陈、黄芩、石菖蒲、川贝母、木通、藿香、射干、连翘、薄荷、白蔻仁组成。前方作用在于利湿退黄；后方作用在于利湿化浊，清热解毒。若湿阻气机，胸腹痞胀，呕恶纳差等症较著，可加入苍术、厚朴、半夏；纳呆或食欲明显较差者，可加炒谷芽、炒麦芽、鸡内金。阳黄初起见邪郁肌表，寒热头痛之表证者，宜疏表清热，宣散外邪，利湿退黄，方用麻黄连翘赤小豆汤；如热留未退，乃湿热未得透泄，宜增强泄热利湿之功，可加栀子柏皮汤；病程中若见阳明热盛，灼伤津液，积滞成实，大便不通者，宜泻热去实，急下存阴，方用大黄硝石汤。本证迁延日久或过用苦寒，可转为阴黄，按照阴黄进行辨治。

3. 胆腑郁热

临床表现：身目发黄，黄色鲜明，上腹、右胁胀闷疼痛，牵引肩背，身热不退，或寒热往来，口苦咽干，呕吐呃逆，尿黄赤，大便秘；舌红苔黄，脉弦滑数。

治法：疏肝泄热，利胆退黄。

代表方：大柴胡汤。

本方由柴胡、黄芩、半夏、枳实、白芍、大黄、生姜、大枣组成。若砂石阻滞，可加金钱草、海金沙、鸡内金、郁金、玄明粉；若因蛔虫阻滞胆道而见黄疸者，可选用乌梅丸加茵陈、栀子等；恶心呕逆明显，加厚朴、竹茹、陈皮；发热甚者，加金银花、黄芩。

（三）阴黄

1.寒湿阻遏

临床表现：身目俱黄，黄色晦暗，或如烟熏，脘腹痞胀，纳谷减少，大便不实，神疲畏寒，口淡不渴；舌淡苔腻，脉濡缓或沉迟。

治法：温中化湿，健脾和胃。

代表方：茵陈术附汤。

本方由茵陈蒿、白术、附子、干姜、炙甘草、肉桂组成。若湿邪较重而便溏明显者，可加车前子、茯苓、泽泻、猪苓；腹胀满、胸闷、呕恶显著，可加苍术、厚朴、半夏、陈皮；若胁腹疼痛作胀，肝脾同病者，当酌加柴胡、香附、川楝子、延胡索。若脾湿滞，见面目及肌肤淡黄，甚则晦暗不泽，肢软乏力，心悸气短，大便溏薄者，治宜健脾养血、利湿退黄，可用黄芪建中汤。

2.瘀血阻滞

临床表现：黄疸日久，肤色暗黄、苍黄，甚则黧黑，胁下癥结刺痛、拒按，面颈部见有赤丝红纹；舌有紫斑或紫点，脉涩。

治法：活血化瘀消癥。

代表方：鳖甲煎丸。

本方由鳖甲、射干、黄芩、柴胡、鼠妇、干姜、大黄、芍药、桂枝、葶苈子、石韦、厚朴、丹皮、瞿麦、凌霄花、半夏、人参、䗪虫、阿胶、蜂房、赤硝、蜣螂、桃仁组成。若胁下癥积胀痛，腹部胀满，属浊邪瘀阻者，可服硝石矾石散。

（四）黄疸消退后的调治

黄疸消退，并不代表病已痊愈。若湿邪不清，肝脾气血未复，可导致病情迁延。故黄疸消退后，仍须根据病情继续调治。

1.湿热留恋

临床表现：脘痞腹胀，胁肋隐痛，饮食减少，口中干苦，小便黄赤；舌苔腻，脉濡数。

治法：清热利湿。

代表方：茵陈四苓散。

本方由茵陈蒿、茯苓、白术、泽泻、猪苓、栀子组成。若热较盛，可加黄芩、黄柏；若湿邪较重，可加萆薢、车前子。

2.肝脾不调

临床表现：脘腹痞闷，肢倦乏力，胁肋隐痛不适，饮食欠香，大便不调；舌苔薄白，脉来细弦。

治法：调和肝脾，理气助运。

代表方：柴胡疏肝散或归芍六君子汤。

柴胡疏肝散由陈皮、柴胡、枳壳、芍药、炙甘草、香附、川芎组成；归芍六君子汤由当归、白芍、人参、白术、茯苓、炙甘草、陈皮、半夏组成。前方偏重于疏肝理气；后方偏重于调养肝脾。此外，逍遥散亦可用于黄疸消退后之肝脾不调者。若脾虚胃弱明显者，可配服香砂六君子汤以健脾和胃。

【歌诀】

黄疸病由湿热生，黄分暗滞与鲜明。

急黄疫毒发病骤，凉血解毒犀角灵。

阳黄热重茵陈治，胆腑郁热柴胡应。

黄芪建中脾虚滞，阴黄术附寒湿凝。

黄疸日久瘀血阻，逍遥鳖甲随证定。

黄疸退后仍需治，湿热留恋茵四苓。

肝脾不调脘闷倦，柴胡归芍肝脾应。

【典籍摘要】

《黄帝内经·灵枢·论疾诊尺》："身痛而色微黄，齿垢黄，爪甲上黄，黄疸也，安卧，小便黄赤，脉小而涩者，不嗜食。"

《伤寒论·辨阳明病脉证并治第八》："阳明病，发热汗出者，此为热越，不能发黄也。但头汗出，身无汗，剂颈而还，小便不利，渴引水浆者，此为瘀热在里，身必发黄，茵陈蒿汤主之……伤寒七八日，身黄如橘子色，小便不利，腹微满者，茵陈蒿汤主之。"

《诸病源候论·黄病诸候》："急黄候，脾胃有热，谷气郁蒸，因为热毒所加，故卒然发黄，心满气喘，命在顷刻，故云急黄也。有得病即身体面目发黄者，有初不知是黄，死后乃身面黄者，其候，得病但发热心战者，是急黄也。"

【临证实录】

医案1：

杨某，男，27岁。初诊：2018年7月29日。

主诉： 面目及全身皮肤发黄3天。伴身酸痛，口苦咽干，腹胀，呕逆，大便质黏，小便不利。

诊查： 舌暗红，舌苔黄腻，脉滑。

辨证： 黄疸（湿重于热）。

治法： 清热利湿退黄，化湿和胃，兼消暑热。

方药： 茵陈五苓散合三仁汤加味。

茵陈蒿50g，栀子10g，大黄10g，杏仁15g，猪苓15g，泽泻25g，白术25g，茯苓30g，车前子30g，桂枝10g，蔻仁10g，薏苡仁30g，清半夏20g，厚朴15g，通草5g，滑石30g，竹叶10g，木香10g。7服，水煎服。

二诊： 2018年8月6日：患者症状减轻，呕逆消失，原方去半夏，厚朴，桂枝。7服，水煎服。

三诊： 2018年8月11日：诸症皆好转，唯黄疸尚未尽退，伴有乏力，气短。

处方： 黄芪50g，人参15g，茯苓25g，木香10g，茵陈20g，炒白术15g，焦栀子10g，酒大黄5g，金钱草25g。7服，水煎服。

四诊： 患者乏力有所改善，黄疸仍未退尽，舌质暗苔薄黄，脉缓。上方去酒大黄、栀子加枳壳15g，香附20g，郁金25g，7服水煎服。

按： 患者除身黄目黄之外，周身酸痛，口苦咽干，腹胀，小便不利，大便质黏，舌暗红，苔腻黄腻，脉滑，均为肝胆湿热盛之象。故用茵陈五苓散合三仁汤加味治疗。方中用茵陈清热利湿退黄，杏仁宣利上焦肺气；湿在中焦，困遏脾运，加白豆蔻、木香芳香化湿；湿热在下焦则大便质黏，且小便不利，配以五苓散利水渗湿，滑石、通草、竹叶利湿清热而兼解暑邪；半夏、厚朴化湿和胃，消胀止呕。二诊时，患者症状好转，呕逆症状减轻，故原方去半夏、厚朴，因天气尚热再去桂枝，因此时已无需加助化气之功。三诊时，黄疸余邪未尽，并伴有乏力气短等脾虚表现，故用四君子汤加黄芪合茵陈蒿汤，以益气健脾为主，佐以除湿退黄。

医案2：

李某，女，42岁。初诊：2017年11月18日。

主诉： 倦怠乏力，近一月加重。患者形体消瘦，大便质稀，面目、皮肤发黄，面色晦暗。

诊查： 舌淡，脉沉缓。

辨证： 黄疸（寒湿困脾）。

治法： 温阳散寒，利湿退黄。

方药： 茵陈术附汤加减。

茵陈蒿30g，茯苓20g，炒白术25g，附子10g，干姜5g，车前子35g，炒薏苡仁35g，陈皮10g，厚朴15g，通草5g，甘草10g。14服，水煎服。

二诊：2017 年 12 月 3 日：患者前症仍在。舌淡，脉沉缓。上方基础上加红景天 15 g，巴戟天 20 g，淫羊藿 15 g。14 服，水煎服。

三诊：2018 年 12 月 17 日：面黄、身黄改善，目黄仍在，食欲明显好转，大便略成形，上方去厚朴，加木香 10 g，豆蔻 10 g，人参 10 g，14 服，水煎服。

四诊：患者周身发黄消失，目黄变浅，大便成形，乏力好转。上方继服 14 服。

按：据该患面目、皮肤发黄，气色晦暗，并伴有形体消瘦，大便质稀等症，辨以阴黄，属寒湿困脾之证。《伤寒论》云："伤寒发汗已，身目为黄，所以然者，以寒湿在里不解故也，以为不可下也，于寒湿中求之。"方用茵陈术附汤温化寒湿，加薏苡仁、豆蔻、通草、厚朴取三仁汤之意，加强健脾利湿之功。二诊时，患者寒湿仍在，加温肾之品，助温化寒湿。三诊时，身黄、目黄大减，脾虚湿滞之象突出，加木香、豆蔻、人参仿香砂六君子汤之意健脾化湿，佐以温肾助阳。

医案 3：

任某，男，52 岁。初诊：2015 年 5 月 28 日。

主诉：一周前因暴食烧烤海鲜后右胁下胀痛，次日身目发黄，逐日加重。外院诊为胆石症，建议其手术治疗，本人不予接受。现身目发黄，纳差食少，食后脘胀，右胁痛隐隐，既往慢性胆囊炎史多年。

诊查：舌暗红，舌苔黄厚腻，脉滑数有力。

辨证：黄疸（湿热夹瘀，胆胃不和）。

治法：清热利湿，利胆退黄，行气活血，健脾和胃。

方药：茵陈栀子汤加减。

金钱草 30 g，连翘 20 g，蒲公英 30 g，滑石 35 g，茵陈 30 g，栀子 15 g，车前子 30 g，莱菔子 30 g，枳实 15 g，厚朴 15 g，香附 25 g，郁金 25 g，赤芍 15 g，麦芽 30 g，甘草 15 g。7 服，水煎服。

二诊：2015 年 6 月 6 日：服药 3 天后身目发黄、胁痛减轻，现食后仍有脘胀上方去栀子，赤芍，加豆蔻 15 g，木香 10 g。7 服，水煎服。

三诊：2015 年 6 月 13 日：黄疸进一步减轻，自觉无不适，唯大便质黏，日行两次，舌红、苔黄厚。上方去莱菔子，加茯苓 25 g，白术 20 g，黄连 10 g。14 服，水煎服。

四诊：2015 年 7 月 1 日：黄厚苔变浅，目黄不甚、舌暗仍在。处方：姜黄 15 g，郁金 20 g，香附 20 g，茵陈 25 g，茯苓 25 g，白术 15 g，甘草 10 g。14 服，水煎服。

按：本案为慢性胆囊炎伴胆囊结石所引起的胆汁瘀积性黄疸。患者因饮食不节湿热内壅，阻滞气机，而见右胁胀痛，胆汁排泄不畅，泛溢于外则身目发黄；湿热内盛则胃气通降受阻，则纳差、脘胀。方用金钱草、连翘、茵陈、蒲公英、栀子、车前子、滑石、甘草清利湿热，利胆退黄；枳实、厚朴、莱菔子、麦芽通降胃气；香附、郁金、赤芍行气止痛。二诊黄疸减轻腹胀明显，加豆蔻、木香以行气消胀，酌减活血之力。三诊湿热已去，大便次数增多，原方去莱菔子，以减本方行气通便作用，加茯苓、白术、黄连以增健脾利湿厚肠止泻之功。四诊湿热将尽，舌暗仍在，更以活血行气为主，佐以化湿除黄之药，方中姜黄、香附、郁金活血行三焦之气，茵陈、茯苓、白术去中下焦之湿，佐以退黄，甘草益气和中。

【临证心法】

黄疸一证，当依从《金匮要略》"诸病黄家，但利其小便"的治疗原则。其病因主要有外感时邪、湿热疫毒，饮食所伤，脾胃虚弱及肝胆结石、积块瘀阻等，其发病往往是内外因相互结合的结果。其病位在脾胃肝胆，而且多是由脾胃累及肝胆。黄疸的基本病机是湿浊阻滞，脾胃肝胆功能失常，或结石、积块瘀阻胆道，致胆液不循常道，随血泛溢而成。病理属性与脾胃阳气盛衰有关。中阳偏盛，湿从热化，则致湿热为患，发为阳黄；中阳不足，湿从寒化，则致寒湿为患，发为阴黄。至于急黄则为湿热夹时邪疫毒所致。阳黄和阴黄之间在一定条件下可以相互转化。辨证要点主要是辨阳黄与阴黄、阳黄湿热的偏重及急黄。治疗大法为祛湿利小便，健脾疏肝利胆。并依湿从热化、寒化的不同，分别施以清热利湿和温中化湿之法；急黄则应在清热利湿基础上，合用解毒凉血开窍之法；黄疸久病应注意扶助正气，如滋补脾肾、健脾益气，伴有胁痛者还要佐以行气活血化瘀。同时要注意清热应护阳，不可过用苦寒；

温阳应护阴，不可过用辛燥；黄疸消退之后，有时并不意味着病已痊愈，仍需善后健脾益气补肾疏肝法治疗，做到除邪务尽。临证凡黄疸而有呕吐者，可投柴胡剂加减。

叶天士的《临证指南医案》，在《金匮要略》"黄家所得从湿得之"的基础上，对黄疸病因病机的认识有所发展，如"阳黄之作，湿从火化，瘀热在里，胆热液泄……阴黄之作，湿从寒水……胆液为湿所阻，渍于脾，浸淫肌肉，溢于肌肤，色如熏黄"。说明脾湿与胃热，蕴蓄不化，影响胆汁流行，不循常规，溢于肌肤，是形成黄疸的主要原因，尤在泾亦云："胃热与脾湿乃黄病之源也。"故临证询问小便利与不利，对黄疸病的辨证具有至关重要的意义。黄疸病的病机为湿热蕴结中焦，浊气下注，影响膀胱气化，阻断湿热从下外泄之路，而见小便不利。可以说，黄疸的发生与消失，与小便通利有密切的联系。《金匮要略》相关论述，对临床有重要指导意义。

如"浊气下流，小便不通，阴被其寒，热流膀胱，身体尽黄""夫病酒黄疸，必小便不利""脉沉，渴欲饮水，小便不利者，皆发黄""小便当利，尿如皂角汁状，色正赤，一宿腹减，黄从小便去也"。临证服药后小便更红，更混，但更短，则病加重；小便更红，更混，但更长，"是黄从小便去也"，湿热从下泄，病向愈。

第三节　积证

积证是以腹内结块，或胀或痛，结块固定不移，痛有定处为主要临床特征的一类病证。积证在历代医籍中亦称为"癥积""痃癖""癖块""伏梁""肥气"等。西医学中定义为多种原因引起的腹腔肿瘤、肝脾肿大、增生型肠结核等，多属"积"之范畴，可参照本节辨证论治。

【病因病机】

积证的发生，多因情志失调、饮食所伤、外邪侵袭、以及病后体虚，或黄疸、疟疾等经久不愈，且常交错夹杂，混合致病，以致肝脾受损，脏腑失和，气机阻滞，瘀血内结，或兼痰湿凝滞，而成积证。

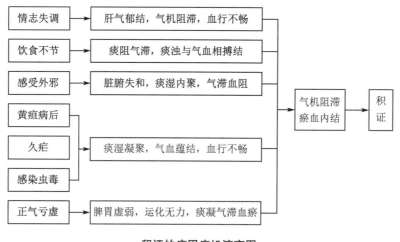

积证的病因病机演变图

【辨证要点与鉴别诊断】

（一）辨证要点

（1）辨部位：积块的部位不同，标志着所病的脏腑不同，临床症状、治疗方药也不尽相同，故有必要加以鉴别。从大量的临床观察来看，在内科范围的脘腹部积块主要见于胃和肝的病变。右胁腹内积块，伴见胁肋刺痛、黄疸、纳差、腹胀等症状者，病在肝；左胁腹内积块，伴见胁肋胀痛、疲乏无力、出血，病在肝脾；胃脘部积块伴见反胃、呕吐、呕血、便血等症状者，病在胃；右腹积块伴腹泻或便秘、消瘦乏力，以及左腹积块伴大便次数增多、便下脓血者，病在肠。

（2）辨积证初、中、末三期：积证可于临床上分为初、中、末三期。初期正气尚盛；邪气虽实而不盛，表现为积块形小，按之不坚；中期正气已虚，邪气渐甚，表现为积块增大，按之较硬，末期正气大伤，邪盛已极，表现为积块明显，按之坚硬。辨积证初、中、末三期，以知正邪之盛衰，从而选择攻补之法。

（3）辨标本缓急：在积证的病程中，由于病情的进展，可出现一些危急重症。如出现血热妄行、气不摄血或瘀血内积而吐血、便血；因胃失和降，胃气上逆而出现剧烈呕吐；因肝胆郁滞，胆汁外溢而出现黄疸等。这些证候对积证而言，属于标，应按照急则治其标或标本兼顾的原则及时处理。

（二）鉴别诊断

（1）腹痛：两者皆可由气滞血瘀、瘀血内结、脉络不通引起腹部疼痛，痛处固定不移，甚则出现腹部包块等症。积证之腹痛，或胀或痛，疼痛不甚，但以腹中包块为主要特征；腹痛之瘀血阻滞型，可出现少腹疼痛，部位固定不移，痛势较剧，如针刺，甚则腹部包块等症，而腹痛病症以腹部疼痛为主要表现。

（2）鼓胀：积证与鼓胀均有情志抑郁、酒食所伤、感染虫毒等致气滞血瘀的相同病机，其病变部位可同在肝脾，皆有胀满、包块等临床表现。积证以腹内结块，或胀或痛为主症，但鼓胀以腹部胀大、脉络暴露为临床特征，疼痛不显，以胀为主，病机可有水饮内停，因而腹中有无水液停聚是积证与鼓胀鉴别之关键所在。

（3）聚证：积证与聚证病机、主症皆有不同。聚证病机以气机逆乱为主，腹内结块聚散无常，痛无定处，病在气分，多属于腑，病史较短，病情一般较轻；积证病机以痰凝血瘀为主，腹内结块触之有形，固定不移，痛有定处，病在血分，多属于脏，积证多为逐渐形成的过程结块大多由小渐大，由软渐硬，继而疼痛逐渐加剧，病史较长，病情一般较重。

【西医相关疾病及特征性症状】

（1）肝脾肿大：指肝脏和脾脏均增大。肝脾一般在肋下不能触及，当内脏下垂或横膈下降或深吸气时，肝脾才能被触及，但不超过肋下1 cm，且质地较软。肝脾大常见于慢性肝炎、伤寒、血吸虫病、肝硬化早期、白血病、药物中毒等。粒细胞白血病时可见高度脾大，应查清病因，及时治疗原发病。

（2）增生型肠结核：常见于盲肠和升结肠。初期局部水肿、淋巴管扩张。慢性期有大量结核性肉芽组织和纤维组织增生，主要在黏膜下层，呈大小不等的结节，严重者呈瘤样肿块突入肠腔并形成肠狭窄，甚则引肠梗阻。病变的肠段变窄增厚，或与周围组织粘连，形成肿块。回肠往往因盲肠慢性梗阻而扩大。

（3）腹腔肿瘤：腹腔肿瘤主要包括腹壁肿瘤、胃癌、大肠癌、小肠肿瘤、肝癌、胆系肿瘤、胰腺肿瘤、脾肿瘤、腹膜及腹膜后肿瘤、胃肠胰神经内分泌系统肿瘤等。

【辨证论治】

1.气滞血阻

临床表现：积块软而不坚，固定不移，胁肋疼痛，脘腹痞满；舌暗，舌苔薄白，脉弦。

治法：理气活血，通络消积。

代表方：大七气汤。

本方由青皮、陈皮、桔梗、藿香、桂枝、甘草、三棱、莪术、香附、益智仁、生姜、大枣组成。

若兼烦热口干，舌红，脉细弦，加丹皮、栀子、赤芍、黄芩；如腹中冷痛，畏寒喜温，舌苔白，加肉桂、吴茱萸、当归。

2. 瘀血内结

临床表现：腹部积块明显，硬痛不移，时有寒热，面色晦暗黧黑，面颈胸臂或有血痣赤缕，女子可见月事不下；舌质紫暗或有瘀点，脉细涩。

治法：祛瘀软坚。

代表方：膈下逐瘀汤。

本方由桃仁、红花、当归、赤芍、川芎、枳壳、甘草、五灵脂、丹皮、乌药、延胡索、香附组成。可与六君子汤间服，共同组成攻补兼施之法，或配合服用鳖甲煎丸增强化瘀软坚、兼顾正气之效；积块疼痛甚者，加五灵脂、延胡索、佛手；痰瘀互结，舌紫苔白腻者，可加白芥子、半夏、苍术。

3. 正虚瘀阻

临床表现：积块坚硬，疼痛逐渐加剧，面色萎黄或黧黑，形脱骨立，饮食大减，神疲乏力，或呕血、便血、衄血；舌质淡紫，舌光无苔，脉细数或弦细。

治法：补益气血，活血化瘀。

代表方：八珍汤合化积丸。

八珍汤由人参、白术、白茯苓、当归、白芍药、川芎、熟地黄、炙甘草组成；化积丸由三棱、莪术、阿魏、海浮石、香附、雄黄、槟榔、苏木、瓦楞子、五灵脂组成。前方益气补血；后方活血化瘀，软坚消积。若伤阴较甚，头晕目眩，舌光无苔，脉细数者，加生地、玄参、枸杞、石斛；若牙龈出血、鼻衄者，加丹皮、白茅根、茜草、三七；畏寒肢肿，舌淡苔白，脉沉细者，加黄芪、附子、肉桂、泽泻。

【歌诀】

积证结块固不移，痛有定处分三期，

气滞血阻大七气，瘀血内结膈下瘀，

重症切记图缓攻，正虚八珍合化积。

【典籍摘要】

《黄帝内经·灵枢·百病始生》："卒然外中于寒，若内伤于忧怒，则气上逆，气上逆则六输不通，温气不行，凝血蕴里而不散，津液涩渗，著而不去，而积皆成矣。"

《圣济总录·积聚门》："癥瘕癖结者，积聚之异名也。"

《医宗必读·积聚》："积之成也，正气不足，而后邪气踞之。……初中末之三法不可不讲也。初者，病邪初起，正气尚强，邪气尚浅，则任受攻；中者，受病渐久，邪气较深，正气较弱，任受且攻且补；末者，病魔经久，邪气侵凌，正气消残，则任受补。盖积之为义，日积月累，非伊朝夕，所以去之亦当有渐，太亟伤正气，正气伤则不能运化也，而邪反固矣。"

【临证实录】

医案1：

杨某，男，52岁。初诊：2018年5月6日。

主诉：右胁下有积块，固定不移两年余，伴左胁隐痛、倦怠乏力，脘闷，纳差便溏面色晦暗，有红血丝，嗜酒20年。B超示：肝硬化，胆大。

诊查：舌胖有瘀点，舌苔厚腻，脉沉缓。

辨证：积证（肝郁脾虚，瘀血阻滞）。

治法：疏肝健脾，理气活血消积。

方药：逍遥散加减。

黄芪60 g，白术20 g，茯苓20 g，薏苡仁30 g，山药20 g，赤芍20 g，丹参35 g，当归20 g，郁金

20g，泽兰15g，桃仁10g，鳖甲10g，香附20g，柴胡10g，甘草15g。14服，水煎服。

二诊：2018年5月21日：患者自觉胁痛减轻，乏力改善，大便有所好转。舌胖有瘀点，舌苔稍腻，脉沉缓。在原方基础上加生水蛭粉4g冲服、土虫10g，三七10g打碎。14服，水煎服。

三诊：2018年6月5日：患者积块同前，胁痛缓解，纳食欠佳，大便已成形，乏力改善，上方加炒麦芽35g，鸡内金15g。14服，水煎服。

四诊：2018年6月19日：胁痛偶发，大便成形，面色晦暗，舌胖大有细小瘀点，苔白稍厚，脉缓。上方加淫羊藿10g，巴戟天15g，牡蛎50g。14服，水煎服。

五诊：2018年7月14日：自觉积块变小、变软，胁痛偶尔发生，大便成形，乏力不甚明显。上方去麦芽、泽兰、薏苡仁，加三棱15g，莪术35g。7服，为散剂，每日3次，每次12g温水稍加醋冲服。

按：黄芪、白术、茯苓、山药、薏苡仁、甘草补脾胃之元气；赤芍、柴胡、当归、桃仁、红泽兰、香附、郁金、丹参活血祛瘀，行气止痛；鳖甲软坚散结。方中以补气药与等量活血药相配，气旺则血行，活血而不伤正，共奏补气活血通络消积之功。二诊时，患者胁痛症状减轻，说明本次治疗有效，继以加重活血祛瘀之力。三诊时，诸症有缓解，脾胃功能欠佳，增炒麦芽、内金健胃运脾。四诊脉缓、面色晦暗，舌胖大，阳虚之势明显，加仙茅、巴戟温肾阳，暖肝木；重用牡蛎助鳖甲软坚散结，有补肝精不足。五诊，加三棱、莪术助活血之力，以散剂图久治。

医案2：

梁某，男，58岁。初诊：2018年8月19日。

主诉：患者面色黧黑，右胁下痞硬，固定不移，压之有痛感，伴纳少乏力，食后腹胀B超示：中期肝硬化，胆囊未见。

诊查：舌暗，脉弦。

辨证：积证（血瘀气滞）。

治法：活血化瘀、行气止痛。

方药：膈下逐瘀汤加减。

姜黄20g，郁金20g，丹参35g，香附25g，枳壳20g，陈皮20g，乌药10g，元胡15g，川芎15g，桃仁15g，红花10g，丹皮20g，赤芍20g，当归20g，甘草15g。14服，水煎服。

二诊：2018年9月24日：患者胁痛仍在，舌暗，脉细弦。故在原方加三棱15g，莪术25g。14服，水煎服。

三诊：2018年10月8日：患者症状略有好转，前方桂枝20g，白芍15g。14服，水煎服。

四诊：2018年10月22日：胁痛缓解，大便质稀，色黑。上方去桃仁，陈皮，加炒麦芽50g，白豆蔻10g。14服，水煎服。

五诊：2018年11月6日：胁痛进一步缓解，偶有不适，大便成形，色暗（便常规正常）舌暗，两侧有瘀点。

方1：自备大黄䗪虫丸，日3次，每次1丸口服。

方2：柴胡15g，枳壳10g，木香10g，炒麦芽35g，郁金20g，丹参20g，白芍25g，桂枝20g，甘草10g，当归15g。30服，水煎服。

按：患者左胁积块触之明显，按压有刺痛感，因其伴有胀痛，故有气滞之象；因舌有瘀斑，故夹有血瘀之象，此为瘀血明显；伴有胀痛，故有气滞。方中用膈下逐瘀汤合姜黄、郁金、丹参、香附活血化瘀、行气止痛；诸药合用，使气行而瘀散。二诊时，患者胁痛仍在，舌暗有瘀点，血瘀未减，故在原方基础上加三棱、莪术，增活血祛瘀止痛之力。三诊时，患者症状略有好转，原方加桂枝、白芍辛甘化阳，酸甘化阴而软肝。四诊瘀血之势得缓，脾虚之象突出，故去桃仁，加炒麦芽、白豆蔻健脾行气，亦能助活血药行气疏肝。五诊诸症缓解，以大黄䗪虫丸活血化瘀，峻剂缓投；改行气健脾为主的汤剂黄芪建中汤合疏肝散加味，健脾行气，补益中焦，助气血生化，以扶土抑木。

第四节 聚证

聚证是以腹中结块，或痛或胀，聚散无常，痛无定处为主要临床特征的一类病证。聚证在历代医籍中又称"瘕""痃气""癖块""痞块"等。西医学中多种原因引起胃肠功能紊乱、不完全性肠梗阻等所致的腹部包块，则与"聚"关系密切，可参照本节辨证论治。

【病因病机】

聚证的发生，多因情志失调、饮食所伤，经久不愈，以致肝脾受损，脏腑失和，或兼痰湿凝滞，气机逆乱。聚证的基本病机是气机阻滞。病位主要在于肝脾。其病理因素有气滞、寒湿、痰浊、食滞、虫积等，但主要以气滞为主。

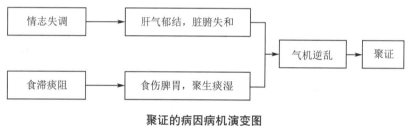

聚证的病因病机演变图

【辨证要点与鉴别诊断】

（一）辨证要点

辨气、食、痰、粪：聚证的形成多以气滞、食积、痰阻、燥屎等内结所致，若症状以腹部胀痛为主，气得舒，症状随情绪变化而起伏，则以气滞为主症；若症状以脘腹胀痛，伴有嗳腐吞酸、厌食呕吐等症状，则以食积为主症；若症状以脘腹痞闷，呕恶苔腻等为主，则以痰湿为主症；若出现大便秘结，或排便困难，腹痛拒按等症，则以燥屎内结为主症。

（二）鉴别诊断

（1）气鼓：两者皆可由情志失调引起的肝郁气滞所致，病位皆在肝脾，均具有脘腹满闷、胀痛等表现。鼓胀之气鼓以腹部膨隆，腹部按之空空然，叩之如鼓为主症，以腹部胀满膨隆为主要特征；聚证以腹中气聚，局部可见结块，望之有形，按之柔软，聚散无常，或胀或痛，痛无定处为主症，以腹部局部包块为主要特征。

（2）胃痞：两者均可因情志失调而致气滞痰阻，出现脘腹满闷之症。胃痞临床表现为满闷不适，系自觉症状，而外无形征可见，更无包块可扪及；聚证以腹中气聚、攻窜胀满、时作时止为临床特征，其发作时，腹中气聚胀满，腹内结块望之有形，但按之无块，缓解时气聚胀满的现象消失，腹内结块消散，脘腹胀闷缓解。

【西医相关疾病及特征性症状】

（1）肠梗阻：肠梗阻，指各种原因引起的肠道内容物不能正常运行、顺利通过肠道，是外科常见疾病。肠梗阻不但可引起肠管本身解剖和功能上的改变，还可导致全身性的生理紊乱，严重时可危及生命，临床表现复杂多变。约15%急性腹痛者其病因为肠梗阻。在结直肠、妇科肿瘤或小儿外科手术后，小肠梗阻的风险最高。结肠切除术后 10% 的患者在 3 年内至少发作 1 次小肠梗阻。小肠梗阻的复发率也相当高，12% 的非手术治疗患者在 1 年内再次入院，5 年后上升到 20%。

（2）肝脾肿大：肝脏和脾脏均增大。肝脾一般在肋下不能触及，当内脏下垂或横膈下降或深吸气时，肝脾才能被触及，且质地较软。肝脾肿大是慢性肝炎、肝硬化以及其他虚弱性疾病等形成的一种临床体征。

（3）肠结核：肠结核是结核分枝杆菌引起的肠道慢性特异性感染。主要由人型结核分枝杆菌引起。少数地区有因饮用未经消毒的带菌牛奶或乳制品而发生牛型结核分枝杆菌肠结核。本病一般见于中青年人，女性稍多于男性。90% 以上肠结核由人型结核杆菌引起，此外，饮用未经严格消毒的乳制品可因牛型结核杆菌而致病，肠结核感染可经口、血行播散和邻近器官结核的波及所致。

（4）肠功能紊乱：肠易激综合征是一组持续或间歇发作，以腹痛、腹胀、排便习惯和（或）大便性状改变为临床表现，而缺乏胃肠道结构和生化异常的肠道功能紊乱性疾病。罗马Ⅲ诊断标准将其列为功能性肠病的一类，患者以中青年人为主，发病年龄多见于 20 ～ 50 岁，女性较男性多见，有家族聚集倾向，常与其他胃肠道功能紊乱性疾病如功能性消化不良并存伴发。按照大便的性状将 IBS 分为腹泻型、便秘型、混合型和不定型四种临床类型，我国以腹泻为主型多见。

【辨证论治】

1. 肝郁气滞

临床表现：腹中气聚，攻窜胀痛，时聚时散，脘胁之间时或不适，常随情绪波动而起伏；舌淡红，舌苔薄，脉弦。

治法：疏肝解郁，行气散结。

代表方：四逆散。

本方由柴胡、白芍、枳实、炙甘草组成。若兼瘀象者，加延胡索、莪术；若兼热象者，加左金丸；若寒湿中阻，腹胀、舌苔白腻者，可加木香顺气丸。

2. 食滞痰阻

临床表现：腹胀或痛，腹部时有条索状物聚起，重按则胀痛更甚，便秘，纳呆；舌苔腻，脉弦滑。

治法：导滞通便，理气化痰。

代表方：六磨汤。

本方由沉香、木香、槟榔、乌药、枳实、大黄组成。可加山楂、莱菔子予以增强健胃消食之功效。若痰浊中阻，呕恶苔腻者，加半夏、陈皮、生姜；若伴有脘腹胀痛、下痢泄泻，或大便秘结，小便短赤等表现，可予枳实导滞丸；若脘腹痞满胀痛加剧，赤白痢疾，里急后重者，则可予木香顺气丸。

【歌诀】

聚证结块痛或胀，或聚或散痛无常，
肝郁气滞四逆散，食滞痰阻六磨汤。

【典籍摘要】

《难经·五十五》："故积者，五脏所生；聚者，六腑所成也。积者，阴气也，其始发有常处，其痛不离其部，上下有所终始，左右有所穷处。聚者，阳气也，其始发无根本，上下无所留止，其痛无常处，谓之聚也。故以是别知积聚也。"

《诸病源候论·症瘕病诸候》："盘牢不移动者是症也，言其形状可征验也。"

《圣济总录·积聚门》："症瘕癖结者，积聚之异名也。"

《医宗必读·积聚》："积之成也，正气不足，而后邪气踞之……初中末之三法不可不讲也。初者，病邪初起，正气尚强，邪气尚浅，则任受攻；中者，受病渐久，邪气较深，正气较弱，任受且攻且补；末者，病魔经久，邪气侵凌，正气消残，则任受补。盖积之为义，日积月累，非伊朝夕，所以去之亦当有渐，太亟伤正气，正气伤则不能运化也，而邪反固矣。"

《杂病源流犀烛·积聚癥瘕痃癖痞源流》："壮盛之人，必无积聚。必其人正气不足，邪气留着，而后患此。"

【临证记录】

医案1：

魏某，女，48岁。初诊：2016年8月14日。

主诉：腹胀、有包块感，食后情绪不佳加重，空腹时嗳气，矢气多，大便不成形，经前乳胀，经色红，量多有块。

诊查：舌质暗，舌苔薄白，脉弦。

辨证：聚证（肝气犯胃，食滞胃脘）。

治法：疏肝健脾，和胃消食。

方药：柴胡疏肝散加减。

柴胡15 g，枳壳20 g，青皮15 g，陈皮20 g，香附20 g，郁金15 g，川芎15 g，白芍20 g，焦三仙各15 g，白术15 g，生甘草10 g。7服，水煎服，日两次。

二诊：2016年8月21日：服药后腹中包块感消失，腹胀大减，腹泻改善。现小腹胀，乳胀，舌质暗，脉弦。即将来潮。处方：逍遥散加香附25 g，郁金25 g，枳实15 g，牛膝20 g，红花15 g，丹参25 g。7服，水煎服，日1服。

按：此属肝胃不和之聚证，患者腹胀、有包块感，嗳气，矢气多，大便不成形，为肝气犯胃，食滞胃脘所致，以疏肝行气，和胃健运为法。二诊即将来潮，经前乳胀，量多有块，舌暗，为有瘀血之象，处以逍遥散加活血行气之药调治。

医案2：

黄某，男，62岁。初诊：2017年7月2日。

主诉：脑出血20日前在哈医大四院经手术治疗病情稳定，流食，腹胀，大便不通已20天，小便行导尿术20天。医院同意请中医会诊。腹胀，左上腹有包块感，质硬。

诊查：舌质暗苔黄厚，质干少津，口中气味大，脉数有力。

辨证：聚证（久病体虚，腑气不通）。

治法：泻下通便，兼以补虚。

方药：大承气汤加减。

大黄10 g，厚朴15 g，炒枳实15 g，芒硝10 g，皂角5 g，白芍30 g，当归20 g。1服，水煎泡1小时后大火烧开，小火煎煮5分钟后取药汁200 mL，溶芒硝，每次5 mL，每10分钟左右1次，频服，余药再煎30分钟，保留灌肠。

二诊：2017年7月3日：大便仍未行。处方：上方加番泻叶1 g，白芍加至50 g。1服，煎服方法同前。

三诊：2017年7月4日：腹部有明显转气声，大便未下。处方：上方加黄芪35 g，陈皮15，1服，煎服法同上。

四诊：2017年7月5日：腹中气行，大便排出约有半盆，先是干粪，继而黏腻物，午夜大便已稀，腹部舒爽，但乏力明显，舌苔超薄，脉缓。处方：木香5 g，豆蔻5 g，党参40 g，白术25 g，炒白芍20 g，枳壳15 g，黄芪50 g，当归20 g，陈皮10 g，炙甘草10 g。4服，水煎服，每日4次温服。

五诊：2017年7月10日：大便两日1行，腹中舒适，饮食大增。腹胀大便不通之患已完全解除，转治其半身不遂之患，其方药不再赘述。

按：此案比较典型。该院西医治疗比较棘手，故同意请我会诊。第一次用大承气汤加味效果不佳，方知病情偏长，病情较重，药力略轻。二诊加润肠通便大番泻叶（小剂量用有润肠通便的作用，大剂量则泻下通便）及补血润肠之药白芍，仍未奏效。三诊不敢硬攻，已知通下力量已足，该患者为饭后少动，正气亏虚，应补攻兼施，以补为主，必图缓治，防通泻药过重，燥屎易下，腹泻难收。加陈皮、黄芪调中益气。四诊大便始通，初为硬结块，后大量黏腻秽浊之物，随即大便偏稀、乏力明显，气虚指征突出，改香砂六君子化裁健脾益气，当归、白芍补血润肠。

医案3：

董某，女，32岁，教师。初诊：2019年6月24日。

主诉：腹部胀满，走窜不定，按之不硬，平时能食，大便3日一行，偶有干结，易醒，汗多。

诊查：舌红苔薄黄，脉滑。

辨证：聚证（食积内停，脾气虚弱）。

治法：行气消食，健脾益气。

方药：木香顺气丸加减。

莱菔子25g，炒谷芽30g，枳壳15g，香附20g，青皮15g，陈皮20g，木香15g，白芍30g，生白术30g，莪术15g，牡蛎50g，胡黄连10g。7服，日水煎服1服，早晚分服。

二诊：2019年7月1日：腹满减，大便日一行。处方：原方7服。

三诊：2019年7月8日：腹偶胀满，纳食正常，大便通畅，午夜烦热，多汗，舌苔薄黄，脉滑。处方：太子参40g，炒白术15g，陈皮20g，青皮10g，炒山药15g，煨莪术15g，煅牡蛎50g，黄芪60g，麻黄根25g，甘草15g。7服，水煎服，早晚分服。

按：该患者聚证虚实兼杂，应灵活运用补、消二法，初诊、二诊以行气消食为主，佐以清虚热软坚，属消法；三诊食积气滞等症已消，重用健脾之药，佐以收敛止汗，属补法。另外初、二诊牡蛎配莪术的目的是消食通便，三诊煅牡蛎配麻黄根是为了收敛固涩。若积聚日久变成癥瘕者，牡蛎配鳖甲则可软坚散结。

【临证心法】

积聚是腹内有结块的一种病症，因其积聚的部位不同，性质的各异，而分别为积为聚即积为固定不移，疼有定处，聚为聚散无常，痛无定所；积则有形，渐积成块，病在血分；聚者无形，随触随发，病在气分；聚病较轻，其时尚暂；积病较重，其时较久。而致病的原因，大致是相同的。由于七情所伤，寒气痰食停积，而妨碍气血流行，以致凝聚成块。但其中正气之虚，又为最主要的因素。

在辨证方面，主要辨别它的有形无形，在气在血，这样可以掌握病情的轻重缓急，而便于分别施治。

临证当辨舌象，舌质上有瘀点，为瘀血结聚。邪着于左则现于左，邪着于右则现于右，舌边如锯齿状对积聚更有诊断意义。齿印一般是舌胖为齿所压而成，有时舌体尖细仍有锯齿，不会消失，肝硬化，舌质紫绛，舌尖细有锯齿。锯齿显著决定其肝硬度，而且随着治疗硬度变软，而齿印缩小，齿印数目也在变少。故积病的常见舌象为舌质暗或紫暗、或有瘀点，甚者有齿印，也有舌色不华者，此为气血两衰。

治疗积聚，当按初、中、末病期，分别运用攻、消、补、和四法，如程氏所言："治积聚者，当按初中末之三法焉。邪气初客，积聚未坚，宜直消之，而后和之。若积聚日久，邪盛正虚，法从中治，须以补泻相兼为用。若块消及半，便从末治，即住攻击之药，但和中养胃，导达经脉，俾荣卫流通，而块自消矣。更有虚人患积者，必先补其虚，理其脾，增其饮食，然后用药攻其积，斯为善治，此先补后攻之法也。"这是治疗本病必须掌握的原则。明·李中梓曾主张"补中数日，然后攻伐，不问其积去多少，又与补中，待其神壮，则复攻之，屡攻屡补，以平为期"。此法在临证上亦为常用，录之以备参考。

治积块服汤药数十剂后，皆须配制丸药常服，使积块潜消默化。用药不可太急，不可用毒性太大之品。另外，还可配合外治法，如贴膏药、灸法等，要以提高临床疗效为目的，不论用何法治疗，医家、病家都要有耐心，守方缓图。

第五节　鼓胀

鼓胀指肝病日久，肝脾肾功能失调，气滞、血瘀、水停于腹中所导致的腹部胀大如鼓一类病证，临床以腹大胀满，绷急如鼓，皮色苍黄，脉络显露为特征。又名"单腹胀""臌""蜘蛛蛊"。根据本病的临床特点，与西医学所指的各种疾病导致的腹腔积液密切相关，常见的有肝硬化腹腔积液，此外还有结核性腹膜炎、腹腔内恶性肿瘤、肾病综合征、丝虫病、慢性缩窄性心包炎等疾病导致的腹腔积液，可参照本节辨证论治。

【病因病机】

1.情志所伤

肝主疏泄，性喜条达。若因情志抑郁，肝气郁结，气机不利，则血液运行不畅，以致肝之脉络为瘀血所阻滞，形成鼓胀。同时，肝气郁结，横逆乘脾，脾失健运，水湿不化，以致气滞、血瘀交阻，水停腹中，形成鼓胀。

2.酒食不节

嗜酒过度，饮食不节，脾胃受伤，运化失职，酒湿浊气蕴结中焦，土壅木郁，肝气郁结，气滞血阻，气滞、血瘀、水湿三者相互影响，导致水停腹中，而成鼓胀。

3.感染血吸虫

在血吸虫病流行区，遭受血吸虫感染又未能及时进行治疗，血吸虫内伤肝脾，肝伤则气滞，脾伤则湿聚为水，虫阻脉络则血瘀，诸因素相互作用，终致水停腹中，形成鼓胀。

4.黄疸、积证失治

黄疸本由湿邪致病，属肝脾损伤之疾，脾伤则失健运，肝伤则肝气郁滞，久则肝脾肾俱损，而致气滞血瘀，水停腹中，渐成鼓胀。积聚之"积证"本由肝脾两伤，气郁与痰血凝聚而成，久则损伤愈重，凝聚愈深，终致气滞、血瘀、水停腹中，发生鼓胀。而且，鼓胀形成后，若经治疗腹腔积液虽消退，而积证未除，其后终可因积证病变的再度加重而再度形成鼓胀，故有"积"是"胀病之根"之说。

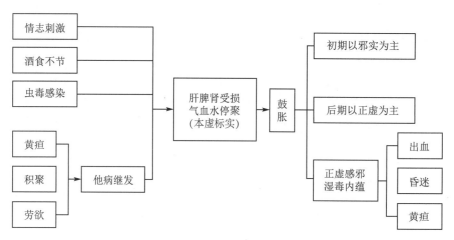

鼓胀的病因病机演变图

5.脾肾亏虚

肾主气化，脾主运化。脾肾素虚，或劳欲过度，或久病所伤，造成脾肾亏虚，脾虚则运化失职，清气不升，清浊相混，水湿停聚；肾虚则膀胱气化无权，水不得泄而内停，若再与其他诸因素相互影响，则即引发或加重鼓胀。

在鼓胀的病变过程中，肝脾肾三脏常相互影响，肝郁而乘脾，土壅则木郁，肝脾久病则伤肾，肾伤则火不生土或水不涵木。同时气、血、水也常相因为病，气滞则血瘀，血不利而为水，水阻则气滞；反之亦然。气血水结于腹中，水湿不化，久则实者愈实；邪气不断残正气，使正气日渐虚弱，久则虚者愈虚，故本虚标实，虚实并见为本病的主要病机特点。晚期水湿之邪，郁久化热，则可发生内扰或蒙蔽心神，引动肝风，迫血妄行，络伤血溢之变。总之，鼓胀的病变部位在肝、脾、肾，基本病机是肝脾肾三脏功能失调，气滞、血瘀、水停于腹中。病机特点为本虚标实。

【辨证要点与鉴别诊断】

（一）辨证要点

鼓胀为本虚标实之证，初期以实为主，其标实又有气滞、血瘀、水停的侧重，同时又有肝、脾、肾脏腑之不同；晚期以虚为主，同时可兼见出血、昏迷等危重症候。

1.鼓胀早期

（1）辨病性：腹部膨隆，腹皮绷紧，按之空空然，叩之如鼓，喜太息，嗳气或矢气后胀减，口苦脉弦，病性偏于气滞；腹部胀大，状如蛙腹，按之如囊裹水，尿少肢肿，周身困乏无力，苔白腻者，病性偏寒湿；脘腹撑急，灼热口苦，小便短赤，大便秘结，舌苔黄腻者，病性偏湿热；腹大坚满或脐心外突，脉络怒张，面色黧黑，面、胸、臂红痣血缕，手掌赤痕，舌质暗或有瘀斑，病性偏血瘀。

（2）辨病位：鼓胀主要涉及肝、脾、肾三脏。腹大胀满，按之不坚，胁部或胀或痛，攻窜不定者，病变及肝；腹大胀满，食少脘痞，四肢困重，疲倦无力者病变及脾；腹大胀满，精神委顿，肢冷怯寒，下肢浮肿，尿少者，病变及肾。

2.鼓胀晚期

（1）辨阴阳：腹胀满不舒，朝宽暮急，面色苍黄，神疲乏力，四肢不温，舌淡紫，脉沉细者，病性偏阳虚；腹大胀满，心烦失眠，口燥，衄血，形体消瘦，小便短赤，舌红绛少津，脉弦细数者，病性偏阴虚。

（2）辨危候：鼓胀后期，常并发危重症候，预后不佳。如骤然大量呕血，血色鲜红、大便下血，暗红或油黑，伴手足颤、狂躁、神志昏迷及尿闭，脉数不静或脉大弦紧者，证属浊毒闭窍、生风动血；若神志昏迷，烦躁不安，甚则怒目狂叫，四肢抽搐颤动，口臭便秘，溲赤尿少，舌红苔黄，脉弦滑者，证属痰热扰神；若神志昏迷，汗出肢冷，气促，撮空，两手抖动，脉细弱者，证属正气衰败，真阳欲脱之危候。

（二）鉴别诊断

（1）水肿：鼓胀主要因肝、脾、肾受损，气、血、水瘀结于腹中，以腹部胀大为主，四肢肿不甚明显，晚期可伴肢体本浮肿。每兼见面色青晦，面颈部有血痣赤缕，胁下癥积坚硬，腹皮青筋显露等。水肿主要因肺、脾、肾三脏失调，水液泛滥肌肤，引起局部或全身浮肿。初期浮肿从眼睑开始，继则延及头面及肢体，或下肢先肿，后及全身，每见面色㿠白，腰酸倦怠等，皮色一般不变，后期病重时可见腹部胀满，不能平卧等证。

（2）肠覃：肠覃主要因湿热瘀毒流连肠道，阻滞气机，常见下腹部有肿块，早期肿块局限于下腹部，大如鸡卵，以后逐渐增大，可如怀胎之状，按之坚硬，推之可移，无水液波动感。早期以实证居多，肠覃为慢性耗损性疾病，若不积极治疗，预后不佳。鼓胀虽同见腹部胀大，但触之常未见有形肿块，但常伴水液停聚。

（3）积聚：积聚主要因情志不畅或湿邪食滞致肝脾失调，气滞血瘀，常见腹部胀闷或疼痛不适，腹部可扪及包块。初期，常在气分，多为腑病，病情较轻，常见痛无定处，攻窜走动，得矢气则舒。后期常及血分，多为脏病，病情较重，常伴腹内结块不散，痛有定处。积聚迁延日久可转变为鼓胀。

（4）气鼓：气鼓主要因情志失调，肝郁气滞，常表现为腹部胀满、膨隆，胁下胀痛，不想吃饭，吃饭后腹胀加重，得嗳气、矢气稍减，小便量少。气鼓多与肝郁气滞，脾失健运，湿阻中焦有关。

【西医相关疾病及特征性症状】

（1）肝硬化：肝硬化是临床常见的慢性进行性肝病，由一种或多种病因长期或反复作用形成的弥漫性肝损害。在我国大多数为肝炎后肝硬化，少部分为酒精性肝硬化和血吸虫性肝硬化。病理组织学上有广泛的肝细胞坏死、残存肝细胞结节性再生、结缔组织增生与纤维隔形成，导致肝小叶结构破坏和假小叶形成，肝脏逐渐变形、变硬而发展为肝硬化。早期由于肝脏代偿功能较强可无明显症状，后期则以肝功能损害和门脉高压为主要表现，并有多系统受累，晚期常出现上消化道出血、肝性脑病、继发感染、脾功能亢进、腹腔积液、癌变等并发症。

（2）腹腔内肿瘤：肿瘤很多，所有的腹部器官都可能出现肿瘤，如肝癌、胰腺癌、胃癌、脾淋巴瘤、肠癌、部分神经鞘瘤、间皮瘤等，不同肿瘤的症状各不相同，最常见的是腹痛、食欲减退、消退、消瘦，其他可能有皮肤，眼白发黄，吐血，大便出血，大便梗阻等都会引起腹部胀满。

（3）腹腔积液：腹腔积液指腹腔内游离液体的过量积聚，是体征而并非一种疾病。任何病理状态下导致腹腔内液体量超过 200 mL 即称为腹腔积液。产生腹腔积液的病因很多，比较常见的有心血管病、肝脏病、腹膜病、肾脏病、营养障碍病、恶性肿瘤腹膜转移、卵巢肿瘤、结缔组织疾病等。腹腔积液定量诊断除影像学检查外，主要依据腹部叩诊法：腹腔积液达 500 mL 时，可用肘膝位叩诊法证实；1000 mL 以上的腹腔积液可引起移动性浊音，大量腹腔积液时两侧胁腹膨出如蛙腹，检查可有液波震颤；小量腹腔积液则需经超声检查才能发现。

【辨证论治】

（一）常证

1.气滞湿阻

临床表现：腹胀按之不坚，胁下胀满或疼痛，饮食减少，食后胀甚，得嗳气、矢气稍减，小便短少；舌苔薄白腻，脉弦。

治法：疏肝理气，运脾利湿。

代表方：胃苓汤合用柴胡舒肝散。

胃苓汤由茯苓、苍术、陈皮、白术、桂枝、泽泻、猪苓、厚朴、甘草、生姜、大枣组成；柴胡舒肝散由陈皮、柴胡、枳壳、芍药、炙甘草、香附、川芎组成。前方以运脾利湿消胀为主；后方以疏肝理气为主。若胸脘痞闷，腹胀，嗳气为快，气滞偏甚者，可酌加佛手、木香、沉香；若尿少，腹胀，苔腻者，可加砂仁、大腹皮、泽泻、车前子；若神倦，便溏，舌质淡者，宜加党参、黄芪、附片、干姜、川椒；若兼胁下刺痛，舌紫，脉涩者，可加延胡索、莪术、丹参、鳖甲等。

2.水湿困脾

临床表现：腹大胀满，按之如囊裹水，甚则颜面微浮，下肢浮肿，脘腹痞胀，得热则舒，精神困倦，怯寒懒动，小便少，大便溏；舌苔白腻，脉缓。

治法：温中健脾，行气利水。

代表方：实脾饮。

本方由附子、干姜、木瓜、厚朴、木香、槟榔、草果、甘草、白术、茯苓、生姜、大枣组成。若浮肿较甚，小便短少，可加肉桂、猪苓、车前子；若兼胸闷咳喘，可加葶苈子、苏子、半夏；若胁腹胀痛，可加郁金、香附、青皮、砂仁；若脘闷纳呆，神疲，便溏，下肢浮肿，可加党参、黄芪、山药、泽泻、白术、茯苓等。

3.湿热蕴结

临床表现：腹大坚满，脘腹胀急，烦热口苦，渴不欲饮，小便赤涩，大便秘结或溏垢；舌边尖红，舌苔黄腻或兼灰黑，脉象弦数。

治法：清热利湿，攻下逐水。

代表方：中满分消丸。

本方由厚朴、枳实、黄连、黄芩、知母、半夏、陈皮、茯苓、猪苓、泽泻、砂仁、干姜、姜黄、人参、白术、炙甘草组成。若热势较重，加连翘、龙胆草、半边莲、半枝莲；若小便赤涩不利者，加陈葫芦、蟋蟀粉；若胁痛明显者，可加柴胡、川楝子；若见面、目、皮肤发黄，可合用茵陈蒿汤。

4.肝脾血瘀

临床表现： 脘腹坚满，青筋显露，胁下癥结痛如针刺，面色晦暗鳖黑，或见赤丝血缕，面颈、胸、臂出现血痣或蟹爪纹，口干不欲饮水，或见大便色黑；舌质紫暗或有紫斑，脉细涩。

治法：活血化瘀，行气利水。

代表方：调营饮。

本方由莪术、川芎、当归、延胡索、赤芍药、瞿麦、大黄、槟榔、陈皮、大腹皮、葶苈子、赤茯苓、桑白皮、细辛、官桂、炙甘草、生姜、大枣、白芷组成。若胁下癥积肿大明显，可加穿山甲、地鳖虫、牡蛎；若病久体虚，气血不足，或攻逐之后，正气受损，可加当归、黄芪、党参；若大便色黑，可加三七、茜草、侧柏叶；若病势恶化，大量吐血、下血，或出现神志昏迷等危象，当辨阴阳之衰脱予以生脉注射液或参附注射液滴注。

5.脾肾阳虚

临床表现： 腹大胀满，形似蛙腹，朝宽暮急，面色苍黄，或呈苍白，脘闷纳呆，神倦怯寒，肢冷浮肿，小便短少不利；舌体胖，质紫，舌苔淡白，脉沉细无力。

治法：温补脾肾，化气利水。

代表方：附子理苓汤。

本方由附子、干姜、人参、白术、茯苓、泽泻、猪苓、桂枝、甘草组成。若神疲乏力，少气懒言，纳少，便溏者，可加黄芪、山药、薏苡仁、扁豆；若面色苍白，怯寒肢冷，腰膝酸冷疼痛者，酌加肉桂、仙茅、仙灵脾。

6.肝肾阴虚

临床表现： 腹大胀满，或见青筋暴露，面色晦滞，唇紫，口干而燥，心烦失眠，时或鼻衄，牙龈出血，小便短少；舌质红绛少津，舌苔少或光剥，脉弦细数。

治法：滋肾柔肝，养阴利水。

代表方：一贯煎合六味地黄丸。

一贯煎由北沙参、麦冬、当归、生地黄、枸杞、川楝子组成；六味地黄丸由熟地黄、山药、山茱萸、茯苓、丹皮、泽泻组成。前方养阴柔肝；后方重在滋养肾阴。若津伤口干明显者，可加石斛、玄参、芦根；若青筋显露，唇舌紫暗，小便短少，可加丹参、益母草、泽兰、马鞭草；若腹胀甚，加枳壳、大腹皮、槟榔；若有潮热、烦躁，酌加地骨皮、白薇、栀子；齿鼻衄血，加鲜茅根、藕节；若阴虚阳浮，症见耳鸣、面赤、颧红，宜加龟甲、鳖甲、牡蛎；若湿热留恋不清，溲赤涩少，酌加知母、黄柏、金钱草、茵陈；若兼腹内积聚痞块，痛不移处，卧则腹坠，肾虚久泻者，可加用膈下逐瘀汤。

（二）变证

1.黄疸

临床表现： 身目黄染如金，倦怠乏力，烦躁不宁，纳食欠佳或不欲食，恶心厌油，肝区胀痛，腹部膨隆，双下肢水肿，尿少如浓茶，大便溏；舌暗红，舌苔黄腻，脉弦滑。

治法：清热解毒，利湿退黄。

代表方：甘露消毒丹。本方由滑石、茵陈、石菖蒲、木通、射干、豆蔻、连翘、连芩、川贝母、藿香、薄荷组成。

2.出血

临床表现： 轻者可见牙龈出血、鼻衄或肤下瘀斑，重者病势突变，大量呕吐鲜血或大便下血；舌红苔黄，脉弦数。

治法： 泻火解毒，凉血止血。

代表方： 犀角地黄汤。本方由水牛角、芍药、地黄、丹皮组成。

3. 神昏

临床表现： 神昏谵语，昏不识人，发热，黄疸，烦躁不宁，口臭便秘，溲赤尿少；舌质红绛，舌苔黄燥，脉细数。

治法： 清热解毒，醒脑开窍。

代表方： 清营汤合安宫牛黄丸。清营汤由水牛角、生地黄、金银花、连翘、玄参、黄连、竹叶、丹参、麦冬组成。安宫牛黄丸由牛黄、水牛角、麝香、冰片、珍珠、朱砂、雄黄、黄连、黄芩、栀子、郁金、蜂蜜组成。

【歌诀】

鼓胀气血水交凝，肝脾肾脏俱有病，
气滞柴疏胃苓选，水湿实脾温而行，
肝脾血瘀调营饮，脾肾阳虚附理苓，
肝肾阴虚常燥烦，一贯煎合六味丸。
变证黄疸甘露丹，出血则用犀角安，
如若神昏谵热躁，清营汤合安宫丸。

【典籍摘要】

《黄帝内经·灵枢·水胀》："鼓胀何如？岐伯曰：腹胀身皆大，大与肤胀等也，色苍黄，腹筋起，此其候也。"

《金匮要略·水气病脉证并治第十四》："石水，其脉自沉，外证腹满不喘……肝水者，其腹大，不能自转侧，胁下腹痛，时时津液微生，小便续通……脾水者，其腹大，四肢苦重，津液不生，但苦少气，小便难……肾水者，其腹大，脐肿腰痛，不得溺，阴下湿如牛鼻上汗，其足逆冷，面反瘦。"

《丹溪心法·鼓胀》："朝宽暮急，血虚；暮宽朝急，气虚；终日急，气血皆虚。"

《景岳全书·肿胀》："少年纵酒无节，多成水鼓。盖酒为水谷之液，血亦水谷之液，酒入中焦，必求同类，故直走血分……故饮酒者身面皆赤，此入血之征，亦散血之征也，扰乱一番，而血气能无耗损者，未之有也。第年当少壮，则旋耗旋生，固无所觉，及乎血气渐衰，则所生不偿所耗，而且积伤并至，病斯见矣……其有积渐日久，而成水鼓者，则尤多也。"

【临证实录】

医案 1：

魏某，女，45 岁，律师。初诊：2018 年 5 月 29 日。

主诉： 腹胀大，半年余，伴见形体消瘦，纳少，便溏，面色少华，头晕乏力，双下肢浮肿。B 超示：肝硬化，中等量腹腔积液。

诊查： 舌淡苔白，脉沉缓。

辨证： 鼓胀（脾阳虚，水湿内停）。

治法： 温补脾胃，益气利水。

方药： 四君子汤加减。

人参 20 g，茯苓 20 g，炒白术 15 g，炙甘草 15 g，黄芪 60 g，当归 20 g，酒白芍 30 g，附子 15 g，干姜 15 g，桂枝 15 g，益母草 25 g。14 服，水煎服。

二诊： 2018 年 6 月 13 日：服药后诸症同前。处方：黄芪 70 g，茯苓 30 g，泽泻 20 g，桂枝 25 g，附子 20 g，木香 15 g，厚朴 20 g，枳壳 20 g，益母草 35 g。7 服，水煎服。

三诊：2018年6月20日：腹胀略减，畏寒甚，上方桂枝、附子各加5g，炒白术25g，甘遂末3g。冲服商陆5g。7服，水煎服。

四诊：2018年6月27日：尿量明显增多，腹胀减轻，乏力明显，大便日1次，质稀，舌淡苔白薄，脉缓。处方：党参40g，炒白术25g，茯苓30g，炙甘草15g，木香15g，莪术20g，陈皮20g，车前子30g，豆蔻10g，黄芪60g，砂仁10g，附子25g，干姜15g。14服，水煎服。

五诊：2018年7月13日：服药后双下肢水肿、腹胀仍在，大便日一行，质尚可，舌淡苔白，脉缓。处方：上方加枳壳15g，青皮15g，乌药15g，大腹皮20g。14服，水煎服。

六诊：2018年7月27日：水肿缓解，腹胀大减，乏力改善。上方加香附20g，郁金20g。14服，水煎服。

七诊：2018年8月11日：腹胀、水肿进一步改善，偶有乏力。上方去党参、郁金，加人参20g，红景天20g，桂枝20g，牛膝15g。14服，水煎服。

按：鼓胀的病位主要在肝、脾，基本病机为肝、脾、肾受损，气滞、血瘀、水停腹中。本案一诊辨其为脾阳虚，水湿内停，方用四君子汤合当归补血汤加姜、附、桂而成，具有温补脾胃，益气利水之功。但疗效不佳，二诊改以行气利水为主，佐以温阳健脾。三诊时水肿、鼓胀仍在，故加甘遂、商陆等峻下逐水之品，同时加大温阳之力以求治标。四诊终于见效，但脾虚之势已显，思与峻下剂使用会耗伤正气有关，又改为香砂六君子酌加温中利湿平和方剂图治。五诊水肿、腹胀虽未减轻，但脾虚象好转，此时不图冒进速治，但以平和取胜，加行气消胀之品。六诊诸症总体好转，加行气活血药继服。七诊，服药近3月后疗效稳定，说明方证相符，医患两者信心大增，进一步调整补气温阳活血之力，劝其久治收功。

医案2：

陈某，女，71岁，退休工人。初诊：2015年2月6日。

主诉：腹部膨隆、纳少，1月余，近1周明显加重，伴口干，口苦，不渴，大便黏。既往有乙肝病史，五年前曾抽腹腔积液1500mL，输白蛋白8瓶。B超：肝硬化腹腔积液。

诊查：舌暗，舌苔黄厚腻，脉弦数。

辨证：鼓胀（湿蕴三焦，瘀血阻滞）。

治法：分消水湿，行气活血，利水消肿。

方药：三仁汤加减。

杏仁15g，白蔻15g，炒薏苡仁30g，厚朴15g，竹叶10g，滑石30g，益母草30g，香附25g，郁金25g，神曲20g，车前子30g，丹参35g，黄芩15g，小通草5g，甘草10g。20服，水煎服。

二诊：2015年2月27日：服药后，腹腔积液改善，食欲增加，大便正常。现：晨起口干苦，乏力。舌暗，舌苔薄黄，脉弦稍数。处方：柴胡15g，黄芩10g，炒白芍15g，当归10g，白术10g，茯苓30g，车前子30g，香附20g，坤草30g，丹参25g，延胡索15g，郁金15g，黄芪60g，黄精20g，薄荷10g，甘草10g。21服，水煎服，日1服。

三诊：2015年3月20日：一周前又因外感、家人关系不和等原因，而见腹部膨隆加重，右胁下不适，活动后双下肢浮肿，大便正常，小便不利，食欲不佳，舌质红，舌苔厚，脉弦。彩超示：肝硬化，胆囊壁毛糙，脾大，腹腔积液。处方：茯苓30g，车前子30g，泽泻20g，紫苏梗15g，桂枝10g，炒白术20g，益母草30g，瞿麦30g，郁金25g，香附25g，丹参30g，黄芪60g，炒麦芽35g。14服，水煎服，日1服。

四诊：2015年4月4日：服上方14服药后，水肿大减，情绪改善。现乏力明显，纳少，小便正常，舌红苔黄，脉弦缓。处方：党参40g，茯苓30g，炒白术10g，炙甘草15g，柴胡10g，枳壳15g，郁金15g，香附20g，丹参20g，黄芪60g，益母草30g，焦三仙各15g，陈皮15g，大腹皮20g，豆蔻10g，当归15g。21服，水煎服，日1服。

五诊：2015年5月12日：服上方21服后，纳食正常，偶有腹胀。停药后腹胀加重，夜间口苦口干，小便正常，双脚踝肿胀不甚，舌质红，舌苔白，中心黄腻，脉弦缓。处方：太子参20g，炒白术15g，茯苓 30 g，郁金 15 g，香附 20 g，丹参 30 g，牡丹皮 15 g，益母草 30 g，泽泻 15 g，薏苡仁 30 g，生麦芽 15 g，楮实子 15 g，生山药 30 g，牛膝 20 g，炙甘草 10 g。21 服，水煎服。

六诊： 2015 年 6 月 6 日：腹胀减，水肿未见，舌红，苔薄黄，脉弦缓。处方：大黄䗪虫丸，每日 3 次，每次两丸，佐以逍遥丸每日两次，每次 1 丸，口服，若有不适，随时复诊。

按： 初诊时患者有纳差，口干苦，大渴，舌红苔厚腻等症状，辨为湿阻三焦，瘀血阻滞，以三仁汤分消走泄，加香附、郁金、丹参行气活血化瘀，益母草、车前子利水消肿。二诊时腹腔积液改善，唯口干苦，乏力，脉见弦稍数，有肝木克土之象，故用逍遥丸加味，以调和肝脾活血化瘀。三诊时患者又因情绪波动，鼓胀腹腔积液又作，足肿，治以五苓散为主，以化气利水，使水精四布，五经并行。四诊水肿减，药以四君子汤合活血利水施治。六诊因服药不便，继以活血软坚峻剂缓投的大黄蛰虫丸、疏肝解郁的逍遥丸合方缓治。

医案 3：

陈某，男，60 岁，退休工人。初诊：2019 年 5 月 2 日。

主诉： 腹部胀大、两胁隐痛，下肢水肿已 20 余天。伴纳少嗳气、胃脘痞闷，神倦乏力，大便稀溏。B 超示：中度肝硬化，脾大。

诊查： 舌苔薄黄、微腻，脉弦细。

辨证： 鼓胀（脾失健运，水湿瘀血内停）。

治法： 健脾益气，淡渗化湿，活血软坚。

方药： 四君子汤加减。

党参 40 g，茯苓 40 g，炒白术 25 g，青陈皮各 15 g，黄芪 50 g，泽泻 15 g，车前子 30 g，马鞭草 15 g，半枝莲 20 g，牡蛎 50 g，鳖甲 15 g，香附 25 g，郁金 20 g，丹参 35 g。14 服，水煎服。早中晚分服。

二诊： 2019 年 5 月 17 日：下肢水肿略减，食欲增加，腹胀仍在，大便正常，入寐不佳。处方：原方加甘遂末 3 g 冲服，桂枝 25 g，夜交藤 50 g，石菖蒲 30 g。14 服，水煎服。早中晚分次服。

三诊： 2019 年 5 月 25 日：腹胀、失眠、水肿皆有好转，大便略稀，原方甘遂末改为 1.5 g，14 服继服。

四诊： 前证进一步缓解，大便质稀，每日 3 次以上，腹部不适，舌苔薄，脉缓。上方去甘遂、马鞭草、半边莲、党参、夜交藤、石菖蒲，加人参 20 g，三七 15 g，淫洋藿 15 g，巴戟天 20 g。10 服为散剂，每日 3 次，每次 12 g，温水送服，嘱其如有不适，随时复诊。服药 55 天回访：精神好转，腹胀基本消失，腹围减至 75 cm，体重 56 kg，小便每日 3 次，下肢浮肿消退，大便偶有不调，腹部叩诊移动性浊音消失。

按： 肝硬化腹腔积液的主要病机是脾土虚弱、运化失职、升降失衡，致使清浊相混、水湿停聚所致。治疗上以健脾益气，淡渗化湿为主，不可动辄以大剂量攻下逐水之剂，以图速效，不仅腹腔积液难消，而且肝肾益损，结合软坚散结、佐以温肾之法，缓消鼓胀则更为不取。陈某病程短，正气尚可，首诊治以健脾化湿、活血软坚之品。待纳少、乏力、便稀改善后，加甘遂末以攻逐水肿，二诊见效后，马上减其剂量。三诊随即加淫羊藿、巴戟天补先天、温肾阳、祛寒湿、交通水道。

医案 4：

吴某，女，39 岁。就诊：2014 年 3 月 12 日。

主诉： 患者患乙型病毒性肝炎 5 年。近一月自觉腹部胀满，按之不坚，食纳不佳，口舌干燥，口苦，体倦乏力，面色微黄，大便秘结，小便短少。西医 B 超检查示少量腹腔积液。

诊查： 舌红，舌苔黄厚，脉滑。

辨证： 鼓胀（湿热互结，阻滞气机，瘀血内停）。

治法： 利湿行气，清热除满，活血化瘀。

方药： 己椒苈黄丸合三仁汤加减。

处方： 防己 10 g，椒目 10 g，葶苈子 10 g，生大黄 10 g，白豆蔻 10 g，生薏苡仁 30 g，苦杏仁 10 g，厚朴 10 g，滑石 10 g，通草 10 g，桃仁 5 g，泽兰 10 g。5 服，水煎服。

二诊： 服上药后，患者腹满明显减轻，口干口苦好转，排便正常，仍觉乏力，食纳不佳。舌淡红，舌苔薄微黄，脉滑。湿热已大除，易健脾除湿法。方以香砂六君子加减。处方：党参 15 g，黄芪 15 g，砂仁 10 g，陈皮 10 g，半夏 10 g，炒白术 10 g，炙甘草 10 g，枳实 10 g，佛手 10 g，香橼 10 g。7 服，水煎服。

三诊： 患者诸症消失，再行 B 超示无异常。嘱其续服上方 7 服，停药。

按：《金匮要略·痰饮咳嗽病脉证并治》中有："腹满，口舌干燥，此肠间有水气，己椒苈黄丸主之。"本患之症与其颇合。本患鼓胀尚属早期，以气滞为主，以湿热阻滞为患，故合以三仁汤，清热利湿，畅行气机。叶天士云："通阳不在温，而在于利小便。"方中防己、葶苈子、滑石、通草利湿开窍；椒目利水消肿；薏苡仁健脾，善利下焦湿热，以助滑石等之效；杏仁宣肺气、通腑气；白豆蔻芳香化中焦之湿；泽兰活血利水；桃仁活血化瘀通腑；大黄活血清热利水；以厚朴畅行肠腑气机。全方主以利湿行气为主，兼以活血，以成血水同治之势。《黄帝内经·素问·腹中论》载有"鼓胀治之以鸡矢醴"。《黄帝内经·素问·宣明论方》中载有"鸡矢醴散治疗鼓胀"，以大黄、桃仁、鸡矢白为主要药物。大黄清热活血利水，桃仁活血通腑，其二者相配实为通治"气、血、水"。二诊中，患者明显好转，病以脾虚为主，故易以香砂六君子加减，健脾除湿理气，培土以制水。以收其效。

医案 5：

王某，男，47 岁。初诊：2013 年 9 月 9 日。

主诉： 大量饮酒史近 30 年。现症：腹满胀大，青筋显露，神疲乏力，面色晦暗，口干，食饮不佳，小便短少，大便秘结。

诊查： 舌暗苔薄，脉涩。

辨证： 鼓胀（瘀水互结证）。

治法： 活血通络，行气利水。

方药： 桂枝茯苓丸加减。

桂枝 10 g，茯苓 50 g，牡丹皮 15 g，桃仁 15 g，赤芍 15 g，白芍 20 g，生大黄 10 g，土鳖虫 10 g，黄芪 50 g，当归 10 g，生牡蛎 30 g。7 服，水煎服。

二诊： 2013 年 9 月 16 日：体力渐增，腹满胀大好转，二便正常。舌暗苔薄，脉涩。上方减茯苓至20 g。7 服，水煎服

三诊： 2013 年 9 月 23 日：腹满胀大好转，口干甚，舌暗苔薄，脉涩。上方加石斛 20 g。7 服水煎服。

按：《金匮要略·妇人妊娠病脉证并治》有："妇人宿有癥病……桂枝茯苓丸主之。"桂枝茯苓丸本治妇人瘀阻证。本患瘀水互结，以瘀为主。投以桂枝茯苓丸，茯苓量至 50 g，增利水健脾之力。方以桂枝温通行滞，牡丹皮、桃仁、赤芍活血通滞，土鳖虫活血通络，白芍、当归和营养络，既可助和血之功，又有养血之效。鼓胀日久，兼现脾土虚衰，以黄芪补气健脾，补土以制水。生牡蛎咸寒以软坚散结，大黄通腑行气，活血清热。全方主以活血通络，兼以利水，调气散结。二诊患者体力渐增，腹满好转，减茯苓之量，以防利水伤阴之弊。三诊患者诸症好转，口干甚，故投以石斛 20 g，《神农本草经》载石斛主伤中，除痹，下气，补五脏虚劳、羸瘦、强阴。既可防利水之阴伤，又可助诸药逐瘀下气，用之甚是妥当。

【临证心法】

鼓胀主症常以腹大如鼓，胀满不适等为主，但亦有本虚标实主次之异，临床上当辨标本虚实缓急。其标实常责之气滞、血瘀、水停，实则宜攻，当从标治，如疏肝、消积、健脾、逐水、祛瘀等法；本虚责之肝、脾、肾之虚，虚则宜补，当从本治，如益气、养血、温阳、滋阴等法。但须注意虚中挟实，实中挟虚的情况，故"行实当顾虚，补虚毋忘实"。论治大法当根据病情演变，分阶段随证施治，切忌见水逐水，应遵《黄帝内经·素问·至真要大论》"衰其大半而止"的治疗原则。《格致余论·鼓胀论》亦提出："此病之起，或三五年，或十余年，根深矣，势笃矣，欲求速效，自求祸耳。"治疗上鼓胀初期以气结为机，故以调气为要，以祛邪为主。中期与晚期症见虚实夹杂，治宜补泻并施，或健脾利水，或补肾利水，或柔肝健脾补肾，活血利水，此四点对年老病久的鼓胀患者尤为重要，可根据体质和季节变化酌情选药。

鼓胀逐水法应用原则：①中病即止，"衰其大半而止"的原则，以免损伤脾胃。②严密观察病情，注意药后反应，③明确禁忌证。

逐水法主要用于：①正气尚未过耗，而腹胀殊甚；②水热蕴结与水湿困脾为主。

禁忌证：①鼓胀日久，正虚体弱。②发热，黄疸日渐加深。③消化道溃疡并发出血。④有出血倾向者。⑤利尿剂有效者。

关于本病的预后，如李中梓说："四肢不肿，但腹胀者，名单腹胀，难愈。"喻嘉言也有"从来腹胀遍身，头面俱肿尚易治；若单单腹胀，则难治"的说法。鼓胀，凡病由腹流入四肢，此为顺；由四肢到腹，此为逆。

在选方用药上，对患者体质较实、病程较短者可适当在短期内选择峻下逐水之品，如牵牛子、甘遂、商陆等；对体质较弱或正气不足者，则宜择淡渗利水之药，重点考虑黄芪、茯苓、车前子等，三者补中兼利，补利兼收，利水不伤正，补而不助邪，故可久服；对既有水肿又兼瘀血者，可用坤草、瞿麦、泽兰、蒲黄等，活血利水；对阴液不足者，可用白茅根益阴利水之品；而对于马兜铃科植物关木通、广防己等已证明有肾毒性的药物要尽量避免使用。

第六节 瘿病

瘿病，又名瘿气、瘿瘤，是由于情志内伤，饮食及水土失宜，以至气滞、痰凝、血瘀壅结颈前所引起的以颈前喉结两旁结块肿大为主要临床特征的一类疾病。西医中单纯性甲状腺肿、甲状腺结节、甲状腺功能亢进、甲状腺炎、甲状腺瘤、甲状腺癌均属本病范畴，可参照本节辨证论治。

【病因病机】

情志内伤使肝气失于条达，气机郁滞，则津液输布失常，易于凝聚成痰，气滞痰凝，壅结颈前；饮食及水土失宜影响脾胃的功能，使脾失健运，不能运化水湿，聚而生痰，还可影响气血的正常运行，致气滞、痰凝、血瘀壅结颈前则发为瘿病。妇女的经、孕、产、乳等生理特点与肝经气血有密切关系，素体阴虚之人与瘿病有密切关系。

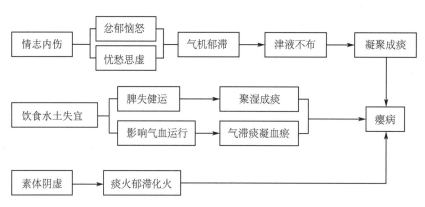

瘿病的病因病机演变图

【辨证要点与鉴别诊断】

（一）辨证要点

以颈前喉结两旁结块肿大为临床特征。初作可如樱桃或指头大小，生长缓慢，大小不一，大者可如囊如袋，触之多柔软，光滑，病程日久则质地较硬，或可扪及结节，多发于女性，常有饮食不节、情志不舒的病史，或发病有一定的地域性。

（1）辨在气与在血：颈前肿块光滑，柔软，属气郁痰阻，病在气分；病久肿块质地较硬，甚则质地坚硬，表面高低不平，属痰结血瘀，病在血分。

（2）辨火旺与阴伤：本病常表现为肝火旺盛及阴虚火旺之证。如兼见烦热，易汗，性情急躁易怒，眼球突出，手指颤抖，面部烘热，口苦，舌红苔黄，脉数者，为火旺；如见心悸不宁，心烦少寐，易出汗，手指颤动，两目干涩，头晕目眩，倦怠乏力，舌红，脉弦细数者，为阴虚。

（3）辨证候之虚实：瘿病以气、痰、瘀壅结颈前为主要病机，所以一般属于实证，其中应着重辨明有无血瘀。病程久后，由实致虚，常出现阴虚、气虚的病变及相应的症状，其中以心、肝阴虚尤为多见，从而成为虚实夹杂的证候。

（4）辨火热之有无：瘿病日久易郁而化火，应综合症状和舌脉辨别其有无火热，若有，则应辨别火热的程度。

（二）鉴别诊断

瘰疬：瘿病与瘰疬均可在颈项部出现肿块，但二者的具体部位及肿块的性状不同。瘿病肿块在颈部正前方，肿块一般较大。瘰疬的病变部位在颈项的两侧或颌下，肿块一般较小，每个约黄豆大，数目多少不等。

【西医相关疾病及特征性症状】

（1）单纯甲状腺肿：单纯性甲状腺肿是甲状腺功能正常的甲状腺肿，是以缺碘、致甲状腺肿物质或相关酶缺陷等原因所致的代偿性甲状腺肿，不伴有明显的甲状腺功能亢进或减退，故又称非毒性甲状腺肿，其特点是散发于非地方性甲状腺肿流行区，且不伴有肿瘤和炎症，病程初期甲状腺多为弥漫性肿大，以后可发展为多结节性肿大。

（2）甲状腺功能亢进：甲状腺功能亢进简称甲亢，是因甲状腺腺体本身产生甲状腺激素过多而引起的甲状腺毒症，导致身体代谢活动加快，神经、循环、消化等系统兴奋性增高和代谢亢进的临床综合征，常有多食、消瘦、心悸、出汗等主要临床表现。

（3）甲状腺炎：是由各种原因导致的一类累及甲状腺的异质性疾病。其病因不同，临床表现及预后差异较大，甲状腺功能可正常、可亢进、可减退，有时在病程中三种功能异常均可发生，部分患者最终发展为永久性甲减。按病程分为急性（化脓性）、亚急性（非化脓性）和慢性。按病因分为感染性、自身免疫性、放射性甲状腺炎等。其中自身免疫性甲状腺炎最为常见，又可分为桥本甲状腺炎（即慢性淋巴细胞性甲状腺炎）、萎缩性甲状腺炎、无痛性甲状腺炎以及产后甲状腺炎等。以下主要论及几种常见的甲状腺炎。

（4）甲状腺瘤：根据肿瘤性质，将甲状腺肿瘤分为良性和恶性。根据肿瘤的病理类型，良性甲状腺瘤分为滤泡状腺瘤和乳头状囊腺瘤两类；恶性甲状腺肿瘤分为乳头状癌、滤泡癌、髓样癌和未分化癌四类。

【辨证论治】

1.气郁痰阻

临床表现： 颈前喉结两旁结块肿大，质软不痛，颈部觉胀，胸闷，喜太息，或兼胸胁窜，病情常随情志波动；舌苔薄白，脉弦。

治法： 理气舒郁，化痰消瘿。

代表方： 四海舒郁丸。

本方由昆布、海带、海藻、海螵蛸、海蛤壳、青木香、青陈皮组成。若肝气不疏明显而见胸闷、胁痛者，加柴胡、枳壳、香附、延胡索、川楝子；若咽部不适，声音嘶哑，加牛蒡子、木蝴蝶、射干。

2. 痰结血瘀

临床表现： 颈前喉结两旁结块肿大，按之较硬或有结节，肿块经久未消，胸闷，纳差；舌质暗，舌苔薄白或白腻，脉弦或涩。

治法： 理气活血，化痰消瘿。

代表方： 海藻玉壶汤。

本方由海藻、昆布、海带、青皮、陈皮、半夏、浙贝母、连翘、甘草、当归、独活、川芎组成。若胸闷不舒加郁金、香附、枳壳；纳差、便溏者，加白术、茯苓、山药；若结块较硬或有结节者，可酌加黄药子、三棱、莪术、露蜂房、僵蚕；若结块坚硬且不可移者，可酌加土贝母、莪术、山慈菇、天葵子、半枝莲、犀牛丸等。

3. 肝火旺盛

临床表现： 颈前喉结两旁轻度或中度肿大，一般柔软光滑，烦热，容易出汗，性情急躁易怒，眼球突出，手指颤抖，面部烘热，口苦；舌质红，舌苔薄黄，脉弦数。

治法： 清肝泻火，消瘿散结。

代表方： 栀子清肝汤合消瘰丸。

栀子清肝汤由柴胡、栀子、丹皮、当归、白芍、牛蒡子、川芎、茯苓组成；消瘰丸由玄参、牡蛎、浙贝母组成。前方清肝泻火；后方清热化痰，软坚散结。若肝火旺盛，烦躁易怒，脉弦数者，可加龙胆草、黄芩、青黛、夏枯草；若手颤抖者，加石决明、钩藤、白蒺藜、天麻；若见胃热内盛而见多食易饥者，加生石膏、知母；若火郁伤阴，阴虚火旺而见烦热、多汗、消瘦乏力、舌红少苔、脉细数等症者，可用二冬汤合消瘰丸。

4. 心肝阴虚

临床表现： 颈前喉结两旁结块或大或小，质软，病起较缓，心悸不宁，心烦少寐，易出汗，手指颤动，眼干，目眩，倦怠乏力；舌质红，舌苔少或无苔，舌体颤动，脉弦细数。

治法： 滋阴降火、宁心柔肝。

代表方： 天王补心丹或一贯煎。

天王补心丹由生地、玄参、麦冬、天冬、人参、茯苓、当归、丹参、酸枣仁、柏子仁、五味子、远志、桔梗、辰砂组成；一贯煎由北沙参、麦冬、当归、生地黄、枸杞、川楝子组成。前方滋阴清热，宁心安神；后方养阴疏肝。若虚风内动，手指及舌体颤抖者，加钩藤、白蒺藜、鳖甲、白芍；若脾胃运化失调致大便稀溏、便次增加者，加白术、薏苡仁、山药、麦芽；若肾阴亏虚而见耳鸣、腰酸膝软者，酌加龟甲、桑寄生、牛膝、女贞子；若病久正气伤耗，精血不足而见消瘦乏力，妇女月经量少或经闭，男子阳痿者，可酌加黄芪、太子参、山茱萸、熟地、枸杞、制首乌等。

【歌诀】

瘿病颈前有瘿肿，气滞血瘀与痰阻，
内伤饮食情志参，更涉体质与水土，
气滞痰阻四海舒，痰结血瘀藻玉壶，
肝火旺盛热痰结，栀子清肝消瘰除，
心肝阴虚天王补，酌加一贯滋阴辅。

【典籍摘要】

《诸病源候论·瘿候》："瘿者，由忧恚气结所生，亦曰饮沙水，沙随气入于脉，搏颈下而成之。初作与瘿核相似，而当颈下也，皮宽不急，垂捶捶然是也。恚气结成瘿者，但垂核捶，捶无脉也。饮沙水成瘿者，有核无根，浮动在皮中。"

《外台秘要·瘿病方》："小品瘿病者始作与樱核相似，其瘿病喜当颈下，当中央不偏两旁也。"

《证治准绳·疡医·瘿瘤》："藻药散，治气瘿。海藻一两，黄药子二两。"

《寿世保元·瘿瘤》："夫瘿瘤者，多因气血所伤，而作斯疾也。大抵人之气血，循环无滞，瘿瘤之患，如调摄失宜，血凝结皮肉之中，忽然肿起，状如梅子，久则滋长。瘿有五种：曰石、肉、筋、血、气是也。"

【临证实录】

医案1：

胡某，女，36岁，工人。初诊：2016年8月6日。

主诉：手颤，多汗，易怒、消瘦3月余。伴心悸，易饥，大便质稀，乏力明显，月经2月未行。

诊查：舌红、苔薄黄，脉弦数。

辨证：瘿病（肝阳上亢，化火生风，火旺伤阴）。

治法：清肝降火，平肝息风，益气养阴。

方药：连翘汤加减。

夏枯草30g，炒黄芩15g，栀子10g，连翘15g，生牡蛎50g，珍珠母35g，石决明50g，菊花10g，枸杞25g，麦冬25g，谷精草30g，地骨皮10g，白蒺藜50g，茯苓15g，生甘草15g。14服，水煎服。

二诊：2016年8月21日：服上方7服后汗出减少，14服后手颤、易怒改善，纳食正常，昨日月经来潮，色、质、量尚可。现心慌心悸、乏力、大便偏稀。舌质红，舌苔薄白，脉弦小数。处方：夏枯草30g，黄芩10g，丹皮10g，茯苓35g，石决明30g，枸杞20g，菊花10g，蒺藜30g，谷精草30g，牡蛎50g，党参30g，麦冬20g，人参、五味子各15g，茯苓35g，甘草10g。21服，水煎服

三诊：2016年9月12日：服完上方后汗出明显减少，易怒基本消失，手颤、便稀略减。现乏力，动则心悸，平素心烦，舌质淡红、苔薄，脉弦缓。处方：太子参20g，麦冬25g，五味子15g，甘松20g，夏枯草30g，牡蛎50g，珍珠母25g，枸杞15g，白蒺藜50g，黄精20g，茯苓25g，甘草20g。21服，水煎服。

四诊：2016年10月8日：乏力，心悸明显减轻，大便正常，偶有心烦，手足心热，舌淡红、苔薄少津，脉弦少力。处方：上方加地骨皮25g。21服，水煎服

五诊：2016年10月29日：甲功已正常，偶有心悸。处方：上方加甘松15g，寄生15g。7服，水煎，每服服2天，每日2次。

按：《黄帝内经·素问》云："诸风掉眩，皆属于肝。"患者双手颤抖、心悸、易怒、脉弦数，为肝阳上亢，化火生风所致。肝火伤阴，扰动心神，故心悸、多汗，治疗以清肝降火为主，自拟方中夏枯草配黄芩、栀子、连翘清肝泻火，去心经之热；牡蛎、石决明、珍珠母平肝息风潜阳止颤；菊花、枸杞、白蒺藜养肝清热明目；麦冬、地骨皮、甘草、茯苓养阴益气宁心。二诊，肝火得平，以心慌心悸、乏力、大便稀为主要表现，减栀子、黄芩，加党参、重用茯苓益气宁心健脾止泻。三诊，肝火大减，气阴两虚明显，又去丹皮、菊花，加黄精、甘松益气宁心。四诊，肝火虽去，阴虚之势未解，四诊伍地骨皮养阴清虚热。五诊，基本痊愈，加甘松、寄生仿参松养心胶囊方，以宁心止悸为务。

该患先后服药80余服，由首诊清肝火、平肝阳为主治疗思想，渐以平肝阳、益心阴处方、又以益心气、养肝阴为主佐以平肝之法，终以补心之气阴，宁心神为主收功。

医案2：

张某，男，32岁，教师。初诊：2017年4月1日。

主诉：患者左侧甲状腺肿伴疼痛1周，曾于两周前外感后，右侧甲状腺肿疼痛。现左侧甲状腺肿、疼痛，压之痛甚，伴乏力，因痛而难以入睡，二便调。甲功显示：TSH↓、FT4稍高。

诊查：舌淡，舌苔白厚，脉滑小数。

辨证：瘿病（肝火炽盛，痰湿热毒结聚）。

治法：清肝泻火，化痰解毒散结。

方药：龙胆泻肝汤加减。

龙胆草15 g，生栀子10 g，黄芩15 g，甘草20 g，滑石粉35 g，板蓝根25 g，半夏15 g，竹叶10 g，连翘20 g，夏枯草15 g，通草5 g。7服，水煎服，日3服。

二诊：2017年4月8日：服药7服后，疼痛大减，入寐佳。处方：上方加党参20 g。7服，水煎服，日3服，诸症消失。

按：此病常发生于中年体弱女性中，多因正气不足，复感外邪而致，属"瘿痛""瘿痈"的范畴，相当于现代医学的"亚急性甲状腺炎"，本人经多年经验总结，自拟"亚甲炎方"治疗此病，疗效确切。

并总结本病的诊断要点如下：①甲状腺体疼痛明显，触碰则加重，常由一侧牵及另一侧腺体，交替疼痛。②甲状腺功能检测中，有甲状腺功能亢进情况发生，此现象为"伪甲亢"，是因为局部无菌性炎症刺激，致使甲状腺激素水平升高，当炎症改善后，甲功指标会随即恢复正常。③甲状腺彩超炎症处会有片状阴影。此病多发于中年体弱女性，多伴外感诱因，临床上诊治多以普济消毒饮、龙胆泻肝丸、五味消毒饮化裁，应用亚甲炎方有效后可酌情以小柴胡汤收功。

医案3：

吴某，女，57岁，退休工人。初诊：2016年6月12日。

主诉：颈部左侧甲状腺区有椭圆形包块，约2 cm×3 cm大，皮色不变，质地中等，无压痛，表面光滑，边界清楚，彩超弹性评分：2分。伴心烦、口干、动则心悸，咽中有痰阻感。

诊查：舌红少津，质暗，舌苔微黄，脉滑小数。

辨证：痰火凝结，气血阻滞

治法：清热化痰，行气活血。

方药：消瘰丸加减。

夏枯草25 g，牡蛎30 g，玄参25 g，浙贝母15 g，白芥子10 g，清半夏20 g，远志15 g，连翘20 g，甘松15 g，柴胡10 g，桔梗20 g，香附25 g，郁金20 g，丹参25 g。7服，水煎服。

二诊：2016年6月18日：证同前，大便偏稀。处方：上方加茯苓25 g，皂角刺15 g。14服，水煎服。

三诊：2016年7月13日：两天前因感冒出现头昏、鼻塞、流清涕，上方加紫苏25 g，荆芥10 g，防风10 g。以祛风解表。7服，水煎服。每日3次口服。

四诊：2016年7月20日：服上方药5剂，感冒已解，7服后咽中痰阻感大减，心悸缓解。舌质红、苔黄，脉滑。处方：牡蛎30 g，玄参25 g，川贝15 g，连翘15 g，海藻30 g，桔梗15 g，皂角刺15 g，清半夏25 g，夏枯草30 g。14服，水煎服，早晚分服。

五诊：2016年8月5日：彩超示：腺瘤大小为0.5 cm×0.8 cm。舌质红、苔黄，脉滑。处方：上方去加鳖甲30 g，猫爪草20 g，僵蚕15 g，独活15 g，桂枝20 g，7服为散，每日3次，每次12 g，温水送服，连服3个月。随访：服上方药3个月后，甲状腺瘤已消尽。

按：本例瘿瘤病是因痰、热、气郁三者凝结肝经，气血阻滞而成。治疗上以清化痰热为主，辅佐行气开郁、活血化瘀，首用消瘰丸加连翘、白芥子、清半夏、远志、夏枯草清化痰热，软坚散结；丹参、香附、郁金、柴胡行气开郁活血。后期加鳖甲、猫爪草、僵蚕化痰散结，独活、桂枝活血通经，本方加工为散剂，是宗"散者散也"之法，使痰热清、气血和、瘿瘤得减。

【临证心法】

近代医家对瘿病多采取辨病治疗，治疗方剂中有单味药，有复方，也有以一方为主辨证化裁，多数医家认为甲亢的病因为火郁，痰、瘀、虚。病机关键为虚实夹杂，虚以阴精亏虚为主，实以气、火、痰、瘀互结为患，临床上与肝脏关系最为密切。治疗时以疏肝理气化痰软坚为基础，随症加减。瘿病的药物选择仍以软坚散结之品为主，常用海藻、昆布、黄药子、海蛤壳、半夏、栝楼、贝母等。方中海藻、昆布均性味咸寒，归肝、胃、肾经，能消痰、软坚、散结，为治瘿之要药。若瘿病气郁痰结，致瘀血内停，则长配伍活血化瘀药，如川芎、莪术、三棱、丹参、穿山甲（曾用，现不用）等。治疗时一般还需配伍理气药，如陈皮、青皮、枳壳、木香、香附、川楝子等。对瘿病之肝郁日久，气郁化火，耗气伤阴者，肝阳上亢，肝风内动者，则相应给予平肝息风药、补气药、补阴药及补血药等。瘿病亦常因水土因素引发，故在易发病地区，应使用含碘盐或可经常食用海带。并保持乐观情绪，防止情志内伤，对预防瘿病的发生亦有重要意义。瘿病患者应吃新鲜蔬菜及富于营养的食物，避免辛辣油腻香燥之品，尤其是有阴虚火旺表现的病人。治疗中，应观察瘿肿形质、大小及颈围的变化，并定期检查硬度及活动度变化，同时注意休息。目前中医药治疗瘿病与古代有所不同。由于自然和社会环境的变化，古代所常见的以甲状腺肿为主症的甲状腺疾病已不多见，而以其他症状就诊，经检查为甲状腺疾病的患者日益增多，所以其用药规律已打破了使用大剂量含碘软坚散结中药的规律，代之以辨证与辨病相结合，随证加减用药。

第七节　疟疾

疟疾是感受疟邪引起的以寒战、壮热、头痛、汗出、休作有时为主症的疾病。常发于夏秋季节，但其他季节亦可发生。西医学中的疟疾表现为寒热往来，似疟非疟的类疟疾患，如回归热、黑热病及一些感染性疾病等属本病范畴，可参照本节辨证论治。

【病因病机】

本病的发生，主要是感受"疟邪"（主要指疟原虫），但其发病与正虚抗邪能力下降有关，诱发因素则与外感风寒、暑湿，饮食劳倦有关，其中尤以暑湿季节气温在 20 ~ 30 ℃、湿度在 60% 以上时最易诱发。夏秋暑湿当令之际，正是蚊毒疟邪肆虐之时，若人体被疟蚊叮咬，则疟邪入侵致病。因饮食所伤，脾胃受损，痰湿内生，或起居失宜，劳倦太过，元气耗伤，营卫空虚，疟邪乘袭，即可发病。

疟疾的病位总属少阳，故历来有"疟不离少阳"之说。感邪之后，邪伏半表半里，出入营卫之间，邪正交争，则疟病发作；疟邪伏藏，则发作休止。发作时，邪入与营阴相争，卫阳一时不能外达，则毛孔收缩，肌肤栗起而恶寒；其后，邪出与卫阳相搏，热盛于肌表，故又转为高热；待正胜邪祛，则疟邪伏藏，汗出热退，症状解除。至于休作时间的长短，与疟邪伏藏的深浅有一定关系，如每日发、间日发者，邪留尚浅；三日发者，则邪留较深。

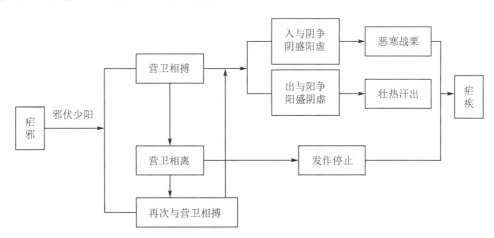

疟疾的病因病机演变图

由于感受时邪性质的不同，或体质有所差异，其病理变化和临床变现也可不同。一般以寒热休作有时的正疟临床最为多见。如素体阳虚寒盛，或感受寒湿诱发，则表现为寒多热少的寒疟或但寒不热之牝疟；素体阳热偏盛，或感受暑热诱发，多表现为热多寒少之温疟；若因感受山岚瘴毒之气而发者为瘴疟，可以出现神昏谵语、痉厥等危重症状，甚至发生内闭外脱的严重后果；若疫毒热邪深重，内陷心肝，则为热瘴；因湿浊蒙蔽心神者，则为冷瘴。

本病总因感受疟邪所致，故病理性质以邪实为主。但疟邪久留，屡发不已，气血耗伤，不时寒热，可成为遇劳即发的疟。或久疟不愈，气血瘀滞，痰浊凝结，壅阻于左胁下而形成疟母，且常兼有气血亏虚之象，表现为邪实正虚。

【辨证要点与鉴别诊断】

（一）辨证要点

（1）辨证疟与类疟：典型疟疾发作者，属正疟，表现为寒战发热，头痛汗出，休作有时；不典型发作者，属类虐，表现为寒战发热不清，休作不定。

（2）辨寒热的偏盛：凡素体阳虚寒盛，或感受寒湿诱发，发作时表现为寒多热少者，属寒疟或但寒不热之"牝疟"；凡素体阳热偏盛，或感受暑热诱发，发作时表现为热多寒少者，属温疟。

（3）辨发病的轻重：如感受疫毒瘴气，病势凶猛，出现壮热烦渴，神昏谵语，或寒甚热微呕吐腹泻、神昏不语等严重症状者，属瘴疟，病情凶险。

（二）鉴别诊断

（1）虚劳之阴虚内热：上午发热不明显，以午后或夜间潮热为特征。伴有五心烦热、盗汗失眠等症状。多由情志内伤所致，病情较重者往往缠绵日久，热不易退。

（2）风温发热：风温初起，邪在卫分时，可见寒战发热，无汗或微汗，咳嗽气急等肺经症状；若邪热壅盛，转入气分，则卫分症状消失，可见壮热有汗不解，兼见咳嗽、口渴、烦躁、便秘等肺胃两经症状。风温多见于冬春季节，疟疾常发于夏秋季节。

（3）淋证发热：淋证初起，湿热蕴蒸少阳，邪正相搏，亦常见畏寒或寒战发热，但多兼腰痛，小便频急，淋沥涩痛等症状。

【西医相关疾病及特征性症状】

（1）上呼吸道感染：上呼吸道感染简称上感，是包括鼻腔、咽或喉部急性炎症的总称。广义的上感不是一个疾病诊断，而是一组疾病，包括普通感冒、病毒性咽炎、喉炎、疱疹性咽峡炎、咽结膜热、细菌性咽–扁桃体炎。狭义的上感又称普通感冒，是最常见的急性呼吸道感染性疾病，多呈自限性，但发生率较高。成人每年发生 2～4 次，儿童发生率更高，每年 6～8 次。全年皆可发病，冬春季较多。

（2）高热：发热是多种疾病的常见症状。高热在临床上属于危重症范畴。小儿正常体温常以肛温 36.5～37.5 ℃，腋温 36～37 ℃衡量。通常情况下，腋温比口温（舌下）低 0.2～0.5 ℃，肛温比腋温高 0.5 ℃左右。肛温虽比腋温准确，但因种种原因常以腋温为准。若腋温超过 37.4 ℃，且一日间体温波动超过 1 ℃以上，可认为发热。所谓低热，指腋温为 37.5～38.0 ℃、中度热 38.1～39.0 ℃、高热 39.1～40.0 ℃、超高热则为 40 ℃以上。发热时间超过两周为长期发热。

（3）疟原虫感染：疟原虫感染就会引起疟疾，这种寄生虫的主要传播途径是蚊虫，感染人体后的潜伏期大概是 3 周左右，患病后可先通过症状初步诊断，常见症状有周期性寒战、高热、出汗，严重脑型疟的患者检查可发现贫血、脾大、肝功异常，血涂片查见疟原虫等是确诊依据。

【辨证论治】

1. 正疟

临床表现：寒战壮热，休作有时，先有哈欠乏力，继则寒栗鼓额，寒罢则内外皆热；头痛面赤，口渴引饮，终则遍身汗出，热退身凉；舌红，舌苔薄白或黄腻，脉弦。

治法：祛邪截疟，和解表里。

代表方：柴胡截疟饮或截疟七宝饮。

柴胡截虐饮由柴胡、黄芩、人参、甘草、半夏、生姜、大枣、常山、槟榔、乌梅、桃仁组成；截疟七宝饮由草果、槟榔、陈皮、青皮、厚朴、常山、甘草组成。前方祛邪截虐，和解表里，后方燥湿截虐。

2. 温疟

临床表现：热多寒少，汗出不畅；头痛，骨节酸疼，口渴引饮，便秘尿赤；舌红，舌苔黄，脉弦数。

治法：清热解表，和解祛邪。

代表方：白虎加桂枝汤。

本方由桂枝、知母、生石膏、炙甘草、粳米组成。

3. 寒疟

临床表现：热少寒多，口不渴，神疲体倦，胸脘痞闷；舌苔白腻，脉弦。

治法：和解表里，温阳达邪。

代表方：柴胡桂枝干姜汤合截疟七宝饮。

柴胡桂枝干姜汤由柴胡、桂枝、干姜、栝楼根、黄芩、牡蛎、甘草组成；截疟七宝饮由草果、槟榔、陈皮、青皮、厚朴、常山、甘草组成。前方和解散寒，生津敛阴，后方燥湿截疟。

4. 瘴疟

（1）热瘴。

临床表现：热甚寒微，或壮热不寒，头痛，肢体烦疼，面红目赤，胸闷呕吐，烦渴饮冷，大便秘结，小便热赤，甚至神昏谵语；舌质红绛，舌苔黄腻或垢黑，脉洪数或弦数。

治法：解毒除瘴，清热保津。

代表方：清瘴汤。

本方由青蒿、柴胡、茯苓、知母、陈皮、半夏、黄芩、黄连、枳实、常山、竹茹、滑石、甘草、辰砂组成。

（2）冷瘴。

临床表现：寒甚热微，或但寒不热，或呕吐腹泻，甚则神昏不语，嗜睡昏蒙；舌苔白厚腻，脉弦。

治法：解毒除瘴，芳化湿浊。

代表方：加味不换金正气散。

本方由苍术、陈皮、半夏、藿香、厚朴、茯苓、甘草、生姜、大枣组成。

5. 劳疟

临床表现：疟疾迁延日久，遇劳则发，寒热时作，倦怠乏力，短气懒言，纳少自汗，面色萎黄，形体消瘦；舌质淡，脉细无力。

治法：益气养血，扶正祛邪。

代表方：何人饮。

本方由何首乌、当归、人参、陈皮、煨生姜组成。

【歌诀】

疟疾寒热有定时，头痛汗出疟邪至，
正疟柴胡截疟饮，截疟七宝亦可治，
温疟白虎汤加桂，寒柴桂干七宝适，
瘴疟必用青蒿素，清瘴不换热冷知，
疟疾迁延劳则发，景岳何人饮勿迟。

【典籍摘要】

《黄帝内经·灵枢·岁露论》："夫风之与疟也,相与同类……风气留其处,疟气随经络,沉以内搏,故卫气应乃作也。"

《黄帝内经·素问·疟论》："此皆得之夏伤于暑,热气盛。藏于皮肤之内,肠胃之外,此荣气之所舍也……疟气者,必更盛更虚,当气之所在也,病在阳,则热而脉躁;在阴,则寒而脉静;极则阴阳俱衰,卫气相离,故病得休;卫气集,则复病也……夫疟者之寒,汤火不能温也,及其热,冰水不能寒也。"

《金匮要略·疟病脉证并治第四》："此结为癥瘕,名曰疟母,急治之,宜鳖甲煎丸。"

《肘后备急方·治寒热诸疟方》："青蒿一握,以水二升渍,绞取汁,尽服之。"

【临证实录】

刘某,女,61岁。初诊:2017年11月8日。

主诉: 上午在家中无诱因突发疟疾,先寒战而后壮热,热盛时脱衣饮冷不解,伴有胸闷烦躁谵语等症,中午过后,得汗则解,但次日复作,已发七八次,现纳少神疲畏风,腹胀,大便不尽。脉弦滑而数,舌苔薄腻而黄。

诊查: 舌质淡暗红胖,舌苔黄腻少津,脉弱濡数。

辨证: 疟疾(伏邪痰湿互阻,脾虚腑气不通)。

治法: 化湿健脾,调营醒神。

方药: 二陈桂枝白虎汤加减。

桂枝15 g,姜半夏15 g,陈皮25 g,茯苓25 g,知母15 g,石膏30 g,甘草10 g,炒谷芽30 g,神曲15 g,川贝5 g,草果15 g,砂仁10 g,佩兰15 g,生姜3 g,红枣6 g。7服,水煎服。

二诊: 服上方7剂,诉:上午寒热发作频率已减大半,烦躁谵语等症减轻,仅剩胸闷、食欲不佳,神疲乏力,睡眠不实。处方:原方加炒酸枣仁15 g,仙鹤草30 g。14服,水煎服,以收全功。

按: 此案为伏邪夹杂痰湿互结阳明患病,伴有邪扰营卫。拟二陈桂枝白虎汤加味,化湿健脾,调营醒神,解肌邪,清阳明。

二诊伏邪痰湿渐退,但患者素体脾胃虚弱,胃不和则夜不安眠。继用前法,效不更方,巩固治疗以收全功。

【临证心法】

疟疾是感受疟邪、瘴毒引起的疾病。病位在少阳半表半里,重者病邪深伏募原。初起以实证居多,久疟则气血亏耗,正虚邪恋,甚则血瘀痰凝,胁下结块,形成本虚标实之证。

疟疾由于兼感风寒湿暑,或痰食内滞、劳倦内伤等而有不同的证候。本篇分为正疟、温疟、寒疟、湿疟、劳疟、痢疟、瘴疟(又有寒瘴、热瘴两证)。辨证时要抓住标本、证候、阴阳3个要点。实者以解表祛邪为主,虚者以扶正补虚为主,此乃治疟之大法。邪在少阳者和解以达邪,偏热者清热以解表,偏寒者辛温以散邪,感染瘴疫之气者治当辟秽除瘴,夹痰者祛痰,夹食者消滞。疟久转为虚证,可以根据不同情况,随证调治,或调补脾胃,或补养气血。如虚实夹杂,寒热交错,则当攻补兼施,温凉并用。20世纪50年代后,防治疟疾的临床实践和研究中有较大的进展,取得了可喜的成果,从而丰富和发展了疟疾的理论和各种行之有效的治疗措施,为进一步提高疟疾的防治效果,提供了宝贵的经验。青蒿素的研制成功,更是"20世纪下半叶最伟大的医学创举"。

《金匮要略·疟病脉证并治第四》用鳖甲煎丸治疟母,鳖甲煎丸堪称大方复治法的代表方,医圣张仲景为首倡大方复治法者。鳖甲煎丸组方有六个特点:

(1)由数方加减组成(小柴胡汤、桂枝汤及大承气汤去甘草、枳实三方为基础,还含有大黄虫蟅丸、桂枝茯苓丸、抵当丸等方的主要药物);

(2)药味繁多,23味,为仲景方之首;

（3）用药寒热并用、攻补兼施；

（4）用了大量的动物药，尤其是虫类药；

（5）除汗吐法外其他六法兼备；

（6）方中很多药物有抗癌作用。研究证实方中很多药物如鳖甲、石韦、䗪虫（土鳖虫）、蜂房、半夏、人参等有抗癌、抑癌作用，在肿瘤临床被广泛运用。

鳖甲煎丸似乎庞杂，药味虽多，法度甚明，杂而有章，对于病久正气虚，疟邪依附血痰，结为癥瘕者，仲景开创了"扶正即所以祛邪，攻邪即所以扶正"的大方复治法之先河。临床上除用于治疗因疟疾引起的肝脾肿大外，还可用于治疗因各种原因引起的肝脾肿大、肝硬化等症，其疗效往往优于西医保肝疗法。亦用于原发性、继发性肝癌、肝硬化的治疗，或者配合放化疗等，提高放化疗敏感性，减轻不良反应等。

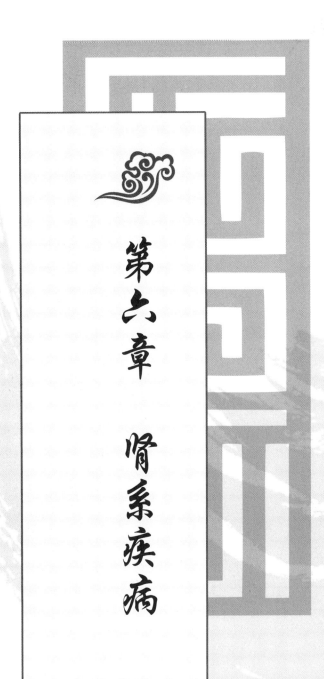

第六章　肾系疾病

第一节　水肿

水肿是体内水液滞留，泛滥肌肤，以头面、眼睑、四肢、腹背，甚至全身浮肿为特征表现的一类病证。严重的还可能伴有胸水、腹腔积液等。西医学中的急慢性肾小球肾炎、肾病综合征、继发性肾小球疾病等均属本病范畴，可参照本节论治。关于水肿的治法，古人云："开鬼门，洁净府，去宛陈莝。"吴崐《素问吴注》："腠理谓之鬼门，膀胱谓之净府；开鬼门，发汗也；洁净府，渗利小便也。""陈莝"就是常年存在于气血津液不通达的地方的污垢瘀血；"去宛陈莝"就是祛除污垢瘀血，经脉畅达，以此达到利水消肿的功效。

【病因病机】

1. 风邪外袭，肺失通调

风邪外袭，内舍于肺，肺失宣降，水道不通，以致风遏水阻，风水相搏，留溢肌肤，发为水肿。

2. 湿毒浸淫、内归脾肺

肌肤因痈疡疮毒，未能清解消透，疮毒内归脾肺，导致水液代谢受阻，溢于肌肤，亦成水肿。

3. 水湿浸渍，脾气受困

久居湿地，或冒雨涉水，水湿之气内侵，或平素饮食不节，多食生冷，均可使脾为湿困，失其健运，水湿不运，泛于肌肤，而成水肿。

4. 湿热内盛，三焦壅滞

湿热久羁，或湿郁化热，中焦脾胃失其升清降浊之能，三焦为之壅滞，水道不通，而成水肿。

5. 饮食劳倦，伤及脾胃

饮食不节，劳倦太过，脾气亏虚，运化失司，水湿停聚不行，横溢肌肤，而成水肿。

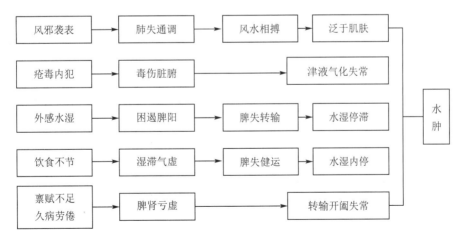

水肿的病因病机演变图

6. 房劳过度，内伤肾元

生育不节，房劳过度，肾精亏耗，肾气内伐，不能化气行水，遂使膀胱气化失常，开合不利，水液内停，形成水肿。

肺脾肾三脏相互联系，相互影响。如肾虚水泛，逆于肺，则肺气不降，失其通调水道之职，使肾气更虚而加重水肿。若脾虚不能制水，水湿壅盛，必损其阳，久则导致肾阳亦衰；反之，肾阳衰不能温养脾土，脾肾俱虚，亦可使病情加重。正如《景岳全书·肿胀》指出"凡水肿等证，乃肺脾肾三脏相干之病，盖水为至阴，放其本在肾；水化于气，故其标在肺；水唯畏土，故其制在脾。今肺虚则气不化精而化水，脾虚则土不制水而反克，肾虚则水无所主而妄行"。其中以肾为本，以肺为标，以脾为制水之脏。此外，瘀血阻滞，损伤三焦水道，往往可使水肿顽固不愈。

【辨证要点与鉴别诊断】

（一）辨证要点

（1）辨阳水阴水：阳水多由风邪外袭，水湿浸渍导致肺失宣降，脾失健运而成。发病急，每成于数日之间，水肿多由上而下，迅及全身，肿处皮肤绷紧光亮，按之凹陷即起，兼见口渴、烦热、小便赤涩、大便秘结等表证、实证，一般病程较短。阴水多因脾肾亏虚，气化不利所致。病多逐渐发生，或由阳水转变而来，水肿多由下而上，继及全身，肿处皮肤松弛，按之凹陷不起，大便稀薄，神疲气怯等里虚寒证，一般病程较长。

（2）辨外感内伤：水肿有外感和内伤之分。外感常有恶寒、发热、头痛、身痛、脉浮等表证；内伤多由内脏亏虚，正气不足或反复外感，损伤正气所致。故外感多实，内伤多虚。但反复外感，日久亦可由实转虚；内伤正气不足，抗病能力下降，也容易招致外感。

（3）辨病位病势：水肿的病位主要涉及肺、脾、肾，亦与心、肝有关。病于肺，可见恶风发热，肢节酸楚，头面水肿，迅及全身，或见喘咳；病在于脾，可见全身水肿，身体困重，脘腹满闷而食少；病在于肾，可见面浮身肿，腰以下为甚，腰膝酸软；病在于心，可见面浮肢肿，心悸怔忡；病在于肝，可见肢体浮肿，胸胁胀满，嗳气不舒。总之，应结合各脏的病症特点，综合分析以明辨之。水肿的病势亦即疾病的发展趋势。如病始于何脏、将累及何脏：是脾病及于肾，还是肾病及脾；是气病及水，还是水停而滞气；是水停致瘀阻，还是血瘀致水停；是正复邪退，还是正衰邪盛等。这与治疗和预后都有重要关系。

（4）辨病之兼夹：水肿常与痰饮、血证、喘证、心悸、鼓胀、癃闭等病症先后或同时出现，且部分患者常可见到多种兼证。临证时应注意分清主次，论治时才能正确处理其标本缓急。

（5）辨证结合临床辅助检查：水肿者一般均应检查血常规、尿常规、大便常规等，尤其应注意有无贫血、尿蛋白及尿微量蛋白等；根据病情，如久病者可进行病情观察，如病因不明者，可追查病因，可选做肾功能、肝功能、血脂、血清蛋白、电解质检查、二氧化碳结合力、动脉血气分析等检测；或可选做心电图，心脏、肾脏、肝、脾及胸腹部B超及胸部X线检查；必要时可做非创伤性心脏功能检测、CT及醛固酮、类固醇等检查，以明确疾病的诊断。。

（二）鉴别诊断

（1）鼓胀：鼓胀与水肿均可见肢体水肿，腹部膨隆。但鼓胀主要影响肝、脾、肾，脾虚木贼，湿热相乘，水聚腹腔，单腹肿胀，青筋暴露；病重时或兼下肢肿，或先有积聚后成鼓胀，有时小便减少。而水肿主要影响肺、脾、肾而致水气通调失职，水泛肌肤，四肢皮色不变，发病时头面或下肢先肿，甚者全身浮肿，可有喘息但先肿后喘，多伴有尿量减少。

（2）饮证：饮证由水气射肺所致，病位在肺，水凌胸肺，久咳喘逆后，面目浮肿，其形如肿，实不是肿；严重时可见身肿，先喘，久喘才成肿胀，小便初正常，后偶有不适。

【西医相关疾病及特征性症状】

（1）心病性水肿：主要是右心衰竭所致。导致右心衰竭的常见疾病是风湿性心脏病、肺源性心脏病与心肌病、心包炎等。因心力衰竭程度不同，水肿可自轻度的踝部浮肿至严重的全身性水肿。心病性水肿的特点是首先发生于下垂部位。非卧床病人水肿则首先出现于下肢，尤以踝部较明显；卧床病人的水肿则首先出现于低部。严重病人可发生全身性水肿及腹腔积液、胸水、心包积水等。根据病人的既往心脏病病史、体征及慢性右心衰竭的临床表现，一般不难诊断。

（2）肾病性水肿：常见于急性肾炎与肾病综合征。肾病性水肿的特点是，疾病早期只于早晨起床时发现眼睑或颜面水肿，以后发展为全身性水肿，个别病人水肿发展迅速，开始即可有全身性水肿。同时伴有其他肾病征象，如高血压、蛋白尿、血尿、管型尿等。疾病初期多有发热、恶寒、咽痛、全身酸痛等外感症状。

（3）肝病性水肿：主要是肝硬化引起门脉高压以及肝功能减退、血浆蛋白减少与营养缺乏所致，以腹腔积液为主。腹腔积液出现之前可有轻度下肢水肿。此外病人伴有食欲减退、乏力、腹胀、恶心、腹泻等消化不良症状。体检：病者面色晦暗，有蜘蛛痣与肝掌，肝脏肿大，质韧，表面凹凸不平，边缘锐利而无压痛。化验：肝功异常，球蛋白进行性增加，白蛋白进行性减少，清球比例倒置。B超检查可协助诊断。除各种原因的肝硬变外，肝癌也是肝病性水肿的常见原因。

（4）营养不良性水肿：水肿逐渐发生，常在体重减轻显著时出现，初起程度轻，局限于下肢或面部，尤以足背部最明显，呈凹陷性水肿，劳累后加重，常有各种引起营养障碍的病史，如饮食习惯特殊，慢性腹泻，肠寄生虫，慢性失血等。营养不良性水肿常与某些维生素缺乏合并存在，尤其是维生素 B_1 缺乏的脚气病较为突出，可伴有末梢神经炎方面的症状。严重者可伴有腹腔积液，腹腔积液为漏出液。营养不良性水肿主要是由于低蛋白血症，或同时伴有维生素 B_1 缺乏所致。

（5）妊娠性水肿：妊娠后，肢体面目等部位发生浮肿，称"妊娠水肿"，亦称"妊娠肿胀"。主要由于孕妇内分泌发生改变，致使体内组织中水分及盐类潴留（钠潴留）；另外，妊娠子宫压迫盆腔及下肢的静脉，阻碍血液回流，使静脉压增高，故水肿经常发生在肢远端，以足部及小腿为主。特别从事站立工作的妇女更为明显。妊娠中晚期，由于子宫压迫盆腔静脉，站立位工作腹内压力增加，都会影响下肢静脉回流，从而导致下肢水肿。但是，营养不良性低蛋白血症、贫血和妊高征也是孕妇水肿的重要原因。

（6）特发性水肿：是水肿中较为常见的一种。水肿从分类上讲有心源性、肾源性、肝源性、营养不良性等，这些水肿都是有明显的原因可寻，而特发性水肿，就奇特在无明确原因可查，确切的发病原因也不十分清楚，故冠以"特发性"一词。虽然它的病因目前尚未完全弄清，但从病理生理的角度说是一种水盐代谢紊乱，细胞外液在皮下间隙有异常增多。特发性水肿的特点主要是与体位有着密切的关系。在长时间站立或活动、吃盐后出现或加重，平卧位休息后又逐渐减轻至消失。水肿常发生在早晨，颜面及手部比较明显，下午以下肢和足部显著。此外，病人早晚体重变化较大，就寝前体重比起床时可平均增加 1 kg 或更多。特发性水肿虽然病程绵长，但大部分是可以自愈的。

【辨证论治】

（一）阳水

1. 风水相搏

临床表现：眼睑浮肿，继则四肢及全身皆肿，来势迅速。可兼恶寒，发热，肢节酸楚，小便不利等症。偏于风热者，伴咽喉红肿疼痛；舌质红，脉浮滑数。偏于风寒者，兼恶寒，咳喘；舌苔薄白，脉浮滑或浮紧。

治法：疏风清热，宣肺行水。

代表方：越婢加术汤。

方药：麻黄，宣降肺气、通调水道；石膏，辛寒，制麻黄之发汗，加强其利水之效；生姜，温胃散水；大枣、甘草，护中和胃。

2. 湿毒浸淫

临床表现：眼睑浮肿，延及全身，皮肤光亮，尿少色赤，身发疮痍，甚则溃烂，恶风发热；舌质红，苔薄黄，脉浮数或滑数。

治法：宣肺解毒，利湿消肿。

代表方：麻黄连翘赤小豆汤合五味消毒饮。

方药：荆芥、防风、羌活、独活，疏风以散解在表余毒；麻黄、杏仁、桑白皮，疏肺行水，以上诸药发汗去上半身肿；赤小豆、茯苓、泽泻、猪苓、防己，利水消肿利小便去下半身肿；枳壳、桔梗、柴胡、前胡，行气利肺，气行则水行；商陆、泽漆，逐水；赤芍、当归，和血；银花、甘草、野菊花、蒲公英、紫花地丁，清热解毒。

3. 水湿浸渍

临床表现：全身水肿，下肢明显，按之没指，小便短少，身体困重，胸闷，纳呆，泛恶，起病缓慢，病程较长；舌苔白腻，脉沉缓。

治法：运脾化湿，通阳化水。

代表方：五皮饮和胃苓汤。

方药：陈皮、苍术、川朴、大腹皮，行气燥湿，气燥则水行；茯苓、猪苓、泽泻、大枣、甘草，调和营卫；桑白皮，利水消肿，水通则脾燥；白术、桂枝，和胃通阳；生姜温胃，宣散水气。

4. 湿热壅盛

临床表现：遍体浮肿，皮肤绷紧光亮，胸脘痞闷，烦热口渴，小便短赤，大便干结；舌红，舌苔黄腻，脉沉数或濡数。

治法：分利湿热。

代表方：疏凿饮子。

方药：羌活、秦艽，疏风透表；大腹皮、茯苓皮、生姜皮，辛散淡渗皮肤之水；泽泻、木通，通利下窍、行水；商陆、槟榔，破结逐水；椒目、赤小豆，佐商陆、槟榔，行水。

（二）阴水

1. 脾阳虚衰

临床表现：身肿日久，腰以下为甚，按之凹陷不易恢复，脘腹胀闷，纳减便溏，面色不华，神疲乏力，四肢倦怠，小便短少；舌质淡，舌苔白腻或白滑，脉沉缓或沉弱。

治法：健脾温阳利水。

代表方：实脾饮。

方药：生姜、附子、草果、白术，温壮脾阳，以散水浊；茯苓、白术、炙甘草、生姜、大枣，健脾补气；大腹皮、木瓜、茯苓，利水去湿；木香、川朴、大腹皮，理气行水。

2. 肾阳衰微

临床表现：水肿反复消长不已，面浮身肿，腰以下甚，按之凹陷不起，尿量减少或反多腰酸冷痛，四肢厥冷，怯寒神疲，面色苍白，心悸胸闷，喘促难卧，腹大胀满；舌质淡胖，舌苔白，脉沉细或沉迟无力。

治法：温肾助阳，化气行水。

代表方：真武汤。

方药：白术、附子，温肾暖土、制水散寒；生姜、茯苓，散寒利水；芍药破结行水，以散水逆。

3. 瘀水互结

临床表现：水肿延久不退，肿势轻重不一，四肢或全身浮肿，以下肢为主，或有皮肤瘀斑腰部刺痛，或伴血尿；舌紫暗、苔白，脉沉细涩。

治法：活血祛瘀，化气行水。

代表方：桃红四物汤合五苓散。

方药：桃仁、红花、熟地、白芍、当归、川芎，合用养血活血；桂枝、泽泻、茯苓、猪苓、白术，合用利水渗湿、温阳化气。

【歌诀】

水肿之因水湿起，阳水阴水须分明。

阳水属实多外感，越婢加术风水袭，

五味消毒麻连豆，湿毒浸淫最相宜。

胃苓五皮化水湿，湿热壅盛疏凿立，

阴水属虚兼夹实，内伤迁延多难治，

脾阳虚衰先实脾，肾阳衰微真武侍，

瘀水互结难消肿，桃红四物五苓齐。

【典籍摘要】

《黄帝内经·素问·汤液醪醴论》："平治于权衡，去宛陈莝，微动四极，温衣，缪刺其处，以复其形。开鬼门，洁净府，精以时服，五阳已布，疏涤五脏，故精自生，形自盛，骨肉相保，巨气乃平。"

《金匮要略·水气病脉证并治第十四》："风水，脉浮身重，汗出恶风者，防己黄芪汤主之，腹痛加芍药。"

《备急千金要方·水肿》："一、面肿苍黑，是肝败不治；二、掌肿无纹理，是心败不治；三、腰肿无纹理，是肺损不治；四、阴肿不起者，是肾败不治；五、脐满反肿者，是脾败不治。"

《丹溪心法·水肿》："水肿，因脾虚不能制水，水渍妄行，当以参术补脾，使脾气得实，则自健运，自能升降。运动其枢机，则水自行，非五苓神佑之行水也。"

【临证实录】

医案1:

黄某，男，63岁，农民。

主诉: 2017年冬季于三亚崖城卫生院会诊，医院诊断为"急性肾小球肾炎"，使用青霉素静点。现周身浮肿，皮肤光亮，大便5日未行，口渴，腹部胀满，素体结实。

诊查: 舌胖大质红，舌苔黄厚少津，脉沉有力。

辨证: 水肿（气滞水停，腑气不通）

治法: 峻下逐水，通利二便

方药: 舟车丸合十枣汤加减。

醋制甘遂、红芽大戟、面煨芫花各5 g，研为细末，每次0.3 g，每小时1次，以下方冲服：炒葶苈子10 g，车前子25 g，莱菔子15 g，厚朴10 g，生大黄15 g，芒硝15 g（溶），槟榔20 g，青皮20 g，陈皮20 g，木香20 g（后下），麻黄5 g，赤小豆30 g，大枣10枚。1服，水煎两次，共取药汁约400 mL，每小时1次，每次100 mL送服，嘱二便通利后停服。

二诊: 服药第三次后40分钟二便通利，泻下秽浊污物两次，继以大便似水样两次。浮肿大减，自感觉腹部松软许多。嘱：上方去芒硝，取汁600 mL，改为3天剂量，每日两次，每次100 mL，于晨起空腹送服药面1胶囊（约0.3 g），药后1小时后喝小米粥100 g，每日可喝3～5次米粥。午后3点单服第二次汤剂。

三诊: 昨日小便5次，大便两行，质稀似水。体力尚可。建议停服药面，余药每日两次，每次100 mL，温服。

四诊: 水肿消失大半，腹胀明显缓解，体力转佳，舌红，舌苔黄有津，脉缓。处方：炙黄芪60 g，炒白术10 g，茯苓35 g，陈皮15 g，木香10 g，炒车前子35 g，泽泻15 g，肉桂5 g，甘草10 g。5服，水煎服，每日3次，每次150 mL。

按: 本案例中运用舟车丸加大枣为汤送服十枣汤中的甘遂、大戟、芫花施治，意在通利二便以峻下逐水。十枣汤功效为攻逐水饮，舟车丸功效为逐水行气。该患者周身浮肿，大便5日未行，腹部胀满，说明中焦实邪阻滞，用甘遂、大戟、芫花三药为散冲服，可达到泄水逐饮之目的。方中甘遂、大戟、芫花，三药用法特殊，甘遂由于成分不溶于水，煎服时有效成分不容易挥发出来，故磨粉以枣汤冲服效果佳；芫花若直接在锅里翻炒，火候不易掌握，有损有效成分，用面粉裹在表面再放入锅里翻炒，有效成分不易蒸发。复诊时患者水肿消失大半，腹胀明显缓解，体力转佳，舌红，舌苔黄有津，脉缓，说明患者现在恢复良好，由于前方泻下过多，损伤体内正气，故诊为气虚水饮内停，采用补虚利水的方法，参苓白术散去人参加黄芪补气生阳；木香、车前子、泽泻行气利水；肉桂回阳效果佳；甘草调和诸药。

高仲山老师曾治疗过一个类似此案的患者，他认为危重之疾，需综观全局，谨守病机，消除顾虑，果敢用药。患者虽病势危重，但素体较壮，形气俱实，知尚有转机，故选峻剂重药，舟车并进，直达病所，使水热之邪分消于二便，气行水化，水利气通，立见分晓。

医案 2：

朱某，女，23 岁，银行职员。初诊：2017 年 8 月 2 日。

主诉：2017 年 5 月因受凉，下肢出现浮肿；又因工作加班劳累，逐渐加重，现全身浮肿，按之凹陷，手麻，心慌，口干引饮，腹中如饥，食量比平时增加，小便量多色清，大便偏干。面色萎黄不泽。

诊查：脉象弦大而数，舌光红有裂纹。

辨证：水肿（脾气亏虚，胃阴不足）。

治法：补气生阳，健脾运湿，养阴生津。

方药：治消止渴汤加减。

石斛 30 g，沙参 20 g，天花粉 15 g，酒白芍 20 g，山药 30 g，黄芪 40 g，炒白术 10 g，生薏米 15 g，赤小豆 30 g。3 服，水煎服。

二诊：2017 年 8 月 6 日：浮肿渐退，手麻、心慌症状缓解。处方：原方加生地 30 g，桂枝 15 g。7 服，水煎服。

三诊：2017 年 8 月 14 日：水肿大减，口干欲饮现象消除，二便正常。

按：本案水肿三月有余，虚实夹杂，必须从繁杂的症状中抓住主症，确立主要病机。首先从脾虚不能化湿考虑；《黄帝内经》所谓"诸湿肿满，皆属于脾"。但是除了面色萎黄、手麻、心悸为脾虚生化不足的现象外，口渴能饮、腹饥食增、小便清长均不符合湿阻病机，相反在脉舌方面表现为脾胃津液极虚。为此，应当从脾胃阴虚考虑，采用补脾阳益胃阴的方法论治。方中黄芪补气生阳，为本方之君药；石斛、沙参养阴生津且药性缓和，为本方之臣药，君臣相配共致脾胃相合；白术、薏米健脾运湿，白芍、天花粉生津止渴，四药相伍共为佐药。依据华岫云所云："脾阳不足，胃有寒湿，一脏一腑皆宜于温燥升运者，自当恪遵东垣之法；若脾阳不亏，胃有燥火，则当遵叶氏养胃之法。"故本案断为比较特殊的脾胃阴虚为主之水肿病例。

医案 3：

吴某，女，65 岁。初诊：2018 年 10 月 19 日。

主诉：活动后胸闷、气促，反复发作 3 年。1 周前因受凉上述症状加重，伴双下肢浮肿，怕冷，纳少，小便少。既往有高血压病史 20 年。

诊查：舌淡胖，舌苔白，脉沉。

辨证：水肿（心肾阳虚，水饮内停）。

治法：温肾助阳，化气利水。

方药：附子黄芪汤加减。

熟附片 20 g，桂枝 20 g，黄芪 60 g，细辛 10 g，川芎 20 g，白术 25 g，车前子 20 g。7 服，水煎服，每日 1 服。

二诊：2018 年 10 月 26 日：胸闷，气促，双下肢浮肿减轻，四末欠温，纳少，二便可。心率 94 次 / 分，舌淡胖、苔白，脉沉小数。处方：原方加淫羊藿 15 g，泽兰 15 g，当归 15 g，继服 14 服。

按：肾气虚衰，心阳不足，水气凌心，则心悸气促；水停气滞则胸闷；腰为肾之外府，肾虚而水气内盛，故腰部酸冷；肾与膀胱相表里，肾阳不足，膀胱气化不行，则小便少；肾不能温煦四肢，则肢冷；舌淡胖、苔白，脉沉，乃阳虚水停之征。治疗以温心肾之阳，化气行水。方药中附子、桂枝、淫羊藿、细辛能补水中之火，温肾中之阳；葶苈子泻肺中水湿；黄芪、白术益气健脾；车前子通利小便。诸药合用共奏温肾助阳，化气行水之功。

医案 4：

刘某，女，49 岁。初诊：2019 年 10 月 31 日。

主诉：水肿二年余，反复发作。现症状，早起后眼睑，颜面水肿。活动后好转。下午小腿水肿，多汗口渴，食少纳呆，小便短少。肾功、血常规、尿常规检查均无明显异常。

诊查：舌质暗，舌苔白腻，脉沉缓。

辨证：水肿（脾阳不足，血瘀水停）。

治法：温阳健脾，化瘀利水。

方药：自拟利水三合方。

茯苓 30 g，猪苓 20 g，泽泻 30 g，桂枝 20 g，炒白术 15 g，当归 20 g，赤芍 25 g，川芎 15 g，桃仁 15 g，丹皮 15 g，防己 20 g，黄芪 50 g。水煎服，7 服。

二诊：2019 年 11 月 6 日：服用 7 天后眼睑、颜面水肿明显减轻，但下肢水肿无大变化，自觉浑身无力。以上方加炒山药 50 g，益母草 35 g，每日 1 剂，共 7 剂，水煎服。

三诊：2019 年 11 月 13 日：诸症减轻。以原方再进 7 剂。1 个月后随访病情未再复发。

按：本病为特异性水肿，又名特发性水肿，是以不明原因的晨起眼睑水肿、继及四肢、按之凹陷为特征的内分泌紊乱性疾病，在水肿患者中占有较高的比例，其发病常见于女性，且有逐年上升的趋势。中医药治疗效果较好，《金匮要略》有"血不利则为水"的论述，指出人体血与水关系密切，"血不利则为水"，其因为"血不利"，其果为"水"。其本为脏腑功能失常，气化不利，血行不畅，导致津液输布失常而出现水病。后世医家唐容川在此基础上又提出"水病可以累血，血病可以累水"和"治水即以治血，治血即以治水"。故临证常采用行气、活血、化瘀诸法，运用于水气病的治疗，可恢复脏腑功能，提高疗效。

本人自拟利水三合方，即五苓散、当归芍药散、桂枝茯苓丸合方。猪苓、茯苓、白术、泽泻、桂枝、当归、赤芍、川芎、桃仁、丹皮等药，共奏温阳化气、活血利水之效。采用气、血、水同治的方法，行气活血利水对治疗特异性水肿，往往取得较好的疗效。

医案 5：

李某，女，31 岁。初诊：2013 年 5 月 6 日。

主诉：曾患急性肾盂肾炎，继转为慢性肾功能衰竭兼继发性贫血，血红蛋白 90 g/L，尿素氮 8.6 mmoL/L，彩超：双肾功能轻度损伤。诊见：面色淡白虚浮，下肢肿，体胖多汗，易感咽痛，不耐寒热，腰酸肢冷，胃胀纳呆，大便溏泄，月经量稀少，白带多。

诊查：舌淡胖有齿痕，脉濡。

辨证：水肿，证属脾肾阳虚，湿毒内生。

治法：温脾益肾，化湿解毒。

方药：升阳益胃汤加减。

黄芪 100 g，人参、白芍各 35 g，茯苓 30 g，炒白术、半夏、泽泻、柴胡、防风、甘草各 15 g，黄连、陈皮、羌活、独活各 10 g。

二诊：服前方 20 剂后，患者高兴告知浮肿减轻明显，体重随之下降 5 斤余，胃胀好转，大便能成形，白带减少，舌淡红胖、齿痕略减，脉濡滑。前方人参减为 30 g，茯苓增至 35 g，加薏苡仁 30 g。

三诊：服前方 20 剂后，略有颜面虚浮，体重继续下降 10 余斤，月经量较前次增多，余症均有好转。尿素氮 8.0 mmoL/L，血红蛋白 108 g/L。前方黄芪减至 50 g，茯苓增至 50 g，加白花蛇舌草 30 g。

四诊：服前方 30 剂后，症状基本稳定，尿素氮恢复正常，舌淡胖，脉濡。前方加入淫羊藿、枸杞、菟丝子、补骨脂各 15 g，猪苓 50 g。服前方 30 剂后，检查彩超双肾无异常，血红蛋白恢复正常。遂取前方 3 剂，加阿胶 100 g 做成药粉，服用 2 月停药。

按：笔者认为，脾胃属土，居于中焦，为后天之本，胃纳脾运，补养五脏；肾居下焦，主水藏精，为先天之本，脾阳有赖肾阳的温煦，而肾精亦需水谷精微的滋养。此方为金·李东垣的升阳益胃汤（《内外伤科总论》）加减，此方补中益气，运化中焦，升清降浊，辛开苦降。方中重用黄芪，配伍人参、白术、甘草补益脾胃之气；柴胡、防风、羌活、独活升举清阳，祛风除湿；现代药理研究表明，祛风药不仅能抗炎消肿，而且还具有抑制免疫反应作用。由于祛风药能健脾升阳、胜湿，味辛能通阳化气，李老师在治疗蛋白尿时，常加入少量祛风药。四诊后患者病情平稳近两月余。"缓则治其本"，为巩固疗效，需加补肾之剂，上方加入李可老先生的"肾四味"即枸杞、菟丝子、盐补骨脂、淫羊藿，此四味药性和平，温而不燥，润而不腻，且均入肝肾之经补肾之精，鼓肾之气。（关子赫，李敬孝.李敬孝治疗慢性肾功能衰竭蛋白尿验案介绍［J］.新中医，2015（02）：290-291.）

医案6：

王某，男，44岁。初诊：2013年11月23日。

主诉： 曾于半年前因外感高热服用西药不当,而致周身轻度浮肿,因为工作繁忙,患者未去医院就诊。唯1月前因过劳后少尿、尿热、腰酸痛，入院检查肌酐：145 μmoL/L（标准为：44 ~ 133 μmoL/L，尿常规：尿蛋白（+），白细胞（+），西医诊断：慢性肾功能衰竭。患者经静脉滴注呋塞米治疗半月，少尿好转，但浮肿时有反复。诊见：面色暗，肢软乏力，下肢浮肿，晨起明显，轻微活动则减轻，过劳后浮肿增加。

诊查： 舌暗红偏紫，苔白润，脉沉取稍弱。血压：150/95 mmHg。

辨证： 水肿 证属虚实夹杂，因虚致瘀，血瘀水停。

治法： 治当扶正固本，益气活血化瘀。

方药： 自拟固肾降浊汤。

黄芪、益母草各50 g，防己、熟地黄各40 g，丹参35 g，锁阳、巴戟天各25 g，山药、山茱萸、白茅根各20 g，茯苓、白术、生晒参、甘草、桃仁各15 g，红花10 g，鹿茸（另煎）5 g。

二诊： 服前方7剂后，下肢软好转，体力增加，下肢浮肿减轻，舌暗红、苔白，脉弱好转。效不更方，前方3剂做成药粉缓服2月停药。

按： 李老师通过患者面色及舌脉辨为瘀血内停，通过主诉，肢软乏力，下肢肿，晨起明显，轻微活动则减轻，过度活动则增加等认定为因虚致瘀。故治疗应标本兼顾，补气扶正图本的同时，兼活血化瘀治标，此方为李老师自拟的固肾降浊汤加减，原方还有蛤蚧、牡丹皮、枸杞和泽泻等药，治疗肾病综合征、蛋白尿疗效显著，此方融防己黄芪汤、防己茯苓汤、右归饮于一方。为避免温燥伤肾，以锁阳、巴戟天替代附子、肉桂。因此患者为病久生瘀，气虚停瘀，加入丹参、桃仁、红花活血行气化瘀；益母草、白茅根活血利水，清热解毒；山茱萸能"逐九窍，止小便利"（《名医别录》），温朴而不壅滞，"大补肝肾专而不杂，既无寒热之偏，又无阴阳之背，实为诸补阴之冠"（《本草新编》）。因肌酐偏高，尿中有白细胞，笔者认为毒邪未清，故温运脾肾的同时，须配合清湿热、利水毒、泄浊瘀之品，方中配用白花蛇舌草、土茯苓正合此意，白花蛇舌草清热解毒，消痈散结，除湿利尿不伤正气；土茯苓解毒除湿，通利关节。

笔者认为：慢性肾功能衰竭病位在脾肾，病机以脾肾虚损为本，湿毒水饮内停，气机不宣降为标，常可兼见肺气不足，肺脾气虚或肺肾亏虚等。治疗上常采用温肾健脾、补脾益肺，调补中焦、通腑泻浊、活血利水等方法促进氮质产物即"浊毒"的排出，抑制蛋白分解，纠正酸中毒，从而缓解病情。李老师主张：其一，当患者病情复杂，虚实不易查明，脏腑认定不清时，多从中焦入手，斡旋中焦，上可及肺，下可系肾。其二，温补脾肾，升清降浊消除蛋白尿、肌酐或尿素氮时，常加入风类药祛风化湿以提高疗效，如防风、羌活、独活等。其三，临床上因此类患者多以脾肾阳虚为主兼见肺气不足，故不建议使用大量的清热解毒药重伤患者的阳气，治疗上应标本兼顾，补攻并施，益气温阳，化瘀通腑泄浊。（关子赫，李敬孝.李敬孝治疗慢性肾功能衰竭蛋白尿验案介绍［J］.新中医，2015（02）：290-291.）

【临证心法】

中医治疗水肿，有较好的疗效。鉴于其病因病机主要是由肺、脾、肾和三焦、膀胱气化失常，在治疗方面就应主要抓肺（上焦）、脾（中焦）、肾（下焦）的气化，单用利水剂效果往往不好。在辨证方面主要分虚证、实证；虚证多阴水，实证多阳水；虚证以脾、肾阳虚居多，间或有肺气虚，水行不利者，实证主要为肺气失宣，三焦气滞，膀胱不利；虚证以脏病为主，实证以腑病为主。

《金匮要略·水气》所论，实为治水肿病的指南。如《金匮要略》云："诸有水者，腰以下肿，当利小便，腰以上肿，当发汗乃愈……夫水病人，目下有卧蚕，面目鲜泽，脉伏，其人消渴病水。腹大，小便不利，其脉沉绝者，有水，可下之。"

此为治疗阳水实证的三大法则，即发汗、利小便、逐水法。《金匮要略》还有"血不利则为水"的论述，指出人体血与水关系密切，血运行不畅则出现水病。后世医家唐容川在此基础上又提出"水病可以累血，血病可以累水"和"治水即以治血，治血即以治水"。故临证常采用行气、活血、化瘀诸法，运用于水气病的治疗，可恢复脏腑功能，提高疗效。

本人自拟利水三合方，即五苓散、当归芍药散、桂枝茯苓丸合方。猪苓、茯苓、白术、泽泻、桂枝、当归、赤芍、川芎、桃仁、丹皮等药，共奏温阳化气、活血利水之效。采用气、血、水同治的方法，行气活血利水对治疗特异性水肿，往往取得较好的疗效。

水液的正常代谢，在于气机调畅。即水之行止，全赖乎气，气行则水行，气滞则水聚。因此在水肿病的治疗中，当重视调畅气机，注意理气药的运用。肺之宣肃，脾之健运，肾之气化，肝之疏泄，无不与气机有关。治肺常配用杏仁、陈皮、桔梗、旋覆花、苏子；治脾常配用木香、枳壳、青皮、沉香、香橼皮、佛手、香附；治肾常配用桂枝、乌药、猪苓、泽泻。而肝郁气滞，小便不利时，更是直接应用疏肝理气之法，不治水而水自利，盖取气行则水行之意。

水肿病的治疗目的，是消除水肿，据寒热虚实之不同或温化，或清利，或攻逐，或补益，都与燥湿和利尿之法结合，使水湿之邪有去路。燥湿药常用白术、苍术、厚朴、半夏、砂仁、藿香、佩兰、蔻仁、佛手等；利尿药常用车前子、益母草、泽泻、茯苓、大腹皮、冬瓜皮、木通、防己、葫芦巴、萆薢、晚蚕沙等。

第二节 淋证

淋证是以小便频数，淋沥刺痛，欲出未尽，小腹拘急，或痛引腰腹为主症的病证。西医学中的急慢性尿路感染、泌尿道结核、尿路结石、急慢性前列腺炎、化学性膀胱炎、乳糜尿以及尿道综合征等病具有淋证表现者，均可参照本节辨证论治。

【病因病机】

病因：

1. 膀胱湿热

多食辛热肥甘之品，或嗜酒太过，酿成湿热，下注膀胱；或下阴不洁，秽浊之邪侵入膀胱，酿成湿热，发而为淋。若小便灼热刺痛者为热淋。若湿热蕴积，尿液受其煎熬，日积月累，尿中杂质结为砂石，则为石淋。若湿热蕴结于下，以致气化不利，无以分清泌浊，脂液随小便而去，小便如脂如膏，则为膏淋。若热盛伤络，迫血妄行，小便涩痛有血，则为血淋。

2. 脾肾亏虚

久淋不愈，湿热耗伤正气，或年老，久病体弱，以及劳累过度，房事不节，均可导致脾肾亏虚。脾虚则中气下陷，肾虚则下元不固，因而小便淋沥不已。如遇劳即发者，则为劳淋；中气不足，气虚下陷者，则为气淋；肾气亏虚，下元不固，不能制约脂液，脂液下泄，尿液浑浊，则为膏淋；肾阴亏虚，虚火灼络，尿中夹血，则为血淋。

3. 肝郁气滞

恼怒伤肝，气滞不宜，气郁化火，或气火郁于下焦，影响膀胱的气化，则少腹作胀，小便艰涩而痛，余沥不尽，而发为气淋。此属气淋的实证，中气下陷所致气淋，是为气淋的虚证。所以《医宗必读·淋证》指出："气淋有虚实之分。"

病机：

淋证的病机主要是湿热蕴结下焦，导致膀胱气化不利。若病延日久，热郁伤阴，湿遏阳气，或阴伤及气，可导致脾肾两虚，膀胱气化无权，则病症从实转虚，而见虚实夹杂。

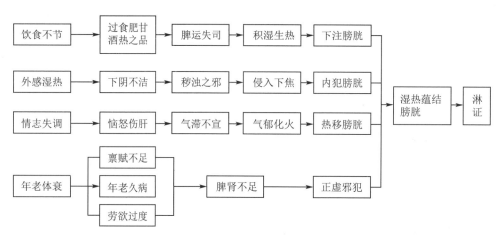

淋证的病因病机演变图

【辨证要点与鉴别诊断】

（一）辨证要点

淋证的辨证首先要辨别淋证的类型，其次要审察证候虚实，并注意标本缓急，结合其他临床辅助检查来进行。

1. 辨别淋证类型

各种淋证既有共同的病机证候特点，也有各自不同的病机、证型和相应的发展变化规律。正是由于后者，辨别淋证属何种类型，就是抓住了辨证的纲领，对于指导采取相应的治疗方法有重要的意义。热淋以小便灼热刺痛为特点；血淋见溺血而痛；气淋则少腹胀满较为明显，小便艰涩疼痛，尿有余沥；膏淋见小便混浊如米泔，或滑腻如膏脂；石淋以小便排出砂石为主症，或未见砂石，但通过腹部平片及B超检查证实尿路中有砂石存在；劳淋以小便淋沥不已，时作时止，遇劳即发。

2. 辨病程与小便性状以分虚实

在确定淋证的类型后，必须辨别各淋证的属虚属实。《证治汇补》云："淋有虚实，不可不辨。"一般说来，淋证的虚实可根据病程的长短、小便的性状以及全身情况进行：一是从淋证的病机判断，新病初起或在急性发作阶段属实，以湿热蕴蒸、砂石结聚、气滞不利为主；久病多虚，病在脾肾，以脾肾虚损、气阴两虚为主，或呈虚实夹杂之候。二是从小便的性状，包括小便的性质与状况。判断小便的性质主要是根据小便的色泽、长短等进行的，小便混浊黄赤者多为湿热邪气盛，小便清白而长者多为邪退或正虚。小便的状况主要是指淋证特有的水道不利症状，亦即小便时通畅的情况、有无尿道不适等。有无尿痛是鉴别虚实的重要指征。《慎斋遗书》云尿："痛者为实，不痛者为虚。"《证治准绳》云"有小便艰涩如淋，不痛而痒者"属虚。可以说，尿痛的轻重有无与湿热邪气的盛衰密切相关，尿痛甚者则邪亦甚；尿痛减轻或消失则表示邪气退却或已被消除。但应注意病情特别危重者，或高龄体质表弱者，有时尿痛反不明显。三是从全身情况或伴随症状及舌脉等判断。

3. 注意标本缓急

因为各种淋证之间既可同时存在，又可相互转化，淋证之虚实同样如此，所以辨证上就必须关注淋证的标本缓急问题。一般是按照正气为本，邪气为标；病因为本，证候为标；旧病为本，新病为标等标本关系来进行分析判断，以便确定治法方药。以劳淋转为热淋为例，从邪与正的关系看，劳淋正虚是本，热淋邪实为标；根据急则治其标，缓则治其本的原则，当以治热淋为急务，故先予利尿通淋、清热解毒，选用相应的方药，使湿热渐清；则转以扶正为主。又如石淋并发热淋时，按新旧标本和标本缓急的理论，应先治热淋，再治石淋；如并发尿道阻塞等急症情况，则以有无并发尿道阻塞来分标本缓急；此外，若石淋不除，则热淋或尿道阻塞仍有再发之可能，故标急解除后，仍须治疗石淋。

（二）鉴别诊断

（1）癃闭：二者均属膀胱气化不利，故皆有排尿困难、点滴不畅之症状。但淋证尿频而尿痛，且每日排尿总量多为正常；癃闭则无尿痛，每日排尿量少于正常，严重时甚至无尿。诚如《医学心悟·小便不通》所云：“癃闭与淋证不同，淋则便数而茎痛，癃闭则小便点滴而难出。”但癃闭复感湿热，常可并发淋证，而淋证日久不愈，亦可发展成癃闭。

（2）尿血：血淋与尿血都有小便出血，尿色红赤，甚至溺出纯血等症状。其鉴别的要点是有无尿痛。如《丹溪心法·淋》所云：“痛者为血淋，不痛者为尿血。”

（3）尿浊：膏淋与尿浊在小便浑浊症状上相似，但后者在排尿时无疼痛滞涩感，可资鉴别。即如《临证指南医案·淋浊》所言：“大凡痛则为淋，不痛为浊。”

（4）多尿：淋证尿急、尿频，其排尿量并不一定增多，甚至伴有尿痛。多尿是排尿次数与排尿量均增多，但无尿急、尿痛等病状，还要检查尿道是否有畸形、肿物、尿道口异常等。

【西医相关疾病及特征性症状】

（1）肾盂肾炎：急性期尿痛，尿频，尿急，伴有发热恶寒，血尿，或少量蛋白尿。病期超过6个月为慢性肾盂肾炎，可反复发作，烧灼感。体检肾区有压痛和叩击痛，化验可有脓尿，每于劳累、生气、感冒后加重。

（2）膀胱、尿道炎：小便时尿道疼痛，伴尿急、尿频。一般无发热，很少腰痛，尿化验有红、白细胞及脓细胞，严重者可引起血尿。

（3）泌尿系结石：尤其膀胱结石或尿道结石，每于尿时耻骨上或会阴部钝痛或剧痛，明显的尿频、尿急。病儿常于排尿时因疼痛而用手握阴茎哭闹不已。有时出现尿流中断，排尿困难或排出细小砂石。X线拍片可有助于诊断。

（4）前列腺炎：前列腺炎急性发作时，可出现尿频、尿急、尿痛。其疼痛大多发生在小便终了时，或出现小便困难。慢性期小便前后有白色液体流出，常有会阴部、阴囊部或腰骶部反射性胀痛或拘急不舒，当坐立过久后症状加重。其他如膀胱肿瘤，阴茎癌、膀胱结核有时亦可引起尿痛。

【辨证论治】

1. 热淋

临床表现：小便频数短涩，灼热刺痛，溺色黄赤，少腹拘急胀痛，寒热起伏，口苦，呕恶，腰痛拒按，大便秘结；舌苔黄腻，脉滑数。

治法：清热利湿通淋。

代表方：八正散。

方药：方中萹蓄、瞿麦、木通、车前子、滑石以通淋利湿；大黄、山栀、甘草梢以清热泻火。若大便秘结、腹胀者，可重用生大黄，并加用枳实，以通腑泄热。若伴见寒热、口苦呕恶者，可合小柴胡汤以和解少阳。若湿热伤阴者去大黄，加生地、知母、白茅根以养阴清热。

2. 石淋

临床表现：尿中夹砂石，排尿涩痛，或排尿时突然中断，尿道窘迫疼痛，少腹拘急，往往突发，一侧腰腹绞痛难忍，甚则牵及外阴，尿中带血；舌红，舌苔薄黄，脉弦或带数。

治法：清热利湿，排石通淋。

代表方：石苇散。

方药：本方有清热利湿，通淋排石的功效，并可加金钱草、海金砂、鸡内金等以加强排石消坚的作用。腰腹绞痛者，可加芍药、甘草以缓急止痛。如见尿中带血，可加小蓟草、生地、藕节以凉血止血。如兼有发热，可加蒲公英、黄柏、大黄，以清热泻火。如石淋日久，证见虚实夹杂，当标本兼顾，气血虚亏者，宜二仙散合八珍汤；阴液耗伤者，宜六味地黄丸合石苇散。

3.血淋

临床表现：小便热涩刺痛，尿色深红，或夹有血块，疼痛满急加剧，心烦；舌尖红，舌苔黄，脉滑数。

治法：清热通淋，凉血止血。

代表方：小蓟饮子。

方药：小蓟草、蒲黄、木通、滑石、生地、当归、甘草、丝栀子、侧柏叶。蓟草可重用至30 g；生地以鲜者为宜；木通、竹叶降心火、利小便；栀子清泄三焦；滑石，利水通淋；当归，引血归经；生甘草梢，泻火而能走达茎中以止痛；若血多痛甚者，可选择三七、琥珀粉，以化瘀通淋止血。虚证用知柏地黄丸，以滋阴清热，并可加旱莲草、阿胶等以补虚止血。

4.气淋

临床表现：郁怒之后，小便涩滞，淋漓不已，少腹胀满疼痛；舌苔薄白，脉弦。

治法：理气疏导，通淋利尿。

代表方：沉香散。

方药：实证用沉香散加味，方中沉香、橘皮利气，当归、白芍柔肝；甘草清热；石苇、滑石、冬葵子、王不留行利尿通淋。胸闷胁胀者，可加青皮、乌药、小茴香以疏通肝气；日久气滞血瘀者，可加红花、赤芍、川牛膝以活血行瘀。虚证用补中益气汤以补益中气。若兼血虚肾亏者，可用八珍汤加杜仲、枸杞、怀牛膝，以益气养血，脾肾双补。

5.膏淋

临床表现：小便浑浊，乳白或如米泔水，上有浮油，置之沉淀，或伴有絮状凝块物，尿道热涩疼痛，尿时阻塞不畅，口干；舌质红，舌苔黄腻，脉濡数。

治法：清热利湿，分清泄浊。

代表方：程氏萆薢分清饮。

方药：实证用程氏萆薢分清饮加减，方中萆薢、菖蒲清利湿浊；黄柏、车前子清热以行气利湿；白术、茯苓健脾除湿；莲子心、丹参以清心活血通络，使浊分清，湿热去，络脉通，脂液重归其道。若少腹胀，尿涩不畅者，加乌药、青皮；小便夹血者，加小蓟草、藕节、茅根。虚证用膏淋汤。方中党参、山药补脾；地黄、芡实滋肾；龙骨、牡蛎、白芍固涩脂液。若脾肾两虚之中气下陷，肾失固涩者，可用补中益气汤合七味都气丸，益气升陷，滋肾固涩。

6.劳淋

临床表现：小便不甚赤涩，溺痛不甚，但淋漓不已，时作时止，遇劳即发，病程缠绵；面色萎黄，少气懒言，神疲乏力，小腹坠胀，里急后重或大便时小便点滴而出，腰膝酸软，肾阳虚见畏寒肢冷，肾阴虚见面色潮红，五心烦热；舌质淡，脉细弱。

治法：补脾益肾。

代表方：无比山药丸。

方药：无比山药丸，方中山药、茯苓、泽泻以健脾利湿；熟地、山茱萸、巴戟天、杜仲、牛膝、五味子、肉苁蓉以益肾固涩。如脾虚气陷，少腹坠胀，小便点滴而出，可配合补中益气汤以益气升陷。如肾阴亏虚，面色潮红，五心烦热，舌质红，脉细数，可配合知柏地黄丸以滋阴降火。肾阳虚衰者，可配合右归丸以温补肾阳。

【歌诀】

淋证涩痛小便频，气血膏劳石热分，

热淋通利八正散，石淋石韦增三金。
血淋小蓟凉止血，知柏地黄滋阴分。
气淋虚证补中气，实证沉香功效灵。
膏淋小便浊如泔，程氏萆薢分清痊。
劳淋气虚劳累发，常服无比山药丸。

【典籍摘要】

《金匮要略·消渴小便利淋病脉证并治第十三》："淋之为病，小便如粟状，小腹弦急，痛引脐中。"

《杂病源流犀烛·淋证》："血色鲜红，脉数而有力，属心与小肠实热者，宜柿蒂汤。"

《张氏医通·淋证》："老人精气已衰，犹不绝欲，小便淋沥，小腹胀闭而牵引谷道，或溺血梗痛，肾气丸加牛膝。"

《杂病广要》"有年老衰弱，小便滴沥不通者，乃天真竭而元气虚也，不可服服通利之剂，宜生脉散。"

《丹溪心法·淋》："痛者为血淋，不痛者为尿血……血淋一证，须看血色分冷热，色鲜者，心、小肠实热；色瘀者，肾、膀胱虚冷……若热极成淋，服药不效者，宜减桂枝五苓散加木通、滑石、灯芯、瞿麦各少许，蜜水调下。"

【临证实录】

医案1：

顾某，男，56岁，农民。

主诉：小便黏稠如膏状两年，排尿困难，常有尿道疼痛，伴口干口渴，便干，精神不振，乏力困倦。曾于双鸭山人民医院确诊糖尿病。

诊查：舌淡苔微黄，脉沉数。

辨证：膏淋（气阴两虚，湿热内蕴）。

治法：益气养阴，清热利湿。

方药：增液汤合萆薢分清饮加减。

太子参25g，生黄芪40g，生地40g，怀山药60g，玄参35g，五味子20g，竹叶15g，天花粉25g，盐知母20g，川萆薢30g，土茯苓30g，牛膝15g。14服，水煎服。嘱其节制饮食，加强运动。

二诊：小便已渐清，疼痛缓解，纳食改善，唯易疲倦，大便偶干，仍遵前法。处方：前方加葛根30g，酒大黄10g，肉桂10g。14服，水煎服。

三诊：服药14服后面色正常，血糖、尿糖均明显下降，但仍疲乏无力。处方：前方去太子参加西洋参25g，黄芪60g。14服，水煎服，日1服。

按：本例为糖尿病患者，以膏淋为主要表现，病机为气阴两虚、肾精不固。遵从"有是证、用是药"古训，重用黄芪、山药补气健脾；生地、葛根、玄参、天花粉养阴生津清热；川萆薢、土茯苓、竹叶化浊利尿止淋痛。二诊已见津还，但大便尚干，加栝楼、酒大黄润肠通便，葛根生津升阳，肉桂引火归元，防全方过于寒凉。三诊后乏力仍在，重用西洋参、黄芪益气生津。

医案2：

王某，男，45岁。初诊：2018年5月8日。

主诉：尿频尿急，淋漓不尽1周，色黄，会阴部不适，伴左侧睾丸胀痛，行走时尤甚，口干口苦，心烦易怒，夜寐不安，大便干。

诊查：舌暗红、苔黄厚腻，脉弦滑。尿常规正常。

辨证：热淋（肝经湿热，气机不利）。

治法：清热利湿，行气活血，消瘀散结。

方药：八正散加减。

生栀子15g，大黄10g，车前子30g，生地黄40g，牡丹皮15g，蒲公英30g，土茯苓30g，丹参

15 g，柴胡 15 g，三棱 15 g，黄柏 10 g，青皮 10 g，川楝子 5 g，川牛膝 15 g，甘草 10 g。7 服，水煎服。

二诊： 2018 年 5 月 15 日：服药 6 日，疼痛即明显减轻，行走疼痛已不显，小便转畅，口苦亦减，大便正常。舌暗红，舌苔薄黄腻，脉弦。处方：原方减川楝子，继服 7 服。

三诊： 2018 年 5 月 22 日：诸症改善，小便已畅，色清，久行后双大腿内侧稍有不适感。口干、口苦已大减。大便调。夜寐尚可。舌暗红、苔黄薄腻，脉滑。处方：生薏苡仁 30 g，白茅根 20 g，车前子 30 g，白花蛇舌草 25 g，刘寄奴 15 g，王不留行 15 g，生栀子 10 g，乌药 10 g，青皮 10 g，三棱 15 g，大黄 5 g，茯苓 15 g。7 服，水煎服。

按： 患者尿频尿急，小溲短赤，痛及双股内侧，延及足底，阴部、双股内侧为肝经所循，肝经热盛可知。火势上炎则口苦，火炽于下则小便黄，热火扰心则心烦易怒、寐差，舌红，舌苔黄腻均为湿热内重之象。故治拟清火利湿、行气活血、消瘀散结。然患者病程较久，火热内炽，气机不利，瘀热交阻，痛势较甚。故在清热利湿同时，必予破血散结以解瘀热。山栀、黄连、蒲公英直折其火，生地黄、牡丹皮、丹参凉血行瘀；三棱、莪术、王不留行、青皮、柴胡、川楝子等行气破血、散结止痛；黄柏、牛膝、薏苡仁、车前子、刘寄奴、大黄清利下焦湿热，诸药共达清热利湿散结破瘀之效。临床此类非细菌感染性炎症颇多，抗生素效果不佳，中医治疗往往疗效快捷而费用低廉。此例随访半年，症情平稳，未再大发。

医案 3：

宋某，女，78 岁。初诊：2020 年 1 月 6 日。

主诉： 泌尿系感染反复发作 60 余年（因受凉而致）伴多汗、汗后不怕风冷，大便不成形。曾服固堤丸和当归贝母苦参丸、六一散加黄芪、白茅根、白芥子、益智、乌药已愈。近几日受凉又发，现尿频、尿急、尿后涩痛，偶有失禁。

诊查： 舌淡红苔白微黄，脉缓尺无力。

辨证： 气淋（肾阳不足、寒热错杂、膀胱失约）。

治法： 温补肾阳，兼清湿热。

方药： 固堤丸加减。

小茴香 35 g，刘寄奴 25 g，当归 20 g，浙贝 10 g，苦参 10 g，益智仁 15 g，乌药 20 g，黄芪 60 g，白茅根 35 g，蛇舌草 25 g，泽泻 25 g，茯苓 35 g，麻黄 10 g，滑石 25 g，甘草 15 g。7 服，水煎服。

按： 该患者自幼发病因受凉而致，且年事已高，发病后偶有失禁，断其病机为肾阳不足、膀胱虚寒，失于约束。又据尿有涩痛，舌苔现黄，思有寒热错杂证据。治疗以固堤丸（自拟方小茴香、刘寄奴、当归）中重用小茴香温肾散寒，佐益智、乌药取缩泉丸之意，温肾缩尿；加苦参、浙贝、当归即《金匮要略》之当归贝母苦参丸。治"妊娠，小便难，饮食如故"，膀胱热郁，气结成燥，病在下焦，则小便难，不在中焦，所以饮食如故，临证常用此方治疗湿热淋证，每获良效。用白茅根、蛇舌草清热除湿；黄芪、茯苓、泽泻淡渗实大便；滑石、甘草清热利小溲；久病多瘀，当归、刘寄奴活血止痛，麻黄宣利肺肾气机。全方共奏温补肾阳，兼清湿热，助膀胱气化，止痛利尿之功。

【临证心法】

淋证是以小便频数，淋漓刺痛，小腹拘急引痛为主症的病症。临床多分为热、血、气、石、膏、劳淋六证。本病的基本病机为湿热蕴结于下焦，肾与膀胱气化不利。病位在肾与膀胱。初病多为实，久则转虚，或虚实夹杂。辨证时应首辨淋证类别，再审证候虚实，辨清标本缓急。

淋证临床症状有两类：一是膀胱气化失常，水道不利所引起；二是各种淋证的特殊症状。前者是诊断淋证的依据，后者是区别不同淋证的指征。

淋证的病理性质有实、虚、虚实夹杂之别。初起多因湿热为患，正气尚未虚损，故多属实证。但淋久湿热伤正，由肾及脾，每致脾肾两虚，而由实转虚。如邪气未尽，正气渐伤，或虚体受邪，则成虚实夹杂之证。常见阴虚夹湿热，气虚夹水湿等。因此淋证多以肾虚为本，膀胱湿热为标。淋证虽有六淋之分，但各种淋证间存在着一定的联系。表现在转归上，一是虚实的互相转化，二是各种淋证的互相转化；也可两种淋证或虚实同时并见。认识这种转化关系，对临床有实际指导意义。实证的热淋、血淋、气淋可转化为虚证的劳淋。反之，虚证的劳淋，亦可能兼夹实证的热淋、血淋、气淋。而当湿热未尽，正气已伤，处于实证向虚证的移行阶段，则表现为虚实夹杂的证候。此外在气淋、血淋、膏淋等淋证本身，这种虚实互相转化的情况也同样存在。而石淋由实转虚时，由于砂石未去，则表现为正虚邪实之证。其次是某些淋证间的相互转换或同时并见。前者如热淋转为血淋，热淋也可诱发石淋。后者如在石淋的基础上，再发生热淋、血淋，或膏淋并发热淋、血淋等。在虚证淋证的各种证型之间，则可表现为彼此参差互见，损及多脏的现象。

膀胱湿热所致之淋证，有病在膀胱与病在尿道之分。因尿道亦归属于膀胱所司，故尿道受细菌感染而引起的炎症，亦可称为膀胱湿热。病在膀胱主症为：尿时阴中涩痛，或尿前疼痛，尿频、尿急。甚者可有脓状物外流，伴寒热症状。病在膀胱主症为：少妇腹急结，尿疼多在尿后，小便不能自控，有尿意即遗尿。

淋证的预后往往与其类型及病情轻重有关。初起者，病情尚轻，治疗得当，多易治愈。但热淋、血淋有时可发生热毒入血，出现高热神昏等重笃证候。若病久不愈，或反复发作，不仅可转为劳淋，甚则转变成水肿、癃闭、关格等证，或肾虚肝旺，成为头痛、眩晕。石淋因结石过大，阻塞水道亦可成水肿、癃闭、关格。膏淋日久，精微外泄，可致消瘦乏力，气血大亏，终成虚劳病症。

淋证治疗当博采古今有效方药：在淋证治疗中，应博采古今有效之方法。对热淋，其主要病理因素是湿热，但在临床，还可见肝经火旺及心火偏盛者，治疗上以八正散为基础方外，还可配合龙胆泻肝汤或导赤散加减用药。对石淋的治疗，使用利水通淋、排石消坚的中药外，加用行气活血、化瘀软坚中药，疗效更佳。实验研究表明：穿山甲（曾用，现不用）、王不留行、当归、桃仁等中药具有使结石变脆的药理作用；大黄、川芎、牛膝可增强输尿管蠕动，促进结石排出。因此对于石淋日久不愈者，或石淋兼有瘀象者，可在石韦散的基础上配以理气活血化瘀之品。

西医学对尿频、尿急、尿痛的治疗，主要是治疗原发病，如肾炎所致者，应由泌尿科详细诊断为何种肾炎，治愈其肾炎，这些排尿痛苦的症状自然痊愈。如膀胱炎或泌尿系感染所引起的，则可应用消炎药治疗或用抗生素，一般说，疗效不错。主要是要确诊为何病引起，以治疗原发病为要。如确诊为泌尿系结石，可按本篇所云"石淋"去辨证论治。如病人有明显的尿频、尿急、尿痛，但一时尚未能得到确诊，病人要求用中医治疗，则按照本篇所谈进行辨证论治，常见明显疗效。

临证应参考实验室检查尿液：如有大量红细胞及脓球可考虑有泌尿系感染。尿培养一般为阳性，如尿培养发现淋病双球菌，则可确诊为性病传染性淋病，可转皮肤性病科诊治。如既有红细胞又有盐类结晶，则可考虑有无膀胱结石等，如多次尿检都有蛋白尿要考虑肾炎。必要时要做超声波、X线检查，甚至做肾盂造影、膀胱造影等，以便确定诊断。

第三节 癃闭

癃闭是以小便量少，排尿困难，甚则小便闭塞不通为主要特征的病证。其中小便不畅，点滴而短少，病势较缓者称为癃；小便闭塞，点滴不通，病势较急者称为闭。二者虽有程度上的差别，但都是指排尿困难，故多合称为癃闭。西医学中神经性尿闭、膀胱括约肌痉挛、尿道结石、尿路肿瘤、尿道损伤、尿道狭窄、前列腺增生、脊髓炎等所致的尿潴留以及肾功能不全引起的少尿、无尿等均属于本病范畴，可参照本节辨证论治。

【病因病机】

（1）湿热蕴结：过食辛辣肥腻，酿湿生热，湿热不解，下注膀胱，或湿热素盛，肾热下移膀胱，或下阴不洁，湿热侵袭，膀胱湿热阻滞，气化不利，小便不通，或尿量极少，而为癃闭。

（2）肺热气壅：肺为水之上源。热邪袭肺，肺热气壅，肺气不能肃降，津液输布失常，水道通调不利，不能下输膀胱；又因热气过盛，下移膀胱，以致上下焦均为热气闭阻，气化不利，而成癃闭。

（3）脾气不升：劳倦伤脾，饮食不节，或久病体弱，致脾虚清气不能上升，则浊气难以下降，小便因而不通，而成癃闭。故《黄帝内经·灵枢·口问》曰："中气不足，溲便为之变。"

（4）肾元亏虚：年老体弱或久病体虚，肾阳不足，命门火衰，气不化水，是以"无阳则阴无以化"，而致尿不得出；或因下焦炽热，日久不愈，耗损津液，以致肾阴亏虚，水府枯竭，而成癃闭。

（5）肝郁气滞：七情所伤，引起肝气郁结，疏泄不及，从而影响三焦水液的运行和气化功能，致使水道通调受阻，形成癃闭。且肝经经脉绕阴器，抵少腹，这也是肝经有病，可导致癃闭的原因。所以《灵枢·经脉》提出："肝足厥阴之脉，……是主肝所生病者，……遗溺、闭癃。"

（6）尿路阻塞：瘀血败精，或肿块结石，阻塞尿道，小便难以排出，因而形成癃闭。即《景岳全书·癃闭》所云："或以败精，或以槁血，阻塞水道而不通也。"

《黄帝内经·素问·灵兰秘典论》曰："膀胱者，州都之官，津液藏焉，气化则能出矣。"小便的通畅，有赖于膀胱的气化，因此，本病的病位在膀胱。《黄帝内经·素问·经脉别论》又曰："饮入于胃，游溢精气，上输于脾，脾气散精，上归于肺，通调水道，下输膀胱，水精四布，五经并行。"

水液的吸收、运行、排泄，有赖于三焦的气化和肺脾肾的通调、转输、蒸化，故癃闭的病位还与三焦、肺脾肾密切相关。上焦之气不化，当责之于肺，肺失其职，则不能通调水道，下输膀胱；中焦之气不化，当责之于脾，脾气虚弱，则不能升清降浊；下焦之气不化，当责之于肾，肾阳亏虚，气不化水，肾阴不足，水府枯竭，均可导致癃闭。肝郁气滞，使三焦气化不利，也会发生癃闭。此外，各种原因引起的尿路阻塞，均可引起癃闭。基本病机可归纳为三焦气化不利，或尿路阻塞，导致肾和膀胱气化失司。

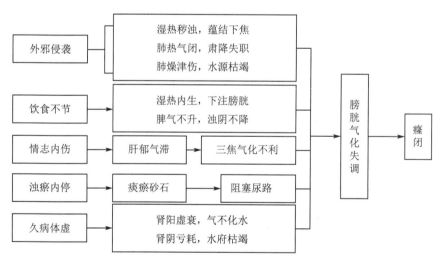

癃闭的病因病机演变图

【辨证要点与鉴别诊断】

（一）辨证要点

（1）细审主症：小便短涩热赤，属热或湿热；小便涩滞，涓滴而出，伴胁腹胀满，属气滞；时欲小便而不得出，或排尿无力，属气虚或阳虚；尿线变细或排尿中断，尿有血块，属浊瘀阻塞。

（2）确定病位：病位在膀胱，但可涉及三焦及肺脾肝肾等脏。

（3）详辨虚实：癃闭有虚实的不同，因湿热蕴结肺热气壅、肝郁气滞、浊瘀阻塞所致者，多属实证；

因脾气不升、肾阳亏虚、命门火衰、气化不利所致者，多属虚证。应根据全身症状及排尿困难的有关症状辨别虚实，其主要依据：若起病较急，病程较短，体质较好，尿流窘迫，赤热或短涩，或突起尿闭，舌苔黄腻或薄黄，脉弦涩或数，属于实证；若起病较缓，病程较长，体质较差，精神疲乏，尿流无力或滴沥不尽，渐至尿闭，舌质淡，脉沉细弱，属虚证。

（4）权衡轻重：初起病"癃"，后来转成"闭"的，为病势由轻转重；初起病"闭"后转成"癃"，为病势由重转轻。癃闭如见有小腹胀满疼痛、胸闷、气喘呕吐等症，则病情较重；如见神昏烦躁抽筋等症，则病情危笃。

（5）辨证结合临床辅助检查：癃闭的诊断首先应通过体格检查与B超确定膀胱有无尿潴留，其次应分清是急性发作还是缓慢间歇发作。对急性发作者，应确定有无机械性尿路阻塞，可做前列腺B超、腹部X线片或尿路造影检查。慢性且无尿路阻塞者，应考虑脊髓病变、神经性尿闭，并做相应的神经系统检查。亦应注意有无肾功能衰竭，并做肾功能、血常规、尿常规电解质及双肾的影像学检查等。

（二）鉴别诊断

（1）淋证：癃闭与淋证均属膀胱气化不利，故皆有排尿困难、点滴不畅的证候。但癃闭无尿道刺痛，每日尿量少于正常，甚或无尿排出。而淋证则小便频数短涩，滴沥刺痛，欲出未尽，而每日排尿量正常。《医学心悟·小便不通》所言："癃闭与淋证不同，淋则便数而茎痛，癃闭则小便短涩而难通。"淋证日久不愈，可发展成癃闭；而癃闭易感外邪，常可并发淋证。

（2）关格：关格和癃闭都以小便量少或闭塞不通为主要特点。但关格常由水肿、淋证、癃闭等经久不愈发展而来，是小便不通与呕吐并见的病症，常伴有皮肤瘙痒、口中有尿味、四肢搐搦，甚或昏迷等症状。癃闭不伴有呕吐，部分患者有水蓄膀胱之证候，可以此鉴别。癃闭进一步恶化，可转变为关格。癃闭病情轻于关格。

（3）水肿：癃闭与水肿。临床都表现为小便不利，小便量少。水肿是体内水液潴流，泛溢于肌肤，引起头面，眼睑，四肢浮肿，甚者伴有胸、腹腔积液，并无水蓄膀胱之证候。癃闭多不伴有浮肿，部分患者还兼有小腹胀满膨隆，小便欲解不能，或点滴而出的水蓄膀胱之症，可资鉴别。

【西医相关疾病及特性症状】

（1）肾前性少尿或无尿：各种原因所致的休克，严重脱水或电解质紊乱，心力衰竭，肾动脉栓塞，血栓形成或肿瘤压迫等均可出现少尿或无尿。其特点是：轻度或中度尿量减少，一般不会出现无尿，当去除病因，血压及血容量恢复正常后，尿量迅速增多。临床上要仔细询问病史。肾前性少尿属功能性肾衰竭。

（2）肾原性少尿或无尿：是指肾脏本身发生病变所引起，又称器质性肾衰竭。常见有以下病症：

①急性肾小球肾炎。急性肾炎由于滤过率降低，尿量减少，严重者可引起无尿。病者开始可伴有发热恶寒，进而出现水肿、蛋白尿，血压增高等。一般诊断较易。

②各种慢性肾病。包括慢性肾炎、慢性肾盂肾炎、肾病综合征、肾结核、肾结石、肾肿瘤等。有以上慢性病史，逐渐发展至肾功能衰竭，出现一系列尿毒症的表现，少尿甚至无尿，尿比重低。尿中可有不同程度的蛋白质、各种管型、红、白细胞等。血中非蛋白氮、肌酐升高。伴恶心、呕吐、头痛、精神异常、昏迷等。

③急性肾功能衰竭。由于肾组织严重缺血或毒性物质对肾组织损害，可出现少尿或无尿。常见病因有各种休克，严重创伤，严重水电解质紊乱，严重感染，急性血管内溶血、各种肾毒物质中毒，如汞、蛇毒、卡那霉素、庆大霉素、磺胺药、万古霉素等。

【辨证论治】

1.膀胱湿热

临床表现：小便点滴不通，或量极少而短赤灼热，小腹胀满，口苦口黏，或口渴不欲饮或大便不畅；舌质红、舌苔黄腻，脉数或濡数。

治法：清利湿热，通利小便。

代表方：八正散。

方药：本方的功效是清热泻火，利水通淋。其中：木通、车前子、萹蓄、瞿麦，通闭利小便；山栀，清化三焦之湿热；滑石、甘草，清利下焦之湿热；大黄，通便泻火。若舌苔厚黄腻者，可加苍术、黄柏，以加强其清化湿热的作用；若兼见心烦、口舌生疮糜烂者，可合导赤散，以清心火，利湿热。

2.肺热壅盛

临床表现：小便不畅，甚或点滴不通，咽干，烦渴欲饮，呼吸急促，或有咳嗽；舌红、苔薄黄，脉数。

治法：清泄肺热，通利水道。

代表方：清肺饮。

方药：黄芩、桑白皮，清肺泄热；麦冬，滋养肺阴；车前子、木通、山栀、茯苓清热通利小便。

3.肝郁气滞

临床表现：小便不通或通而不爽，情志抑郁，或多烦善怒，胁腹胀满；舌红、苔薄黄，脉弦。

治法：理气解郁，通利小便。

代表方：沉香散。

方药：沉香、橘皮、柴胡、青皮、乌药疏肝理气；当归、王不留行、郁金行下焦气血；石韦、车前子、冬葵子、茯苓通利小便。

4.浊瘀阻塞

临床表现：小便点滴而下，时有排尿中断，或尿如细线，甚则阻塞不通，小腹胀满疼痛；舌紫暗，或有瘀点、瘀斑，脉涩。

治法：行瘀散结，通利水道。

代表方：代抵当丸。

常用药：当归尾、山甲片、桃仁、莪术活血化瘀；大黄、芒硝、郁金通瘀散结；肉桂、桂枝助膀胱气化。

5.脾气不升

临床表现：时欲小便而不得出，或量少而不畅，伴小腹坠胀，神疲乏力，食欲不振，气短而语声低微；舌淡苔薄，脉细弱。

治法：升清降浊，化气行水。

代表方：补中益气汤合春泽汤。

方药：人参、党参、黄芪、白术益气健脾；桂枝、肉桂通阳以助膀胱气化；升麻、柴胡升提中气；茯苓、猪苓、泽泻、车前子利水渗湿。

6.肾阳衰惫

临床表现：小便不通或点滴不爽，排尿无力，面白神萎，神气怯弱，畏寒肢冷，腰膝冷而酸软无力；舌淡胖，舌苔薄白，脉沉细或弱

治法：温补肾阳，化气利水。

代表方：济生肾气丸。

方药：肉桂、附子、桂枝温肾通阳；地黄、山药、山萸萸补肾滋阴；车前子、茯苓、泽泻利尿。

【歌诀】

癃闭似淋闭不通，上焦不外肺热壅，
中清不升浊弗降，下属湿热肾不充，
膀胱湿热八正解，肺热壅盛清肺攻，
肝郁气滞沉香散，浊瘀阻塞代抵当，
脾虚补中与春泽，肾阳衰用济肾丸。

【典籍摘要】

《金匮悬解·杂病》："妇人病，饮食如故，烦热不得卧，而反倚息者，何也？师曰：此名转胞，不得溺也，以胞系了戾，故致此病，但利小便则愈，肾气丸主之。"

《寿世保元》："膀胱有热。小便闭而不通也。导水散，当归（二钱）、瞿麦（三钱）、车前子（二钱）、滑石（三钱）、赤茯苓（三钱）、泽泻（二钱）、猪苓（二钱）、木通（二钱）、石莲子（去壳一钱）、山栀子（三钱）、黄连（六分）、黄柏（一钱五分酒炒）、知母（一钱五分）、甘草（八分）。"

《张氏医通·癃闭》："盖闭者，暴病，为溺点滴不出，俗名小便不通是也。可用疏通利窍之剂，甚则用吐法以提其气自通。若补中益气、二陈、五苓，俱可探吐也。癃者，久病，为溺癃淋漓，点滴而出，一日数十次，名淋病是也。惟宜滋养真阴，兼资气化，如六味、生脉之类，亦可合用。若疏泄利气之药，皆为戈戟矣。"

【临证实录】

医案1：

刘某，女，52岁。初诊：2017年6月29日。

主诉： 2017年5月17日，反复出现阴道不规则出血，经某医院诊断为子宫体腺瘤，于6月17日手术，手术中因出血较多，曾输血2000 mL，又行导尿12天，拔管后小便点滴而出，小腹膨隆，恶心呕吐，情绪烦躁，拒绝再次下导尿管。

诊查： 脉沉少力，舌胖大，色稍青紫，苔白而润。

辨证： 癃闭（阳气亏虚，瘀血阻窍）。

治法： 温阳益气，活血化瘀，通窍利尿。

方药： 自拟坤芎饮。

黄芪50 g，川芎15 g，益母草25 g，蒲黄20 g，红花10 g，牛膝15 g，泽泻15 g，当归10 g，麻黄5 g，人参10 g，炙甘草15 g，肉桂10 g，小茴香15 g。1服，水煎频服。

外敷：小茴香35 g，丁香25 g，肉桂25 g，细辛15 g，乌药25 g，老葱茎3根切碎，芒硝20 g。用法：前五味共为细末，与葱、硝共捣如泥，外敷肚脐（天阙穴）及涌泉穴，每日可反复多次，脐部佐以热敷，勿烫伤。

二诊： 2017年6月30日：服药两个小时后即开始排尿，尿量逐渐增多，今早推测近20小时尿量约为800 mL。恶心呕吐现象未减，情绪改善。舌暗苔白，脉缓稍沉。上方去麻黄、茅根，加陈皮10 g，半夏15 g，丁香5 g，生姜5片。3服，水煎服。

三诊： 2017年7月5日：患者精神转佳，小便正常，呕吐恶心偶发，继服前方3服。

按： 患者为52岁女性，肾气渐衰败，又因子宫肌瘤术后失血，脉沉少力量，舌胖嫩且青紫苔薄白，因此判断为既有阳气不足，又有气血受损，瘀血阻窍，故考虑温阳益气血，活血通利之法。该患者小便点滴而出由阳气亏虚，膀胱失约为主，又加气血亏虚导致。治用自拟坤芎饮，方中重用黄芪补气升阳，人参、甘草益气，当归、川芎、红花活血不留瘀，益母草、牛膝、麻黄利尿通窍，少用茴香、肉桂温肾阳暖膀胱已助化气利水，共奏温阳益气，活血化瘀，通窍利尿之效。分析患者发病过程，术前有不规则子宫出血，手术中有大失血，术后方有小便点滴而出，提示原发病气血不足，血虚在先，气虚在后，继而阳气匮乏，无力温煦，癃闭乃成。治疗应以温散益气活血养血为主，佐以化瘀通利之品，二诊加降逆之品兼以治疗呕恶。

医案2：

客某，男，66岁。初诊：2021年3月。

常有小便淋漓，点滴而出，尿有余沥及不尽感。甚则小便每日10余次，着凉后加重，反复多年。B超前列腺肥大，有钙化点。曾数次靠导尿缓解症状。常服哈乐、己烯雌酚、癃闭舒口服等药物，屡发屡治，近3天受凉后加重。

诊查： 脉沉弦少力，舌胖大、质暗、苔白厚。

辨证： 癃闭（肾阳不足，痰瘀阻窍）。

治法： 温阳化痰，逐瘀通窍。

方药： 汤剂：刘寄奴25g，小茴香20g，补骨脂30g，石见穿25g，皂角刺25g，生蒲黄20g，瞿麦25g，浮萍15g，麻黄5g，3服水煎服，每日3～4次温服。

散剂：甲珠5g，蝼蛄5g，蝉蜕5g，炒灯芯5g，为细末，每次3克，日3次，药汁冲服。

栓剂：人工麝香0.3g，三七粉10g，花椒10g，细辛3g，入0.5g胶囊，每次3粒，便后肛门给药（有条件可按此剂量为栓剂）。同时外敷上例刘某加味丁桂散（小茴香35g，丁香25g，肉桂25g，细辛15g，乌药25g，老葱茎3根切碎，芒硝20g）。第2日电话通知昨晚小便通畅，自行排尿约400mL，嘱继续用完前方。

二诊： 小便比较通畅，唯排之无力，有淋漓不尽感。建议口服和肛门给药继续使用一周，外敷药可暂时停用。

按： 本病是常见的老年性前列腺增生病，属于中医隆闭范畴，但治疗上比较棘手，故采取"杂合以治"方法，内服、外敷、栓剂（胶囊）并用。

汤剂中小茴香、补骨脂温肾散寒，石见穿、皂角刺、刘寄奴、生蒲黄逐瘀通窍，瞿麦、浮萍、麻黄利水通关。诸药相合温、通、散、利相得益彰。外用胶囊剂仿"前列速愈贴"之法，加细辛助麝香透达、伍花椒温通、佐三七活血，共行通窍开关通闭之效。

医案3：

杨某，男，64岁，农民。初诊：2017年11月25日。

主诉： 近两天来无尿，全日尿量仅约100mL，气喘咳逆，饮食不进，恶心，大便不畅带黏液，时而烦躁，时而昏睡，面赤而浮，足浮肿。

诊查： 舌质红苔黄腻，脉滑数。

辨证： 癃闭（痰热内阻）。

治法： 清热化痰，滋阴利水。

方药： 温胆汤加减。

炒枳实20g，竹茹20g，半夏15g，陈皮20g，茯苓20g，炙甘草15g，生姜3片，乌梅5个，炒白术15g，黄芩15g，栀子10g（碎），车前子15g，桂枝15g，知母20g，黄柏15g。5服，水煎服。

二诊： 2017年12月1日：服上方药5剂后小便已畅通，病情有转机，大便带黏液，仍感心烦，不思饮食，气喘微咳，精神疲惫。舌暗苔黄而燥，脉结代。处方：西洋参30g，丹参30g，清半夏15g，肉桂10g（后下），黄连10g，石菖蒲30g，陈皮25g，白蔻仁10g（后下），檀香10g（后下），茯苓20g，柏子仁15g，甘草15g。3服，水煎服。

三诊： 2017年12月5日：气喘咳嗽改善，现不思饮食，气短，盗汗，舌淡苔白厚，脉沉滑。处方：党参40g，炒白术20g，茯苓20g，炙甘草15g，半夏15g，陈皮20g，木香10g（后下），砂仁10g（碎）。3服，水煎服。另服六味地黄丸每日2丸。连服药3剂，一般情况正常而出院。

按： 本例病情严重而又复杂，关键在于2天无尿。小便点滴俱无是为"癃闭"，舌红苔黄腻，脉滑数可以判断为痰浊化热，代表方温胆汤加减。重用枳实、竹茹以清热化痰，少用知柏以清湿热而滋阴利水。心气不足，湿痰凝肺，治在上焦，栝蒌薤白半夏汤能通阳散结、豁痰下气。饮食不进，恶心烦闷，治在中焦，故用砂仁、白术、茯苓宽中理气，健脾化湿；菖蒲芳香开窍，逐痰去浊；丹参活血祛瘀，从而达到通治三焦、标本兼顾之目的。利尿之目的达到，才能挽回危逆。继之患者咳嗽气喘现象改善，但还是不思饮食，气短，故以香砂六君子汤以行气化痰，健脾开胃。继服六味地黄丸跟进以恢复阴液。

医案4：

黄某，女，61岁。初诊：2019年5月9日。

主诉：小便不利 3 年，无尿频、尿急、尿痛，最初发病前曾有憋尿史，纳食正常，大便调，夜寐安。

诊查：舌略黯，边有齿痕及瘀点，舌苔薄微腻，脉弦细。

辨证：癃闭（气虚血瘀，气化失司）。

治法：宣肺利水，益气活血。

方药：麻黄汤加减。

生黄芪 30 g，党参 40 g，生甘草 15 g，桃仁 5 g，炙麻黄 5 g，桂枝 10 g，川牛膝 15 g，生薏苡仁 30 g，白茅根 20 g，苦杏仁 10 g，石见穿 15 g，升麻 5 g。7 服，水煎服，每日 1 服。

二诊：2019 年 5 月 16 日：7 服服毕，自觉昼日小便渐有力，夜间仍有小便无力感，晨起口干，醒时汗出。舌脉同前。处方：原方改桂枝为 20 g，加白芍 15 g，山萸萸 15 g，牡丹皮 15 g。续服 7 剂。

三诊：2019 年 5 月 23 日：7 服服毕，自觉昼夜小便皆有力，夜尿 2 次，口干减，仍觉目倦欲瞑，醒时汗出，舌脉同前。处方：上方减生薏苡仁，加丹参 30 g，莪术 20 g，葛根 30 g。继服 7 服。

按：气瘀并存。该患因年老体虚，素有憋尿习惯而致膀胱失约，日久虚中夹瘀，本案以麻黄汤提壶揭盖法合益气活血之品施治。

【临证心法】

癃闭是指小便量少，排尿困难，甚则小便闭塞不通为主症的病症。此病与肺、脾、肾、肝、三焦均有密切的关系。治疗原则应以通利为要。临床上，癃闭有虚实之分，膀胱湿热、肺热壅盛、肝郁气滞、浊瘀阻塞所致膀胱气化不利者属实证，应清湿热、利气机、散瘀结、以通水道为主。中气下陷，肾阳虚衰而致膀胱气化无权者属虚证，宜补脾肾、助气化、气化则水行。虚实夹杂者，应标本同治，切忌一味利尿。

因癃闭的病因不同，故其病理性质有虚实之分。膀胱湿热，肺热气滞，肝郁气滞，尿路堵塞，以致膀胱气化不利者为实证；脾气不升，导致膀胱气化无权者为虚证。但各种原因引起的癃闭，常互相关联，或彼此兼夹。如肝郁气滞，可以化热伤阴；若湿热久恋，又易灼伤肾阴；肺热壅盛，损津耗液严重，则水液无以下注膀胱；脾肾虚损日久，可致气虚无力运化而兼夹气滞血瘀，均可表现为虚实夹杂之证。

癃闭的预后及转归，取决于病情的轻重和是否及时有效的治疗。若病情轻浅，病邪不盛，正气尚无大伤，且救治及时者，则可见尿量逐渐增多，此为好转的标志，可能获得痊愈。若病情深重，正气衰惫，邪气壅盛者，则可由"癃"至"闭"，变证迭生。尿闭不通，水气内停，上凌心肺，并发喘证、心悸。水液潴留体内，溢于肌肤则伴发水肿。湿浊上逆犯胃，则成呕吐。脾肾衰败，气化不利，湿浊内壅，则可导致关格，其预后多差。诚如《景岳全书·癃闭》所言："小水不通是为癃闭，此最危最急症也，水道不通，则上侵脾胃而为胀，外侵肌肉而为肿，泛及中焦则为呕，再及上焦则为喘。数日不通，则奔迫难堪，必致危殆。"

癃闭的治疗，必须急则治标，缓则治本。治标之法有二：其一，对水蓄膀胱之证，内服药缓不济急，可急用导尿、针灸少腹及会阴部、热敷等法，急通小便。其二，对膀胱无尿之危证，可用中药灌肠等方法。

第四节 关格

小便不通称之为关；呕吐不止称之为格；小便不通与呕吐不止并见称之为关格。关格属于危重病症，多由脾肾阳气衰微，阳不化水，水浊内聚，壅塞三焦，升降失调而致小便不通与呕吐并见的病症。多见于水肿、癃闭、淋证等病证的晚期。水肿、癃闭、淋证等病证，在反复感邪、饮食劳倦等因素作用下，或失治误治，使其反复发作，迁延不愈，以致脾肾阴阳衰惫，气化不行，湿浊毒邪内蕴，气不化水，肾关不开，则小便不通；湿浊毒邪上逆犯胃，则呕吐，遂发为关格。《伤寒论·平脉法第二》云："关则不得小便，格则吐逆。"《证治汇补·关格》云："既关且格，必小便不通，旦夕之间，陡增呕恶。此因浊邪壅塞三焦，正气不得升降，所以关应下而小便闭，格应上而生呕吐，阴阳闭绝，一日即死，最为危候。"关格的另一含义为大便不通兼有呕吐，不属本篇讨论范围。

【病因病机】

脾肾阴阳衰惫是本，湿浊毒邪内蕴是标，故本病病理表现为本虚标实。在本病病变过程中，湿浊内阻中焦，脾胃升降失司，可致腹泻或便秘；湿浊毒邪外溢肌肤，可致皮肤瘙痒，或有霜样析出；湿浊毒邪上熏，可致口中臭秽，或有尿味，舌苔厚腻；湿浊上蒙清窍，可致昏睡或神志不清。随人体禀赋素质的差异，湿浊毒邪在体内又有寒化和热化的不同，寒化则表现为寒浊上犯的证候，热化则表现为湿热内蕴的证候。随着病情的发展，正虚不复，可由虚致损。由于阴阳互根，阳损可以及阴。又因五脏相关，肾病可以累及他脏。肾病及肝，肝肾阴虚，虚风内动，可致手足搐搦，甚至抽搐；肾病及心，邪陷心包，可致胸闷心悸，或心前区痛，甚则神志昏迷；肾病及肺，可致咳喘，胸闷，气短难续，不能平卧。

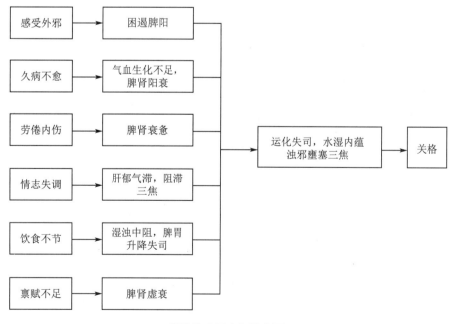

关格的病因病机演变图

病机为本虚标实，寒热错杂，病位以肾为主，肾、脾、胃、心、肝、肺同病，其基本病机为脾肾阴阳衰惫，气化不利，湿浊毒邪上逆犯胃。由于标实与本虚之间可以互相影响，使病情不断恶化，因而最终可因正不胜邪，发生内闭外脱，阴竭阳亡的极危之候。

【辨证要点与鉴别诊断】

（一）辨证要点

（1）辨标本缓急：辨清本虚标实，孰急孰缓，分清主次。

（2）辨病性：首要辨清寒热。表现以寒湿证候为主者，多属肾阳衰惫，阳虚内寒，湿浊邪毒羁恋，证从寒化；表现以湿热为主者，多属肾阴衰惫，阴虚内热，湿浊邪毒久羁，证从热化。

（3）辨病位：临床表现为小便短少，甚或无尿者，其病位在肾；表现为恶心、呕吐者，病位在胃；表现头晕目眩，位在肝；表现为心悸，神志昏蒙者，病位在心。

（二）鉴别诊断

（1）关格与癃闭鉴别：关格是以小便不通，并见呕吐为主症。癃闭是以尿量减少，排尿困难，甚至小便不通为主症，一般无呕吐症状。

（2）关格与走哺鉴别：关格是以小便不通，并见呕吐为主症。走哺是以呕吐伴有大小便不通利为主症的一类病症。往往先有大便不通，而后出现呕吐，呕吐物可以是胃内的饮食痰涎，也可带有胆汁和粪便，常伴有腹痛，最后出现小便不通，与关格之小便不通并见呕吐不同。

（3）其他：临床都出现呕吐症状，但都不并见小便不通之症。与关格显然不同。

【西医相关疾病及特性症状】

（1）急性肾功能衰竭：急性肾衰竭是指肾小球滤过率突然或持续下降，引起氮质废物体内潴留，水、电解质和酸碱平衡紊乱，所导致各系统并发症的临床综合征。肾功能下降可发生在原来无肾脏病的患者，也可发生在原有稳定的慢性肾脏病患者，突然肾功能急剧恶化。

（2）慢性肾功能衰竭：慢性肾衰竭是指各种原因造成慢性进行性肾实质损害，致使肾脏明显萎缩，不能维持基本功能，临床出现以代谢产物潴留，水、电解质、酸碱平衡失调，全身各系统受累为主要表现的临床综合征。

【辨证论治】

1. 脾肾阳虚，湿浊内蕴证

临床表现：小便短少，色清，甚则尿闭，面色晦滞，形寒肢冷，神疲乏力，浮肿腰以下为主，纳差；舌淡体胖、边有齿印、苔白腻，脉沉细。

治法：温补脾肾，化湿降浊。

代表方：温脾汤合吴茱萸汤加减。

常用药：附子、干姜、仙灵脾温补肾阳；人参、白术、茯苓益气健脾；姜半夏、陈皮、制大黄、六月雪化湿降浊；吴茱萸、生姜降逆止呕。若水气凌心者，应加用己椒苈黄丸；尿少或小便不通者，可合用滋肾通关丸，以滋肾阴，助气化；皮肤瘙痒者，加用土茯苓、地肤子、白鲜皮燥湿止痒。

2. 肝肾阴虚，肝风内动证

临床表现：小便短少，呕恶频作，头晕头痛，面部烘热，腰膝酸软，手足抽搐；舌红、苔黄腻，脉弦细。

治法：滋补肝肾，平肝息风。

代表方：杞菊地黄丸合羚角钩藤汤加减。

常用药：熟地黄、山药、山茱萸、枸杞滋补肝肾；羚羊角、钩藤、石决明平肝息风；贝母、竹茹、胆南星、竹沥化痰止呕；制大黄、败酱草、六月雪降浊解毒。大便秘结，可加用生大黄以通腑降浊。若风阳内动，导致中风者，按中风论治。

3. 肾气衰微，邪陷心包证

临床表现： 无尿或少尿，全身浮肿，面白唇暗，四肢厥冷，口中尿臭，神识昏蒙，循衣摸床，舌卷缩，淡胖，舌苔白腻或灰黑，脉沉细欲绝。

治法： 温阳固脱，豁痰开窍。

代表方： 急用参附汤合苏合香丸，继用涤痰汤。

常用药： 人参、附子回阳固脱；胆南星、石菖蒲、半夏、竹茹豁痰开窍；苏合香丸开窍醒神。若昏迷不醒，可静脉滴注醒脑静开窍醒神；若狂躁痉厥，可服紫雪丹；若心阳欲脱，用参附龙牡汤。

【歌诀】

小便不通谓之关，呕吐不止称为格，
多由脾肾阳气衰，壅塞三焦是水浊。
脾肾阳虚湿浊蕴，温脾汤与吴萸合，
肝肾阴虚肝风动，羚角钩藤与杞黄。
肾衰邪气陷心包，涤痰参附与苏和。

【典籍摘要】

《黄帝内经·灵枢·脉度》："阴气太盛，则阳气不能荣也，故曰关；阳气太盛，则阴气弗能荣也，故曰格。阴阳俱盛，不得相荣，故曰关格。关格者，不得尽期而死也。"

《医醇剩义·关格》："始则气机不利，喉下作梗；继则胃气反逆，食入作吐；后乃食少吐多，痰涎上涌，日渐便溺艰难。"

《诸病源候论·关格大小便不通候》："关格者，大小便不通也。大便不通谓之内关，小便不通谓之外格，二便俱不通为关格也。由阴阳气不和，荣卫不通故也。"

《医贯》"关格者，粒米不欲食，渴喜茶水饮之，少顷即吐出，复求饮复吐。饮之以药，热药入口即出，冷药过时而出，大小便秘，名曰关格。关者下不得出也，格者上不得入也。"

《黄帝内经·素问·水热穴论》："帝曰：肾何以能聚水而生病？岐伯曰：肾者，胃之关也，关门不利，故聚水而从其类也。上下溢于皮肤，故为浮肿。"

《黄帝内经·素问·至真要大论》："诸湿肿满，皆属于脾。"

《灵枢·水胀》："水始起也，目窠上微肿，如新卧起之状，其颈脉动，时咳，阴股间寒，足胫肿，腹乃大，其水已成矣。以手按其腹，随手而起，如裹水之状，此其候也。"

《黄帝内经·素问·汤液醪醴论》："平治于权衡，去宛陈莝，微动四极，温衣，缪刺其处，以复其形。开鬼门，洁净府，精以时服，五阳已布，疏涤五脏。故精自生，形自盛，骨肉相保，巨气乃平。"

【临证实录】

医案1：

涂某，男，44 岁。初诊：2018 年 2 月 12 日。

主诉： 患者目前饮食难下，二便不通，胸痛，烦躁异常。

诊查： 舌红苔黄厚，脉沉弱。

辨证： 关格（食道闭塞）。

治法： 急治以开通食道。

方药： 开关散化裁。

乌梅炭 15 g，卤砂 5 g，硼砂 5 g，青黛 10 g，川贝母 10 g。3 服为细末，每次 4 g，每日不拘时候，温水频频少量送服。

二诊： 2018 年 2 月 15 日，患者 3 剂后食道渐通，稍能进牛奶、稀粥之类。

按： 本例治关格用开关散治疗，即用强碱类药物为散剂频服，若出现灼热疼痛难忍症状时，改用冷涎丹继续治疗。其方取蜒蚰洗净,用冰片包在荔枝核肉之内,以线扎紧,待水流出后即缓缓含下,患者胸部有凉爽感,即能开关进食。对于热入血分的患者在上方有效后,处方以生地 25 g,大黄 10 g,蒲黄 15 g,旋覆花 15 g,栝楼 15 g,香附 15 g,郁金 20 g,乌药 10 g,八味煎服,再放入冰片,少量频服,即可缓解饮食难下症状。

医案 2:

张某,男,75 岁,退休工人。初诊:2018 年 2 月 18 日。

主诉:近半年明显形体消瘦,饮食难下,大便多日未行,小便排出困难,伴呃逆,昨日曾呕出黄绿苦水。

诊查:脉沉细少力,舌苔白滑。

辨证:关格(气阴两虚,痰浊闭阻)。

治法:益气养阴,化痰止呕。

方药:补中益气汤加减。

黄芪 40 g,炒白术 20 g,陈皮 20 g,升麻 5 g,柴胡 10 g,西洋参 15 g,当归 20 g,麦冬 15 g,黄芩 10 g,半夏 15 g,枇杷叶 15 g,生姜 5 片。3 服,水煎频服。

二诊:2018 年 2 月 21 日:前证减轻,但小便排出困难,昨日已经插入导尿管导尿。处方:上方去黄芪,加车前子 10 g,冬葵子 15 g。5 服,水煎服。

三诊:2018 年 2 月 26 日:5 服药后大便已通,初硬后溏,口苦改善,呃逆减,纳少,形体消瘦,足肿,脉沉弦,舌苔白。处方:原方加车前子 20 g,桂枝 25 g。5 服,水煎服,日 1 服。

四诊:2018 年 3 月 1 日:昨日已取下导尿管,大便日一行,量少,色暗。处方:人参 15 g,泽泻 15 g,茯苓 20 g,白术 15 g,甘草 10 g,车前子 20 g,半夏 20 g,桂枝 15 g。5 服,水煎服,日 1 服。

按:本例上有饮食难下,呃逆、呕吐,下有大小便难,是关格之证。其胃中湿浊,易阻食道,若能纳食,方可受补,加之消瘦为年老虚实夹杂之证,先以补中益气扶正,佐以茯苓、半夏、枇杷叶清热化痰止呕,西洋参、麦冬养阴,生姜振奋胃气。

医案 3:

赵某,男,65 岁,农民。初诊:2018 年 3 月 18 日。

主诉:现小便排出困难 3 天,食入即吐,无食欲,口渴不欲饮,小腹刺痛,睡眠差。

诊查:舌质暗边有齿痕、苔白,脉沉。

辨证:关格(脾虚湿困夹瘀)。

治法:健脾除湿,逐瘀通关。

方药:四君子汤合大黄牡丹汤加减。

党参 30 g,茯苓 20 g,炒白术 15 g,桃仁 15 g,大黄 15 g,芒硝 10 g,桂枝 20 g,红花 10 g,甘草 15 g,炒枳实 15 g,赤芍 20 g,瞿麦 20 g,牛膝 35 g,当归 20 g。7 服,水煎服。

二诊:2018 年 3 月 26 日:服完 7 服药后,小便已通,大便日二行,口渴不欲饮现象改善,小腹刺痛明显减轻,睡眠未改善,舌质暗苔薄白,脉沉缓。处方:原方加夜交藤 50 g,鸡血藤 50 g。

按:本例上有呃逆、呕吐,下有小便难,是关格之症。不欲食且舌边有齿痕系脾虚,小腹刺痛,舌质暗,口渴不欲饮系瘀血内停,证虚实夹杂,治法为健脾除湿,逐瘀通关。患者已过中年,机体渐衰弱,标本兼固为宜。方中四君健脾,桃仁、红花、大黄、芒硝、枳实、赤芍化瘀通关,重用牛膝引血下行。当归、红花、赤芍、川芎助君活血祛瘀之力,共为臣药,牛膝引血下行。二诊时患者睡眠未改善,故加夜交藤、鸡血藤安神通络。

【临证心法】

在关格的诸多治法中,以温补脾肾、化湿降浊法与温阳固脱、豁痰开窍法为最常用,无论古今医家论述抑或是中医院校各版教材,论治关格其证型虽不尽相同,但必有脾肾阳虚,湿浊内蕴证与肾气衰微,邪陷心包证。验之临床,关格亦以脾肾阳虚,湿浊内蕴证与肾气衰微,邪陷心包证为最,故温补脾肾、化湿降浊法与温阳固脱、豁痰开窍法是临证必须掌握的两大治法。温补脾肾、化湿降浊法以温脾汤合吴茱萸汤为代表方，若水气凌心者，加用己椒苈黄丸；尿少或小便不通者，可合用滋肾通关丸，以滋肾阴，助气化；若嗜睡，神志昏迷，可加石菖蒲、远志、郁金芳化开窍，甚者可用苏合香丸芳香开窍。皮肤瘙痒者，加用土茯苓、地肤子、白鲜皮燥湿止痒。温阳固脱、豁痰开窍法以参附汤合苏合香丸，涤痰汤为代表方，若躁狂痉厥，可改服紫雪丹；若症见汗多，面色苍白，手足厥冷，舌质淡，脉细微，为阳虚欲脱，急宜回阳固脱，用参附汤加龙骨、牡蛎；若汗多面色潮红，口干，舌红少苔脉细数，为阴液耗竭，应重用生脉散或生脉注射液静脉滴注以益气敛阴固脱。关格一证，多由水肿、淋证、癃闭等病症发展而来。

本病由脾肾阴阳衰惫，气化不利，湿浊毒邪上逆犯胃所致，往往表现为本虚标实，寒热错杂的证候。本虚有脾肾阳虚和肝肾阴虚的区别；标实有湿热和寒湿之异。治疗时应当遵循《证治准绳·关格》提出的"治主当缓，治客当急"的原则，缓缓调补脾肾之阴阳，而对湿浊毒邪，要尽快祛除。祛浊分化浊和降浊，湿热浊邪，当清热化浊；寒湿浊邪，当温阳散寒化浊；湿浊毒邪上犯中上二焦者，则宣降湿浊，使其从大便降泄而去。关格后期，病情危笃，应采用中西医结合疗法救治。

第五节　遗精

遗精是指以不因性活动而精液自行频繁泄出为主要特点的病证，常伴有头昏、精神萎靡、腰腿酸软、失眠等。其中，因梦而遗精的称为"梦遗"；无梦而遗精，甚至清醒时无性刺激情况之下精液流出的称为"滑精"。西医学中的神经衰弱、神经官能症、前列腺炎、精囊炎等疾病如以遗精为主症者，属于本病范畴，可参照本病辨证论治。

【病因病机】

1. 劳心太过

凡情志失调，劳神太过，则心阳独亢，心阴被灼，心火不能下交肾水，肾水不能上济于心，心肾不交，水亏火旺，扰动精室而遗精。

2. 欲念不遂

少年气盛，情动于中，或心有恋慕，所欲不遂，或壮夫久旷，思慕色欲，皆令心动神摇，君相火旺，扰动精室而遗精。

3. 饮食不节

醇酒厚味，损伤脾胃，湿热酿生，蕴而生热，湿热扰动精室，或郁于肝胆，迫精下泄均可致遗精。

4. 恣情纵欲

青年早婚，房事过度，或少年无知，频犯手淫，或醉而入房，纵欲无度，日久肾虚精脱，或相火扰动精室，或肾不固精而成遗精。

遗精的病理变化总属肾失封藏，精关不固。其病位主要在肾，与心、肝、脾三脏关系密切。病理因素为湿与火。病理性质有虚实之别，且多虚实夹杂。因君相火旺、湿热下注，扰动精室，精关不固而遗者多属实证；肾精亏损，封藏失职，精关不固而泄者多属虚。在病理演变过程中往往出现阴虚火旺，阴虚湿热等虚实夹杂之证。

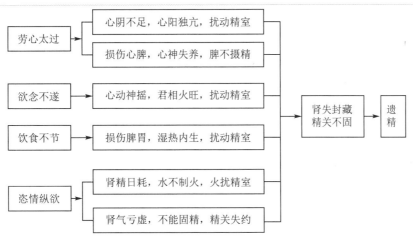

遗精的病因病机演变图

【辨证要点与鉴别诊断】

（一）辨证要点

（1）男子梦中遗精，每周超过2次；或清醒时，不因性生活而排泄精液者。

（2）常伴有情绪不稳、精神不振、体倦乏力、腰腿酸软、头晕心悸、失眠多梦、记忆力减退等症。

（3）常有恣情纵欲、情志内伤、久嗜醇酒厚味等病史。

体检有无包茎、包皮过长、包皮垢刺激，并进行直肠指诊、前列腺液常规检查、前列腺和精囊B超等检查有助于本病诊断。

（二）鉴别诊断

（1）早泄：早泄是性交时精液过早泄出，而影响性生活。诚如《沈氏尊生书》所描述："未交即泄，或乍交即泄。"明确指出了早泄的特征，以此可资与遗精鉴别。

（2）精浊：精浊常在大便时或排尿终了时发生，尿道口有米泔样或糊状分泌物溢出，并伴有茎中作痒作痛，痛甚如刀割、火灼。

【西医相关疾病及特性症状】

（1）手淫或性行为过度：患者常有手淫病史或性交过于频繁，而逐渐引起遗精、滑精，并伴有头晕、四肢乏力、精神萎靡等。

（2）神经衰弱：遗精、早泄、或阳痿，失眠、多梦、记忆力减退、头昏脑胀、注意力不集中、急躁易怒，以及耳鸣、眼花、精神萎靡等。可伴有自主神经或内脏器官功能紊乱症状，如心悸、面色潮红、手足发冷等。有的可出现气短、胸闷、腹泻或便秘等。临床各项检查均无阳性发现。

（3）前列腺炎：在前列腺炎急性期，病人可出现膀胱刺激症状，如尿频、尿急、尿末痛和排尿困难。慢性期排尿前后有白色液体流出，常有会阴部、阴囊部或腰骶部反射性胀痛不适感，当坐立过久后往往症状加重。由于病变对神经系统的影响，可伴有性功能紊乱和神经衰弱表现，如阳痿、早泄、遗精及头痛、失眠等。

（4）其他原因：包皮过长，包皮垢刺激，包皮或阴茎头发炎，肛门瘙痒等有时可引起遗精，临证应详细询问和检查。

【辨证论治】

1.君相火旺

临床表现：遗精梦泄，性欲亢进，易举易泄，心烦寐差，潮热颧红，腰酸耳鸣，口干多饮，溲黄便结；舌红、苔少或薄黄，脉细数。

治法：清心泄肝。

代表方：黄连清心饮合三才封髓丹。

常用药：黄连、山栀、灯心草清心火；知母、黄柏、丹皮泄相火；生地黄、熟地黄、天冬滋水养阴；远志、枣仁、茯神养心安神。

2. 湿热下注

临床表现：遗精频作，小溲黄赤，热涩不畅，口苦而黏；舌质红苔黄腻，脉濡数或滑数。

治法：清热利湿。

代表方：程氏萆薢分清饮。

常用药：萆薢、黄柏、茯苓、车前子清热利湿；莲心、石菖蒲、丹参清心安神；白术、薏苡仁健脾化湿。

3. 劳伤心脾

临床表现：遗精时作，劳则加重，失眠健忘，伴心悸气短，四肢倦怠，纳少腹胀，面色萎黄，大便溏薄；舌质淡胖边有齿印，舌苔薄白，脉细弱。

治法：调补心脾，益气摄精。

代表方：妙香散。

常用药：人参、黄芪、山药益气生精；茯神、远志清心调神；木香、桔梗、升麻理气升清。

4. 肾气不固

临床表现：遗精频作，多为无梦而遗，甚而滑精不禁；伴见头昏，腰膝酸软，形寒肢冷，面色㿠白，阳痿早泄，精液清冷，夜尿清长；舌质淡胖而嫩、苔白滑，脉沉细。

治法：补肾益精，固涩止遗。

代表方：金锁固精丸。

常用药：沙苑子、杜仲、菟丝子、山药补肾益精；莲须、龙骨、牡蛎涩精止遗；金樱子、芡实、莲子、山茱萸补肾涩精。

【歌诀】

梦遗遗精滑精探，心肾失调最相关，

君相火旺连清心，更加三才封髓丹，

湿热萆薢分清饮，劳伤心脾妙香散，

肾虚滑脱精不固，左归右归与金锁。

【典籍摘要】

《张氏医通·遗精》："仲景治失精梦交，少腹弦急，脉虚迟，或芤动微紧，用桂枝龙骨牡蛎汤。及手足烦热，咽干口燥，或悸或衄，此阳上升而不降，阴独居内而为梦，用小建中汤和之，此世俗所昧也。"

《张氏医通·遗精》："梦遗为肝热胆寒，以肝热则火淫于外，魂不内守，故多淫梦失精。或时心悸，肥人多此。宜清肝，不必补肾，温胆汤加人参、茯神、枣仁、莲肉。"

《寿世保元·遗精》："午后有热，遇劳遗精，其齿即痛，此脾肾虚热。先用益气汤并六味丸。更以十全大补汤而愈。"

【临证实录】

医案1：

阚某，男，17岁，学生。初诊：2018年7月5日。

主诉：患者滑精，每周或三四日1次，精下清冷，近1月余加重，每晚1次，形体消瘦，四肢不温，头晕目眩，面色少华，尿量频多，夜寐多梦，纳呆健忘。

诊查：尺脉沉细，舌薄苔薄白。

辨证：遗精（肾阴阳两虚）。

治法：滋阴补阳，收敛固涩。

方药：桂枝加龙骨牡蛎汤加减。

桂枝25 g，炒白芍20 g，炙甘草15 g，龙骨30 g（先煎），牡蛎30 g（先煎），冬葵子10 g，芡实20 g，益智仁15 g，五味子10 g，生姜3片，大枣5个。7服，水煎服。

二诊：2018年7月12日：服桂枝加龙牡汤加味7服后，夜寐略安，遗精、滑精现象未发，仍纳少，多梦，神疲少力。脉沉，舌质淡。处方：原方加炒麦芽15 g，鸡内金15 g，五味子15 g，夜交藤50 g，人参15 g，肉桂10 g。叮嘱患者注意饮食，切勿劳神。7服，水煎服。

三诊：2018年7月19日：服药后未发滑精现象，现手凉现象已减大半，夜寐转好，面色转润，唯尿频现象仍在，脉细弦，舌苔白。处方：上方加桑螵蛸20 g，小茴香15 g。7服，水煎服。

按：历代医家多推桂枝加龙骨牡蛎汤，为治本证要方。本方对阴阳失调、心虚肾亏之遗滑精冷尤为适用。本例无梦而滑精是由于阳失阴涵、浮越不敛、阴失阳固、精走不守使然。仿仲景桂枝加龙骨牡蛎汤合收涩剂施治。桂枝加龙骨牡蛎汤本意为虚劳里急、亡血失精、阴阳两虚之证而设。病虽不同，机理则一，佐以温涩之品多能取效。二诊中，患者纳少，多梦，神疲少力，为脾气不足之象，加人参、肉桂补气生阳，麦冬、鸡内金、五味子、夜交藤健脾安神。

医案2：

张某，男，26岁，工程师。初诊：2017年6月11日。

主诉：患者经常遗精，近来因参加一级建造师考试，遗精转频，每夜必发。体胖，面色红赤，心烦，情绪易怒，头昏沉。

诊查：脉滑数，舌红苔黄腻。

辨证：遗精（痰热内蕴，相火妄动）。

治法：清热化痰，宁心安神。

方药：温胆汤加减。

黄芩25 g，知母15 g，黄柏15 g，牡蛎50 g，炒枳实20 g，竹茹15 g，清半夏15 g，陈皮20 g，茯苓20 g，香附20 g，郁金20 g，甘草20 g。7服，水煎服。

二诊：2017年6月18日：服药期间，遗精未发，心烦减轻，头昏仍在，情绪转佳。处方：上方加山药20 g，芡实25 g，炒枳壳20 g。14服，水煎服。

三诊：2017年7月2日：服14服药后，遗精再未发作，心烦头晕昏沉大减，舌苔厚，脉滑。处方：上方去牡蛎加苍术15 g，石菖蒲25 g。14服，水煎服。

四诊：2017年7月16日：偶有因梦而遗，体力，心情尚可。处方：上方为丸，连服2个月。

按：患者单身，长期在工地上班，饮食不佳，起居无常，形体肥胖，致使体内痰湿内生，痰湿日久化热，故见面色红赤，心烦易怒，痰火扰动精室，以致遗精频作。舌苔黄腻，脉滑数为痰火之证，以温胆汤加味化痰热，降相火。二诊中心烦改善，头昏仍在，说明痰热虽减，脾虚仍在，故加山药、芡实、枳壳健脾益气升提。三诊过后，诸症已解，但因患者体胖，舌苔仍厚，故前方去牡蛎之收敛，加苍术，石菖蒲化痰湿，宁心神。四诊过后以丸药巩固收效。

医案3：

陈某，男，17岁。初诊：2018年11月20日。

主诉：近一周夜寐时精液不自主流出，无尿急尿痛，无腰酸，胃纳可，大便调，夜寐安。

诊查：舌淡红，边尖红，舌苔薄白，脉细滑。

辨证：遗精（脾肾两虚，痰湿内蕴）。

治法：滋阴补肾，益气升阳。

方药：六味地黄丸合补中益气汤加减。

熟地黄40 g，山药20 g，山茱萸20 g，牡丹皮10 g，茯苓15 g，黄柏10 g，川牛膝15 g，泽泻10 g，柴胡15 g，黄芪30 g，沙参10 g，升麻5 g，陈皮5 g，泽泻10 g，生栀子10 g，鸡内金20 g，甘草片

25 g，当归 10 g。7 服，水煎服，每日 1 服。

二诊：2018 年 11 月 27 日：本周无精液失禁症状，纳可，寐安，大便调。舌淡红，舌苔薄白，脉滑。形体偏胖。处方：原方减沙参，加太子参 15 g，白芍 15 g。续服 14 服。

按：患者 17 岁，正当生长发育之时，却有精液失禁表现，四诊合参，责之心虚为主，有湿热之象。盖脾为后天之本，肾气主则精室得安，肾为先天之本，脾气充则清阳升，肾气固则精宫得安。案中脾肾双调，以补中益气汤益气升阳，鸡内金运脾胃，固精止遗，以治标；六味地黄丸滋阴补肾，患者舌边尖红，为有热之象，故用黄柏以退虚热，降相火。

【临证心法】

遗精是不因性生活而精液遗泄的病症。多因劳心太过，欲念不遂，饮食不节，恣情纵欲等引起，基本病机为肾失封藏，精关不固。病变脏腑责之于肾、脾、心、肝。临床辨证应分清虚实或虚实夹杂。有梦而遗者，多用清心降（相）火法治疗，无梦而遗者多用补肾固精法治疗。始病时以君相火旺、心肾不交为多，病机虚实参见，治宜清心安神，疏泄相火为先；湿热扰肾，肾气不藏，病机多为实证，应导湿利肾；气虚下陷，不能摄精，宜予升清益气；久遗伤肾，下元滑脱，多由以上各型转化而成，其虚明显，当补虚固本，收摄精关。常用治法是"上则清心安神；中则调其脾胃，升举阳气；下则益肾固精"。

君相火动，心肾不交之遗精，临床较为多见，病由心而起，在治疗的同时亦特别注意调摄心神，排除妄念。用药不宜过于苦泄，以免伤及阴液，可在清泄中酌加养阴之剂。

湿热下注之遗精，不宜过早收敛固涩，以免恋邪。若精滑致虚，需视虚实、先后酌情施治，不宜专事涩摄，火湿互因，早施滋腻，恐碍湿的泄化。其次，用药切忌寒凉或滋腻，以防苦寒败胃，不利脾胃运化。

久遗不愈者，常有痰瘀滞留精道，瘀阻精窍的病理改变，可酌情选用化痰祛瘀通络之法治疗，往往可收到奇效。对于这种患者，临证辨证时不一定囿于舌紫脉涩，应抓住有忍精史，手淫过频，少腹、会阴部及睾丸坠胀疼痛，射精不畅，射精痛，精液黏稠或有硬颗粒状物夹杂其中等特点综合分析。总之，遗精之辨证实证在火与湿，虚证在脾与肾。

第六节 阳痿

阳痿是指成年男子性交时阴茎痿软不举，或举而不坚，或坚而不久，无法进行正常性生活的病证。西医学中各种功能性及器质性疾病造成的男子阴茎勃起功能障碍等属于本病范畴，可参照本病辨证论治。

【病因病机】

1. 命门火衰

房劳太过，或少年误犯手淫，或早婚，以致精气亏虚，命门火衰，发为阳痿，正如《景岳全书·阳痿》所云："凡男子阳痿不起，多由命门火衰，精气虚冷。"

2. 心脾受损

胃为水谷之海，气血之源。若忧愁思虑不解，饮食不调，损伤心脾，病及阳明冲脉，以致气血两虚，宗筋失养，而成阳痿。《景岳全书·阳痿》云："凡思虑焦劳忧郁太过者，多致阳痿。盖阴阳总宗筋之会，若以忧思太过，抑损心脾，则病及阳明冲脉，气血亏而阳道斯不振矣。"

3.恐惧伤肾

大惊卒恐，惊则气乱，恐则伤肾，恐则气下，渐至阳道不振，举而不坚，导致阳痿。《景岳全书·阳痿》云："忽有惊恐，则阳道立痿，亦其验也。"

4.肝郁不舒

肝主筋，阴器为宗筋之汇。若情志不遂，忧思郁怒，肝失疏泄条达，不能疏通血气而畅达前阴，则宗筋所聚无能，如《杂病源流犀烛·前阴后阴病源流》所云："又有失志之人，抑郁伤肝，肝木不能疏达，亦致阴痿不起。"

5.湿热下注

过食肥甘，伤脾碍胃，生湿蕴热，湿热下注，热则宗筋弛纵，阳事不兴，可导致阳痿，经所谓壮火食气是也。《明医杂著·男子阴痿》按语中谓："阴茎属肝之经络。盖肝者木也，如木得湛露则森立，遇酷热则萎悴。"

阳痿的病因比较复杂，但以房劳太过，频犯手淫为多见。病位在肾，并与脾、胃、肝关系密切。病机主要有上述五种，并最终导致宗筋失养而弛纵，发为阳痿。五者中以命门火衰较为多见，而湿热下注较少，《景岳全书·阳痿》云："火衰者十居七八，而火盛者仅有之耳。"

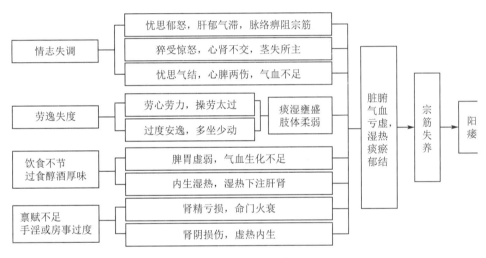

阳痿的病因病机演变图

【辨证要点与鉴别诊断】

（一）辨证要点

本病病位在宗筋，病变脏腑在肝、肾、心、脾。因本病有虚有实，亦有虚实夹杂者，故首先当辨虚实。标实者需区别气滞、湿热；本虚者应辨气血阴阳虚损之差别，病变脏器之不同；虚实夹杂者，先辨虚损之脏器，后辨夹杂之病邪。

（二）鉴别诊断

早泄：阳痿是指欲性交时阴茎不能勃起，或举而不坚，或坚而不久，不能进行正常性生活的病证；早泄是同房时，阴茎能勃起，但因过早射精，射精后阴茎痿软的病证。二者在临床表现上有明显差别，但在病因病机上有相同之处，若早泄日久不愈，可进一步导致阳痿，故阳痿病情重于早泄。

【西医相关疾病及特性症状】

（1）神经衰弱：阳痿或遗精早泄，失眠多梦，记忆力减退，头昏目眩，注意力不集中，急躁易怒，耳鸣，精神萎靡等，可伴有自主神经或内脏器官功能紊乱症状，如心悸、面色潮红、手足发冷等。此类病人多思想负担过重，忧思不解，在用药治疗的同时，要注意做好思想工作，减轻思想负担。

（2）手淫或性行为过度：患者有手淫病史或性交过于频繁，再或性交时偶遇特殊刺激，引起阳痿、遗精、滑精，伴头晕、乏力、精神不振等。

（3）其他慢性疾病：如前列腺炎、肝炎、结核病等，尤其一些慢性严重衰弱性疾病如尿毒症、再生障碍性贫血、肝硬化、白血病等，中医称之为虚劳病，常伴有阳痿。

【辨证论治】

1. 肝气郁结

临床表现： 临房不举，睡中自举，或起而不坚，情怀抑郁，胸胁胀痛，嗳气，脘闷不适，食少便溏；舌质淡，舌苔薄白，脉弦或弦细。

治法： 疏肝解郁，行气起痿。

代表方： 柴胡疏肝散。

方药： 陈皮（醋炒）、柴胡、川芎、枳壳（麸炒）、芍药、甘草（炙）、香附。柴胡、香附疏肝理气；枳壳、陈皮化痰行气；可加丹皮、山栀子、龙胆草以泄肝火；若气滞日久，兼有血瘀之证，可加川芎、丹参、赤芍以活血化瘀。

2. 湿热下注

临床表现： 阳痿不举，阴茎弛长，睾丸坠胀作痛，阴囊瘙痒或潮湿多汗，泛恶口苦，胁胀腹闷，肢体困倦，尿黄赤涩灼痛，大便不爽，口黏口苦；舌质红，舌苔腻黄，脉滑数。

治法： 清利湿热。

代表方： 龙胆泻肝汤。

方药： 本方由龙胆草、黄芩（酒炒）、山栀子（酒炒）、泽泻、木通、车前子、当归（酒炒）、生地黄、柴胡、生甘草组成。龙胆草、丹皮、山栀子、黄芩清肝泻火；木通、车前子、泽泻、土茯苓清利湿热；柴胡疏肝理气；当归、生地黄凉血坚阴。

3 命门火衰

临床表现： 阳痿不举，性欲减退，或举而不坚，精薄清冷，神疲倦怠，畏寒肢冷，面色㿠白，头晕耳鸣，腰膝酸软，夜尿清长，五更泄泻，阴器冷缩；舌淡胖，舌苔薄白，脉沉迟或细。

治法： 温肾填精，壮阳起痿。

代表方： 赞育丹。

方药： 本方由熟地（蒸，捣）、白术（用冬术）、当归、枸杞、仙茅（酒蒸一日）、杜仲（酒炒）、山茱萸、淫羊藿（羊脂拌炒）、巴戟肉（甘草汤炒）、肉苁蓉（酒洗，去甲）、韭子（炒黄）、蛇床子（微炒）、附子（制）、肉桂组成。巴戟天、肉桂、仙灵脾、韭菜子壮命门之火；熟地黄、山茱萸、枸杞、当归滋阴养血，从阴求阳。

4. 心脾亏虚

临床表现： 阳痿不举，遇劳加重，心悸，失眠多梦，神疲乏力，面色萎黄，食少纳呆，腹胀便溏；舌淡边有齿痕，舌苔薄白，脉细弱。

治法： 健脾养心，益气起痿。

代表方： 归脾汤。

常用药：本方由白术、当归、白茯苓、黄芪（炒）、龙眼肉、远志、酸枣仁（炒）、人参、木香、甘草（炙）组成。党参、黄芪、白术、茯苓补气助运；当归、熟地黄、枣仁、远志养血安神；仙灵脾、补骨脂、九香虫、阳起石温补肾阳；木香、香附理气解郁。

5. 惊恐伤肾

临床表现： 临房不举，时有自举，兼见胆怯多疑，言迟声低，心悸惊惕，夜寐多梦；舌质淡，舌苔白，脉弦细。

治法： 益肾宁神壮胆。

代表方：启阳娱心丹。

常用药：本方由人参、远志、茯神、菖蒲、甘草、橘红、砂仁、柴胡、菟丝子、白术、生枣仁、当归、白芍、山药、神曲组成。人参、菟丝子、当归、白芍益肾补肝壮胆；远志、茯神、龙齿、石菖蒲宁心安神；柴胡、香附、郁金理气疏郁。

【歌诀】

阳痿劳伤情不和，饮食外邪宗筋弱。
柴胡疏肝解肝郁，龙胆泻肝清湿热，
命门火衰赞育丹，心脾亏虚归脾和，
若因惊恐肾气下，启阳娱心丹即可。

【典籍摘要】

《黄帝内经·素问·痿论》："思想无穷，所愿不得，意淫于外，入房太甚，宗筋弛纵，发为筋痿。"

《景岳全书·阳痿》："命门火衰，精气虚寒而阳痿者，宜右归丸、赞育丸、石刻安肾丸之类主之，若火不甚衰而止因血气薄弱者，宜左归丸、斑龙丸、全鹿丸主之。"

《明医杂著·卷三》："阴茎属肝之经络，盖肝者木也，如木得湛露则森立，遇酷暑则萎悴。"

《临证指南医案·阳痿》："男子以八为数，年逾六旬，而阳事痿者，理所当然也。若过此犹能生育者，此先天禀浓，所谓阳常有余也。若夫少壮及中年患此病，则有色欲伤及肝肾而致者。先生立法，非峻补真元不可。盖因阳气既伤，真阴必损，若纯乎刚热燥涩之补，必有偏胜之害，每兼血肉温润之品缓调之。亦有因恐惧而得者，盖恐则伤肾，恐则气下，治宜固肾，稍佐升阳。有因思虑烦劳而成者，则心脾肾兼治。有郁损生阳者，必从胆治。盖经云：凡十一脏皆取决于胆，又云少阳为枢，若得胆气展舒，何郁之有。更有湿热为患者，宗筋必弛纵而不坚举，治用苦味坚阴，淡渗去湿，湿去热清，而病退矣。又有阳明虚，则宗筋纵。盖胃为水谷之海，纳食不旺，精气必虚，况男子外肾，其名为势，若谷气不充，欲求其势之雄壮坚举，不亦难乎，治惟有通补阳明而已。"

【临证实录】

医案 1：

王某，男，28 岁。初诊：2017 年 9 月 2 日。

主诉：今新婚 3 月，阳事不兴，偶有遗精，现心烦意乱，阳器痿而不振，四末欠温，怕冷，身微热且兼小腹胀坠，两胁胀闷，时脘腹胀痛，急躁易怒。

诊查：舌红苔微黄，脉弦。

辨证：阳痿（阳郁厥逆，肝气不舒）。

治法：宣畅气机，疏肝健脾。

方药：四逆散加减。

北柴胡 15 g，酒白芍 25 g，炒枳实 20 g，炙甘草 15 g，栀子 10 g（碎），桂枝 15 g，炒白术 15 g，党参 30 g，芡实 15 g，沙苑 15 g，龟甲 10 g，黄芩 15 g，香附 20 g，郁金 25 g。7 服，水煎服。

二诊：2017 年 9 月 10 日：服药 7 剂后，房事延长，遗精现象消失，怕冷减轻，但腹胀现象未减。舌红苔燥，脉弦数。处方：原方去黄芩，栀子，加生地 30 g，陈皮 30 g，茯苓 20 g。5 服，水煎服。

三诊：2019 年 9 月 16 日：夫妻生活良好，诸症缓解，心情舒畅。

按：本按为典型的四逆散证，外邪入里，郁遏气机，肝脾郁滞所致，并以四肢逆冷为主症。该病例中，患者由于阳郁不达，热郁心胸，故见心烦意乱不安；肝经郁滞，则胁肋胀闷；脾气郁滞，则脘腹胀痛。所以治疗应当从宣畅气机以达郁阳，疏肝健脾为主。方中柴胡主入肝胆，其性轻清升散，既疏肝解郁，又透邪升阳，为君药。酒白芍敛阴泻热，补血养肝为君药，君臣相配，气血兼调。枳实苦辛性凉，行气降逆，合柴胡以并调肝脾，升降气机，为佐药。甘草健脾和中，调和诸药。本案中，该患胸胁胀痛故加香附、郁金以增强解郁止痛；心胸烦热故加栀子以清热，桂枝辛散温通。二诊中由于患者舌红苔燥，可见久病伤阴严重，故加生地以清热生津。四逆散在现代应用中还多运用于肋间隙神经痛、胃炎、胃肠神经官能症等。本案诸药配伍得当，故该患不久则愈。

医案 2：

张某，男，30 岁，职员。初诊：2019 年 5 月 4 日。

主诉：患者阳痿不举已二年，头晕目眩，视物不清，少气懒言且语声低，虚烦少寐，常心悸，小便少大便干。近一周，又感腰酸楚，腹胀便溏，梦多。

诊查：舌红少苔，脉细数。

辨证：阳痿（心脾两虚，阴亏内热）。

治法：滋阴清热，健脾宁心。

方药：补中益气汤加减。

黄芪 60 g，炒白术 20 g，陈皮 25 g，升麻 5 g，北柴胡 15 g，党参 40 g，甘草片 15 g，当归 20 g，柏子仁 15 g（碎），生地 30 g，丹参 20 g，玄参 20 g，茯苓 20 g，远志 15 g，五味子 10 g，麦冬 20 g。7 服，水煎服。

二诊：2019 年 5 月 12 日：服药 7 剂，阳痿不举现象改善，夫妻生活比以往改善，头晕目眩，少气懒言现象减轻，但睡眠差、大便干现象未减。舌红苔黄，脉数。处方：原方加生地 30 g，夜交藤 50 g，酸枣仁 15 g。7 服，水煎服。

三诊：2019 年 5 月 18 日：服药七剂，阳痿不举现象未发，情绪舒畅，精神焕发。

按：本案中患者属心脾两虚，久病阴亏内热，故治疗时以滋阴清热，健脾宁心为主。方中黄芪甘温质轻，入脾肺二经，一则补中益气，升阳举陷；二则补肺实卫。患者少气懒言实为气虚之表现，故重用黄芪为君药。如李杲所言："胃中清气在下，加升麻、柴胡以引之，引黄芪、人参、甘草甘温之气味上升。"（《内外伤辨惑论》）故补中益气汤为治疗中虚气陷证之要方。该患又有虚烦少寐，大便干结之象，为阴亏内结，心神不宁所致，故补心安神，滋阴清热。生地，上养心血，下滋肾水，并清泻虚火；玄参、麦冬滋阴清热，壮水制火；五味子、远志养心安神。二诊中患者不寐现象未减，故加夜交藤助眠。诸药配伍得当，患者现已愈。

医案 3：

钱某，男，39 岁，农民。初诊：2018 年 5 月 4 日。

主诉：患者自述阳痿不举 6 个月，现睡眠差，梦多（噩梦偏多），心烦，晨起口干口苦。

诊查：舌质有裂纹苔黄腻，脉滑数。

辨证：阳痿（痰湿蕴热，肝阳偏亢）。

治法：清热化痰，平肝潜阳。

方药：温胆汤加减。

枳实 20 g，竹茹 20 g，清半夏 20 g，陈皮 20 g，白茯苓 25 g，淡竹叶 15 g，黄芩 10 g，炒泽泻 15 g，炒白术 10 g，生姜 5 片，夏枯草 25 g，栀子 10 g，牛膝 25 g。7 服，水煎服。

二诊：2018 年 5 月 12 日：服药 7 剂，阳痿不举现象改善，夫妻生活比以往改善，噩梦减少，口干口苦症状消失，舌质红苔薄黄，脉小滑略数。处方：原方加生地 30 g，夜交藤 50 g，石菖蒲 35 g。7 服，水煎服。

三诊：2018 年 5 月 18 日：服药 7 服，阳痿不举现象改善。诸症缓解。知柏地黄丸继服。

按：本案中患者属痰湿蕴热，肝阳偏亢，故治疗时以清热化痰，平肝潜阳为主。方中以温胆汤为主，加炒白术、泽泻健脾化痰祛湿；加夏枯草、栀子清肝热，平肝阳。二诊中加生地、夜交藤、石菖蒲清热安神，本方化痰与理气合用，清胆与和胃兼行；重在祛痰，次及清热，使痰热得清，胆胃得和，则虚烦自除，故阳痿不举现象改善。

【临证心法】

阳痿是指青壮年阴茎痿软，或举而不坚，或坚而不久，不能进行正常性生活。其病因有禀赋不足、劳伤久病，或七情失调、过食肥甘、湿热内侵等。基本病理变化为肝、肾、心、脾受损，经络空虚或经络失畅，导致宗筋失养而成。临床辨证，应辨清病情之虚实，病损之脏腑，虚实之夹杂。实证当疏利，肝郁不疏者，宜疏肝解郁；湿热下注者，宜清利湿热。虚证应补益，命门火衰者，宜温补下元；心脾血虚者，宜补益心脾；惊恐伤肾者，宜益肾宁神。虚实夹杂可先治标后治本，亦可标本同治。

临床上应重视疏肝解郁法在阳痿发病中的重要性。从唐代以后历代医家均认为疲劳过度、房事太过是阳痿发病的主要病因。但是在现代社会，房劳损伤所致阳痿者已显著减少。相反，由于生活节奏快，社会竞争激烈，工作压力大，致使精神紧张，情志内伤，肝气郁结引起的阳痿者日渐增多，即所谓"因郁致痿"。因此，要充分认识肝郁在阳痿发病中的普遍性，重视解郁在阳痿治疗中的重要性。

临床上应切忌过量使用温补药。对于阳痿，不少医家多从温肾壮阳论治，不辨体质类型，一味滥用温补之品，导致有些患者轻者疗效不佳，甚则造成肾阴耗伤，湿热内生。故用药应辨证论治，可采用水中补火，或补中有清，寓清于补，乃可使火水得其养。具体而言，在温肾药的使用上应选用温而不燥，或燥性较小的血肉有情之品，如巴戟天、肉苁蓉、菟丝子、鹿角胶，并加用黄精、熟地等从阴引阳。此外，入肝肾之经的牛膝等，以及在阳痿治疗中有一定疗效的药物，如蜈蚣、细辛、灵芝的适当选用，有利于提高疗效。

治疗阳痿当适当选用通络药。脉络不通，宗筋失养，阳事不举，若血行旺盛，则阴茎充血而勃起，所以通络在治疗阳痿中甚为重要。阳痿病人火衰者居多，故多用辛温通络之品，常用药如蜈蚣配当归。蜈蚣入肝经，走窜力最速，内而脏腑，外而经络，凡气血凝聚之处皆能升之，为开肝经气血郁闷之佳品；当归归心、肝经，可以活血散寒，又能养血补虚。两药合用，补肝血，散肝郁，通经络，使阴器血旺而促阳痿之愈。

【附早泄】

早泄是指房事时过早射精而影响正常性交，是男子性机能障碍的常见病症，多与遗精、阳痿相伴出现。早泄多由情志内伤，湿热侵袭，纵欲过度，久病体虚所致。其基本病机为肾失封藏，精关不固。病位在肾，并与心脾相关。病理性质虚多实少，虚实夹杂证候亦在临床常见。辨证应分清虚实，辨别病位。治疗原则，虚证者宜补脾肾为主，或滋阴降火，或温肾填精，或补益心脾，佐以固涩。实证者宜清热利湿，清心降火。慎用补涩，忌苦寒太过，以防恋邪或伤及脾胃。

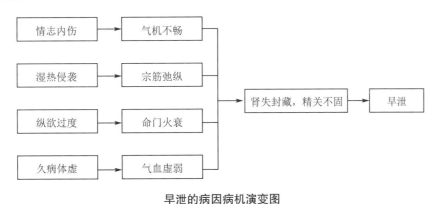

早泄的病因病机演变图

【辨证论治】

1.肝经湿热证

临床表现：泄精过早，阴茎易举，阴囊潮湿，瘙痒坠胀，口苦咽干，胸胁胀痛，小便赤涩，舌红，舌苔黄腻，脉弦滑。

治法：清泻肝经湿热。

代表方：龙胆泻肝汤加减。

常用药：龙胆草、山栀、黄芩清泄肝火；泽泻、木通、黄柏、车前子清利湿热；柴胡、乌药疏肝理气；当归、生地黄柔肝坚阴。

2. 阴虚火旺证

临床表现：过早泄精，性欲亢进，头晕目眩，五心烦热，腰膝酸软，时有遗精，舌红，少苔，脉细数。

治法：滋阴降火。

代表方：知柏地黄丸加减。

常用药：知母、黄柏、丹皮清降相火；生地黄、山茱萸、枸杞、龟板滋水养阴；金樱子、芡实、龙骨益肾固精。

3. 心脾亏损证

临床表现：早泄，神疲乏力，形体消瘦，面色少华，心悸怔忡，食少便溏，舌淡，脉细。

治法：补益心脾。

代表方：归脾汤加减。

常用药：党参、黄芪、白术、炙甘草益气健脾；当归、生地黄、桂圆肉养血；枣仁、茯神、远志宁神；木香理气；山茱萸、龙骨、金樱子益肾固精。

4. 肾气不固证

临床表现：早泄遗精，性欲减退，面色㿠白，腰膝酸软，夜尿清长，舌淡苔薄，脉沉弱。

治法：益肾固精。

代表方：金匮肾气丸加减。

常用药：熟地黄、山药、山茱萸补肾阴；附子、肉桂助阳；龙骨、金樱子、芡实涩精。

【歌诀】

早泄多由情志伤，湿热侵袭纵欲狂，
久病体虚肾不固，虚多实少慎参详。
肝经湿热龙胆汤，阴虚火旺知柏黄，
心脾亏损归脾用，肾气不固金匮方。

第七章 气血津液系疾病

第一节 郁证

郁证是以心情抑郁、情绪不宁、胸部满闷、胁肋胀痛，或易怒易哭，或咽中如有异物梗阻等症为主要临床表现的一类病证。郁有广义和狭义之分。广义的郁，包括外邪、情志等因素所致之郁。狭义的郁，单指情志不舒之郁。本节所论之郁主要为狭义之郁。西医学中的抑郁症、焦虑症、癔症等均属于本病范畴，可参考本病辨证论治。

【病因病机】

郁证的病理因素有气、血、痰、火、湿、食。基本病机为：气机郁滞导致肝失疏泄，脾失健运，心失所养，脏腑阴阳气血失调。病位主要在肝，但可涉及心、脾、肾。病理性质初起属实，日久属虚或见虚实夹杂。郁证初起，病变以气滞为主，常兼血瘀、化火、痰结、食滞等，多属实证。病久则易由实转虚，随其影响的脏腑及损耗气血阴阳的不同，而形成心、脾、肝、肾亏虚的不同病变。

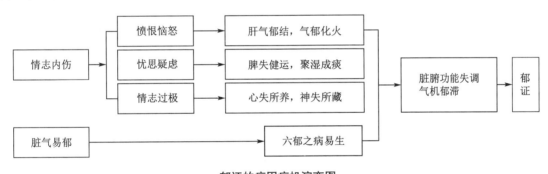

郁证的病因病机演变图

【辨证要点和鉴别诊断】

（一）辨证要点

1.辨受病脏腑

郁证的发生主要为肝失疏泄，但病变影响的脏腑有所侧重，应依据临床症状，结合六郁，辨明受病脏腑。一般来说，气郁、血郁、火郁主要关系于肝；食郁、湿郁、痰郁主要关系于脾；而虚证则与心的关系最为密切。

2.辨证候虚实

实证病程较短，表现为精神抑郁、胸胁胀痛、咽中梗塞、时欲太息、脉弦或滑。虚证则病已久延，症见精神不振、心神不宁、虚烦不寐、悲忧善哭。病程较长的患者，亦有虚实互见的情况。正气不足，或表现为气血不足，或表现为阴精亏虚，同时又伴有气滞、血瘀、痰结、火郁等病变，则成为虚实夹杂之证。初病胀闷窜痛，易受情志变动影响，多为实证，病在气分；病久由胀转痛，部位固定，伴见瘀血之象，则病在血分。

（二）鉴别诊断

1.郁证梅核气与虚火喉痹、噎膈

梅核气为自觉咽中有物梗塞，咽之不下，咯之不出，但无咽痛，进食无阻塞，不影响吞咽。咽中梗塞的感觉与情绪波动有关，当心情抑郁或注意力集中于咽部时，则梗塞感觉加重。虚火喉痹，咽部除有异物感外，尚觉咽干、灼热、咽痒。咽部症状与情绪无关，但过度辛劳或感受外邪则易加剧。噎膈以吞咽困难为主，吞咽困难的程度日渐加重，且梗塞的感觉主要在胸骨后而不在咽部。

2. 郁证脏躁与癫证

脏躁多在精神因素刺激下呈间歇性发作，在不发作时可如常人，主要表现为情绪不稳定、烦躁不宁、易激惹、易怒易哭、时作欠伸，但有自知自控能力。而癫证则主要表现为表情淡漠、沉默痴呆、出言无序或喃喃自语、静而多喜、缺乏自知自控能力，病程迁延，心神失常的症状极少自行缓解。

【西医相关疾病及特征性症状】

（1）焦虑症：是以焦虑为主要特征的神经症。表现为没有事实根据也无明确客观对象和具体观念内容的提心吊胆和恐惧不安的心情，还有自主神经症状和肌肉紧张，以及运动性不安。

（2）抑郁症：抑郁症又称抑郁障碍，以显著而持久的心境低落为主要临床特征，是心境障碍的主要类型。临床可见心境低落与其处境不相称，情绪的消沉可以从闷闷不乐到悲痛欲绝，自卑抑郁，甚至悲观厌世，可有自杀企图或行为。

（3）癔症：又称分离性障碍。分离性障碍是一类由精神因素作用于易感个体引起的精神障碍。一部分患者表现为分离性症状，另一部分患者表现为各种形式的躯体症状，其症状和体征不符合神经系统生理解剖特点，缺乏相应的器质性损害的病理基础。这些症状被认为是患者无法解决的内心冲突和愿望的象征性转换。

（4）更年期综合征：又称绝经期综合征，指妇女绝经前后出现性激素波动或减少所致的一系列以自主神经系统功能紊乱为主，伴有神经心理症状的一组症候群。最典型的症状是潮热、潮红。更年期综合征多发生于 45 ～ 55 岁，90% 的妇女可出现轻重不等的症状，有人在绝经过渡期症状已开始出现，持续到绝经后 2 ～ 3 年，少数人可持续到绝经后 5 ～ 10 年症状才有所减轻或消失。

【辨证论治】

1. 肝气郁结

临床表现：精神抑郁，情绪不宁，善太息，胸部满闷，胁肋胀痛，痛无定处，脘闷嗳气，不思饮食，大便不调，女子月事不行；舌质淡红，舌苔薄腻，脉弦。

治法：疏肝解郁，理气和中。

代表方：柴胡疏肝散。

方药：本方由柴胡、香附、川芎、陈皮、枳实、芍药、炙甘草组成。兼有食滞腹胀者，可加神曲、山楂、麦芽、鸡内金；脘闷不舒者，可加旋覆花、代赭石、法半夏；腹胀、腹痛、腹泻者，可加苍术、厚朴、茯苓、乌药；兼有血瘀而见胸胁刺痛、舌质有瘀斑瘀点，可加当归、丹参、桃仁、红花、郁金。

2. 气郁化火

临床表现：急躁易怒，胸闷胁胀，口干苦，或头痛、目赤、耳鸣，或嘈杂吞酸，大便秘结；舌质红，舌苔黄，脉弦数。

治法：疏肝解郁，清肝泻火。

代表方：加味逍遥散。

方药：本方由牡丹皮、栀子、柴胡、白芍、当归、茯苓、白术、薄荷、甘草、生姜组成。口苦便秘者，可加龙胆草、大黄；胁肋疼痛、嘈杂吞酸、嗳气、呕吐者，可加黄连、吴茱萸；头痛、目赤、耳鸣者，可加菊花、钩藤。

3. 痰气郁结

临床表现：精神抑郁，胸部满闷，胁肋胀满，咽中如有异物梗塞，吞之不下，咯之不出；舌苔白腻，脉弦滑。

治法：行气开郁，化痰散结。

代表方：半夏厚朴汤。

方药：本方由半夏、厚朴、生姜、紫苏叶、茯苓组成。痰郁化热而见烦躁、口苦、呕恶、舌红苔黄腻者，可去生姜、加竹茹、栝楼仁、黄连；湿郁气滞而兼胸脘痞闷、嗳气、舌苔腻者，可加香附、佛手、苍术；兼有瘀血，而见胸胁刺痛、舌质紫暗或有瘀斑瘀点、脉涩者，可加丹参、郁金、降香、片姜黄。

4. 心神失养

临床表现：精神恍惚，心神不宁，多疑易惊，悲忧善哭，喜怒无常，时时欠伸，或手舞足蹈，喊叫骂詈；舌质淡，脉弦。

治法：甘润缓急，养心安神。

代表方：甘麦大枣汤。

方药：本方由小麦、甘草、大枣组成。躁扰失眠者，可加酸枣仁、柏子仁、茯神、远志；血虚生风，而见手足蠕动或者抽搐者，可加当归、生地黄、珍珠母、钩藤。

5. 心脾两虚

临床表现：多思善虑，心悸胆怯，失眠健忘，头晕神疲，面色无华，纳差；舌质淡、苔薄白，脉细弱。

治法：健脾养心，益气补血。

代表方：归脾汤。

方药：本方由人参、龙眼肉、黄芪、白术、当归、酸枣仁、茯神、远志、木香、甘草、生姜、大枣组成。心胸郁闷、情志不舒者，可加郁金、香附、佛手；头晕头痛者，可加川芎、白芷、天麻。

6. 心肾阴虚

临床表现：虚烦少寐，惊悸，健忘，多梦，头晕耳鸣，五心烦热，腰膝酸软，盗汗，口干咽燥，男子遗精，女子月经不调；舌红少苔或无苔，脉细数。

治法：滋养心肾。

代表方：天王补心丹合六味地黄丸。

方药：天王补心丹由生地黄、麦冬、天冬、玄参、五味子、酸枣仁、柏子仁、远志、茯苓、朱砂、当归、人参、丹参、桔梗组成；六味地黄丸由熟地黄、山药、山茱萸、泽泻、茯苓、牡丹皮组成。心肾不交而见心烦失眠、多梦遗精者，可加交泰丸；烦渴者，可加天花粉、知母；遗尿较频者，可加芡实、莲须、金樱子。

【歌诀】

情志不舒郁证生，六郁总由气郁成，
肝郁柴胡疏肝散，气郁化火丹栀证，
半夏厚朴治梅核，甘麦大枣伤神灵，
心脾两虚用归脾，肾虚天王六味黄。

【典籍摘要】

《金匮要略·妇人杂病脉证并治第二十二》："妇人咽中如有炙脔，半夏厚朴汤主之。"

《丹溪心法》："苍术、抚芎，总解诸郁，随证加入诸药。凡郁皆在中焦，以苍术、抚芎开提其气以升之，假如食在气上，提其气则食自降矣，余皆仿此。"

《杂病源流犀烛》："酸嗳腹满，不能食，黄疸鼓胀痞块，脉紧实，是食郁。"

《张氏医通》："郁脉多有沉伏，或结或促。或沉或涩，郁在肝肾则见于左，郁在心脾则见于右，气血食积痰饮一有留滞于其间，脉必因之而止涩矣。"

《证治汇补·郁证》："郁病虽多，皆因气不周流，法当顺气为先，开提为次，至于降火、化痰、消积，犹当分多少治之。"

《类证治裁》："七情内起之郁，始而伤气，继必及血，终乃成劳。主治宜苦辛凉润宣通。"

《临证指南医案·郁》："郁则气滞，气滞久必化热，热郁则津液耗而不流，升降气机失度。初伤气分，久延血分。"

【临证实录】

医案1：

赵某，女，55 岁。初诊：2012 年 7 月 3 日。

主诉：长期情绪抑郁，遇事心神不宁，常欲闭门独处，或时悲伤欲哭。经某医院诊治，诊断为"神经症"，服药治疗近半年无效，遂求中医诊治。症见头痛欲裂，头晕难举，怔忡，心烦失眠，耳鸣，口苦，脘闷，时欲呕恶，情绪低沉，善悲易哭，精神恍惚。

诊查：舌淡红、苔白厚腻稍黄，脉弦滑。

辨证：郁证（肝气郁结，痰浊上扰）。

治法：疏肝解郁，化痰开窍。

方药：逍遥散合涤痰汤化裁。

柴胡 15 g，香附 20 g，当归 20 g，酒白芍 25 g，黄芩 15 g，陈皮 15 g，清半夏 15 g，茯苓 25 g，枳实 15 g，竹茹 15 g，胆南星 15 g，郁金 20 g，石菖蒲 20 g。7 服，水煎服。

二诊：2012 年 7 月 10 日：诸症明显改善，但仍觉怔忡不宁，心烦失眠，舌淡红、苔厚，脉弦滑。处方：原方加丹皮 15 g，炒酸枣仁 10 g，7 服，水煎服。

三诊：2012 年 7 月 17 日：诸症明显好转，仍有晨起眩晕，处事易惊，舌淡红、苔稍厚，脉象较前和缓。处方：上方加远志 15 g，7 服，水煎服。

四诊：2012 年 7 月 24 日：诸症进一步好转，无明显不适，舌淡红、苔稍厚，脉象缓。守上方，14 服，水煎服。后随访患者已恢复正常，能正常工作。

按：本案患者因长期情志抑郁，导致肝气郁结，横逆犯脾，脾失运化，湿从内生，湿聚成痰；肝郁化热，热结痰凝，痰气郁阻而成郁证。痰浊内盛，上扰头目，则头痛欲裂，头晕；痰浊中阻，则口苦，脘闷，时欲呕恶；肝郁脾虚，脾胃运化失常，气血生化乏源，导致心神失养，则情绪低沉，善悲易哭，精神恍惚；舌淡红、苔白厚腻稍黄，脉弦滑均属痰浊壅盛之证。故治以疏肝解郁，理气化痰。方取逍遥散合涤痰汤化裁，方中柴胡、香附同用，以疏肝解郁；当归、白芍与柴胡、香附同用，补肝体而助肝运，使肝血和而肝气疏；陈皮、清半夏、茯苓、枳实、竹茹、胆南星、石菖蒲合用取涤痰汤之意，以涤痰开窍；郁金、石菖蒲合用取菖蒲郁金汤之意，祛湿以升清阳；加黄芩以清痰热；诸药合用共奏疏肝解郁，理气化痰开窍之效。二诊患者怔忡不宁，心烦失眠故加丹皮清心火，加酸枣仁养心安神。三诊患者诸症好转，唯处事易惊，故加远志交通心肾。患者虽患病已久，但辨证准确，用药得当，故取效明显。

医案2：

王某，女，45 岁。初诊：2019 年 4 月 16 日。

主诉：2 年前患者因家庭变故出现失眠，近期出现彻夜不寐，烦躁易怒，敏感多疑，善悲易哭，口干渴不欲多饮，气短懒言，周身乏力。

诊查：舌暗，舌底脉络紫暗增粗，舌苔薄黄，脉弦细。

辨证：郁证（肝郁脾虚，气滞血瘀）。

治法：疏肝解郁，行气活血，健脾养心。

方药：血府逐瘀汤合四君子汤甘麦大枣汤加减。

柴胡 15 g，枳壳 15 g，白芍 25 g，赤芍 15 g，当归 20 g，桃仁 15 g（打碎），红花 10 g（后下），川芎 15 g，桔梗 10 g，茯苓 25 g，炒白术 15 g，党参 30 g，甘草 25 g，浮小麦 100 g，香附 20 g，郁金 15 g，夏枯草 25 g，大枣 5 枚，生姜 5 片。7 服，水煎服。

二诊：2019 年 4 月 23 日：服药诸症明显好转，每晚已能睡三四个小时，舌稍暗，舌底脉络紫暗，苔薄黄，脉弦细。上方加五味子 15 g（打碎）。7 服，水煎服。

三诊：2019 年 4 月 30 日：诸症进一步好转，守上方继服 14 服。

四诊：2 个月后电话随访临床症状消失。

按：该患者因家庭事故而导致肝气郁结，又因郁证较久，由气及血，气不行则血亦不行，故导致气滞血瘀。肝气郁结故见烦躁易怒；肝郁克脾，脾胃运化失常，气血生化乏源，导致心阴不足，心神失养，故见失眠，敏感多疑，善悲易哭；肝郁气滞，久病及血，导致血瘀，故见舌暗，舌底脉络紫暗增粗，脉弦细；气郁化火，灼伤阴津，又因瘀血阻滞，故而口虽干渴却不欲多饮。故治以血府逐瘀汤活血化瘀、疏肝行气；用四君子汤以健脾益气，以滋气血；用甘麦大枣汤以滋心阴，养心神；香附、郁金以增强解郁疏肝之效；加夏枯草以清泻肝火；诸药合用共奏疏肝解郁，行气活血，健脾养心之效。二诊加五味子加强养心安神之效。

医案3：

江某，男，45岁。初诊：2017年6月8日。

主诉：半月前因经历事故之后开始出现心神恍惚，心情抑郁，夜寐不宁，多梦，咽中有异物感，食欲不佳，二便尚可。

诊查：舌暗、苔薄黄腻，脉弦滑。

辨证：郁证（肝郁气滞，痰热郁结）。

治法：疏肝解郁，理气清热祛痰。

方药：黄芩温胆汤化裁。

柴胡15 g，白芍20 g，香附25 g，郁金20 g，厚朴15 g，紫苏15 g，白豆蔻10 g，清半夏15 g，胆南星15 g，茯苓25 g，陈皮15 g，枳实15 g，竹茹15 g，黄芩15 g，牡蛎30 g，远志15 g，甘草20 g。7服，水煎服。

二诊：2017年6月15日：服药1周后，咽中异物感减轻，食欲转佳，其余诸症略有改善，舌暗，舌苔薄黄，脉弦滑。上方加丹参30 g，7服，水煎服。

三诊：2017年6月22日：服药2周，现诸症明显好转，咽中异物感已消失，情绪转佳，睡眠改善。苔薄黄，脉滑稍弦。守上方，续服7服。

四诊：2017年7月6日：服药3周，诸症进一步好转，睡眠改善。续服上方一周以巩固疗效。

按：该患者因事故生气，导致肝郁气滞，又因素体痰湿壅盛，故而痰气互结。肝郁气滞，气机不畅，导致气郁化火，痰热内生，痰热扰心故而心神恍惚，夜寐不宁，多梦，情志抑郁；痰气交阻于咽部，故而出现咽中如有异物感；舌苔薄黄腻，脉弦滑皆为痰热郁结之象。故处方以疏肝解郁之药合以黄芩温胆汤化裁，方中柴胡、白芍合用，以疏肝气，柔肝阴，以解肝郁，加香附、郁金以增强疏肝解郁之效；厚朴、紫苏合清半夏以仿半夏厚朴汤，理气祛痰；清半夏、茯苓、陈皮、竹茹、枳实、甘草合用取温胆汤之意，以健脾理气，燥湿化痰，加胆南星以增强燥湿祛痰之效，加白豆蔻以增强理气健脾之功，加黄芩以清痰热；远志、牡蛎合用以安神定志。全方诸药合用共奏疏肝解郁，理气清热祛痰之效。二诊，服药一周虽然取效，但疗效不明显，因患者舌暗，故知该患病情已波及血分，故加丹参以活血安神，药证相符，故治之甚效。

【临证心法】

随着现代生活方式的改变，工作压力的增加，我国亚健康人口数量持续增长，其中大部分属于心理不健康，且以郁证尤为多见。郁证的核心病机为气机郁滞，定位可以在心、在肝、在脾、在胆，久病可累及他脏，由气及血，以及引起血瘀、痰湿、气虚、血虚、阴虚、阳虚等变化。

心主神明，调控人体的情志；肝主疏泄，调畅人体气机；脾在志为思，脾郁则出现心思沉重，多疑多虑；胆主决断，胆气虚则多惊易恐。

以虚实论郁证，实证病机的核心是气机郁滞，气郁为诸郁之首。而在脏腑之中对气机的调畅主要责之于肝，因此在郁证之中肝气郁结是其本，而气郁后又可化火，气可行血又可行津，气郁则血不行为瘀，津不行为痰；虚证的病机主要为阴血不足，五脏藏神为神脏，阴血不足则心不藏神、肝不藏魂，变证纷起。故本病的治疗实证以理气为主，兼可清热化痰活血。特别要指出的是，理气不可破气，以免伤正，欲速则不达。虚证以滋补为主，滋阴补血兼以理气，滋补又要防止过于滋腻而碍气，不利于病情的恢复，故孰轻孰重，辨证求之，于细微处严密把握，以图全效。

治疗郁证在辨证过程中若以善悲易哭、精神恍惚、心悸不宁为主症，辨证论治证在心，治疗以补心气、滋心阴、活血和血为主，常用甘麦大枣汤、百合地黄汤、血府逐瘀汤等；若以烦躁易怒，精神紧张，脉弦等表现为主，辨证在肝，治疗当以疏肝解郁为主，或用逍遥丸，或用四逆散，或用柴胡疏肝散等加减变化；若以焦虑忧思，多疑等为主要表现，辨证在脾，治以建立脾气，常用小建中汤、黄芪建中汤等加减变化；若以处事易惊，惊恐不安为主要表现，辨证在胆，治以温补胆气，常用温胆汤，安神定志丸等加减变化。

第二节 血证

凡血液不循常道，或上溢于口鼻诸窍，或下泄于前后二阴，或渗出于肌肤所形成的一类出血性疾患，统称为血证。在古代医籍中，亦称为血病或失血。血证的范围相当广泛，凡以出血为主要临床表现的内科病症，均属本证的范围。本节讨论内科常见的鼻衄、齿衄、咳血、吐血、便血、尿血、紫斑等血证。西医学中多种急慢性疾病所引起的出血，包括多系统疾病有出血症状者，以及造血系统病变所引起的出血性疾病，均可参照本节辨证论治。

【病因病机】

1. 感受外邪

外邪侵袭、损伤脉络，而引起出血，其中以感受热邪及湿热所致者为多。如风、热、燥邪损伤上部脉络，则引起衄血、咳血、吐血；热邪或湿热损伤下部脉络，则引起尿血、便血。

2. 情志过极

情志过极忧思恼怒过度，肝气郁结化火，肝火上逆犯肺则引起衄血、咳血；肝火横逆犯胃则引起吐血。

3. 饮食不节

饮酒过多以及过食辛辣厚味，或滋生湿热，热伤脉络，引起衄血、吐血、便血；或损伤脾胃，脾胃虚衰，血失统摄，而引起吐血、便血。

4. 劳倦体虚

劳倦过度心主神明，神劳伤心；脾主肌肉，体劳伤脾；肾主藏精，房劳伤肾。劳倦过度会导致心、脾、肾气阴的损伤。若损伤于气，则气虚不能摄血，以致血液外溢而形成衄血、吐血、便血、紫斑；若损伤于阴，则阴盛火旺，迫血妄行而致衄血、尿血、紫斑。

5. 久病或热病

久病或热病导致血证的机理主要有三：①久病或热病使阴精伤耗，以致阴虚火旺，迫血妄行而致出血；②久病或热病使正气亏损，气虚不摄，血溢脉外而致出血；③久病入络，使血脉瘀阻，血行不畅，血不循经而致出血。

当各种原因导致脉络损伤或血液妄行形成血证时，其共同的病机可以归结为火热熏灼、迫血妄行及气虚不摄、血溢脉外两类。由火热亢盛所致者属于实证；由阴虚火旺及气虚不摄所致者，属于虚证。实证和虚证虽各有其不同的病因病机，但在疾病发展变化的过程中，又常发生实证向虚证的转化。

此外，出血之后，已离经脉而未排出体外的血液，留积体内，蓄结而为瘀血，瘀血又会妨碍新血的生长及气血的正常运行。

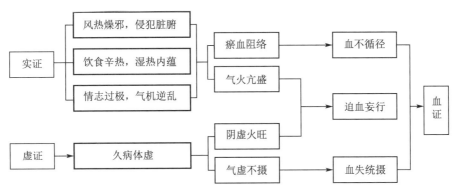

血证的病因病机演变图

【辨证要点和鉴别诊断】

（一）辨证要点

（1）辨病证的不同：血证具有明确而突出的临床表现——出血，一般不易混淆。但由于引起出血的原因以及出血部位的不同，应注意辨清不同的病证。如从口中吐出的血液，有吐血与咳血之分；小便出血有尿血与血淋之别；大便下血则有便血、痔疮、痢疾之异。应根据临床表现、病史等加以鉴别。

（2）辨脏腑病变之异：同一血证，可以由不同的脏腑病变而引起。例如，同属鼻衄，但病变脏腑有在肺、在胃、在肝的不同；吐血有病在胃、在肝之别；齿衄有病在胃、在肾之分；尿血则有病在膀胱、在肾或在脾的不同。

（3）辨证候之虚实：一般初病多实，久病多虚；由火热迫血所致者属实，由阴虚火旺、气虚不摄，甚至阳气虚衰所致者属虚。实热证，病势急，病程短，血色鲜紫深红，质浓稠，血涌量多，体质多壮实，兼见实热症状。阴虚证，病势缓，病程长，血色鲜红或淡红，时作时止，血量一般不多，形体偏瘦，兼见阴虚内热症状。气（阳）虚证，病多久延不愈，血色暗淡，质稀，出血量少，亦可暴急量多，体质虚弱，伴阳气亏虚症状。

（二）鉴别诊断

（1）鼻衄与经行衄血：经行衄血又名倒经、逆经，其发生与月经周期有密切关系，多于经行前期或经期出现，与内科所论鼻衄机理不同。

（2）齿衄与舌衄：齿衄为血自齿缝、牙龈溢出；舌衄为血出自舌面，舌面上常有如针眼样出血点，与齿衄不难鉴别。

（3）咳血与吐血、口腔出血：血液均从口而出，但咳血之血由肺而来，咳血之前多有咳嗽胸闷、喉痒等症状，血色多鲜红，经气道随咳嗽而出，常混有痰液；大量咳血后，可见痰中带血数天；少量咳血或没有将较多咳到口腔的血吞咽入胃则粪便不呈黑色。吐血之血自胃而来，吐血之前多有胃脘不适或胃痛、恶心等症，血经呕吐而出，常夹有食物残渣，色鲜红或紫暗，粪便多呈黑色，吐血之后无痰中带血。口腔出血是鼻咽部、齿龈及口腔其他部位的出血，常为纯血或随唾液而出，血量少，并有口腔、鼻咽部病变的相应症状可寻，无伴咳嗽，可与咳血相区别。

（4）吐血与鼻腔、口腔及咽喉出血：吐血经呕吐而出，血色紫暗，夹杂食物残渣，常有胃病史。鼻腔、口腔及咽喉出血，血色鲜红，不夹食物残渣，五官科做相关检查即可明确具体部位。

（5）便血与痢疾、痔疮：痢疾便血为脓血相兼，且有腹痛、里急后重、肛门灼热等症，初起有发热、恶寒等。便血无腹痛、里急后重、脓血相兼，与痢疾不同。痔疮属外科疾病，其大便下血的特点为便时或便后出血，常伴有肛门异物感或疼痛，做肛门直肠检查时，可发现内痔或外痔。

（6）远血与近血：便血之远近是指出血部位距肛门的远近而言。除便色、便与血的混合状况外，清·吴谦《医宗金鉴》云："先便后血，此远血也，谓血在胃也，即古之所谓结阴，今之所谓便血也；

先血后便，此近血也，谓血在肠也，即古之所谓肠澼为痔下血，今之所谓脏毒肠风，下血也。"

（7）肠风与脏毒：两者均属近血，但肠风血色鲜泽清稀，其下如溅，属风热为患。脏毒血色暗浊黏稠，点滴不畅，因湿热（毒）所致。明·戴元礼《秘传证治要诀及类方》明示："血清而色鲜者为肠风，浊而暗者为脏毒。"

（8）尿血与血淋、石淋：三者均有血随尿出，但尿血与血淋以小便时痛与不痛为其鉴别要点，不痛者为尿血，痛（滴沥刺痛）者为血淋。石淋则为尿中时有砂石夹杂，小便涩滞不畅，时有小便中断，或伴腰腹绞痛等症，可与二者鉴别。

（9）紫斑与出疹：紫斑与出疹均有局部肤色的改变，紫斑呈点状者需与出疹的疹点区别。紫斑隐于皮内，压之不褪色，触之不碍手；疹高出于皮肤，压之褪色，摸之碍手。且两者成因病位均有不同。

（10）紫斑与温病发斑、丹毒：前两者皮肤斑块的表现类似，但病情、病势、预后迥然有别。温病发斑发病急骤，常伴有高热烦躁、头痛如劈、昏狂谵语、四肢抽搐、鼻衄、齿衄、便血、尿血、舌质红绛等，病情险恶多变。杂病发斑（紫斑）一般不如温病发斑急骤，常有反复发作史，也有突然发生者，虽时有热毒亢盛表现，但一般舌不红绛，不具有温病传变急速的特点。丹毒属外科皮肤病，以皮肤色红如红丹而得名，轻者压之褪色，重者压之不褪色，但其局部皮肤灼热肿痛，与紫斑皮肤无灼热肿痛有别。

【西医相关疾病及特征性症状】

（1）鼻中隔偏曲：鼻中隔向一侧或两侧弯曲，或鼻中隔一侧或两侧局部突起，引起鼻腔、鼻窦生理功能障碍并产生症状。临床症状表现为鼻塞、头痛、嗅觉减退、鼻出血。

（2）支气管扩张：支气管扩张是由于支气管及其周围肺组织慢性化脓性炎症和纤维化，使支气管壁的肌肉和弹性组织破坏，导致支气管变形及持久扩张。典型的症状有慢性咳嗽、咳大量脓痰和反复咯血。

（3）肝硬化食管胃底静脉曲张破裂：多见于肝硬化患者，呕血多为鲜红色，量较大，有时可呈喷射状。伴随疲倦、乏力、食欲减退、消瘦，10%~20%患者有腹泻。可见皮肤晦暗乃至黧黑或轻度黄疸，皮下或黏膜出血点、蜘蛛痣，肝掌，脾大及内分泌紊乱表现，如性功能低下、月经不调（闭经或过多等）和男性乳房发育等。

（4）直肠息肉：直肠息肉泛指直肠黏膜表面向肠腔突出的隆起性病变。便血，大便带血，间歇性、鲜红色、量少、不与粪便相混及腹胀、腹泻、便秘等。

（5）过敏性紫癜：又称自限性急性出血症，是一种侵犯皮肤和其他器官细小动脉和毛细血管的过敏性血管炎，发病原因可能是病原体感染、某些药物作用、过敏等致使体内形成 IgA 或 IgG 类循环免疫复合物，沉积于真皮上层毛细血管引起血管炎。主要表现为发热、乏力、全身酸痛等，分布于四肢的大小不等、对称性分布的紫癜、腹痛、关节痛和肾损害，但血小板不减少。有认为过敏性紫癜与变应性皮肤血管炎属于同一个谱系疾病。本病是儿童时期最常见的一种血管炎，多发于学龄期儿童，常见发病年龄为 7~14 岁，1 周岁以内婴儿少见。

（6）急性肾小球肾炎：急性肾小球肾炎是以急性肾炎综合征为主要临床表现的一组原发性肾小球肾炎。其特点为急性起病，血尿、蛋白尿、水肿和高血压，可伴一过性氮质血症，具有自愈倾向，常见于链球菌感染后。

【辨证论治】

（一）鼻衄

鼻腔出血即为鼻衄，多由火热迫血妄行所致，其中以肺热、胃热、肝火为常见，但也可因血失统摄或阴虚火旺引起。对于鼻衄的辨证论治，应着重辨明火热之有无、证候之虚实、脏腑之不同，在此基础上采用清热泻火、凉血止血、益气摄血、滋阴降火等治法。鼻衄可因鼻腔局部疾病及全身疾病而引起。内科范围的鼻衄主要见于某些传染病、发热性疾病、血液病、风湿热、高血压、维生素缺乏、化学药品及药物中毒等引起的鼻出血。至于鼻腔局部病变而引起者，属于五官科范畴。

1. 热邪犯肺

临床表现：鼻燥衄血，口干咽燥，或兼有身热，恶风，头痛，咳嗽，痰少；舌红、苔薄，脉数。

治法：清泄肺热，凉血止血。

代表方：桑菊饮。

本方由桑叶、菊花、薄荷、连翘、桔梗、杏仁、芦根、甘草组成。若肺热盛而无表证者，去薄荷、桔梗，加黄芩、栀子；阴伤较甚，口、鼻、咽干燥显著者，加玄参、麦冬、生地黄。

2. 胃热炽盛

临床表现：鼻干衄血，或兼齿衄，血色鲜红，口渴欲饮，口干臭秽，烦躁，便秘；舌红、苔黄，脉数。

治法：清胃泻火，凉血止血。

代表方：玉女煎。

本方由石膏、知母、熟地黄、麦冬、牛膝组成。若热势甚者，加山栀、牡丹皮、黄芩；大便秘结，加生大黄；阴伤较甚，口渴，舌红少苔，脉细数者，加天花粉、石斛、玉竹。

3. 肝火上炎

临床表现：鼻衄，口苦，烦躁易怒，两目红赤，耳鸣目眩；舌红、苔黄，脉弦数。

治法：清肝泻火，凉血止血。

代表方：龙胆泻肝汤。

本方由龙胆草、柴胡、栀子、黄芩、木通、泽泻、车前子、地黄、当归、生甘草组成。若阴液亏耗，口鼻干燥，舌红少津，脉细数者，可去车前子、泽泻、当归，酌加玄参、麦冬、女贞子、旱莲草；阴虚内热，手足心热，加玄参、龟甲、地骨皮、知母。

4. 气血亏虚

临床表现：鼻血淡红，或兼齿衄、肌衄，伴神疲乏力，面色㿠白，头晕心悸，夜寐不宁；舌淡，脉细无力。

治法：补气摄血。

代表方：归脾汤。

本方由黄芪、人参、白术、茯神、当归、酸枣仁、远志、龙眼肉、木香、甘草、生姜、大枣组成。

对鼻衄除辨证内服汤药治疗外，出血时应结合局部用药治疗，以期及时止血。可局部喷洒云南白药或用棉花蘸青黛粉等塞入鼻腔止血。

（二）齿衄

齿龈出血即为齿衄，又称为牙衄、牙宣。胃热、肾虚是其最主要的病机，尤以胃热所致者多见。齿衄的辨证应着重辨明病变所累及的脏腑和证候的虚实。阳明热盛属实，发病多急，伴牙龈红肿疼痛；肾虚火旺属虚，起病较缓，病程较长，常伴齿摇不坚。实证宜清胃泻火，虚证宜滋阴降火，但均宜伍用凉血止血之品。齿衄可由齿龈局部病变或全身疾病所引起。内科范围的齿衄，多由血液病、维生素缺乏症及肝硬化等疾病所引起。至于齿龈局部病变引起者，属于口腔科范围。

1. 胃火炽盛

临床表现：齿龈出血，血色鲜红，伴齿龈红肿疼痛，口渴口臭；舌红、苔黄，脉洪数。

治法：清胃泻火，凉血止血。

代表方：加味清胃散合泻心汤。

加味清胃散由升麻、黄连、生地、牡丹皮、当归、犀角、连翘、甘草组成；泻心汤由大黄、黄连、黄芩组成。前方清胃凉血；后方泻火解毒。烦热、口渴者，加石膏、知母。

2. 阴虚火旺

临床表现：齿龈出血，血色淡红，起病较缓，常因受热及烦劳而诱发，伴齿摇不坚；舌红、苔少，脉细数。

治法：滋阴降火，凉血止血。

代表方：六味地黄丸合茜根散。

六味地黄丸由熟地黄、山药、山茱萸、茯苓、牡丹皮、泽泻组成；茜根散由茜根、黄芩、阿胶、侧柏叶、生地黄、炙甘草组成。前方滋阴补肾；后方养阴清热，凉血止血。虚火较甚而见低热、手足心热者，加地骨皮、白薇、知母。

（三）咯血

血由肺及气管外溢，经口咳出，表现为痰中带血，或痰血相兼，或纯血鲜红，兼夹泡沫均称为咳血，亦称为嗽血或咯血。咳血总由肺络受损所致，感受热邪，热伤肺络，是咳血最常见的原因。其次为情志郁结，郁久化火，肝火犯肺，以及肺肾阴虚，虚火内炽，损伤肺络而致。治则为清热润肺，凉血止血，但应据其分属外感、内伤、实火、虚火的不同，采用不同的方药。此外咳血大多伴有咳嗽，因而不同程度兼夹肺失清肃、宣降失调的病变，治疗时应予兼顾。

咳血见于多种疾病，许多杂病及温热病都会引起咳血。内科范围的咳血，主要见于呼吸系统疾病，如支气管扩张症、急性支气管炎、慢性支气管炎、肺炎、肺结核、肺癌等。其中由肺结核、肺癌所致者，尚需参阅本书的肺痨及肺癌两节。温热病中的风温、暑温导致的咳血，详见《温病学》的有关内容。

1.燥热伤肺

临床表现：喉痒咳嗽，痰中带血，口干鼻燥，或有身热；舌质红、苔薄黄少津，脉数。

治法：清热润肺，宁络止血。

代表方：桑杏汤。

本方由桑叶、栀子、淡豆豉、沙参、梨皮、贝母、杏仁组成。风热犯肺兼见发热、头痛、咳嗽、咽痛等症，加金银花、连翘、牛蒡子；津伤较甚而见干咳无痰，或痰黏不易咯出、舌苔少、舌红乏津者，加麦冬、玄参、天冬、天花粉等；痰热蕴肺，肺络受损，证见发热面赤、咳嗽咳血、咳痰黄稠、舌红苔黄、脉数者，可加桑白皮、黄芩、知母、栀子、大蓟、小蓟、茜草等；热势较甚，咯血较多者，加连翘、黄芩、白茅根、芦根，冲服三七粉。

2.肝火犯肺

临床表现：咳嗽阵作，痰中带血或纯血鲜红，胸胁胀痛，烦躁易怒，口苦；舌质红、苔薄黄，脉弦数。

治法：清肝泻肺，凉血止血。

代表方：泻白散合黛蛤散。

泻白散由桑白皮、地骨皮、粳米、甘草组成；黛蛤散由青黛、海蛤壳组成。前方清泻肺热；后方泻肝化痰。可适当加凉血止血药。肝火较甚，头晕目眩、心烦易怒者，加牡丹皮、栀子；咯血量较多、纯血鲜红，可用犀角地黄汤加三七粉冲服。

3.阴虚肺热

临床表现：咳嗽痰少，痰中带血，或反复咳血，血色鲜红，伴口干咽燥，颧红，潮热盗汗；舌红苔少，脉细数。

治法：滋阴润肺，宁络止血。

代表方：百合固金汤。

本方由百合、玄参、贝母、桔梗、麦冬、生地黄、熟地黄、当归身、白芍、甘草组成。咳血量多可合用十灰散。反复或者咳血量多者，加阿胶、三七；潮热、颧红者，加青蒿、鳖甲、地骨皮、白薇；盗汗，加糯稻根、浮小麦、五味子、牡蛎等。

（四）吐血

血由胃来，经呕吐而出，血色红或紫暗，常夹有食物残渣，称为吐血，亦称为呕血。清·何梦瑶《医碥·吐血》云："吐血即呕血。旧分无声曰吐，有声曰呕，不必。"其发病概由胃络受损所致，因胃腑本身或他脏疾患的影响，导致胃络损伤，血溢胃内，以致胃气上逆，血随气逆，经口吐出，其中以暴饮暴食、饥饱失常、过食辛辣厚味，致使胃中积热，胃络受损；或肝气郁结，脉络阻滞，郁久化火，逆乘于胃，胃络损伤；以及劳倦过度，中气亏虚，气不摄血，血溢胃内等三种情况所致的吐血为多见。吐血治疗当辨证候之缓急、病性之虚实、火热之有无。吐血初起以热盛所致者为多，故当清火降逆，但应注意治胃、治肝之别；吐血量多时容易导致气随血脱，当急用益气固脱之法；气虚不摄者，则当大剂益气固摄之品，以复统摄之权；吐血之后或日久不止者，则需补养心脾，益气生血。吐血主要见于上消化道出血，其中以消化性溃疡出血及肝硬化所致的食管、胃底静脉曲张破裂最为多见，其次见于食管炎、急慢性胃炎、胃黏膜脱垂症以及某些全身性疾病（如血液病、尿毒症、应激性溃疡）引起的出血。

1. 胃热壅盛

临床表现：吐血色红或紫暗，常夹有食物残渣，伴脘腹胀闷，嘈杂不适，甚则作痛，口臭便秘，大便色黑；舌质红、苔黄腻，脉滑数。

治法：清胃泻火，化瘀止血。

代表方：泻心汤合十灰散。

泻心汤由大黄、黄连、黄芩组成；十灰散由大蓟、小蓟、侧柏叶、荷叶、茜根、栀子、白茅根、大黄、牡丹皮、棕榈皮组成。前方清胃泻火；后方清热凉血，收涩止血，为治疗血证的常用方剂，有止血而不留瘀的优点。若胃气上逆而见恶心呕吐者，加代赭石、竹茹、旋覆花；热伤胃阴而表现为口渴、舌红而干、脉象细数者，加麦冬、石斛、天花粉。

2. 肝火犯胃

临床表现：吐血色红或紫暗，伴口苦胁痛，心烦易怒，寐少梦多；舌质红，脉弦数。

治法：泻肝清胃，凉血止血。

代表方：龙胆泻肝汤。

本方由龙胆草、柴胡、栀子、黄芩、木通、泽泻、车前子、地黄、当归、甘草组成。若胁痛甚者，加郁金、制香附；血热妄行，吐血量多，加水牛角、赤芍。

3. 气虚血溢

临床表现：吐血缠绵不止，时轻时重，血色暗淡，伴神疲乏力，心悸气短，面色苍白；舌质淡，脉细弱。

治法：健脾益气摄血。

代表方：归脾汤。

本方由黄芪、人参、白术、茯神、当归、酸枣仁、远志、龙眼肉、木香、甘草、生姜、大枣组成。若气损伤阳，脾胃虚寒，症见肤冷、畏寒、便溏者，可加柏叶炭、干姜。

（五）便血

便血系胃肠脉络受损，血不循经，溢入胃肠，随大便而下，或大便色黑呈柏油样为主要临床表现的病症。若病位在胃，因其远离肛门，血色变黑，又称远血；若病位在肠，出血色多鲜红，则称近血。便血的原因多样，但以热灼血络和脾虚不摄两类所致者为多。故清热凉血、健脾温中为便血的主要治法。

内科杂病的便血主要见于胃肠道的炎症、溃疡、肿瘤、息肉、憩室炎等。

1. 肠道湿热

临床表现：血色红黏稠，伴大便不畅或稀溏，或有腹痛，口苦；舌质红、苔黄腻，脉濡数。

治法：清化湿热，凉血止血。

代表方：地榆散合槐角丸。

地榆散由地榆、黄连、犀角屑（用水牛角代）、茜根、黄芩、栀子仁组成；槐角丸由黄芩、槐角、地榆、当归、防风、枳壳组成。前方清化湿热之力较强；后方则兼能理气活血。可根据临床需要酌情选用或合用。

2. 热灼胃络

临床表现：便色如柏油，或稀或稠，常有饮食伤胃史，伴胃脘疼痛，口干；舌淡红、苔薄黄，脉弦细。

治法：清胃止血。

代表方：泻心汤合十灰散。

泻心汤由大黄、黄连、黄芩组成；十灰散由大蓟、小蓟、侧柏叶、荷叶、茜根、栀子、白茅根、大黄、牡丹皮、棕榈皮组成。前方清胃泻火；后方清热凉血，收涩止血。也可以选用生大黄粉调蜂蜜口服。

若出血较多，增加大小蓟的用量，酌加仙鹤草、白及、地榆炭、紫草等。

3. 气虚不摄

临床表现：便血淡红或紫暗不稠，伴倦怠食少，面色萎黄，心悸少寐；舌淡，脉细。

治法：益气摄血。

代表方：归脾汤。

本方由黄芪、党参、白术、茯苓、当归、酸枣仁、远志、龙眼肉、木香、甘草组成。若中气下陷，神疲气短、肛坠，加柴胡、升麻、黄芪。

4. 脾胃虚寒

临床表现：便血紫暗，甚则色黑，伴脘腹隐痛，素喜热饮，面色不华，神倦懒言，便溏；舌淡，脉细。

治法：健脾温中，养血止血。

代表方：黄土汤。

本方由灶心黄土、白术、炮附子、干地黄、阿胶、黄芩、甘草组成。若阳虚较甚，畏寒肢冷者，去黄芩、地黄，加鹿角霜、炮姜、艾叶。

（六）尿血

小便中混有血液，甚或伴有血块的病症，称为尿血。因出血量及病位不同，而使小便呈淡红色、鲜红色或茶褐色。尿血的病位在肾及膀胱，其主要病机是热伤脉络或脾肾不固，血入水道而成尿血。治疗当辨证候之缓急、病性之虚实、火热之旺盛。实热多由感受热邪所致，治应清热泻火；虚热则多由烦劳过度，耗伤阴精；或热邪耗阴，正虚邪恋所致，治应滋阴降火。脾肾不固所致则主要由饮食不节、劳伤过度、年老体衰及久病迁延等原因引起。脾虚则中气不足，统血无权，血随气陷，治当补脾摄血；肾虚则下元空虚，封藏失职，血随尿出，治当补肾固摄。尿血是一种比较常见的病症。以往所谓尿血，一般指肉眼血尿而言。现在随着检测手段的发展，出血量微少、用肉眼不易观察到而仅在显微镜下才能发现红细胞的"镜下血尿"，也包括在尿血之中。西医学所称的尿路感染、肾结核、肾小球肾炎、泌尿系肿瘤，以及全身性疾病（如血液病、结缔组织病等）出现的血尿，均可参照本病辨证论治。

1. 下焦湿热

临床表现：小便黄赤灼热，尿血鲜红，伴心烦口渴，面赤口疮，夜寐不安；舌质红，脉数。

治法：清热利湿，凉血止血。

代表方：小蓟饮子。

本方由小蓟、地黄、滑石、木通、蒲黄、藕节、淡竹叶、当归、栀子、甘草组成。若热盛而心烦口渴者，加黄芩、天花粉；尿血较甚者，加槐花、白茅根；尿中夹有血块者，加桃仁、红花、牛膝；大便秘结者，酌加大黄。

2. 肾虚火旺

临床表现：小便短赤带血，伴头晕耳鸣，颧红潮热，腰膝酸软；舌红，苔少，脉细数。

治法：滋阴降火，凉血止血。

代表方：知柏地黄丸。

本方由知母、黄柏、地黄、怀山药、山茱萸、茯苓、泽泻、牡丹皮组成。若颧红潮热者，加地骨皮、白薇。

3. 脾不统血

临床表现：久病尿血，量多色淡，甚或兼见齿衄、肌衄，伴食少便溏，体倦乏力，气短声低，面色不华；舌质淡，脉细弱。

治法：补中健脾，益气摄血。

代表方：归脾汤。

本方由黄芪、人参、白术、茯神、当归、酸枣仁、远志、龙眼肉、木香、甘草、生姜、大枣组成。若气虚下陷而少腹坠胀者，酌加升麻、柴胡。

4. 肾气不固

临床表现：久病尿血，血色淡红，伴头晕耳鸣，精神困惫，腰脊酸痛；舌质淡，脉沉弱。

治法：补益肾气，固摄止血。

代表方：无比山药丸。

本方由熟地黄、山药、山茱萸、牛膝、肉苁蓉、菟丝子、杜仲、巴戟天、茯神、泽泻、五味子、赤石脂组成。若尿血较重者，加牡蛎、金樱子、补骨脂；腰脊酸痛、畏寒神怯者，加鹿角片、狗脊。

（七）紫斑

血液溢出于肌肤之间，皮肤表现青紫斑点或斑块的病症称为紫斑，亦称肌衄；而外感温毒所致者称葡萄疫。紫斑多发生在四肢，尤以下肢多见。皮肤呈点状或片状青紫斑块，大小不等，形状不一，用手指按压紫斑处，其色不褪，部分患者可伴有发热、头痛、纳差、腹痛、肢体关节疼痛等症。儿童及成人均会患本病，以女性居多。紫斑的治疗，应根据紫斑的数量、颜色及有无其他部位出血等情况，辨识病情的轻重。紫斑面积小，数量少，斑色红赤者，病情较轻；面积大，数量多，斑色紫黑者，病情较重。紫斑还常伴有齿衄、鼻衄，少数甚至可见尿血或便血。紫斑治则是清热解毒、滋阴降火、益气摄血及宁络止血。本病由火热熏灼，血溢脉外所致者为多，其中属实火者，当着重清热解毒；属虚火者，着重养阴清热。而凉血止血、化瘀消斑的药物均可配伍使用。对于反复发作，久病不愈，或气血亏虚，气不摄血者，又当益气摄血，并适当配伍养血止血、化瘀消斑的药物。多种外感及内伤的原因都会引起紫斑。外感温热病热入营血所出现的发斑，可参阅《温病学》的有关内容。本篇主要讨论内科杂病范围的紫斑，常见于西医学的原发性血小板减少性紫癜及过敏性紫癜。此外，药物、化学和物理因素等引起的继发性血小板减少性紫癜，亦可参考本病辨证论治。

1. 血热妄行

临床表现：皮肤出现青紫斑点或斑块，甚则鼻衄、齿衄、便血、尿血，伴有发热，口臭，便秘；舌质红、苔黄，脉弦数。

治法：清热解毒，凉血止血。

代表方：十灰散。

本方由大蓟、小蓟、侧柏叶、荷叶、茜根、栀子、白茅根、大黄、牡丹皮、棕榈皮组成。若热毒炽盛，发热、出血广泛者，加生石膏、龙胆草、紫草、紫雪丹（冲服）；热壅胃肠，气血郁滞，症见腹痛、便血者，加白芍、甘草、地榆、槐花；邪热阻滞经络，兼见关节肿痛者，酌加秦艽、木瓜、桑枝。

2. 阴虚火旺

临床表现：皮肤出现青紫斑点或斑块，时发时止，常伴鼻衄、齿衄或月经过多，颧红，口渴心烦，手足心热，或有潮热盗汗；舌红苔少，脉细数。

治法：滋阴降火，宁络止血。

代表方：茜根散。

本方由茜根、黄芩、阿胶、侧柏叶、生地黄、炙甘草组成。若阴虚较甚者，加玄参、龟甲、女贞子、旱莲草；潮热可加地骨皮、白薇、秦艽；肾阴亏虚而火热不甚，症见腰膝酸软、头晕无力、手足心热、舌红少苔、脉细数者，可改用六味地黄丸，酌加茜草根、大蓟、槐花、紫草。

3. 气不摄血

临床表现：皮肤青紫斑点或斑块反复发生，久病不愈，伴神疲乏力，头晕目眩，面色苍白或萎黄，食欲不振；舌质淡，脉细弱。

治法：补气摄血。

代表方：归脾汤。

本方由黄芪、人参、白术、茯神、当归、酸枣仁、远志、龙眼肉、木香、甘草、生姜、大枣组成。若兼肾气不足而见腰膝酸软者，可加山茱萸、菟丝子、续断。

【歌诀】

总括：

血出各部病因多，外因常见风燥热，

内伤酒热食辛肥，抑郁忧思病久弱。

鼻衄：

鼻衄热迫肺胃肝，龙胆桑菊玉女煎，

归脾汤补气血亏，局部用药效更添。

齿衄：

齿衄胃火循经冲，清胃泻心合方攻，

肝肾阴亏相火旺，六味地黄茜根终。

咳血：

咳血总由肺系出，燥邪伤肺桑杏服，

肝火泻白合黛蛤，阴虚肺热百合固。

吐血：

吐血总由胃中出，泻心十灰胃热著，

肝火犯胃龙胆泻，气虚血溢归脾主。

便血：

便血肠道湿热致，地榆散合槐角施，

胃灼泻心十灰散，黄土汤治脾虚寒。

气虚不摄脾虚证，临证化裁归脾痊。

尿血：

尿血实热小蓟饮，虚火知柏地黄明，

无比山药能固肾，脾不统血归脾成。

紫斑：

紫斑有热或气虚，热盛迫血用清营，

阴虚火旺茜根散，气不摄血归脾灵。

【典籍摘要】

《黄帝内经·素问·至真要大论》："少阳司天，火淫所胜，则温气流行，金政不平，民病……咳唾血，烦心，胸中热，甚则衄衄，病本于肺……太阳司天，寒淫所胜，……民病血变于中，发为……呕血、血泄、衄衄。"

《金匮要略·惊悸吐衄下血胸满瘀血病脉证治第十六》："从春至夏，衄者，太阳；从秋至冬，衄者，阳明。"

《诸病源候论·妇人杂病诸候·鼻衄候》："鼻衄者，由伤动血气所为。五脏皆禀血气，血气和调则循环经络，不涩不散，若劳伤损动，因而生热，气逆流溢入鼻者，则成鼻衄也。"

《丹溪心法》："凡血证上行，或唾或呕或吐，皆逆也；若变而下行为恶痢者，顺也。上行为逆，其治难；下行为顺，其治易。"

《医学入门》："血随气行，气行则行，气止则止，气温则滑，气寒则凝。故凉血必先清气，知血出某经，即用某经清气之药，气凉则血自归队。若有瘀血凝滞，又当先去瘀而后调气，则其血立止。或元气本虚，又因生冷劳役，损胃失血者，却宜温补，敛而降之，切忌清凉，反致停瘀胸膈不散，量之。"

《景岳全书·血证》："血从齿缝牙龈中出者为齿衄，此手足阳明二经及足少阴肾家之病。盖手阳明入下齿中，足阳明入上齿中，又肾主骨，齿者骨之所终也。此虽皆能为齿病，然血出于经，则惟阳明为最……便血之与肠澼，本非同类，盖便血者，大便多实而血自下也；肠澼者，因泻痢而见脓血，即痢疾也。"

《类证治裁·衄血》："血从清道出于鼻为衄，症多火迫血逆，亦有因阳虚致衄者。火亢则治宜清降，阳虚则治宜温摄……暴衄则治须凉泻，久衄则治须滋养。"

《先醒斋医学广笔记·吐血》："吐血三要法：宜行血不宜止血。血不行经络者，气逆上壅也，行血则血循经络，不止自止。止之则血凝，血凝则发热恶食，病日痼矣。宜补肝不宜伐肝。经曰：五脏者，藏精气而不泻者也。肝为将军之官，主藏血。吐血者，肝失其职也。养肝则肝气平而血有所归，伐之则肝虚不能藏血，血愈不止矣。宜降气不宜降火。气有余便是火，气降即火降，火降则气不上升，血随气行，无溢出上窍之虞矣。降火必用寒凉之剂，反伤胃气，胃气伤则脾不能统血，血愈不能归经矣。"

【临证实录】

医案 1：

王某，女，32 岁。初诊：2017 年 9 月 2 日。

主诉：紫癜成片，牙龈出血近 1 月，伴月经量多，手心烦热，神疲，腰酸。查血小板计数：10×10^9/L。

诊查：舌质紫绛，无苔，脉细数无力。

辨证：紫癜（阴虚血热，络损血溢）。

治法：滋阴凉血，益肾止血。

方药：犀角地黄汤加减。

生地 30 g，水牛角 35 g，生鳖甲 20 g，丹皮 15 g，茜草 15 g，赤芍药 15 g，老藕节 15 g，紫草 15 g，女贞 30 g，山茱萸 30 g，巴戟天 10 g，甘草 10 g。7 服，水煎服。

二诊：2017 年 9 月 9 日：服药后诸症悉减，未有新的紫癜出现。查血小板：33×10^9/L，处方：前方加鸡血藤 30 g。7 服，水煎服。

三诊：2017 年 9 月 16 日：皮肤紫癜明显减少，颜色变浅，查血小板计数：50×10^9/L，处方：前方加生白芍 15 g，当归 10 g。14 服，水煎服。

四诊：该患以本方治疗 3 个月复查血小板计数基本恢复正常，病情稳定。

按：该患者紫癜反复出现，伴牙龈出血，月经量多，阴血耗损明显；手心烦热、口干、舌绛无苔、脉细数为血热偏盛之象。属阴血不足，血热内生，血热偏盛，络损血溢脉外。故治以滋阴凉血，益肾止血之法，方中生地、丹皮、水牛角滋阴凉血清内热；紫草、茜草、藕节、鸡血藤止血化瘀；女贞子、山茱萸、生鳖甲补肾滋阴以益先天；巴戟天温润补肾，与生地、女贞子、山茱萸、生鳖甲合用仿"阴中求阳"之法。诸药合用，滋而不腻，凉而能散，共奏滋阴凉营，益肾消斑之功。二诊分析有离经之血瘀滞脉外，故加用鸡血藤以活血养血通经。二诊血热大减，瘀血之象亦改善，但阴血亏损之象犹存，故加当归、白芍合诸药共凑滋肾填精，凉血养血之效。

医案 2：

江某，女，40 岁。初诊：2013 年 7 月 21 日。

主诉：反复出现下肢皮肤紫癜、牙龈出血半年余。现头昏，乏力，下肢无力尤甚，伴眼干、口干喜饮，手足心热，纳食尚可，大便不调，每日 1～2 行，夜尿 2～3 次，带下偶赤，多梦。查血常规：PLT：42×10^9/L，WBC：5.8×10^9/L，HGB：135 g/L。

诊查：舌淡少华，有裂纹，舌苔薄白，中央偏少，脉沉弦小数。

辨证：紫癜（气阴两虚、热伤血络）。

治法：益气养阴，健脾补肾，清热养血安神。

方药：八珍汤与二至丸加减。

太子参 30 g，炒白芍 20 g，炒白术 20 g，白茯苓 30 g，菟丝子 30 g，桑葚子 15 g，女贞子 30 g，旱莲草 30 g，炒生地 25 g，胡黄连 15 g，银柴胡 15 g，炒茜草 15 g，紫丹参 30 g，合欢皮 20 g，夜交藤 30 g，生甘草 10 g。14 服，水煎服（忌辛辣）。

二诊：2013 年 8 月 5 日：诸症悉减，血常规：PLT：$70×10^9$/L，WBC：$9.42×10^9$/L，HGB：134 g/L。舌质淡、有裂纹，舌苔薄白稍腻，中央已有舌苔，脉沉弦。证治同前，上方加炒鸡内金 10 g。14 服，水煎服。

按：本案"特发性血小板减少性紫癜"，就诊当时虽无下肢皮肤紫癜、牙龈出血等症，但外周血血小板数量减少。此患者紫癜较久，兼有头昏，乏力，眼干，口干，手足心热，夜尿多，舌质淡等症，中医辨证当属气阴两虚，内热血瘀，脾失健运，肾精不足，心神失养。故治以益气滋阴，健脾补肾为主，清热养血安神为辅，方中太子参、白术、茯苓、甘草、益气健脾；菟丝子、女贞子、旱莲草、桑葚子滋阴养血补肾；银柴胡、胡黄连清虚热；丹参、炒生地养血凉血活血；合欢皮、夜交藤宁心通络安神。虽无明显肝郁之候，仍用银柴胡、白芍疏肝柔肝退虚热。

医案 3：

曲某，女，12 岁，初诊：2016 年 4 月 3 日。

主诉：鼻衄 1 月余，近日加重，一天之内出血 3 次，色深红。大便偏干，小便黄，口干口渴。

诊查：舌体瘦小，舌苔薄黄，脉数。

辨证：鼻衄（血热阴伤）。

治法：清热凉血，滋阴通便。

方药：犀角地黄汤化裁。

水牛角 40 g，生地黄 20 g，赤芍 20 g，丹皮 15 g，白茅根 15 g，藕节 15 g，酒大黄 10 g，茜草 10 g，当归 15 g，川牛膝 10 g。5 服，水煎服。

二诊：2016 年 4 月 8 日：服药后，出血次数明显减少，大便通畅，舌体瘦小，舌苔薄黄，脉细数。上方加北沙参 20 g。7 服水煎服。

三诊：2016 年 4 月 15 日：服药后，出血进一步减少，本周内仅出现两次，其余诸症进一步好转，舌体瘦小，舌苔薄稍黄，脉稍数，上方加丹参 15 g，郁金 15 g。7 服，水煎服。

按：该患者属肺胃热盛，迫血妄行。肺与大肠相表里，肺热则大便干，胃热盛伤津则口干口渴；热盛迫血妄行，血行不循常道，故出血色深；舌体瘦小，舌苔薄黄，脉细数皆为热盛津伤之象。故治以清热凉血，滋阴通便。方中水牛角、生地黄、赤芍、丹皮取犀角地黄汤之意，以清热凉血；白茅根、藕节、茜草凉血止血；当归、酒大黄既能通腑泄热，又能活血止血；加川牛膝以引血下行。二诊加北沙参滋阴，缓解阴伤导致的口干口渴。三诊加丹参、郁金以活血行气以畅血行，有助于止血而不留瘀。

【临证心法】

血证可由外感、内伤的多种原因引起，而基本病机可以归纳为火热熏灼及气虚不摄两大类。在火热之中有实火、虚火之分，在气虚之中有气虚及气损及阳之别。证候的虚实方面，由火热亢盛所致者属实证；由阴虚火旺及气虚不摄所致者属虚证。治疗血证主要应掌握治火、治气、治血三个基本原则。实火当清热泻火，虚火当滋阴降火；实证当清气降气，虚证当补气益气。各种血证应酌情配伍凉血止血、收敛止血或活血止血的方药。

《先醒斋医学广笔记·吐血》："吐血三要法：宜行血不宜止血……宜补肝不宜伐肝……宜降气不宜降火……"故宜以小蓟、地榆、侧柏叶、白茅根等凉血止血之药或白及、仙鹤草、藕节、血余炭等收敛止血之药或三七、茜草、蒲黄等化瘀止血之药，根据辨证分析，结合应用白芍药、炙甘草制肝；枇杷叶、麦冬、薄荷、橘红、贝母清肺；薏苡仁、怀山药养脾；韭菜、番降香、苏子下气，青蒿、鳖甲、银柴胡、牡丹皮、地骨皮补阴清热；酸枣仁、白茯神养心；山茱萸、枸杞、牛膝补肾；从而有效地治疗临床上各种常见的出血性疾病。

临床血证当中，紫癜多见，盖因北方天气寒冷，皮肤紧凑，阳气内盛，气有余则为火，火热熏灼，损伤脉络，导致血行不循常道，溢于皮下而成紫癜。又因气为血之帅，血为气之母，气能统血，血能载气，气与血休戚相关，故治疗紫癜不能不治气。紫癜病位不离血，《血证论·吐血》云："存得一分血，便保得一分命。"所以紫癜也必须治血。因此治火、治气、治血是治疗紫癜三大原则。

治火即泻火，紫癜一证该当如何泻火？此火因气郁、气盛所致，故治疗既要清气，又要畅行气机，又因病变主要在血分，血能载气，故用药当以清热凉血活血之品，既能凉血泻火，又能活血行气，火、气、血三者兼顾，诸如生地、赤芍、水牛角、茜草等药。

紫癜病初多实，久则虚实夹杂。实证表现在有瘀血、痰湿等证，虚者因病久耗伤气阴，阴血不足。故治疗此病初期以清热凉血活血为主，后期必须攻补兼施，兼顾活血和血，补气滋阴。中医有"见血勿止血"的警语，意在"治病必求于本"，当辨证求因，找到出血的原因。

第三节　痰饮

痰饮是指体内水液输布、运化失常，停积于某些部位的病证，有广义和狭义之分。广义痰饮包括痰饮、悬饮、溢饮、支饮四类，是诸饮的总称。饮停胃肠则为狭义的痰饮；饮流胁下则为悬饮；饮溢肢体则为溢饮；饮撑胸肺则为支饮。本节讨论以《金匮要略》痰饮病内容为主，其临床表现多端，大致与西医学中的慢性支气管炎、支气管哮喘、渗出性胸膜炎、慢性胃炎、心力衰竭、肾炎水肿等疾病有较密切的联系。

【病因病机】

痰多由外感六淫、饮食所伤及内伤七情等，引起肺、脾、肾各脏气化功能失常所致。肺主治节，若肺失宣肃，津液不化，则可凝聚成痰；脾主运化，脾胃受伤，运化无权，水湿内停，则可凝聚成痰；肾司开合，肾阳不足，开合不利，水湿上泛，亦可聚而为痰。由于痰的生成原因不同，所以有寒痰、热痰、湿痰、风痰、郁痰、顽痰之异。痰热互结，则为热痰；寒痰互凝，则为寒痰；痰兼湿象，则为湿痰；痰兼燥象，则为燥痰。

饮，多由脾肾阳气素虚，复加外感寒湿、饮食劳欲之伤，以致脏腑功能失调，水液在体内不得输化，停聚或流注于某一部位所致。饮停胃肠者为痰饮，水流胁下者为悬饮，饮溢肢体者为溢饮，侵犯胸肺者为支饮。其病机性质总属阳虚阴盛。溢饮与水肿、支饮与哮喘有关联。

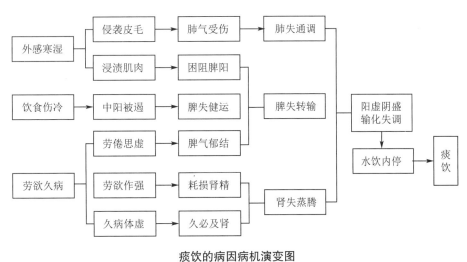

痰饮的病因病机演变图

【辨证要点和鉴别诊断】

（一）辨证要点

（1）辨清部位：辨明饮邪停聚的部位，即可区分不同的证候。留于肠胃者为痰饮；流于胁下者为悬饮；溢于肢体者为溢饮；聚于胸肺者为支饮。

（2）标本虚实：掌握阳虚阴盛、本虚标实的特点。本虚为阳气不足；标实指水饮留聚。无论病之新久，都要根据症状辨别两者主次。

（3）区分兼夹：痰饮虽为阴邪，寒证居多，但亦有郁久化热者。初起若有寒热见症，为夹表邪；饮积不化，气机升降受阻，常兼气滞。

（4）预后转归：痰饮之病，主要为肺、脾、肾三脏气化功能失常所致，若施治得法，一般预后尚佳。若饮邪内伏或久留体内，其病势多缠绵难愈，且易因感外邪或饮食不当而诱发。《金匮要略》根据脉诊推断痰饮病的预后，认为久病正虚而脉弱，是脉证相符，可治；如脉反实大而数，是正衰邪盛，病为重危之候；脉弦而数，亦为难治之证，因饮为阴邪，脉当弦或沉，如脉数乃脉证相反之征。

（二）鉴别诊断

（1）悬饮与胸痹：两者均有胸痛。但胸痹为胸膺部或心前区闷痛，且可引及左侧肩背或左臂内侧，常于劳累、饱餐、受寒、情绪激动后突然发作，历时较短，休息或用药后得以缓解；而悬饮为胸胁胀痛，持续不解，多伴咳唾、转侧、呼吸时疼痛加重，肋间饱满，并有咳嗽、咳痰等肺系证候。

（2）溢饮与风水证：风水证即水肿之风水相搏证，可分为表实、表虚两个类型。表实者，水肿而无汗，身体疼重，与水泛肌表之溢饮基本相同。如见肢体浮肿而汗出恶风，则属表虚，与溢饮有异。

（3）支饮、伏饮与肺胀、喘证、哮病：上述病证均有咳逆上气、喘满、咳痰等表现。但肺胀是肺系多种慢性疾患日久渐积而成；喘证是多种急慢性疾病的重要主症；哮病是呈反复发作的一个独立疾病；支饮是痰饮的一个类型，因饮邪支撑胸肺而致；伏饮是指伏而时发的饮证。其发生、发展、转归均有不同，但其间亦有一定联系。如肺胀在急性发病阶段，可以表现支饮证候；喘证的肺寒、痰饮两证，又常具支饮特点；哮证也属于伏饮范围。

【西医相关疾病及特征性症状】

（1）支气管哮喘（见哮证）。

（2）心力衰竭：简称心衰，是指由于心脏的收缩功能和（或）舒张功能发生障碍，不能将静脉回心血量充分排出心脏，导致静脉系统血液瘀积，动脉系统血液灌注不足，从而引起心脏循环障碍症候群。临床症状表现为：呼吸困难，伴有咳嗽、咳痰、咳血，严重时出现大咳血，伴有乏力、疲倦、头晕、少尿、水肿症状。

（3）慢性支气管炎（见肺胀）。

（4）慢性胃炎（见痞满）。

【辨证论治】

（一）痰饮

多由素体脾虚，运化不健，复加饮食不当，或为外湿所伤，而致脾阳虚弱，饮留胃肠引起。

1.脾阳虚弱

临床表现：胸胁支满，心下痞闷，胃中有水声，伴脘腹喜温畏冷，泛吐清水痰涎，饮入易吐，口渴不欲饮水，头晕目眩，心悸气短，食少，大便或溏，形体逐渐消瘦；舌苔白滑，脉弦细而滑。

治法：温脾化饮。

代表方：苓桂术甘汤合小半夏加茯苓汤。

苓桂术甘汤由茯苓、桂枝、白术、甘草组成；小半夏加茯苓汤由半夏、生姜、茯苓组成。前方温脾阳，利水饮，用于胸胁支满、目眩、气短；后方和胃降逆，用于水停心下、脘痞、呕吐、眩悸。水饮内阻，清气不升而见眩冒、小便不利者，加泽泻、猪苓；若脘部冷痛、吐涎沫者，加干姜、吴茱萸、川椒目、肉桂；若心下胀满者，加枳实。

2.饮留胃肠

临床表现：心下坚满或痛，自利，利后反快；或虽利，但心下续坚满；或水走肠间，沥沥有声，腹满，排便不畅；舌苔腻、色白或黄，脉沉弦或伏。

治法：攻下逐饮。

代表方：甘遂半夏汤或已椒苈黄丸。

甘遂半夏汤由甘遂、半夏、芍药、甘草组成；已椒苈黄丸由防己、椒目、葶苈子、大黄组成。前方攻守兼施，因势利导，用于水饮在胃；后方苦辛宣泄，前后分消，用于水饮在肠，饮郁化热之证。饮邪上逆，胸胁满者，加枳实、厚朴，但不能图快一时，攻逐太过，损伤正气。

临证痰饮之脾阳虚弱与痰饮之饮留胃肠，当须鉴别：脾阳虚弱之痰饮，其病因为脾虚，或外湿致脾阳虚弱，饮留于胃引起；而饮留胃肠之痰饮是水停肠间。两者的主症亦不同，脾阳虚弱，证见心下痞闷，胃中有振水音。脘腹喜温恶冷，背寒，呕吐，舌苔白滑，脉弦细而滑；饮留胃肠，证见心下坚满，或痛，自利，利后反快，虽利，心下续坚满，舌苔腻色白或黄，脉沉弦或伏。脾阳虚衰，治法为温脾化饮，治以苓桂术甘汤；饮留胃肠。治法为攻下逐饮。方用甘遂半夏汤或已椒苈黄丸。

（二）悬饮

多因素体不强，或原有其他慢性疾病，肺虚卫弱，时邪外袭，肺失宣通，饮停胸胁，络气不和。如若饮阻气郁，久则可以化火伤阴或耗损肺气。在病程发生发展中，可见如下证型。

1.邪犯胸肺

临床表现：胸痛气急，伴寒热往来，身热起伏，汗少，或发热不恶寒，有汗而热不解，咳嗽，痰少，呼吸、转侧则疼痛加重，心下痞硬；舌苔薄白或黄，脉弦数。

治法：和解宣利。

代表方：柴枳半夏汤。

本方由柴胡、枳壳、半夏、黄芩、栝楼仁、桔梗、杏仁、青皮、甘草组成。痰饮内结，肺气失肃，见咳逆气急，加白芥子、桑白皮；胁痛甚者，加郁金、桃仁、延胡索；心下痞硬、口苦、干呕，加黄连；身热盛、汗出、咳嗽气粗，去柴胡，加麻黄、石膏。

2.饮停胸胁

临床表现：胸胁疼痛，咳唾引痛，痛势较前减轻，而呼吸困难加重，伴咳逆气喘，息促不能平卧，或仅能偏卧于停饮一侧，病侧肋间胀满，甚则可见偏侧胸廓隆起；舌苔白，脉沉弦或弦滑。

治法：泻肺祛饮。

代表方：椒目栝楼汤合十枣汤。

椒目栝楼汤方由川椒目、栝楼仁、桑白皮、葶苈子、橘红、半夏、茯苓、苏子、蒺藜、生姜组成；十枣汤由芫花、大戟、甘遂、大枣组成。前方主泻肺降气化痰；后方峻下逐水，用于形体壮实、积饮量多者，应从小量递增，一般连服 3～5 日，必要时停两三日再服。必须注意顾护胃气，中病即止，如药后出现呕吐、腹痛、腹泻过剧，应减量或停服。若痰浊偏盛，胸部满闷、舌苔浊腻者，加薤白、杏仁；如水饮久停难去，胸胁支满、体弱、食少者，加桂枝、白术、甘草，不宜再予峻攻；若见络气不和之候，可同时配合理气和络之剂，以冀气行水行。

3.络气不和

临床表现：胸胁疼痛，如灼如刺，胸闷不舒，呼吸不畅，或有闷咳，甚则迁延，经久不已，阴雨天更甚，可见病侧胸廓变形；舌苔暗、质暗，脉弦。

治法：理气和络。

代表方：香附旋覆花汤。

本方由生香附、旋覆花、苏子霜、半夏、薏苡仁、茯苓、橘皮组成。若痰气郁阻，胸闷、舌苔腻者，加栝楼、枳壳；久痛入络，痛势如刺者，加桃仁、红花、乳香、没药；饮留不净者，胁痛迁延，经久不已，可加通草、路路通、冬瓜皮等。

4.阴虚内热

临床表现：咳呛时作，胸胁闷痛，咯吐少量黏痰，伴口干咽燥，或午后潮热，颧红，心烦，手足心热，盗汗，或伴胸胁闷痛，病久不复，形体消瘦；舌质偏红，少苔，脉小数。

治法：滋阴清热。

代表方：沙参麦冬汤合泻白散。

沙参麦冬汤由北沙参、玉竹、麦冬、天花粉、生扁豆、桑叶、甘草组成；泻白散由桑白皮、地骨皮、甘草、粳米组成。前方清肺润燥，养阴生津，用于干咳、痰少、口干、舌质红；后方清肺降火，用于咳呛气逆、肌肤蒸热。若阴虚内热，潮热显著，可加鳖甲、功劳叶；咳嗽者，可加百部、川贝母；胸胁闷痛者，可酌加栝楼皮、枳壳、广郁金、丝瓜络；日久积液未尽，可加牡蛎、泽泻；兼有神疲、气短、易汗、面色㿠白者，酌加太子参、黄芪、五味子。

（三）溢饮

多因外感风寒，玄府闭塞，以致肺脾输布失职，水饮流溢四肢肌肉，寒水相杂为患；或宿有痰饮，复加外寒客表而致。因此，多属表里俱寒，为表寒里饮证。

1.表寒里饮

临床表现：身体沉重而疼痛，甚则肢体浮肿，伴恶寒无汗，或有咳喘，痰多白沫，胸闷，口不渴；舌苔白，脉弦紧。

治法：发表化饮。

代表方：小青龙汤。

本方由麻黄、芍药、细辛、炙甘草、干姜、桂枝、五味子、半夏组成。若表寒外束，内有郁热，伴有发热、烦躁、舌苔白兼黄，加石膏；若表寒之象已不著者，改用大青龙汤；水饮内聚而见肢体浮肿明显、尿少者，可配茯苓、猪苓、泽泻；饮邪犯肺，喘息痰鸣不得卧者，加杏仁、射干、葶苈子。

（四）支饮

多由受寒饮冷，饮邪留伏；或因久咳致喘，迁延反复伤肺，肺气不能布津，阳虚不运，饮邪留伏，支撑胸膈，上逆迫肺。此证多反复发作，在感寒触之时，以邪实为主；缓解期以正虚为主。

1.寒饮伏肺

临床表现：咳逆喘满不得卧，痰吐白沫量多，经久不愈，天冷受寒加重，甚至引起面浮跗肿，或平素伏而不作，遇寒即发，发则寒热，背痛，腰痛，目泣自出，身体振振瞤动；舌苔白滑或白腻，脉弦紧。

治法：宣肺化饮。

代表方：小青龙汤。

本方由麻黄、芍药、细辛、炙甘草、干姜、桂枝、五味子、半夏组成。若无寒热、身痛等表证，见动则喘甚、易汗，为肺气已虚，可改用苓甘五味姜辛汤，不宜再用麻黄、桂枝散表；若饮多寒少，外无表证，喘咳痰稀或不得息，胸满气逆，可用葶苈大枣泻肺汤加白芥子、莱菔子；饮邪壅实，咳逆喘急、胸痛烦闷，加甘遂、大戟；邪实正虚，饮郁化热，喘满胸闷、心下痞坚、烦渴、面色黧黑、舌苔黄而腻、脉沉紧，或经吐下而不愈者，用木防己汤；水邪结实者，去石膏，加茯苓、芒硝；若痰饮久郁化为痰热，伤及阴津，咳喘、咳痰稠厚、口干咽燥、舌红少津、脉细滑数，用麦冬汤加栝楼、川贝母、木防己、海蛤粉。

2.脾肾阳虚

临床表现：喘促动则为甚，心悸气短，或咳而气怯，痰多胸闷，伴怯寒肢冷，神疲，少腹拘急不仁，脐下动悸，小便不利，足跗浮肿，或吐涎沫而头目昏眩；舌体胖大，质淡，舌苔白润或腻，脉沉细而滑。

治法：温脾补肾，以化水饮。

代表方：金匮肾气丸合苓桂术甘汤。

金匮肾气丸由干地黄、山药、山茱萸、茯苓、牡丹皮、泽泻、桂枝、制附子组成；苓桂术甘汤由茯苓、桂枝、白术、甘草组成。前方补肾行水；后方温脾利水。二方主治各异，合用则温补脾肾，以化水饮。若痰涎壅盛、食少痰多，可加半夏、陈皮；水湿偏盛，足肿、小便不利、四肢沉重疼痛，可加茯苓、泽泻；脐下悸、吐涎沫、头目昏眩，是饮邪上逆，虚中夹实之候，可用五苓散。

【歌诀】

总括：
痰饮确缘水内停，医圣金匮论最精，
痰悬溢支宜温化，阴盛阳虚标本明。
狭义痰饮留胃肠，饮留胁下悬饮称，
水流四肢成溢饮，水撑胸肺支饮名。

痰饮（狭义）：
饮留胃肠名痰饮，苓桂术甘半夏斟，
甘遂半夏或己椒，虚实主次应细分。

悬饮：
邪犯胸肺柴枳长，胸胁椒苈十枣良，
络气不和香附使，阴虚沙麦泻白尝。

溢饮：
淫溢肢体溢饮名，发表化饮症能平，
小青龙汤加减用，肺脾水气定可清。

支饮：
支饮触发为邪实，寒邪伏肺青龙施，
苓桂术甘合肾气，缓解脾肾阳虚时。

【典籍摘要】

《金匮要略·痰饮咳嗽病脉证并治第十二》："问曰：夫饮有四，何谓也？师曰：有痰饮，有悬饮，有溢饮，有支饮。问曰：四饮何以为异？师曰：其人素盛今瘦，水走肠间，沥沥有声，谓之痰饮；饮后水流在胁下，咳唾引痛，谓之悬饮；饮水流行，归于四肢，当汗出而不汗出，身体疼痛重，谓之溢饮；咳逆倚息，短气不得卧，其形如肿，谓之支饮。"

《儒门事亲·饮当去水温补转剧论》："此论饮之所得。其来有五：有愤郁而得之者，有困乏而得之者，有思虑而得之者，有痛饮而得之者，有热时伤冷而得之者。饮证虽多，无出于此。"

《证治要诀·停饮伏痰》："故善治痰者，不治痰而治气，气顺则一身之津液，亦随气而顺矣……病痰饮而变生诸症，不当为诸症牵掣，妄言作名，且以治饮为先，饮消则诸症自愈。"

《医门法律·痰饮门·痰饮论》："《金匮》即从水精不四布，五经不并行之处，以言其患……浅者在于躯壳之内，脏腑之外……一由胃而下流于肠，一由胃而旁流于胁，一由胃而外出于四肢，一由胃而上入于胸膈，始先不觉，日积月累，水之精华，转为混浊，于是遂成痰饮。必先团聚于呼吸大气难到之处，故由肠而胁，而四肢，至渐渍于胸膈，其势愈逆矣。痰饮之患，未有不从胃起见者矣……虚寒痰饮，少壮者十中间见一二，老人小儿十中常见四五。若果脾胃虚寒，饮食不思，阴气痞塞，呕吐涎沫者，宜温其中。真阳虚者，更补其下，清上诸药不可用也。"

《景岳全书·痰饮·论证》："痰之与饮，虽曰同类，而实有不同也。盖饮为水液之属，凡呕吐清水，及胸腹膨满，吞酸嗳腐，渥渥有声等证，此皆水谷之余，停积不行，是即所谓饮也。若痰有不同于饮者，饮清澈而痰稠浊，饮惟停积肠胃，而痰则无处不到。水谷不化而停为饮者，其病全由脾胃；无处不到而化为痰者，凡五脏之伤皆能致之。故治此者，当知所辨，而不可不察其本也。"

《寿世宝元》："痰属湿，乃津液所化。因风寒湿热之感，或七情饮食所伤，以致气逆液浊，变为痰饮，故曰痰因火动，降火为先，火因气逆，顺气为要。"

《杂病源流犀烛》："痰之为物，流动不测，故其为害，上致颠顶，下至涌泉，随气升降，周身内外皆到，五脏六腑俱有。"

《医宗金鉴》："稠浊为痰，阳之盛也；稀清为饮，阴之盛也。有痰无饮，当以凉药治之；有饮无痰，当以热药温之。若痰而兼饮者，此不可纯凉，又不可纯热，故当以温药和之可也。"

《临证指南医案·痰饮》："邹滋九按语：总之痰饮之作，必由元气亏乏及阴盛阳衰而起，以致津液凝滞，不能输布，留于胸中。水之清者，悉变为浊，水积阴则为饮，饮凝阳则为痰……阴盛阳虚则水气溢而为饮。"

《张氏医通》："更有一种非痰非饮，时吐白沫，不甚稠粘者，此脾虚不能约束津液，故涎沫自出，宜用六君子汤加炮姜、益智仁以摄之。"

【临证实录】

医案 1：

蔡某，女，25 岁。初诊：2012 年 5 月 4 日。

主诉：心前区闷痛 2 周，于某医院诊为心包积液，Ⅱ度房室传导阻滞。用激素、利尿等法治疗近半月，改善不明显。现心前区闷痛，偶有压榨感，有时放射至肩背，恶寒，咳喘，唇紫，面色晦暗，心悸，下肢水肿。

诊查：脉弦有力，舌暗，舌苔白腻。

辨证：支饮（心阳不振，水饮内停）。

治法：温补心阳，活血利水。

方药：桂枝甘草汤参附汤和生脉饮化裁。

处方：桂枝 15 g，炮附子 10 g，红参 10 g，麦冬 30 g，丹参 15 g，桃仁 15 g，枳壳 15 g，茯苓 25 g，车前子 15 g，甘遂末 3 g（冲服），炙甘草 10 g，生姜 3 片，大枣 5 枚。3 服，水煎服。

二诊：2012 年 5 月 7 日：患者家属邀请我到家中诊治，患者诸症好转，闷痛改善，脉弦，每分钟 62 次，舌象好转。处方：栝楼 30 g，薤白 15 g，枳实 15 g，清半夏 15 g，桂枝 25 g，红参 10 g，红景天 15 g，桃仁 15 g，丹参 30 g，降香 15 g，郁金 20 g，瞿麦 25 g，茯苓 30 g，车前子 30 g，通草 5 g，生姜 10 片，大枣 10 枚。3 服，水煎服。

三诊：2012 年 5 月 10 日：服药后，小便大增，日夜在 2000 mL 以上，胸闷仍在，下肢肿改善，精神、食欲转佳，脉弦缓，每分钟 70 次。处方：上方 7 服。

四诊：2012 年 5 月 17 日：诸症悉除，偶有心前区不适，处方：栝楼 20 g，清半夏 15 g，枳实 15 g，桂枝 20 g，丹参 30 g，水煎，冲服金匮肾气丸 4 丸。

半年后随访告曰已痊愈，曾去某医院透视及心电图检查，心、膈、肺已无异常发现。

按：该患由心阳不振，水饮内停，渐渐深入于脏，而成悬饮。故见心前区闷痛，偶有压榨感，有时放射至肩背，心悸，下肢水肿；水饮内停，气滞血瘀，故见面色晦暗，唇紫，舌暗。故用桂枝、炙甘草、炮附子、红参、麦冬、生姜、大枣分别取桂枝甘草汤、参附汤和生脉饮之意，共奏温补心阳，滋养心阴，鼓舞心气，抵御邪气之功；桃仁、丹参、枳壳合茯苓、车前子、甘遂末以奏行气活血利水之效。

医案 2：

许某，女，75 岁。初诊：2017 年 10 月 9 日。

主诉：咳嗽咳痰数年，每遇秋冬易发，平素畏寒肢冷，易感冒。3 日前出现感冒后咳嗽咳痰，咳痰量多且呈白色、泡沫样，恶寒，形体消瘦，纳差。

诊查：舌体胖大少华，舌苔薄白，脉浮缓。

辨证：痰饮（肺脾气虚，外寒里饮）。

治法：补肺健脾，散寒化饮。

方药：小青龙汤合二陈汤化裁。

处方：麻黄 10 g，细辛 10 g，干姜 10 g，桂枝 15 g，白芍 20 g，五味子 15 g，清半夏 15 g，陈皮 15 g，紫苏子 25 g，白芥子 15 g，茯苓 20 g，炒白术 25 g，神曲 20 g，炒麦芽 20 g，炙甘草 15 g。7 服，水煎服。

二诊：2017 年 10 月 16 日：服药 1 周后，诸症好转，咳痰减少，舌质淡，舌体稍胖，舌苔薄，脉缓。予前方麻黄减至 5 g，加黄芪 30 g，党参 30 g。续服 14 服。

三诊：2017 年 10 月 30 日：服药 3 周后，诸症进一步好转，咳痰很少，纳差改善，舌淡，舌苔薄，脉缓。上方去麻黄、细辛，加炮附子 10 g，肉桂 10 g。14 服，水煎服。

按：该患者年事已高，且平素易感冒，纳差，说明正气素虚。秋冬之际，天气骤寒，由于正虚不耐寒冷，肺为娇脏，首当其冲，故每遇秋冬即发咳嗽咳痰；又因患者平素脾虚，脾失健运，痰湿壅盛，又由外寒引动，故咳痰量多，且为泡沫样。故辨证为肺脾气虚，外寒里饮证，遵"病痰饮者，当以温药和之"之原则，故治以小青龙汤合二陈汤化裁，加紫苏子、白芥子以加强化痰之功，加神曲、炒麦芽以顾护脾胃。二诊患者诸症好转，故加党参、黄芪以扶助正气，以求根本。三诊诸症皆已明显好转，故去麻黄、细辛避免宣散过度以伤正气，加炮附子、肉桂以温肾阳、振脾阳，以杜生痰之源。

【临证心法】

痰饮一证其核心病机主要为三焦气化失常，肺、脾、肾通调、转输、气化无权，阳虚阴盛，津液停聚。虽然古人根据其所在部位分为痰饮、悬饮、溢饮、支饮四类，但是依据现今的临床流行病学来看，痰饮可分布于人体好多不同部位。

痰饮的致病特点有二：

1. 痰饮之流动性

观饮邪致病，主要停留于有腔隙的、并与体外有物质交换的脏腑如肺、胃肠，或体腔如胸胁，或是阻滞于皮下、骨节等处。根据其停留的部位不同，《金匮要略》把痰饮病分为四饮。但饮邪形成后并不是固定不移的，它常常停于此，又波及彼，所以《金匮要略》"痰饮病篇"第二条原文概述四饮主症时，用的是"饮走肠间""饮流胁下""饮溢四肢"等具有动态意义的"走""流""溢"诸字。

2. 饮邪易于阻滞气机

痰饮是由水液聚集而成，属于有形的饮邪，一旦停聚于某处，首先导致该处的气机受阻，流行不畅，进而引起相关脏腑的功能失调。下面分别述之。

（1）饮聚胸膈：心肺位居膈上胸中，心主血脉，心气的推动作用使得血液在脉道内畅流不息，运行各处，发挥其滋养的作用。肺主气，具有宣降作用，协助心气行血。周身的血液通过百脉流经于肺，经过肺的吐故纳新，富含清气的血液遂循行于百脉而通达全身，所以胸中乃为清旷之区，容不得半点阴霾邪气。若津液代谢失常，聚于胸膈之间，一是妨碍胸中气机的畅行，二是影响心肺功能的正常发挥。故常出现下列症状：如阻遏心阳引起胸中满闷、窒塞；饮邪凌心致心悸不宁；饮阻气逆，肺失宣降见咳嗽、喘促；饮阻胸中，妨碍气机的升降而短气；心气受阻，血行不畅，营卫不利可见面色黧黑；饮聚胸中还常波及膈下，累及于胃，使胃气失于和降之机，逆而上行，遂出现心下痞、呕吐、口渴但不欲饮等症。以上诸般表现，仲景皆归属"支饮"范畴。常见于西医的慢性支气管炎、肺气肿、肺心病、慢性充血性心衰、冠心病、心包积液、病毒性心肌炎、支气管哮喘等疾病。

（2）饮聚胁下：肝位于胁下，其经脉布于胁肋，饮聚胁下，主要影响肝气的畅行，并同时累及于肺，影响肺气的肃降，因为肝经支脉上膈，注于肺中。故饮停胁下，常见胁下疼痛，每逢呼吸或咳嗽则其痛更甚，《金匮要略》称此为"悬饮"，主要见于西医的胸腔积液。

（3）饮走胃肠：有偏于胃、偏于肠之分。饮停于胃，必然塞滞中焦的气机，故心下痞满；饮随胃气上逆，则呕吐清涎；饮邪阻遏胃阳，使之不能通达于背部，乃见背寒冷如掌大；饮流于肠间，妨碍肠间气机的通畅，则腹满、大便秘结；饮邪流注于下则大便溏泻；饮气搏击于肠间，则肠间沥沥有声。此为"狭义痰饮"，可见于西医的慢性胃炎以及各种原因（如溃疡、癌症等）引起的胃潴留、慢性肠炎等。

（4）饮阻皮下肌肉、筋骨之间：饮溢四肢皮下肌肉之间，妨碍卫气的畅行，致其腠理开阖失职，则可出现当汗时不汗；饮邪浸渍肌肉则身体沉重；饮留四肢筋骨之间，使得经脉气血运行不畅，又可见四肢关节肿胀、疼痛。此等证候皆属《金匮要略》"溢饮"的范围，临床可见于西医的关节腔积液。

此外，饮邪虽然不直接上聚于脑，但因其为有形的阴邪，若停聚胸中或心下，每每阻碍阳气的上达、气机的升降，故无论是"支饮"还是"痰饮"，均常见饮邪蒙蔽清阳，出现目眩或"冒眩"，或饮邪上溢肺窍，导致清涕涟涟。此类病状常见于五官科的一些病变，如梅尼埃病、过敏性鼻炎等。有时清阳不升、浊阴不降，还可表现为视网膜渗出水肿等。

由于痰饮致病往往变动不居，所以饮邪为病的临床表现具有多样性、可变性，但有一点却是饮病共有和不变的，这就是舌苔白滑、脉弦或弦滑。一般说痰饮之脉象，如见沉弦之脉，知为水饮深蓄之证，如见浮弦而细滑等脉象，则知饮邪较浅，可作参考。还应注意有饮无饮和饮邪的轻、重及欲愈等情况，兹举例如下请作临证参考：

①先口渴，饮水后呕吐出水，为水停心下，应按饮病治或加治痰饮药。

②胸中有留饮，其人背寒冷如掌大。

③呕吐的病人如渴能饮水。为呕吐欲解，如呕吐者反而不渴是心下有支饮。

④病人自利（大便泻），利反快（舒适者），为留饮欲去。

⑤虽利（泄泻），心下续坚满者，为留饮尚未尽去。

以上都是临床辨治时应当注意的事，要时时想到，不可忽略。

痰饮总属本虚标实，阳虚为本，水饮壅盛为标，故应宗《金匮要略》"病痰饮者，当以温药和之"的原则，以温化为主，寓以行消之品。饮为阴邪，遇寒则聚，得温则化。如明末清初医家喻昌之喻，"如离照当空，则阴霾自散"。水饮壅盛，当采用汗、利、攻逐等治标之法，衰其大半即止，水饮渐去，转予温化之法以振奋阳气，使饮邪不再复停。《金匮要略》创苓桂术甘汤、肾气丸二方，"外饮治脾，内饮治肾"指"饮之标在脾，饮之本在肾"。外感寒湿，饮食生冷，水谷不化精微而变生痰饮者责之脾；肾阳虚衰，阳不化阴，饮从内生者病属肾。如清·俞根初《通俗伤寒论·夹饮伤寒》云："惟苓术二陈及真武加减，一主外饮治脾，一主内饮治肾，则治夹饮之属虚者也。"健脾、温肾为其正治；发汗、利水、攻逐，乃属治标的权宜之法；待水饮渐去，仍当温补脾肾，扶正固本，以杜水饮生成之源。

第四节　消渴

消渴是由先天禀赋不足、饮食不节、情志失调、劳倦内伤等导致阴虚内热，以多饮、多尿、乏力、消瘦或尿有甜味为主要症状的病证。西医学的糖尿病属于本病范畴，可参照本病辨证论治；其他具有多尿、烦渴的临床特点，与消渴病有某些相似之处的疾病或症状，如尿崩症等，亦可参考本病辨证论治。

【病因病机】

禀赋不足，饮食失节，恣食肥甘，情志过极、房事不节、热病之后，劳欲过度等原因均可导致消渴症。其基本病机为阴津亏损，燥热偏盛，而以阴虚为本，燥热为标，两者互为因果，阴愈虚则燥热愈盛，燥热愈盛则阴愈虚。消渴病变的脏腑主要在肺、胃、肾三脏之中，虽可有所偏重，但往往又互相影响。其中，尤以肾最为重要。

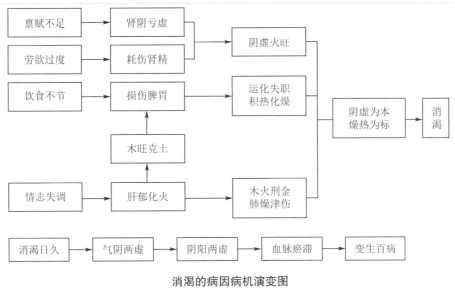

消渴的病因病机演变图

（一）辨证要点

（1）辨病位：消渴病的"三多"症状，往往同时存在，但根据其程度的轻重不同，而有上、中、下三消之分，及肺燥、胃热、肾虚之别。通常以肺燥为主，多饮症状较突出者，称为上消；以胃热为主，多食症状较为突出者，称为中消；以肾虚为主，多尿症状较为突出者，称为下消。

（2）辨标本：本病以阴虚为主，燥热为标，两者互为因果。常以病程长短及病情轻重的不同，而阴虚和燥热之表现各有侧重。一般初病多以燥热为主，病程较长者则阴虚与燥热互见，日久则以阴虚为主，进而由于阴损及阳，导致阴阳俱虚。

（3）辨本症与并发症：多饮、多食、多尿和乏力、消瘦为消渴病本症的基本临床表现，其显著程度有较大的个体差异，临证当注意细心分析辨别。本病的另一特点是易发生诸多并发症。一般以本症为主，并发症为次。多数患者，先见本症，随病情的发展而出现并发症。但亦有少数患者与此相反，如少数中老年患者，"三多一少"的本症不明显，常因痈疽、眼疾、心脑病证等为线索，最后确诊为本病。瘀血为患是消渴并发症的发病基础，如消渴眼疾、消渴肾劳、消渴脉痹、中风等。

（二）鉴别诊断

（1）口渴症：口渴症是指口渴饮水的一个临床症状，可出现于多种疾病过程中，尤以外感热病为多见。但这类口渴各随其所患病症的不同而出现相应的临床症状，不伴多食、多尿、尿甜、瘦削等消渴的特点。

（2）瘿病：瘿病之气郁化火、阴虚火旺证，以情绪激动、多食易饥、形体日渐消瘦、心悸、眼突、颈部一侧或两侧肿大为特征。其中多食易饥、消瘦，类似消渴病的中消，但眼球突出、颈前瘿肿有形则与消渴有别，且无消渴病的多饮、多尿、尿甜等症。

【西医相关疾病及特征性症状】

（1）糖尿病：糖尿病是一组以高血糖为特征的代谢性疾病。高血糖则是由于胰岛素分泌缺陷或其生物作用受损，或两者兼有引起。主要表现为多饮、多食、多尿、消瘦，尿糖阳性，血糖升高。

（2）尿崩症：是由于下丘脑－神经垂体功能低下、抗利尿激素分泌和释放不足，或者肾脏对 AVP 反应缺陷而引起的一组临床综合征，主要表现为起病急，多饮、烦渴、多尿、喜饮冷水，24 h 尿量可多达 5～10L，尿清如水，尿比重在 1.010 以下，尿糖阴性。病变在下丘脑－神经垂体者，称为中枢性尿崩症或垂体性尿崩症；病变在肾脏者，称为肾性尿崩症。

（3）甲状腺功能亢进症：简称"甲亢"，是由于甲状腺合成释放过多的甲状腺激素，造成机体代谢亢进和交感神经兴奋，引起心悸、出汗、进食和便次增多和体重减少的病症；多数患者还常常同时有突眼、眼睑水肿、视力减退等症状。

【辨证论治】

（一）上消

肺热津伤

临床表现： 口渴多饮，口舌干燥，尿频量多，烦热多汗；舌边尖红，舌苔薄黄，脉洪数。

治法： 清热润肺，生津止渴。

代表方： 消渴方。

本方由黄连末、天花粉末、人乳汁、藕汁、姜汁、生地黄汁、蜂蜜组成。若烦渴不止、小便频数，加麦冬、葛根；若兼多食易饥、大便干结、舌苔黄燥，可用白虎加人参汤；若热伤肺阴，脉细苔少者，方用玉泉丸或二冬汤。

（二）中消

1. 胃热炽盛

临床表现： 多食易饥，口渴，尿多，形体消瘦，大便干燥；舌苔黄，脉滑实有力。

治法： 清胃泻火，养阴增液。

代表方： 玉女煎。

本方由生石膏、知母、熟地黄、麦冬、牛膝组成。若口苦，大便秘结不行，可重用石膏，加黄连、栀子；若口渴难耐、舌苔少津，加乌梅；若火旺伤阴，舌红而干、脉细数，方用竹叶石膏汤。

2. 气阴亏虚

临床表现： 口渴引饮，能食与便溏并见，或饮食减少，精神不振，四肢乏力，体瘦；舌质淡红、苔白而干，脉弱。

治法： 益气健脾，生津止渴。

代表方： 七味白术散。

本方由人参、茯苓、白术、甘草、木香、葛根、藿香组成。兼肺中燥热者，加地骨皮、知母、黄芩；口渴明显者，加天花粉、生地黄、乌梅；气短、汗多者，合生脉散；食少腹胀者，加砂仁、鸡内金。

（三）下消

1. 肾阴亏虚

临床表现： 尿频量多，混浊如脂膏，或尿甜，腰膝酸软，乏力，头晕耳鸣，口干唇燥，皮肤干燥，瘙痒；舌红苔少，脉细数。

治法： 滋阴固肾。

代表方： 六味地黄丸。

本方由熟地黄、山茱萸、山药、茯苓、牡丹皮、泽泻组成。五心烦热、盗汗、失眠者，加知母、黄柏；尿量多而浑浊者，加益智仁、桑螵蛸；气阴两虚而伴困倦、气短乏力、舌质淡红者，加党参、黄芪、黄精；水竭火烈，阴伤阳浮者，用生脉散加天冬、鳖甲、龟甲；若见神昏、肢厥、脉微细等阴竭阳亡危象者，合参附龙牡汤。

2. 阴阳两虚

临床表现： 小便频数，混浊如膏，甚至饮一溲一，面容憔悴，耳轮干枯，腰膝酸软，四肢欠温，畏寒肢冷，阳痿或月经不调；舌苔淡白而干，脉沉细无力。

治法： 滋阴温阳，补肾固涩。

代表方： 金匮肾气丸。

本方由附子、桂枝、干地黄、山茱萸、山药、茯苓、牡丹皮、泽泻组成。尿量多而混浊者，加益智仁、桑螵蛸、覆盆子、金樱子；身体困倦、气短乏力者，可加党参、黄芪、黄精；兼阳痿，加巴戟天、淫羊藿、肉苁蓉；畏寒甚者，加鹿茸粉。

【歌诀】

消渴二多体赢常，病在水金燥土伤，
食乖情志劳欲过，阴虚为本燥标彰，
上消肺热消渴方，中消胃热玉女煎，
气阴两虚七味术，下消阴虚用六味。
阴阳两虚肾气丸，酌加补益收涩剂。

【典籍摘要】

《黄帝内经·素问·奇病论》："帝曰：有病口甘者，病名为何？何以得之？岐伯曰：此五气之溢也，名曰脾瘅。夫五味入口，藏于胃，脾为之行其精气，津液在脾，故令人口甘也。此肥美之所发也。此人必数食甘美，而多肥也。肥者令人内热，甘者令人中满，故其气上溢，转为消渴。"

《金匮要略·消渴小便不利淋病脉证并治》："趺阳脉浮而数，浮则为气，数即为消谷而大坚，气盛则溲数，溲数即坚，坚数相搏，即为消渴。"

《丹溪心法》："三消皆禁用半夏；血虚亦忌用；口干咽痛，肠燥大便难者，亦不宜用；汗多者不可用。不已，必用姜监制。"

《证治准绳》："渴而多饮为上消（经谓膈消），经谓膈消；消谷善饥为中消（经谓消中），经谓消中；渴而便数有膏为下消（经谓肾消），经谓消肾。"

《太平圣惠方三痟论》曰："夫三消者，一名消渴，二名消中，三名消肾。"

《寿世宝元》："夫消渴者，由壮盛之时，不自保养，任情纵欲，饮酒无度，喜食脍炙，或服丹石，遂使肾水枯竭，心火大燔炽，三焦猛烈，五脏干燥，由是渴、利生焉。"

《景岳全书·三消干渴》："凡治消之法，最当先辨虚实。若察其脉证，果为实火致耗津液者，但去其火则津液自生，而消渴自止。若由真水不足，则悉属阴虚，无论上、中、下，急宜治肾，必使阴气渐充，精血渐复，则病必自愈。若但知清火，则阴无以生，而日新消败，益以困矣。"

《张氏医通》："有等渴欲引饮。但饮水不过一二口即厌。少顷复渴。饮亦不过若此。但不若消渴者之饮水口厌也。此是中气虚寒。寒水泛上。逼其浮游之火于咽喉口舌之间。故上焦一段。欲得水救。若到中焦。以水见水。正其所恶也。治法。如面红烦躁者。理中汤送八味丸。"

【临证实录】

医案1：

许某，男，67岁。初诊：2015年5月2日。

主诉：近1个月来，口渴明显，不欲多饮，小便频，形体较胖，伴身体酸沉，头昏，胸闷，大便黏腻，纳差。检查空腹血糖为8.6 mmol/L。

诊查：舌淡红、苔白腻，脉滑。

辨证：消渴（湿阻脾胃，气机不畅，津不上承）。

治法：化湿运脾，调畅气机，清热生津。

方药：七味白术散加减。

炒苍术15 g，炒白术20 g，茯苓25 g，半夏20 g，陈皮15 g，薏苡仁30 g，车前子30 g，泽泻15 g，枳壳15 g，藿香10 g，白豆蔻10 g，葛根45 g，黄连15 g，木香10 g。7服，水煎服。嘱咐其加强运动，并控制饮食。

二诊：2015年5月9日。药后自觉有所好转，唯胸闷，头昏头重，舌淡，舌苔白腻，脉滑。空腹血糖：7.6 mmol/L。

处方：上方加砂仁10 g。7服，水煎服。

三诊：2015年5月16日。诸症进一步好转，唯乏力，口渴，舌淡、苔白，脉缓。空腹血糖6.5 mmol/L。

处方：上方加黄芪40 g，山药20 g。7服，水煎服。

按：消渴病久，病机一般是阴虚为本，燥热为标，但在临床上属痰湿困阻者也不少，特别是中年Ⅱ型糖尿病患者。本案患者患糖尿病3年，但并不消瘦，反而形体偏胖，乃痰湿偏盛之体，虽口渴，尿多，但阴虚之象并不显著，湿阻之证反较明显，故脘痞胸闷，头昏重，大便溏泄。所以本案的病机关键为湿阻脾胃，气机不畅，治以化湿运脾，调畅气机，方以苍术、白术、半夏化湿浊，薏苡仁、车前子、茯苓、泽泻渗利湿邪，陈皮、枳壳、白豆蔻、木香调畅气机，黄连、葛根清热生津。二诊诸症好转，但胸闷脘痞，头昏头重仍然明显。说明湿浊稍化，气机稍畅，但湿浊、气滞犹盛，故加砂仁化湿运脾，调畅气机。三诊诸症继续好转，胸脘微闷，时有头昏，说明湿浊之邪已逐渐消除，但乏力，口渴，脉缓等气阴不足，脾胃失运之象明显，提示湿浊渐消，脾胃不运，气阴不足。故加黄芪、山药，补益气阴，健脾化湿。此时用药当注意补益不碍湿，化湿不伤阴，药性宜平和，不宜过于滋腻或温燥。

医案2：

盖某，男，65岁。初诊：2010年3月20日。

主诉：患者近1个月来，常感口渴口黏，但不欲多饮水，小便次数多，形体肥胖，倦怠乏力，气短懒言，头晕，腹胀纳呆，肢体酸软，胸闷气短。检查空腹血糖为13.21 mmoL/L，胆固醇7.12 mmoL/L，甘油三酯2.93 mmoL/L，HbAl10.25%。口服二甲双胍。

诊查：舌体胖大、苔腻，脉滑。

辨证：消渴（脾虚湿盛）。

治法：健脾燥湿、理气化痰。

方药：自拟方芪术饮加减。

黄芪30 g，白术25 g，苍术25 g，黄连15 g，清半夏15 g，石膏50 g，桑叶20 g，栝楼30 g，丹参30 g，酒大黄10 g，红曲10 g（包煎），肉桂10 g（后下）。7服，水煎服。

二诊：2010年3月27日：服药一周口黏口渴明显减轻，腹胀纳差。处方：前方加白豆蔻10 g。14服，水煎服。

三诊：2010年4月10日：诸症好转，唯检查空腹血糖为10.05 mmoL/L，胆固醇5.82 mmoL/L，甘油三酯2.32 mmoL/L，上方去栝楼，加天花粉25 g，14服，水煎服。

四诊：2010年4月24日：空腹血糖为7.6 mmoL/L，舌苔厚，脉滑。上方为水丸，口服3个月，并嘱咐其定期复查血糖水平并及时汇报。

按：糖尿病属中医学的"消渴"范畴。历代医家多从三消论治，但在临床实践中发现Ⅱ型糖尿病患者个体差异大，症状不尽相同，特别是新诊断的Ⅱ型糖尿病，临床多无明显"三多一少"表现，而表现为形体肥胖，倦怠乏力，气短懒言，口中黏腻，或口干口渴，头晕，腹胀纳呆，肢体酸软，胸闷气短，舌体胖大、苔腻，脉滑或沉弱等脾虚痰湿偏盛的症候。仅以阴虚热盛、气阴两虚、阴阳两虚和血瘀气滞分型难以反映糖尿病全貌，疗效也不满意。80%的Ⅱ型糖尿病患者有超重或肥胖，糖尿病和超重、肥胖是一个事件不可分的两面。一般认为，肥胖在糖尿病发病中起病因诱发和加重因素的作用。肥胖患者常表现为胰岛素抵抗，胰岛素抵抗是Ⅱ型糖尿病的重要特征和发病基础，它使肝糖原输出增多，骨骼肌和脂肪组织对糖的摄取减少。新诊断的肥胖Ⅱ型糖尿病多属于中医"脾瘅"范畴，《黄帝内经·素问·奇病论》云："此五气之溢也，名曰脾瘅。夫五味入口，藏于胃，脾为之行其精气，津液在脾，故令人口甘也。此肥美之所发也，此人必数食甘美而多肥也。肥者令人内热，甘者令人中满，故其气上溢，转为消渴。"指出该病发病与"脾"的功能受损有关，本为脾虚，标为痰浊。现代医学中"胰腺"的生理功能属中医"脾"的范畴。实验研究证实，胰岛细胞激素分泌活动失常与脾虚症有密切关系，而益气健脾方药能增加胰岛β细胞的数目，恢复胰岛β细胞功能，提高胰岛素的敏感性，改善高胰岛素血症。中医学素有"肥人多湿"之说。痰湿之病，多因过食肥甘厚味，久则壅滞中焦，使脾失健运，聚湿生痰。针对新诊断Ⅱ型糖尿病患者多有痰湿之证的特点，我们采用健脾祛湿化痰中药治之。方中黄芪、苍术、白术健脾利湿，使脾气健运，增强运化水湿之功能；黄连、半夏、栝楼燥湿化痰；丹参、酒大黄活血化瘀；红曲消食化积；石膏、桑叶清热利湿。诸药合用，共奏健脾燥湿、理气化痰之功。二诊患者腹胀纳差，故加豆蔻，行气消胀，并助健脾化湿。

近几年来随着笔者临床实践的深入和对患者各项理化检查结果治疗前后的对比、综合分析，发现糖尿病人血糖升高不仅仅是胰岛素分泌不足的问题，也不仅是胰腺功能或胰岛素抵抗的问题，而是一个脏腑发病为先导、多种原因相互影响结果，是人体胃的受纳、小肠的吸收、大肠的传导、肝的藏血、脾的运化、甚至是心脏的搏动、外界事物和情志对心神（大脑）的影响等多方面因素相互的结果。从现代医学来看糖尿病产生也是和胰腺、小肠、大肠、肝脏、垂体等多个脏器有关，对人体多个系统包括运动、呼吸、消化、循环等对糖需求和代谢水平有关。

在辨证的基础上，以芪术饮为基础进行加减变化，可以取得益气健脾、清热除湿、化痰通络、养阴安神等多方面功效。可祛除胃的湿浊、通畅大小肠积滞、改善肝的输泄、祛除血中痰浊、通调肾所主水道的功能。芪术饮加减治疗糖尿病是多器官、多靶点、综合作用的结果，是中医学中"杂合以治"思想的生动体现。

医案3：

赵某，男性，56岁。初诊：2013年6月22日。

主诉：患者近1月来出现烦渴，多饮，饮而不解渴，尿多，夜间尤甚，体重明显下降，体重减轻约5 kg，全身乏力，睡眠可，大便干，两日一行。空腹血糖9.55 mmoL/L，糖耐量试验异常，尿糖（＋＋＋＋）。

诊查：舌质稍暗红，舌苔薄白微黄干燥，脉数。

辨证：消渴（气阴两虚）。

治法：益气养阴。

方药：生脉饮合玉液汤加减。

西洋参15 g，麦冬25 g，五味子15 g，生地40 g，黄连25 g，黄芪50 g，山茱萸25 g，知母15 g，葛根70 g，天花粉25 g，鸡内金25 g，生白术25 g，当归20 g，白芍20 g，益智仁10 g，肉桂5 g。7服，水煎服。

二诊：2013年6月9日：服药1周，自觉烦渴、多饮、多尿症状明显改善，偶有腿部沉重，舌质红、苔薄白微黄，脉数。上方加桑寄生20 g，川牛膝15 g。14服，水煎服。

三诊：2013年6月23日：服药3周，诸症皆已明显好转，检查空腹血糖6.9 mmoL/L。守上方，续服14服。

四诊：2013年7月7日：诸症减轻，血糖稳定，嘱咐患者该方做成药丸，服药半年余，诸症再未复发，血糖控制良好。

按：该患者为肺、胃、肾阴虚热盛之证，肺燥伤阴，肺失治节，不能输布精气，故烦渴、多饮、饮而不解渴；胃阴亏虚，胃火偏盛，消谷善饥，且消瘦乏力；肾气不固，气化无权，无以约束小便，故尿频量多。故治以补气养阴。方中黄芪、西洋参、麦冬、五味子合用取生脉饮之意以益气养阴；生地、知母、黄连以清肺胃之热；黄芪、葛根、天花粉、鸡内金、五味子、白术取玉液汤之意，以益气生津，润燥止渴。山茱萸、益智仁，温、涩同用，补肾以助气化，减少津液从小便而出；当归、白芍养血活血以助滋阴；肉桂引火归元。二诊，患者出现腿部沉重，故加桑寄生、川牛膝补肾活络，以壮腰膝。

【临证心法】

消渴的基本病机是阴虚为本，燥热为标，故治疗上以清热润燥、养阴生津为基本原则。但是随着现代生活方式的改变，消渴一病中脾虚湿盛的病症又较为多见，故治疗常兼用健脾祛湿的方法。由于本病后期常伴有血脉瘀滞及阴损及阳的病变，以及易并发痈疽、眼疾、劳嗽等症，故还应针对具体病情，及时合理地选用活血化瘀、清热解毒、健脾益气、温补肾阳等治法。

针对消渴病患者的临床症状，可在辨证的基础上酌加经验药物，例如口渴明显者，在清热滋阴的同时，配合酸甘化阴法进行治疗，常用药例如乌梅、五味子、太子参、黄芪等；若肝肾不足，尿频尿多者，酌加酸涩和滋补肝肾之品，如桑螵蛸、分心木、女贞子、覆盆子、沙苑子、枸杞等；中消胃火偏盛消谷善饥者，酌加熟地黄治疗。

治疗糖尿病慢性并发症，应以"通"为大法，务使气机畅通，经络顺达。以瘀血阻滞不通为主者，主要是针对"阴虚血滞、气虚浊流"的病机，益气活血，搜剔通络，例如以瘀血阻络，肢体麻木疼痛者，酌加鸡血藤、地龙、水蛭、延胡索、黄芪等；以中焦气机阻滞为主痞满呕吐者，治当辛开苦降、攻补兼施，多以半夏泻心汤加减治疗；以胸阳痹阻不通者，以栝楼薤白类宣痹通阳；以肾络痰瘀浊毒交阻损络为主者，以化瘀利水解毒之品，配合虫类搜剔之品治疗。

消渴在生活方式上主张：第一要管住嘴。消渴病与饮食不节密切相关，少数患者经过严格而合理的饮食控制，即能收到良好的效果。第二要迈开腿。适当运动是防治消渴病的有效措施之一，应"以不疲劳为度"，根据病情选择散步、导引、游泳、舞蹈等健身方式。第三放宽心。消渴病的发生发展与心境愁郁相关，因而"节喜怒""减思虑"，保持情志调畅，有利于病情的控制和康复。

第五节 汗证

汗证是以汗液外泄失常为主症的一类病证。不因外界环境因素的影响，白昼时时汗出，动辄益其者称为自汗；寐中汗出，醒来即止者称为盗汗。西医学中的甲状腺功能亢进、自主神经功能紊乱、风湿热、低血糖、虚脱、休克及结核病、肝病、黄疸等所致的以自汗、盗汗为主要表现者，均属本病范畴，可参照本节辨证论治。

【病因病机】

汗为心之液，由精气所化，不可过泄。除了伴见于其他疾病过程中的出汗过多外，引起自汗、盗汗的病因病机主要有以下五个方面。

（1）肺气不足：素体薄弱，病后体虚，或久患咳喘，耗伤肺气，肺与皮毛相表里，肺气不足之人，肌表疏松，表虚不固，腠理开泄而致自汗。

（2）营卫不和：由于体内阴阳的偏盛偏衰，或表虚之人微受风邪，导致营卫不和，卫外失司，而致汗出。

（3）心血不足：思虑太过，损伤心脾，或血证之后，血虚失养，均可导致心血不足。因汗为心之液，血不养心，汗液外泄太过，引起自汗或盗汗。

（4）阴虚火旺：烦劳过度，亡血失精，或邪热耗阴，以致阴精亏虚，虚火内生，阴津被扰，不能自藏而外泄，导致自汗或盗汗。

（5）邪热郁蒸：由于情志不舒，肝气郁结，肝火偏旺，或嗜食辛辣厚味，或素体湿热偏盛，以致肝火或湿热内盛，邪热郁蒸，津液外泄而致汗出增多。

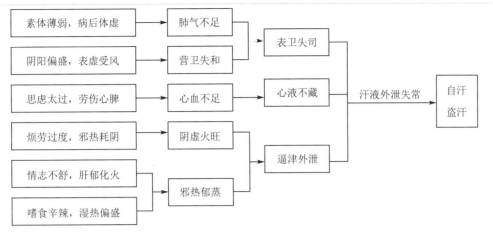

汗证的病因病机演变图

【辨证要点和鉴别诊断】

（一）辨证要点

（1）辨自汗、盗汗：不因外界环境因素的影响，而白昼时时汗出，动辄益甚者为自汗；寐中汗出，醒来自止者为盗汗。

（2）辨伴随症状：动辄汗出、气短、平时易患感冒多属肺卫气虚。汗出伴有恶风、周身酸楚、时寒时热多属营卫不和。盗汗伴有五心烦热、潮热、颧红、口干多属阴虚火旺。自汗或者盗汗伴有心悸失眠、头晕乏力、面色不华多属心血不足；伴有脘腹胀闷、大便燥结或口苦、烦躁多属湿热肝火。

（3）辨汗出部位：头面汗出，食后尤甚，手足汗出，多为湿热蕴蒸；腋下、阴部汗出，多属肝经有热；半身或局部汗出，为营卫不和；心胸部汗出，多为心脾两虚、心血不足；遍身汗出，鼻尖尤甚，多为肺气不足。

（二）鉴别诊断

（1）脱汗：脱汗发生于病情危重之时，正气欲脱，阳不敛阴，以致汗液大泄，表现为大汗淋漓或汗出如珠，常同时伴有声低息短、精神疲惫、四肢厥冷、脉微欲绝或散大无力等症状，为病势危急的征象，又称"绝汗"。其汗出的情况及病情的程度均较汗证为重。

（2）战汗：战汗则发生于急性热病过程中，症见发热烦渴，突然全身恶寒战栗，继而汗出，热势渐退，多为正气拒邪；若正胜邪退，乃属病趋好转之象；与阴阳失调、营卫不和之汗证迥然有别。

（3）黄汗：黄汗则以汗出色黄如柏汁、染衣着色为特点，多因湿热内蕴所致。可以为汗证中的邪热郁蒸型，但汗出色黄的程度较重。

【西医相关疾病及特征性症状】

（1）甲状腺功能亢进症（见消渴）。

（2）糖尿病（见消渴）。

（3）风湿热（见内伤发热）。

（4）结核病：结核病是由结核杆菌感染引起的慢性传染病。结核病是青年人容易发生的一种慢性和缓发的传染病。潜伏期4～8周。其中80%发生在肺部。主要临床症状表现为：午后低热、乏力、咳嗽、咯血、盗汗、消瘦等。

【辨证论治】

1.肺卫不固

临床表现：汗出恶风，稍劳尤甚，易于感冒，体倦乏力，面色少华；脉细弱，舌苔薄白。

治法：益气固表。

代表方：玉屏风散。

本方由防风、黄芪、白术组成。若气虚甚者，加党参、黄精；兼有阴虚，而见舌红、脉细数者，加麦冬、五味子。

2. 阴虚火旺

临床表现：夜寐盗汗，或有自汗，五心烦热，或兼午后潮热，两颧色红，口渴；舌红少苔，脉细数。

治法：滋阴降火。

代表方：当归六黄汤。

本方由当归、生地黄、熟地黄、黄芩、黄柏、黄连、黄芪组成。若潮热甚者，加秦艽、银柴胡、白薇；阴虚及气，气阴两伤，去黄连、黄芩、黄柏，加太子参、玄参；虚烦不眠，加阿胶、莲子心、肉桂。

3. 心血不足

临床表现：睡则汗出，醒则自止，心悸怔忡，失眠多梦，神疲气短，面色少华；舌质淡、苔白脉细。

治法：补养心血。

代表方：归脾汤。

本方由党参、黄芪、白术、茯神、酸枣仁、龙眼、木香、甘草、当归、远志、生姜、大枣组成。若心悸甚者，加龙骨、琥珀粉、朱砂；不寐，加柏子仁、合欢皮；气虚者，加生黄芪、浮小麦。

4. 邪热郁蒸

临床表现：蒸蒸汗出，汗黏，易使衣服黄染，面赤烘热，烦躁，口苦，小便色黄；舌苔薄黄，脉象弦数。

治法：清肝泄热，化湿和营。

代表方：龙胆泻肝汤。

本方由龙胆草、黄芩、栀子、泽泻、木通、车前子、当归、生地黄、柴胡、生甘草组成。湿热内蕴而热势不盛者，可改用四妙丸；若胃火上攻，头部蒸蒸汗出者，可用竹叶石膏汤。

【歌诀】

古云盗汗多阴虚，自汗阳羸卫外疏，
邪热郁蒸龙胆泻，心血不足归脾主，
当归六黄阴虚火，肺卫不固玉屏风。

【典籍摘要】

《黄帝内经·素问·脉要精微论》："阳气有余为身热无汗，阴气有余为多汗身寒，阴阳有余则无汗而寒。"

《黄帝内经·素问·经脉别论》："故饮食饱甚，汗出于胃；惊而夺精，汗出于心；持重远行，汗出于肾；疾走恐惧，汗出于肝；摇体劳苦，汗出于脾。"

《金匮要略·血痹虚劳病脉证并治第六》："男子平人，脉虚弱细微者，喜盗汗也。"

《三因极一病症方论·自汗论治》："无问昏醒，浸浸自出者，名曰自汗；或睡着汗出，即名盗汗，或云寝汗。若其饮食劳役，负重涉远，登顿疾走，因动汗出，非自汗也。"

《脉因证治·自汗头汗》："湿能自汗，热能自汗，虚则盗汗，痰亦自汗头汗。"

《伤寒明理论·自汗》："自汗之证，又有表里之别焉，虚实之异焉。"

《丹溪心法》："杂病盗汗，责其阳虚，与伤寒盗汗非比之，亦是心虚所致。宜敛心气，益肾水，使阴阳调和，水火升降，其汗自止。"

《景岳全书·汗证》："所以自汗、盗汗亦各有阴阳之证，不得谓自汗必属阳虚，盗汗必属阴虚也。"

《证治要诀·盗汗自汗》："眠熟而汗出者，曰盗汗，又名寝汗。不分坐卧而汗者，曰自汗。伤风、伤暑、伤寒、伤湿、痰嗽等自汗，已各载本门。其无病而常自汗出，与病后多汗，皆属表虚，卫气不固，荣血漏泄。"

《医学正传·汗证》："其自汗者，无时而濈濈然出，动则为甚，属阳虚，胃气之所司也；盗汗者，寐中而通身如浴，觉来方知，属阴虚，营血之所主也。大抵自汗宜补阳调卫，盗汗宜补阴降火。"

《临证指南医案·汗》："阳虚自汗，治宜补气以卫外，阴虚盗汗，治当补阴以营内。"

《医林改错·血府逐瘀汤所治之症目》："竟有用补气、固表、滋阴、降火服之不效，而反加重者，不知血瘀亦令人自汗、盗汗，用血府逐瘀汤。"

【临证实录】

医案1：

范某，女，65岁。初诊：2017年4月5日。

主诉： 自汗，动则大汗淋漓，热餐饮后大汗不止，汗后怕冷，伴口苦、尿黄便干、眠差。

诊查： 舌暗红、苔白腻，脉虚数偶结代。

辨证： 汗证（湿热内蕴，卫阳不固）。

治法： 内清湿热，外固卫阳，兼益气血。

方药： 凉膈散、玉屏风散、桂枝汤、当归补血汤化裁。

处方： 黄芪60 g，防风20 g，连翘15 g，黄芩15 g，枳实15 g，大黄15 g，芒硝10 g，栀子10 g，白术20 g，桂枝20 g，白芍25 g，牡蛎50 g，当归10 g，炙甘草20 g。7服，水煎服。

二诊： 2017年4月12日：服药后诸症略减，唯失眠较重。舌暗，苔薄白，脉虚数。上方加桃仁15 g，五味子15 g，夜交藤35 g。7服，水煎服。

三诊： 出汗改善，睡眠不佳，舌暗苔白，脉数。二诊方加丹参50 g。7服，水煎服。

按： 自汗一证是由于阴阳失调，腠理不固，而致汗液外泄失常的病症。该患汗出较重，食热饮食后尤为明显，说明胃内有热，是胃热蒸腾所致，而汗后怕冷则断定为卫阳不固；综合伴随症状和舌脉可知，不仅仅是湿热内蕴卫阳不固，尚有气血亏虚和瘀阻之象，故选用凉膈散、玉屏风散、桂枝汤、当归补血汤化裁，内清湿热，外固卫阳，兼益气血之法。二诊血瘀之势仍在，失眠明显，故加活血安神之品，三诊睡眠仍有不佳，重用丹参活血养血安神。

医案2：

谢某，男，40岁。初诊：2015年8月3日。

主诉： 2年来昼夜汗出，畏风，伴腰膝酸冷，汗出尤于情绪激动、活动及吃饭时更甚，四肢酸懒，饮食二便尚可。

诊查： 舌苔白而滑，脉濡滑。

辨证： 汗证（湿邪蕴蓄，阻遏三焦，营卫不调）。

治法： 宣郁化湿，畅利三焦。

方药： 三仁汤加减。

处方： 杏仁15 g，白蔻仁10 g，薏苡仁30 g，苍术15 g，半夏15 g，滑石30 g，泽泻15 g，茯苓25 g，菖蒲25 g，草薢15 g，陈皮15 g，川朴15 g，草果15 g，藿香10 g。7服，水煎服。

二诊： 2015年8月10日：服药一周后诸症明显好转，汗出减少，舌苔白而滑，脉濡滑。守上方加麻黄根30 g，煅牡蛎30 g。14服，水煎服。

三诊： 2015年8月17日：服药两周后，自汗大减，盗汗仍有，但已明显减少，舌苔白，脉滑。上方为丸，每日3次，每次12 g，口服。

按： 患者原为火炉房工人，常受炉热烘烤。汗出当风，汗液被郁而为湿，郁于肌腠，阻碍三焦，升降出入失其度，营卫不和。《难经》云："三焦者，原气之别使也，主通行三气，经历五脏六腑。"三气乃指宗气、营气、卫气。营卫皆经三焦通行于全身。卫气者，卫外而为固，司开阖之职。湿邪阻遏，三焦不畅，卫气不行，开阖不利，故而汗出；湿邪阻遏，气机不利，阳气不达，故腰膝酸冷，四肢酸懒。因湿而致汗者，关键在于化湿，祛其壅塞，畅利三焦，故用三仁汤加减。杏仁宣利上焦肺气，"盖肺主一身之气，气化则湿亦化"；薏苡仁、茯苓淡渗利湿，合滑石、泽泻、菖蒲、草薢使湿从下焦而去；豆蔻合藿香芳香化湿，利气宽胸，畅中焦之脾气以助祛湿，半夏、川朴、陈皮、草果行气除满、化湿和胃以助祛湿之功。诸药合用宣郁化湿，使气机通畅，开阖有节，汗出自愈，此法开治汗又一法门。举一反三，推而广之，湿可阻遏三焦而汗出；他邪阻遏三焦亦当可汗出；邪实者可三焦不通而汗出，正虚者亦可致三焦不通而汗出。

医案3：

朱某，女，51岁。初诊：2018年5月3日。

主诉：患者时有潮热汗出，夜间汗出尤甚，停经半年余，伴气短乏力，失眠，纳差，颜面潮红，时有心烦。

诊查：舌暗、苔薄黄，脉滑细数。

辨证：汗证（肝肾不足，阴虚火旺）。

治法：补益肝肾，滋阴清热敛汗。

方药：知柏地黄丸加减。

处方：生地30g，熟地30g，山茱萸25g，丹皮15g，山药25g，泽泻15g，茯神25g，知母20g，黄柏10g，焦山栀15g，女贞子30g，旱莲草25g，香附20g，柴胡15g，五味子15g，煅牡蛎50g，麻黄根20g。7服，水煎服。

二诊：2018年5月10日：服药1周后，潮热、盗汗明显减轻，其余诸症好转，舌质暗、苔薄稍黄，脉细滑数。前方去泽泻，加当归20g，丹参30g。7服，水煎服。

三诊：2018年5月17日：服药两周，诸症明显好转，舌质淡、苔薄白，脉滑小数。守上方续服1周。患者后继服药1月余，诸症皆除，随访半年未见复发。

按：该患者年过七七，天癸竭，肝肾不足，故见绝经前后之潮热，盗汗，心烦，不寐等证，治以滋水涵木，清热敛汗之法。方取知柏地黄丸，以滋补肝肾，清热养阴，佐以炒山栀以增强清热之功；女贞子、旱莲草合用取二至丸之意，以滋补肝肾；香附、柴胡合用，以疏肝解郁；五味子、煅牡蛎、麻黄根三药合用取牡蛎散之意，以敛汗，五味子、煅牡蛎又能安神以助睡眠。诸药合用共凑补益肝肾，滋阴清热敛汗之效。因"血汗同源"，多汗者必伤及血，且舌质较暗，故二诊加当归、丹参养血活血。

【临证心法】

汗证是临床杂病中较为常见的一个病症，也可作为虚劳、瘰疬、失血、妇人产后血虚等病症中的一个常见症状出现，在辨证论治时要加以区别。而对于后者的治疗，在止汗的同时更应侧重于原发病的控制。

汗证大致可分属内伤与外感。内伤病汗证往往由气虚、阴虚、火郁、湿热，甚至瘀血等导致；外感汗证可见于感邪之初正邪交争，也可见于伏邪发病。气虚者多见自汗，治疗当补气固表；阴虚者多见盗汗，治疗当以滋阴敛汗；火郁者常见烦躁、发热、多汗，治疗当以清热泻火；湿热者头面汗出，食后尤甚，治疗当以清热利湿。感邪之初，正邪交争，营卫不和，常见汗出伴有恶风、周身酸楚，治疗当以解表祛邪，调和营卫；伏邪致病，多偏于一处，故常见汗出于局部，治疗以去除伏邪为主。

临证气虚，阳虚明显时，常用人参、黄芪温补阳气，但虚不补者用参芪可致口干，咽痛等，可用仙鹤草配功劳叶，或太子参配功劳叶以补虚。要注意敛汗药的应用，汗出伴心悸多用浮小麦，阴虚盗汗者，多用仙鹤草配桑叶、糯稻根，无明显阴阳偏颇时可选用麻黄根、瘪桃干。调和营卫时除用桂、芍外，生姜配大枣，一辛一甘，既补中气又有发散之功，亦是调和营卫的佳品，用量可视具体病情而定。

由于自汗、盗汗均以腠理不固、津液外泄为共同病变，故可酌加麻黄根、浮小麦、糯稻根、五味子、山茱萸、牡蛎等固涩敛汗之品，以增强止汗的作用，此谓治标。若有感邪导致的汗证，这些固涩敛汗之品应当慎用，避免出现闭门留寇。

第六节　内伤发热

内伤发热是指以发热为主要临床表现的病证。一般起病较缓，病程较长，热势轻重不一，但以低热为多，或自觉发热而体温并不升高。西医学中的功能性低热、肿瘤、血液病、结缔组织病、内分泌疾病、部分慢性感染性疾病和某些原因不明的发热，均属本病范畴，可参照本节辨证论治。

【病因病机】

1. 久病体虚

由于久病或原本体虚，失于调理，以致机体的气血阴阳亏虚，阴阳失衡而引起发热。

2. 饮食劳倦

由于饮食失调，劳倦过度，使脾胃受损，水谷精气不充，以致中气不足，阴火内生，或脾虚不能化生阴血，而引起发热，若脾胃受损，运化失职，以致痰湿内生，郁而化热，进而引起湿郁发热。

3. 情志失调

情志抑郁，肝气不能条达，气郁化火，或恼怒过度，肝火内盛，导致气郁发热。情志失调亦是导致瘀血发热的原因之一，在气机郁滞的基础上，日久不愈，则使血行瘀滞而导致血瘀发热。

4. 外伤出血

外伤以及出血等原因导致发热主要有两个方面：一是外伤以及出血使血行不畅，瘀血阻滞经络。气血壅遏不通，因而引起瘀血发热。二是外伤以及血证时出血过多，或长期慢性失血，以致阴血不足，无以敛阳而引起血虚发热。

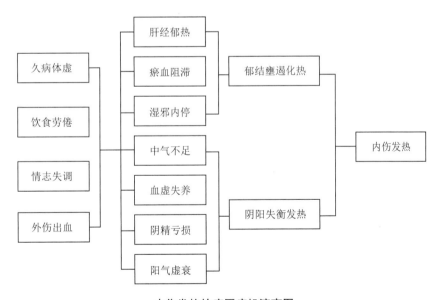

内伤发热的病因病机演变图

上述病因引起内伤发热的病机，大体可归纳为虚实两类。由气郁化火、瘀血阻滞及痰湿停聚所致者属实，其基本病机为气、血、湿等郁结，壅遏化热而引起发热。由中气不足、血虚失养、阴精亏虚及阳气虚衰所致者属虚。其基本病机是气血阴阳亏虚，或因阴血不足，阴不配阳，水不济火，阳气亢盛而发热，或因阳气虚衰，阴火内生，阳气外浮而发热。总属脏腑功能失调，阴阳失衡所致。

本病病机比较复杂，可由一种或多种病因同时引起发热。如气郁血瘀、气阴两虚、气血两虚等。久病往往由实转虚，其中以瘀血病久，损及气、血、阴、阳，分别兼见气虚、血虚、阴虚或阳虚，而成为虚实兼夹之证的情况较为多见。他因如气郁发热日久，热伤阴津，则转化为气郁阴虚；气虚发热日久，病损及阳，阳气虚衰，发展为阳虚发热。

【辨证要点和鉴别诊断】

（一）辨证要点

（1）辨证候虚实：应依据病史、症状、脉象等辨明证候的虚实，这对治疗原则的确定具有重要意义。由气郁、血瘀、痰湿所致的内伤发热属实；由气虚、血虚、阴虚、阳虚所致的内伤发热属虚。若邪实伤正或因虚致实，表现虚实夹杂证候者，应分辨其主次。

（2）辨病情轻重：病程长久，热势亢盛，持续发热，或反复发作，经治不愈，胃气衰败，正气虚甚，兼夹证多，均为病情较重的表现，反之则病情较轻。若内脏无实质性病变，仅属一般体虚所致者，病情亦轻。

（二）鉴别诊断

外感发热：因感受外邪而起，起病较急，病程较短，发热初期大多伴有恶寒，其恶寒得衣被而不减。发热的程度（体温）大多较高，发热的类型随病种的不同而有所差异。初起常兼有头身疼痛、鼻塞、流涕、咳嗽、脉浮等表证。外感发热由感受外邪，正邪相争所致，属实证者居多。

【西医相关疾病及特征性症状】

（1）风湿热：低热、乏力，心率增快、食欲不振，多发性及游走性关节酸痛，尤其大关节局部红肿，心率常在100次/分以上，与体温增高不成比例。心尖区可出现收缩期杂音。心电图检查：轻症时正常，重症时可有异常变化如心律失常、S-T段抬高或压低等。少数病人皮肤可出现环形红斑或多形红斑或皮下结节。实验室检查：血沉增快，抗"O"增高。

（2）类风湿关节炎：多表现低热，乏力，全身不适，小关节疼痛明显，早期呈梭形肿胀，后期伴畸形改变。类风湿因子阳性，血清免疫球蛋白IgG、IgA、IgM的增高，对本病诊断有一定帮助。

（3）系统性红斑狼疮：低热，乏力，消瘦，两颊蝶形皮损，关节肌肉酸痛，病人多是育龄女性，化验检查血沉增快，白细胞减少，抗核抗体阳性，血液中可查到狼疮细胞。

【辨证论治】

1. 阴虚发热

临床表现：午后潮热，或夜间发热，不欲近衣，手足心热，烦躁，少寐多梦，盗汗，口干咽燥；舌质红，或有裂纹，苔少甚至无苔，脉细数。

治法：滋阴清热。

代表方：清骨散。

本方由银柴胡、知母、胡黄连、地骨皮、青蒿、秦艽、鳖甲、甘草组成。若盗汗较甚者，可去青蒿，加牡蛎、浮小麦、糯稻根；若阴虚较甚者，加玄参、生地黄、制首乌；失眠者，加酸枣仁、柏子仁、夜交藤；若兼有气虚而见头晕气短、体倦乏力者，加太子参、麦冬、五味子。

2. 血虚发热

临床表现：发热，热势多为低热，头晕眼花，身倦乏力，心悸不宁，面白少华，唇甲色淡；舌质淡，脉细弱。

治法：益气养血。

代表方：归脾汤。

本方由黄芪、人参、白术、甘草、当归、龙眼肉、酸枣仁、茯神、远志、木香、生姜、大枣组成。

若血虚较甚者，加熟地黄、枸杞、制首乌；发热较甚者，可加银柴胡、白薇；由慢性失血所致的血虚，若仍有少许出血者，可酌加三七粉、仙鹤草、茜草、棕榈炭；脾虚失健，纳差腹胀者，去黄芪、龙眼肉，加陈皮、神曲、谷芽、麦芽。

3.气虚发热

临床表现： 发热，热势或低或高，常在劳累后发作或加剧，倦怠乏力，气短懒言，自汗，易于感冒，食少便溏；舌质淡嫩，苔白腻，脉细。

治法： 补中益气，甘温除热。

代表方： 补中益气汤。

本方由黄芪、人参、白术、炙甘草、陈皮、当归、升麻、柴胡组成。若自汗较多者，加牡蛎、浮小麦、糯稻根；时冷时热、汗出恶风者，加桂枝、芍药；脾虚夹湿，而见胸闷脘痞、舌苔白腻者，加苍术、厚朴、藿香。

4.阳虚发热

临床表现： 发热而欲近衣，形寒怯冷，四肢不温，少气懒言，头晕嗜卧，腰膝酸软，纳少便溏，面色㿠白；舌质淡胖、或有齿痕、苔白润，脉沉细无力。

治法： 温补阳气，引火归元。

代表方： 金匮肾气丸。

本方由附子、桂枝、山茱萸、干地黄、山药、茯苓、牡丹皮、泽泻组成。若短气甚者，加人参；阳虚较甚者，加仙茅、淫羊藿；便溏者，加白术、干姜。

5.气郁发热

临床表现： 发热多为低热或潮热，热势常随情绪波动而起伏，精神抑郁，胁肋胀满，烦躁易怒，口干而苦，纳食减少；舌红、苔黄，脉弦数。

治法： 疏肝理气，解郁泄热。

代表方： 加味逍遥散。

本方由柴胡、当归、白芍、薄荷、白术、茯苓、牡丹皮、栀子、生姜、甘草组成。若气郁较甚，可加郁金、香附、青皮；热象较甚，舌红口干、便秘者，可去白术，加龙胆草、黄芩；妇女若兼月经不调，可加泽兰、益母草。

6.痰湿郁热

临床表现： 发热，午后热甚，心内烦热，胸闷脘痞，不思饮食，渴不欲饮，呕恶，大便稀薄或黏滞不爽；舌苔白腻或黄腻，脉濡数。

治法： 燥湿化痰，清热和中。

代表方： 黄连温胆汤合中和汤。

黄连温胆汤由黄连、半夏、陈皮、茯苓、甘草、竹茹、枳实、大枣、生姜组成；中和汤由苍术、半夏、黄芩、香附组成。前方理气化痰，燥湿清热；后方清热燥湿，理气化痰。若呕恶，加竹茹、藿香、白蔻仁；胸闷、舌苔腻，加郁金、佩兰；湿热阻滞少阳，枢机不利，症见寒热如疟、寒轻热重、口苦呕逆者，加青蒿、黄芩。

7.血瘀发热

临床表现： 午后或夜晚发热，或自觉身体某些部位发热，口燥咽干，但不多饮，肢体或躯干有固定痛处或肿块，面色萎黄或晦暗；舌质青紫或有瘀点、瘀斑，脉弦或涩。

治法： 活血化瘀。

代表方： 血府逐瘀汤。

本方由当归、川芎、赤芍、地黄、桃仁、红花、牛膝、柴胡、枳壳、桔梗、甘草组成。若发热较甚者，可加秦艽、白薇、牡丹皮；肢体肿痛者，可加丹参、郁金、延胡索。

【歌诀】

内伤发热病缠绵，气血阴阳脏腑偏，
气虚补中血归脾，阴虚发热清骨散，
阳虚金匮肾气补，加味逍遥气郁肝，
血府逐瘀血瘀证，湿郁连温中和擅。

【典籍摘要】

《黄帝内经·素问·刺热》："肝热病者，小便先黄，腹痛多卧，身热，热争则狂言乃惊，胁满痛，手足躁，不得安卧……心热病者，先不乐，数日乃热，热争则卒心痛，烦闷善呕，头痛面赤，无汗……脾热病者，先头重，颊痛，烦心，颜青，欲呕，身热。热争则腰痛，不可用俯仰，腹满泄，两颔痛……肺热病者，先淅然厥，起毫毛，恶风寒，舌上黄，身热。热争则喘咳，痛走胸膺背，不得太息，头痛不堪，汗出而寒……肾热病者，先腰痛胫酸，苦渴数饮，身热。热争则项痛而强，胫寒且酸，足下热，不欲言……肝热病者，左颊先赤；心热病者，颜先赤；脾热病者，鼻先赤；肺热病者，右颊先赤；肾热病者，颐先赤。"

《黄帝内经·素问·调经论》："阳虚则外寒，阴虚则内热；阳盛则外热，阴盛则内寒……阴虚生内热奈何？岐伯曰：有所劳倦，形气衰少，谷气不盛，上焦不行，下脘不通，胃气热，热气熏胸中，故内热。"

《诸病源候论·虚劳热候》："虚劳而热者，是阴气不足，阳气有余，故内外生于热，非邪气从外来乘也。"

《素问玄机原病式·热类》："五脏之志者，怒、喜、悲、思、恐也。若五志过度则劳，劳则伤本脏，凡五志所伤皆热也。"

《脾胃论》："饮食劳倦，喜怒不节，始病热中……以五脏论之，心火亢盛，乘其脾土，曰热中……饮食劳役所伤，自汗小便数，阴火乘土位……营血大亏，营气伏于地中，阴火炽盛。"

《格致余论·恶寒非寒病，恶热非热病论》："阴虚则发热，夫阳在外，为阴之卫，阴在内，为阳之守。精神外驰，嗜欲无节，阴气耗散，阳无所附，遂致浮散于肌表之间而恶热也。"

《景岳全书·寒热》："内生之热，则有因饮食而致者，有因劳倦而致者，有因酒色而致者，有因七情而致者，有因药饵而致者，有因过暖而致者，有因阴虚而致者……阴虚之热者，宜壮水以平之；无根之热者，宜益火以培之。"

《医学心悟·火字解》："外火，风、寒、暑、湿、燥、火及伤热饮食，贼火也，贼可驱而不可留。内火，七情色欲，劳役耗神，子火也，子可养而不可害……养子火有四法：一曰达……所谓木郁则达之，如逍遥散之类是也；二曰滋……所谓壮水之主，以镇阳光，如六味汤之类是也；三曰温……经曰劳者温之，又曰甘温能除大热，如补中益气之类是也；四曰引……以辛热杂于壮水药中，导之下行，所谓导龙入海，引火归元，如八味汤之类是也。"

《医林改错·血府逐瘀汤所治之症目》："心里热（名曰灯笼病），身外凉，心里热，故名灯笼病，内有血瘀。认为虚热，愈补愈瘀；认为实火，愈凉愈凝。三两付，血活热退……每晚内热，兼皮肤热一时，此方（血府逐淤汤）一付可愈，重者两付。"

【临证实录】

医案1：

赵某，女，40岁。初诊：2018年10月14日。

主诉：1年前无明显原因发生午后低热，午后体温37.3～37.4℃，伴有手足心热，皮肤热，少寐多梦，易醒，头晕，手颤，腰酸尿频，小腹不适，月经量少，色黯，夹有血块。血压：130/90 mmHg。

诊查：舌质微暗、苔薄微黄，脉细。

辨证：内伤发热、不寐（肝郁阳亢，阴虚内热）。

治法：平肝解郁，滋阴清热安神。

方药：加味柴胡龙牡汤合地骨皮饮化裁。

银柴胡 15 g，丹皮 15 g，地骨皮 20 g，合欢皮 30 g，焦山栀 15 g，黄芩 15 g，白芍 25 g，赤芍 15 g，枸杞 30 g，女贞子 30 g，香附 15 g，郁金 25 g，生牡蛎 30 g，钩藤 15 g，天麻 15 g，麦冬 20 g，炙远志 15 g，肉桂 10 g。7 服，水煎服。

二诊：2018 年 10 月 21 日：午后低热减轻，睡眠改善、其余诸症好转，舌质微红、苔薄微黄，脉细。血压：120/80 mm Hg。上方去麦冬、枸杞、女贞，加茯苓 30 g。7 服，水煎服。

三诊：2018 年 10 月 28 日：午后低热消失，月经量改善，舌质微红、苔根微黄腻，脉细。上方加薏苡仁 25 g。14 服，水煎服。

按：患者情志抑郁，肝气不能条达，气郁化火，加之素体阴虚，热病日久，耗伤阴液，导致阴精亏虚，阴阳失调而致此病。故治拟平肝解郁，滋阴清热安神之法，方用加味柴胡龙牡汤合地骨皮饮化裁。方中地骨皮、枸杞、女贞子养阴清热；焦山栀、黄芩清热解毒；赤白芍、香附、郁金养血活血调经；银柴胡、牡蛎疏肝解郁，平肝潜阳；天麻、钩藤清热平肝；肉桂引火归元；解郁安神开窍；麦冬滋阴养心；合欢皮、远志养心安神。全方共奏平肝解郁，滋阴清热安神之效。二诊时低热略减，舌苔薄腻微黄，故去枸杞、女贞子、麦冬，加茯苓以淡利湿热。三诊时月经量略增，故加薏米除湿热。

医案 2：

侯某，男，80 岁。初诊：2015 年 5 月 6 日。

主诉：2 个月前，因高热 39 ℃以上持续不退，住院确诊为肺癌。现高热 39.3 ~ 39.8 ℃，畏寒肢冷，蹉卧乏力，口中干热，渴喜冷饮，饮水不多，胸闷气短，干咳，便干。神识尚清，面色黑而两颧浮红。

诊查：舌暗、无苔且润，脉数大按之虚。

辨证：发热（阴寒内盛，阳气浮越）

治法：益气回阳。

方药：参附汤加减。

红参 10 g，炮附子 15 g，干姜 10 g，白术 15 g，山茱萸 20 g，肉桂 10 g。2 服，水煎服。

二诊：2015 年 5 月 8 日：身热全退，尚留肢冷畏寒蹉卧，口已不热，仍咳，便干，两颧红色已消，脉尚数，已不大，按之无力。处方：上方去白术，加肉苁蓉 20 g，炙甘草 10 g。7 服，水煎服。

按：真寒假热，源于阳气虚衰，阴寒内盛，虚阳不能固于其位而浮越。浮于外者谓之格阳，浮于上者谓之戴阳。其临床特点为外呈一派热象，内现一派寒象。景岳曾细致描述其临床特征，谓"假热亦发热。其证则为面赤躁烦，亦为大便不通小便赤涩，或为气促咽喉肿痛，或为发热脉见紧数等证""凡假热之脉，必沉细迟弱，或虽浮大紧数而无力无神"。本案脉数大按之虚，数大之脉但按之虚为阴寒内盛，阳气衰微。阴寒内盛，格阳于外，虚阳不能固于其位，浮越于外而高热不退，两颧浮红、口中干热；畏寒肢冷，蹉卧者，乃阴寒内盛，阴阳即将离绝。故用参附汤益气回阳，加干姜辛热助附子回阳救逆；白术益气健脾，调养后天培土以制水；因阳越于外，施之辛热，防其阳未复而浮越之阳更加脱越，故加山茱萸敛其耗散之真气，且固其本元。服药 2 剂，身热全退，症减，脉尚数，已不大，按之无力，肢冷畏寒蹉卧，两颧红色已消，此浮阳已敛，虚寒本象显露。故复诊用前方去白术加肉桂、肉苁蓉温肾寒引火归元，加炙甘草之甘缓，调和药性。

医案 3：

赵某，女，59 岁。初诊：2017 年 6 月 5 日。

主诉：低热 3 月余，自测体温波动在 37.5 ~ 37.8 ℃，休息后体温略有降低。形体肥胖，乏力懒言，脘腹胀满，口干口苦，心烦，食欲不佳，大便干，3 ~ 4 日一行，小便黄。

诊查：舌暗红、苔黄厚腻，脉滑数。

辨证：发热（湿热内蕴，血分阴伤）

治法：健脾清热利湿，养阴活血。

方药：黄连温胆汤合犀角地黄汤化裁。

青蒿15g，黄芩15g，地骨皮15g，黄连10g，清半夏15g，茯苓25g，陈皮15g，白术20g，枳实15g，竹茹15g，赤芍30g，牡丹皮15g，丹参30g，生地黄30g，小通草5g，淡竹叶10g。7服，水煎服。

二诊：2017年6月12日：服药1周后发热已除，大便1日一行，舌尖溃疡，舌暗红、苔黄厚，脉滑小数。上方去地骨皮，加葛根30g，炒山栀15g。7服，水煎服。

三诊：2017年6月19日：服药2周后，诸症明显好转，舌暗、苔薄黄，脉滑。守上方，续服1周。

按：该患者体型肥胖，素体痰湿内盛，痰湿阻滞，气机不畅，气郁化火，导致湿热内蕴。痰湿内盛，故见形体肥胖，乏力懒言，脘腹胀满；痰热内蕴，灼伤阴津，肠腑失润，故见大便干，小便黄，口干口苦；痰湿阻滞，气机不畅，血行受阻，故见舌暗红；舌苔黄厚腻，脉滑数皆为湿热壅盛之象。故治以健脾清热利湿，养阴活血。方用黄连温胆汤合犀角地黄汤化裁。方中青蒿、地骨皮清湿热，除虚热；生地黄、黄连、赤芍、丹皮、丹参清热凉血活血；清半夏、竹茹燥湿化痰；茯苓、陈皮、枳实理气健脾祛湿，以杜生痰之源；淡竹叶、小通草引湿热从小便出；诸药合用，共奏健脾清热利湿，养阴活血之效。二诊患者发热已除，故去地骨皮，又因患者舌尖溃疡，说明心火较盛，故加炒山栀以增强全方清心火之效。药证相符，故服药3周患者痊愈。

医案4：

马某，男，56岁。初诊：2011年5月13日。

主诉：手足心发热，夜间甚2年余，伴见胃脘部不适，腹胀，平素便溏，饮酒后则泄泻。

诊查：舌淡苔白，脉缓。

辨证：发热（脾气虚弱，阳气郁滞）。

治法：健脾益气，甘温除热。

方药：升阳散火汤。黄芪25g，生晒参15g，炒白术10g，黄连5g，陈皮10g，清半夏10g，茯苓15g，泽泻15g，柴胡10g，防风10g，独活5g，羌活5g，白芍15g，生龙骨15g，生牡蛎15g，肉桂3g，炙甘草10g。7服，水煎服。

二诊：2011年5月20日：自诉手足心发热症状明显改善，效不更方，继服上方7剂。

三诊：2011年5月27日：服药后手足心发热症状完全消失，现时有乏力倦怠活动后尤甚，失眠多梦，舌淡苔白，脉缓。知其"阴火"已除，余脾胃虚弱诸症，故方用升阳益胃汤加减：黄芪25g，生晒参15g，炒白术10g，黄连5g，陈皮10g，清半夏10g，茯苓15g，泽泻15g，柴胡10g，防风10g，独活5g，羌活5g，白芍15g，生龙骨15g，生牡蛎15g，肉桂3g，炙甘草10g，15剂而愈。

按：临床手足心发热以阴虚多见，但此案例并无阴虚症状，乃以胃脘部不适、腹胀、平素便溏等证为主，均为脾虚之象，经进一步问诊得知，患者为职业军人，年轻时训练任务紧张，条件艰苦，常食生冷，饥饱失常，后转为文职，工作量大，思虑过度，以至于损伤脾胃。分析其症及病史颇符合东垣在《内外伤辨惑论》提出的"脾气虚无力升浮，而致阳气郁滞化为阴火"之说，故以升阳散火汤甘温除热。方中人参、炙甘草甘温补脾益气，升麻、柴胡升脾胃中清气，同时配伍羌活、独活、防风等诸风药，东垣认为："泻阴火以诸风药，升发阳气以滋肝胆之用，是令阳气生，上出于阴分，用辛甘温药，接其升药，使大发散于阳分，而令走九窍也。升阳与益气两者配合，发越脾土之郁遏，亦发越郁于肌表之躁热，使郁者伸而阴火散。"（尹伟，李敬孝. 李敬孝教授临床验案举隅，中医药学报. 2012,40(03)：134-135）。

【临证心得】

顾名思义，内伤发热是因内伤而引起的发热，因此临床上要与外感发热相鉴别，特别是在外感病流行季节，容易忽视而误诊。温病中湿热为病也容易和内伤发热相混淆，要区分其发热特点和致病原因。

说是"内伤"，其实也皆非内伤，只是与"外感"相对而言，内伤发热有气、血、阴、阳四虚，和肝郁、血瘀二实。内伤发热可出现在多种病症之中，临床上应当辨病与辨证相结合。例如阴虚发热可出现在肺痨病中，血瘀发热可出现在肿瘤病中。临床上，中医药治疗瘀血发热确有疗效，有的瘀血发热被当做疑难病、难治病，长期不愈，辨证投以血府逐瘀汤往往屡起沉疴。"甘温除大热"也是需要在临床上历练的，有的年轻医者见到气虚发热，踌躇不定，因为对"热者寒之"的律条没有吃透，唯恐犯"热热之戒"，一定要领会东垣"黄芪、炙甘草、人参，是除烦热之圣药"的真谛。

临床对于免疫病导致的发热，常以清营汤或者犀角地黄汤进行加减变化；对于月经期发热常以丹栀逍遥丸加减以和血泄热；对于胸腔积液引起的发热常用开达膜原之法，以达原饮加减变化；对于脑病术后引起的中枢性发热，常本着"脑病泻腑"和"上病下取"的治法，采用通腑泄热，对于湿热内蕴之发热，常采用分消三焦之法，以甘露消毒丹或者黄芩温胆汤进行加减变化。

内伤发热往往病程长，反复不愈，并多见到精神不振疲倦懒言等虚羸之状，但实际上并非均为虚证。其中实证和虚中夹实者不少。"气有余，便是火"，切不可滥用补药。特别是某些虚中夹实的病症，先以去实为主。如素体阴虚，又夹暑湿，反复发热不退，时高时低，当以先祛暑湿，再投养阴生津之剂，方可得痊。切不可本末倒置，反致留邪而热不易却。也就是说补药要用得适时，同时，还要注意适量。一般不是虚甚者，不宜用大补之剂，如人参、附子、党参、黄芪、熟地、龟板等不宜轻易使用。可选用仙鹤草、功劳叶、北沙参、仙灵脾、肉桂等不腻不燥、温和之品。

内伤发热虽有虚实之别，治法亦有补泻之分，其目的终究为清除热象而设，治疗中大多配合使用适宜的清热药，以增强其效果。如果热在气分，一般使用黄芩、青蒿、栀子、连翘、竹叶、知母、芦根、薄荷等清之，如若热郁血分，则多选用银柴胡、丹皮、地骨皮、白薇、知母等清之，湿热之邪则多用清豆卷、佩兰、滑石、青蒿、黄芩等清之。必须注意到，内伤发热大多病程长，实证者亦不同程度的夹有虚象，因此，苦寒之品当慎用，以防苦燥伤阴或苦寒损伤脾胃。

第七节　厥证

厥证是以突然昏倒、不省人事、四肢逆冷为主要临床表现的一种病证。病情轻者，一般在短时间内会逐渐苏醒，清醒后无偏瘫、失语、口眼㖞斜等后遗症。病情重者，则昏厥时间较长，严重者甚至一厥不复而导致死亡。鉴于厥的含义较多，本节厥证所讨论的范围是以突然发生的一时性昏倒不省人事为主症，伴有四肢逆冷的病证。至于外感病中以手足逆冷为主，不一定伴有神志改变的发厥，不属于本节之讨论范围。暑厥系由感受暑热之邪而发病，本节亦不作讨论。西医学中多种原因所致之晕厥，如癔症、高血压脑病、脑血管痉挛、低血糖、出血性或心源性休克等，均可参考本节辨证论治。

【病因病机】

（1）情志内伤：七情刺激，气逆为患，以恼怒致厥为多，若所愿不遂，肝气郁结，郁久化火，肝火上炎，或因大怒而气血并走于上等，以致阴阳不相顺接而发为厥证。

（2）体虚劳倦：元气素虚，复加空腹劳累，以致中气不足，髓海失养，或睡眠长期不足，阴阳气血亏耗，亦会成为厥证的发病原因。

（3）亡血失津：如因大汗吐下，气随液耗，或创伤出血，或血证失血过多，以致气随血脱，阳随阴消，神明失主而致厥。

（4）饮食不节：嗜食酒酪肥甘，脾胃受损，运化失常，以致聚湿生痰，痰浊阻滞，气机不畅，日积月累，痰愈多则气愈阻，气愈滞则痰更盛，如痰浊一时上壅，清阳被阻，则发为厥证。

厥证的病机主要是气机逆乱，升降乖戾，气血阴阳不相顺接。

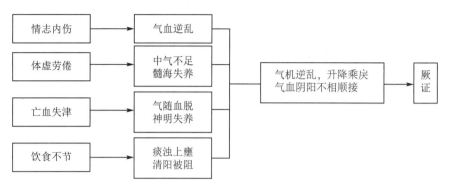

厥证的病因病机演变图

情志变动，最易影响气机运行，轻则气郁，重则气逆，逆而不顺则气厥。气盛有余之人，骤遇恼怒惊骇，气机上冲逆乱，清窍壅塞而发为气厥实证；素来元气虚弱之人，陡遇恐吓，清阳不升，神明失养，而发为气厥虚证。气与血阴阳相随，互为资生，互为依存，气血的病变也是互相影响的。素有肝阳偏亢，遇暴怒伤肝，肝阳上亢，肝气上逆，血随气升，气血逆乱于上，发为血厥实证；大量失血，血脱则气无以附，气血不能上达清窍，神明失养，昏不知人，则发为血厥虚证。由于情志过极、饮食不节以致气机升降失调运行逆乱，或痰随气升，阻滞神明，则发为痰厥。

由于体质和病机转化的不同，病理性质有虚实之别。大凡气盛有余，气逆上冲，血随气逆，或夹痰浊壅滞于上，以致清窍闭塞，不知人事，为厥之实证；气虚不足，清阳不升，气陷于下，或大量出血，气随血脱，血不上达，气血一时不相顺接，以致神明失养，不知人事，为厥之虚证。

【辨证要点和鉴别诊断】

（一）辨证要点

（1）辨病因：厥证的发生常有明显的病因可寻。如气厥虚证，多发生于平素体质虚弱者，厥前常有过度疲劳、睡眠不足、饥饿受寒、突受惊恐等诱因；血厥虚证，则与失血有关，常继发于大出血之后；气厥实证及血厥实证，多发生于形壮体实者，而发作多与急躁恼怒、情志过极密切相关；痰厥好发于恣食肥甘、体丰湿盛之人，而恼怒及剧烈咳嗽常为其诱因。

（2）辨虚实：厥证见症虽多，但概括而言，不外虚实二证，这是厥证辨证之关键所在。实证者表现为突然昏仆、面红气粗、声高息促、口噤握拳，或夹痰涎壅盛、舌红苔黄腻、脉洪大有力。虚证者表现眩晕昏厥、面色苍白、声低息微、口开手撒，或汗出肢冷、舌胖或淡，脉细弱无力。

（3）分气血：厥证以气厥、血厥为多见，应注意分辨。其中尤以气厥实证及血厥实证两者易于混淆，应注意区别。气厥实者，乃肝气升发太过所致。体质壮实之人，肝气上逆，由惊恐而发，表现为突然昏仆、呼吸气粗、口噤握拳、头晕头痛、舌红苔黄、脉沉而弦。血厥实者，乃肝阳上亢，阳气暴涨，血随气升，气血并走于上，表现为突然昏仆、牙关紧闭、四肢厥冷、面赤唇紫，或鼻衄、舌质暗红、脉弦有力。

（二）鉴别诊断

（1）眩晕：眩晕有头晕目眩、视物旋转不定，甚则不能站立、耳鸣，但无神志异常的表现，与厥证之突然昏倒、不省人事迥然有别。

（2）中风：中风以中老年人为多见，常有素体肝阳亢盛。其中脏腑者，突然昏仆，并伴有口眼㖞斜、偏瘫等症；若神昏时间较长，苏醒后有偏瘫、口眼㖞斜及失语等后遗症。厥证可发生于任何年龄，昏倒时间较短，醒后无后遗症，但血厥之实证重者可发展为中风。

（3）痫证：痫证常有先天因素，以青少年为多见。病情重者，虽亦为突然昏仆、不省人事但发作时间短暂，且发作时常伴有号叫、抽搐、口吐涎沫、两目上视、小便失禁等。痫证常反复发作，每次症状均相类似，苏醒缓解后可如常人。厥证之昏倒，仅表现为四肢厥冷，无叫吼、吐沫、抽搐等症。可做脑电图检查，以资鉴别。

（4）昏迷：昏迷为多种疾病发展到一定阶段所出现的危重症候。一般来说，发生较为缓慢，有一个昏迷前的临床过程，先轻后重，由烦躁、嗜睡、谵语渐次发展；一旦昏迷后，持续时间一般较长，恢复较难，苏醒后原发病仍然存在。厥证常为突然发生，昏倒时间较短，常因情志刺激、饮食不节、劳倦过度、亡血失津等诱发。

【西医相关疾病及特征性症状】

（1）休克：是机体遭受强烈的致病因素侵袭后，由于有效循环血量锐减，组织血流灌注广泛、持续、显著减少，致全身微循环功能不良，重要器官严重障碍的症候群。临床症状主要表现为：表情淡漠，皮肤湿冷，烦躁不安，血压下降。

（2）低血糖昏迷：低血糖昏迷是指低血糖症导致的神经精神障碍，而低血糖症是一组由多种病因引起的血中葡萄糖浓度过低（通常 < 2.8 mmoL/L），临床以交感神经兴奋和（或）脑细胞缺糖为主要特点的综合征。表现为出汗、饥饿感、心慌、颤抖、面色苍白等，严重时出现精神行为异常、抽搐、意识障碍、昏迷。

（3）高血压脑病：高血压脑病是指当血压突然升高超过脑血流自动调节的阈值（中心动脉压大于140 mmHg）时，脑血流出现高灌注，毛细血管压力过高，渗透性增强，导致脑水肿和颅内压增高，甚至脑疝的形成，引起的一系列暂时性脑循环功能障碍的临床表现。起病急，进展快，及时治疗其症状可完全消失，若治疗不及时或治疗不当则可导致不可逆脑损害及其他严重并发症，甚至可导致死亡。主要表现为血压升高，抽搐与头痛和意识障碍三者同时出现。

（4）排尿性晕厥：又称小便猝倒，俗称"尿晕症"。主要表现为人们在夜间或清晨起床排尿时因意识短暂丧失而突然晕倒；总会产生短暂的意识障碍，而这种障碍易诱发排尿性晕厥。主要是由于血管舒张和收缩障碍造成低血压，引起大脑一时性供血不足所致，晕厥发生后两分钟左右病人可自行苏醒，不会留下后遗症。排尿性晕厥多见于中老年男性，一般好发在夜间，常常突然发生，之前多无先兆。

【辨证论治】

（一）气厥

1.实证

临床表现：由情志异常、精神刺激而发作，突然昏倒，不省人事，或四肢厥冷，呼吸气粗，口噤握拳；舌苔薄白，脉伏或沉弦。

治法：开窍，顺气，解郁。

代表方：通关散合五磨饮子。

通关散为中成药，由猪牙皂、鹅不食草、细辛组成，用时取少许粉剂吹鼻取嚏，以促其苏醒，仅适用于气厥实证；五磨饮子由沉香、槟榔、木香、乌药、枳实组成。必要时可先化饲苏合香丸。若肝阳偏亢、头晕而痛、面赤躁扰者，可加钩藤、石决明、磁石；若兼有痰热，症见喉中痰鸣、痰壅气塞者，可加胆南星、贝母、橘红、竹沥；若醒后哭笑无常，睡眠不宁者，可加茯神、远志、酸枣仁。

2.虚证

临床表现：发病前有明显的情绪紧张、恐惧、疼痛或站立过久等诱发因素，发作时眩晕昏仆，面色苍白，呼吸微弱，汗出肢冷；舌淡，脉沉细微。

治法：补气，回阳，醒神。

代表方：四味回阳饮。

本方由人参、制附子、炮姜、炙甘草组成。汗出多者，加黄芪、白术、煅龙骨、煅牡蛎；心悸不宁者，加远志、柏子仁、酸枣仁；纳谷不香、食欲不振者，加白术、茯苓、陈皮；若急救，可先用生脉注射液、参附注射液静脉推注或滴注，苏醒后继用四味回阳饮。

（二）血厥

1. 实证

临床表现： 多因急躁恼怒而发，突然昏倒，不省人事，牙关紧闭，面赤唇紫；舌暗红，脉弦有力。

治法： 平肝潜阳，理气通瘀。

代表方： 羚角钩藤汤或通瘀煎。

羚角钩藤汤由羚角片、双钩藤、霜桑叶、滁菊花、川贝母、鲜生地、茯神木、生白芍、淡竹茹、生甘草组成；通瘀煎由当归尾、山楂、香附、红花、乌药、青皮、木香、泽泻组成。前方以平肝潜阳息风为主；后方活血顺气。若急躁易怒，肝热甚者，加菊花、牡丹皮、龙胆草；若兼见阴虚不足，眩晕头痛者，加生地黄、枸杞、珍珠母。

2. 虚证

临床表现： 常因失血过多，突然昏厥，面色苍白，口唇无华，四肢震颤，自汗肢冷，目陷口张，呼吸微弱；舌质淡，脉芤或细数无力。

治法： 补养气血。

代表方： 急用独参汤灌服，继服人参养荣汤。

独参汤即由一味人参组成；人参养荣汤由人参、当归、黄芪、白术、茯苓、肉桂、熟地黄、五味子、远志、陈皮、白芍、炙甘草、生姜、大枣组成。前方益气固脱；后方补益气血。若自汗肤冷、呼吸微弱者，加附子、干姜；若口干少津者，加麦冬、玉竹、沙参；心悸少寐者，加龙眼肉、酸枣仁。也可用人参注射液、生脉注射液静脉推注或滴注。对于急性失血过多者，应及时止血，并采取输血措施，缓解后继用人参养荣汤。

（三）痰厥

临床表现： 素有咳喘宿痰，多湿多痰，恼怒或剧烈咳嗽后突然昏厥，喉有痰声，或呕吐涎沫，呼吸气粗；舌苔白腻，脉沉滑。

治法： 行气豁痰。

代表方： 导痰汤。

本方由天南星、枳实、半夏、橘红、赤茯苓、甘草、生姜组成。若痰湿化热，口干便秘、舌苔黄腻、脉滑数者，加黄芩、栀子、竹茹、栝楼仁。

【歌诀】

厥证昏仆四肢冷，升降乖戾气逆乱，
当辨气血与痰厥，阴阳虚实不一般，
导痰汤治痰厥证，血实羚钩通瘀煎，
气实五磨与通关，四味回阳虚证痊，
血厥虚用独参汤，继服人参养荣安。

【典籍摘要】

《黄帝内经·灵枢·五乱》："乱于臂胫，则为四厥；乱于头，则为厥逆，头重眩仆。"

《黄帝内经·素问·厥论》："巨阳之厥，则肿首头重，足不能行，发为眴仆。阳明之厥，则癫疾欲走呼，腹满不得卧，面赤而热，妄见而妄言。少阳之厥，则暴聋颊肿而热，胁痛，骺不可以运。太阴之厥则腹满䐜胀，后不利，不欲食，食则呕，不得卧。少阴之厥，则口干溺赤，腹满心痛。厥阴之厥，则少腹肿痛，腹胀，泾溲不利，好卧屈膝，阴缩肿，骺内热。"

《黄帝内经·素问·生气通天论》："大怒则形气绝，而血菀于上，使人薄厥。"

《黄帝内经·素问·调经论》："血之与气并走于上，则为大厥，厥则暴死，气复返则生，不返则死。"

《三因极一病症方论·叙厥论》："经云：厥者，逆也。有寒厥，有热厥，有六经厥，有尸厥……尸厥者，胀满，暴不知人。或至半日，远至一日，此以阴气盛于上，则下虚，下虚则腹胀。腹胀则下气重上而邪气逆，逆则阳气乱而不知人矣，名曰尸厥……卒厥尸厥脉证治，追魂汤：治卒厥暴死、及主客忤、鬼击、飞尸，奄忽气绝，不觉口噤。麻黄去节三两，杏仁去皮尖二百八十个，甘草炙一钱，上为锉散，每服四钱，水一盏半，煎七分，去滓，灌之……内鼻散，治尸厥，脉动而无气，气闭不通，静而若死，亦名卒厥。菖蒲，上为末，纳两鼻孔中，吹之令入。仍以桂末安舌下。"

《丹溪心法》："阳厥者，是热深则厥，盖阳极则发厥也，不可作阴证，而用热药治之，精魂绝而死矣。急宜大小承气汤，随其轻重治之。所谓阴厥者，始得之身冷脉沉，四肢逆，足蜷卧，唇口青，或自利不渴，小便色白，此其候也。治之以四逆、理中之辈，仍速灸关元百壮。"

《儒门事亲·治病百法·厥》："夫厥之为病，手足及膝下或寒或热也……阳气衰于下，则为寒厥，阴气衰于下，则为热厥……若尸痰、痿厥、风厥、气厥、酒厥，可以涌而醒，次服降火益水、和血通气之药，使粥食调养，无不瘥者。"

《景岳全书·厥逆》："气之证有二，以气虚、气实皆能厥也。气虚卒倒者，必其形气索然，色清白，身微冷，脉微弱，此气脱证也……气实而厥者，其形气愤然勃然，脉沉弦而滑，胸膈喘满，此气逆证也……血厥之证有二，以血脱、血逆皆能厥也。血脱者如大崩、大吐或产血尽脱，则气亦随之而脱，故致卒仆暴死……血逆者，即经所云血之与气并走于上之谓。"

《寿世保元》："病实热者，极而手足厥冷，所谓热深厥亦深，此当用凉药，须以脉别之，此最难辨。"

《张氏医通·厥》："今人多不知厥证，而皆指为中风也。夫中风者，病多经络之受伤；厥逆者，直因精气之内夺。表里虚实，病情当辨，名义不正，无怪其以风治厥也。"

【临证实录】

医案1：

赵某，女，60 岁。初诊：2012 年 10 月 8 日。

主诉：近 3 年来大便常 5 ~ 6 日一行，质干硬如弹丸，便后头晕眼花，心悸、汗出，1 月前曾解便时昏倒，不省人事，四肢冰冷，汗出湿衣，3 ~ 5 分钟后自行缓解。形体消瘦，面白无华，食少纳呆，腹胀嗳气。查心电图、脑电图、结肠钡灌、大便常规等均正常。

诊查：舌淡红、苔白，脉沉迟。

辨证：厥证（冷积便秘，积滞致厥）。

治法：温脾通便、活血行滞。

方药：温脾汤加减。

生大黄 10 g（后下），制附子 15 g，干姜 10 g，党参 30 g，桃仁 15 g，当归 20 g，白芍 35 g，生白术 20 g，枳实 15 g，大皂角 10 g，炙甘草 10 g。3 服，水煎服。并嘱若再有昏厥时，用温开水调服苏合香丸。

二诊：2012 年 10 月 11 日：服上药后，次日解出黄褐色酸臭粪便，头晕但未曾昏倒，舌淡红、苔白，脉沉缓。处方：上方加黄芪 40 g，7 服，水煎服。

三诊：2012 年 10 月 18 日：大便日 1 解，便后头晕，其余诸症好转，舌淡红、苔白，脉沉缓稍有力。处方：上方改大黄 5 g。7 服，水煎服。

四诊：2012 年 10 月 25 日：服药后患者诸症皆好，饮食增加，大便 2 日一行，质软，舌淡红，脉和缓。续予中成药金匮肾气丸合苁蓉润肠口服液口服。

按：临床便秘虽多，但因便秘引起的厥逆之证实为罕见，本例患者脾阳虚为本，积滞致厥是实为标，虚中夹实，气机逆乱，阴阳之气不能顺接，故而致厥。脾气亏虚，运化失常，气血生化乏源，故见形体消瘦，面白无华；大便滞涩，腑气不通，浊气不降，故见食少纳呆，腹胀嗳气；昏厥之时，气机逆乱，气不摄津，故见肢冷、汗出；舌淡红、苔白，脉沉迟皆为脾阳不足之象。脾气虚寒故需温补，但冷积停留必须温运，投以温脾汤。方中附子大辛大热，气雄力猛，温壮脾阳，以散寒凝，扶正祛邪；大黄荡涤泻下而除积滞；姜、参助附子温补阳气；枳实、白术合用，运脾通腑，提供肠腑运行之动力；桃仁、当归、白芍、大皂角润肠通便，并能和血以使阴阳之气顺接；甘草调药和中；诸药合用，寒热并用、攻补兼施，共奏温脾通便、活血行滞之效。二诊加黄芪补气健脾，合诸药共奏恢复气机之效。三诊减大黄用量恐便质过稀，损伤阳气。后予肾气丸合芪蓉润肠口服液，意仿柯韵伯"欲暖脾肾之阳，必先温命门之火……肾得气而土自生"之意，药证相符而获效。

医案2：

陈某，女，2岁。初诊：2000年4月20日。

主诉： 今晨患儿突受惊吓后，周身发抖，随即不省人事，牙关紧闭，四肢冰冷，约2分钟后哭闹后苏醒。现神志惊恐。查体温、心肺听诊、脑电图均未发现异常。

诊查： 指纹浮青，脉细数。

辨证： 惊厥（惊恐伤神，心神不守）。

治法： 镇惊安神。

方药： 自拟方。

制远志10g，茯苓15g，当归10g，炒酸枣仁5g（打碎），麦冬10g，知母10g，龙齿5g（先煎），珍珠母5g（先煎），白豆蔻5g（后下），内金10g（后下），炙甘草5g，生姜2片。2服，水煎服。

二诊： 药后患儿状态好转，偶有神情慌张，未再昏厥。守上方再进7服，水煎服。随访半年，未见异常。

按： 小儿为"稚阴稚阳"之体，脏腑娇嫩，形气未充，情志怯弱，言语未通，突发惊恐，惊则伤神，恐则伤志，致惊惕不安；惊则气乱，恐则气下，致使阴阳气不相顺接，故发为惊厥。因各项检查未见异常，家长又笃信中医，故前来就诊。因惊恐所致故治以镇惊安神，方中远志交通心肾；茯苓健脾宁心；当归和血安神；炒酸枣仁养心安神；麦冬、知母养阴清心火；龙齿、珍珠母重镇定志；小儿脾胃稚嫩，故加白豆蔻、鸡内金顾护脾胃。小儿脏腑稚嫩，胆气不足，易受惊恐，全方诸药合用共奏安神镇静之效。因小孩生机勃勃，恢复较快，故前后共服药9服而愈，随访半年未再复发。

医案3：

郑某，男，29岁。初诊：2013年9月10日。

主诉： 饮酒后突然昏仆，不省人事，喉内痰声辘辘，四肢厥冷，患者形体肥胖，平素嗜食辛辣厚味。

诊查： 舌体胖大、边齿痕、苔白厚腻，脉弦滑。

辨证： 厥证（痰湿壅盛，蒙蔽清窍）。

治法： 涤痰开窍醒神。

方药： 涤痰汤化裁。

清半夏2袋，胆南星2袋，茯苓3袋，陈皮2袋，枳实2袋，竹茹2袋，石菖蒲3袋，郁金2袋，栝楼3袋，远志2袋。2服，水煎服。服第一服药时送服安宫牛黄丸半丸，另半丸水调灌肠。

二诊： 2013年9月12日：患者服药半小时后神志逐渐清醒，服药两服后已如常人，现自觉头昏沉，嗜睡，四肢酸沉，舌体胖大、边齿痕、苔白厚腻，脉弦滑。处方：上方加炒白术25g，薏苡仁30g，白豆蔻10g，生山楂30g，决明子30g。14服，水煎服。

三诊： 2013年9月26日：服药两周后诸症好转，头昏沉明显好转，舌体稍胖大、苔白，脉滑。上方加苍术20g。14服，水煎服。患者后续服药1月余，随访半年，未再复发。

按： 该患者形体肥胖，又加嗜食辛辣厚味，故素体痰湿壅盛，饮酒助热生痰，痰热上犯，蒙蔽清窍，导致厥证发生。处方以涤痰汤为基础，配服安宫牛黄丸以醒神开窍。方中清半夏、胆南星、竹茹燥湿化痰，加栝楼以增强祛痰之效；茯苓、陈皮、枳实理气健脾祛痰；石菖蒲、远志涤痰开窍，加郁金取菖蒲郁金汤之意，涤痰开窍以升清阳。二诊，患者神志清醒已如常人，唯一派痰湿壅盛之象，故加炒白术、薏苡仁、白豆蔻以增强健脾祛湿化痰之效，以杜绝生痰之源；加生山楂、决明子以降浊化痰。三诊，守方加苍术以燥湿健脾。患者服药1月余，体质已大有改善，故随访半年未再复发。

【临证心法】

厥证乃危急之候，故要迅速诊断，明确病因，及时救治为要，醒神回厥是主要的治疗原则。

厥证治疗虽然以醒神回厥为主要的治疗原则，但具体治法又当辨其虚实。实证宜开窍、化痰、辟秽而醒神。开窍法适用于邪实窍闭之厥证，以辛香走窜的药物为主，具有通关开窍的作用。主要通过开泄痰浊闭阻、温通辟秽化浊、宣窍通利气机而达到苏醒神志的目的。在使用剂型上应选择丸、散、气雾、含化以及注射之类，宜吞服、鼻饲、注射。本法系急救治标之法，苏醒后应按病情辨证治疗。虚证宜益气、回阳、救逆而醒神。适用于元气亏虚、气随血脱、津竭气脱之厥证。主要通过补益元气、回阳救逆而防脱。对于失血、失津过急过多者，还应配合止血、输血、补液，以挽其危。由于气血亏虚，故不可妄用辛香开窍之品。

厥证的主症，是一时昏倒，人事不省，由于致病原因有气、痰、食的不同，因此除主症之外，其他如舌苔、脉搏、兼证有不同之点。在辨证时，应首重问诊。

气厥，有虚实两种，实者形证俱实，口紧握拳，呼吸气粗，脉初起多伏，服醒后多沉结。虚者形证俱虚，气息低微，或有自汗，脉多沉微，常反复发作。

痰厥，平素多痰多湿之人，忽然气闭痰生，昏厥不醒，喉间有痰声，亦有因痰浊郁滞胸膈，无痰声可闻者。脉多沉滑或弦滑，舌苔白腻。

食厥，发于饱食或过食之后，昏厥不醒，脘腹胀满，舌苔厚腻，脉多滑实。

由于厥证的发作常由明显的情志精神因素诱发，且部分患者有类似既往病史，因此平时可服用柴胡疏肝散、逍遥散、越鞠丸之类，理气解郁，调和肝脾。

第八节 虚劳

虚劳又称虚损，是以脏腑亏损，气血阴阳虚衰，久虚不复成劳为主要病机，以五脏虚证为主要临床表现的多种慢性虚弱证候的总称。西医学中各系统、各器官发生的多种慢性消耗性和功能衰退性疾病，如出现类似虚劳的临床表现时，均可参照本病辨治。

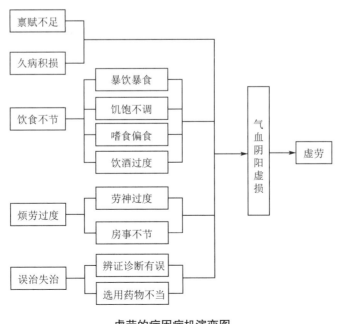

虚劳的病因病机演变图

【病因病机】

多种原因均可导致虚劳。《理虚元鉴·虚症有六因》所云的"有先天之因，有后天之因，有痘疹及病后之因，有外感之因，有境遇之因，有医药之因"，对引起虚劳的原因做了比较全面的归纳。多种病因作用于人体，引起脏腑气血阴阳的亏虚，日久不复而成为虚劳。结合临床所见，引起虚劳的病因病机主要有以下五个方面：禀赋薄弱、烦劳过度、饮食不节、久病积损、误治失治等。

【辨证要点和鉴别诊断】

（一）辨证要点

（1）辨五脏气血阴阳亏虚的不同：虚劳的证候虽多，但总不离乎五脏，而五脏之辨，又不外乎气、血、阴、阳。故对虚劳的辨证应以气、血、阴、阳为纲，五脏虚候为目，掌握五脏相关、气血同源、阴阳互根的规律，判断病位及脏腑虚损的性质。根据脏腑生理病理特点，一般来说，气虚以肺、脾为主，但病重者每可影响心、肾；血虚以心、肝为主，并与脾之化源不足有关；阴虚以肺、肝、肾为主，涉及心、胃；阳虚以脾、肾为主，重者每易影响到心。辨证时须悉心应对。

（2）辨证候的标本主次：虚劳之病，阳损及阴者，阳虚为本，阴虚为标；气虚及血者，气病为本，血病为标；若血虚及气者，血病为本，气病为标；虚损及于脾肾者，脾肾之损为本，他脏之损为标；虚劳复有新感外邪者，虚损为本，新感为标；虚损不甚而又兼有积聚、痰瘀等宿病者，宿病为本，虚损为标。

（3）辨有无兼夹病症：虚劳多有较长的病程，可存在兼夹病症，辨治时应注意几种情况：其一，对因病致虚、久虚不复者，应辨明原有疾病是否还继续存在，如因热病、寒病或瘀结致虚者，原发疾病是否已经治愈。其二，有无因虚致实的表现，如因气虚运血无力，形成瘀血；或阳虚水气不化，以致水饮停滞，发为水肿；或脾气虚不能运化水湿，以致水湿内停等。其三，是否兼夹外邪，因虚劳之人卫外不固，易感外邪为患，且感邪之后不易恢复，治疗用药也与常人感邪有所不同。

（4）辨病势顺逆及轻重：虚劳病顺证：形气未脱，元气不败，饮食尚佳，无大热；或虽有热，治之能解，无喘息不续，能经受补益治疗。逆证：肉脱骨痿，元气衰败，食欲不振，泄泻不止，发热不休，难以解退，气喘不续，声低息微，慢性失血，精神委顿，郁烦不宁，悲观沮丧，神思恍惚淡漠，或内有实邪，不任攻伐，诸虚并集，虚不受补，舌质淡胖无华或光红如镜，或有裂纹，脉来急促细弦或浮大无根。虚劳顺证病情较轻，元气未衰，尤其脾肾功能尚无严重损害，只要诊治、调护得当，可扭转病势，预后良好。虚劳逆证为病情严重，元气衰败，脾肾衰惫，预后不良。

（二）鉴别诊断

（1）肺痨：肺痨系正气不足，结核杆菌侵袭所致；病位主要在肺；具有传染性；阴虚火旺为其病机特点；临床主要表现咳嗽、咯血、潮热、盗汗、消瘦等症状。肺痨亦可由肺病波及他脏，发生气阴亏耗，或阴损及阳、阴阳两虚的病变。虚劳由外感、内伤等诸多病因引起；涉及多个脏腑，以脾肾为主；无传染性；脏腑气血阴阳亏损，久虚不复为其基本病机；临床表现为脏腑气血阴阳亏虚的多种证候。

（2）内科其他疾病虚证：内科其他病症中出现的虚证属"证"的范畴，为证候诊断，有其固定的主证，以脏腑气血阴阳某一部分的损害为主，病变脏腑单一，以该病的主要症状为突出表现。如泄泻病的脾胃虚弱证，虽有脾胃亏虚的症状，但以泄泻为最突出、最基本的表现，治疗相对容易，预后亦良好。虚劳属"病"的范畴，为病名诊断，无固定的主证，为脏腑气血阴阳多方位、多层次的损害，以出现一系列精气亏虚的症状为特征，往往呈慢性演变性发展，治疗难取速效，甚或难以取效。虚劳病的辨治以虚证为基础，虚证是组成虚劳病的基本单位，证与证之间的多种组合方式呈现虚劳病的本质。

【西医相关疾病及特征性症状】

（1）慢性肾上腺皮质功能减退症：两侧肾上腺绝大部分被破坏，出现各种皮质激素不足的表现。可分原发性及继发性，原发性慢性肾上腺皮质功能减退症（Addison病），比较少见；继发性可见下丘脑－垂体功能低下患者，由于慢性肾功能衰竭或ACTH的分泌不足，以致肾上腺皮质萎缩。临床主要表现为：

低血压，色素异常，毛发异常，眩晕，食欲异常，腹泻，恶心与呕吐，腹痛，高钾血症，消瘦，疲乏无力。

（2）恶性营养不良：恶性营养不良是一种因蛋白质严重缺乏而能量供应却尚可维持最低水平的极度营养不良症。多见于断乳期的婴幼儿。主要表现为：全身消瘦，皮肤干燥，凹陷性水肿，毛发干枯，指甲脆薄，食欲差。

（3）再生障碍性贫血：简称再障，是一组由多种病因所致的骨髓造血功能衰竭性综合征，以骨髓造血细胞增生减低和外周血全血细胞减少为特征，临床以贫血、出血和感染为主要表现。

（4）终末期肾病：指各种慢性肾脏疾病的终末阶段，在终末期肾脏病的早期可无明显不适，但随着肾功能的进行性下降，毒素在体内进一步蓄积，可引起尿毒症的各种症状，如乏力、恶心、呕吐、胃纳差、皮肤瘙痒、口氨臭味、水肿等，并可出现贫血等一系列并发症。

（5）甲状腺功能减退：甲状腺功能减退（简称甲减），是由于甲状腺激素合成及分泌减少，或其生理效应不足所致机体代谢降低的一种疾病。临床典型症状为：苍白虚肿、表情淡漠、皮肤干燥增厚等。

【辨证论治】

（一）气虚

气虚是气血阴阳亏虚中最常见的一类，其中尤以肺、脾气虚为多，而心、肾气虚亦不少见。主要证候有气短懒言，语声低微，面色㿠白或萎黄，头昏神疲，肢体无力，舌淡，脉细弱。

1. 肺气虚

临床表现： 短气自汗，声音低怯，咳嗽无力，痰液清稀，时寒时热，平素易于感冒，面白；舌质淡，脉弱。

治法： 补益肺气。

代表方： 补肺汤。

本方由人参、黄芪、熟地黄、五味子、紫菀、桑白皮组成。若气短、息促，加冬虫夏草，重用人参、黄芪；肺卫不固，易于感冒者，加防风、白术；自汗较多者，加牡蛎、麻黄根；若气阴两虚而兼见潮热、盗汗者，加鳖甲、地骨皮、秦艽。

2. 心气虚

临床表现： 心悸，气短，劳则尤甚，神疲体倦，自汗；舌质淡，脉弱。

治法： 益气养心。

代表方： 七福饮。

本方由人参、白术、炙甘草、熟地黄、当归、酸枣仁、远志组成。若气虚卫表不固，自汗较多者，加黄芪、五味子；食少便溏者，加砂仁、山药；舌暗或有瘀斑瘀点、舌下脉络瘀紫者，加丹参、川芎、三七。

3. 脾气虚

临床表现： 饮食减少，食后胃脘不舒，倦怠乏力，大便溏薄，面色萎黄；舌淡、苔薄，脉弱。

治法： 健脾益气。

代表方： 加味四君子汤。

本方由人参、黄芪、白术、炙甘草、茯苓、扁豆组成。若胃脘满闷、恶心呕吐、嗳气者，加半夏、陈皮；食少纳呆、脘腹饱胀、食积不化者，加神曲、麦芽、山楂、鸡内金；若腹痛即泻、手足欠温者，加肉桂、炮姜；若有胃下垂、脱肛、腹部坠胀者，可改用补中益气汤；若伴各种出血，可用归脾汤。

4. 肾气虚

临床表现： 神疲乏力，腰膝酸软，小便频数而清，白带清稀；舌质淡，脉弱。

治法： 益气补肾。

代表方： 大补元煎。

本方由人参、山药、炙甘草、杜仲、山茱萸、熟地黄、枸杞、当归组成。若神疲乏力甚者，加黄芪；尿频较甚及小便失禁者，加菟丝子、五味子、益智仁；脾失健运而兼见大便溏薄者，去熟地黄、当归，加肉豆蔻、补骨脂。

（二）血虚

以心、肝血虚为多，脾血虚常与心血虚并见。主要症状有面色淡黄或淡白无华，唇、舌、指甲色淡，头晕目花，肌肤枯糙，舌质淡红、苔少，脉细。

1. 心血虚

临床表现：心悸怔忡，健忘，失眠，多梦，面色不华；舌质淡，脉细或结代。

治法：养血宁心。

代表方：养心汤。

本方由人参、黄芪、茯苓、五味子、炙甘草、当归、川芎、柏子仁、酸枣仁、茯神、远志、半夏曲、肉桂组成。若失眠、多梦较甚者，加合欢花、夜交藤；心悸不安者，加磁石、龙骨。由于心血虚往往与脾血虚并存，称为心脾血虚，临证时可选用归脾汤加减治疗。

2. 肝血虚

临床表现：头晕，目眩，胁痛，肢体麻木，筋脉拘急，或肌肉瞤动，妇女月经不调甚则闭经，面色不华；舌质淡，脉弦细或细涩。

治法：补血养肝。

代表方：四物汤。

本方由熟地黄、当归、白芍、川芎组成。若血虚甚，可加制首乌、枸杞、阿胶；若胁痛，加柴胡、郁金、香附、丝瓜络；若目失所养，视物模糊，加楮实子、枸杞、决明子；若干血瘀结，新血不生，羸瘦，腹部癥块，肌肤甲错，经闭，舌紫暗有瘀点瘀斑，或舌下瘀脉者，可同服大黄䗪虫丸。

（三）阴虚

五脏均见阴虚，但以肺、肝、肾为主。主要症状有面颧红赤，唇红，低烧潮热，手足心热，虚烦不安，盗汗，口干，舌质光红少津，脉细数无力。

1. 肺阴虚

临床表现：干咳，咽燥，甚或失音，咯血，潮热，盗汗，面色潮红；舌红少津，脉细数。

治法：养阴润肺。

代表方：沙参麦冬汤。

本方由沙参、麦冬、玉竹、天花粉、桑叶、生扁豆、甘草组成。若咳嗽甚者，加百部、款冬花；咳血，加白及、仙鹤草、小蓟；潮热，加地骨皮、秦艽、鳖甲；盗汗者，加牡蛎、浮小麦；若肺阴虚日久，出现肺肾阴虚，用麦味地黄丸。

2. 心阴虚

临床表现：心悸，失眠，烦躁，潮热，盗汗，或口舌生疮，面色潮红；舌红少津，脉细数。

治法：滋阴养心。

代表方：天王补心丹。

本方由生地黄、天冬、麦冬、玄参、五味子、酸枣仁、柏子仁、远志、茯苓、朱砂、当归、人参、丹参、桔梗组成。若口舌生疮、烦躁不安甚者，去当归、远志，加黄连、淡竹叶、莲子心；潮热，加银柴胡、地骨皮、秦艽；盗汗，加浮小麦、牡蛎。

3. 脾胃阴虚

临床表现：口渴，唇舌干燥，不思饮食，甚则干呕，呃逆，大便燥结，面色潮红；舌红少苔，脉细数。

治法：养阴和胃。

代表方：益胃汤。

本方由生地黄、麦冬、沙参、玉竹、冰糖组成。口干唇燥津亏甚者，加石斛、天花粉；不思饮食甚者，加麦芽、扁豆、山药；呃逆，加刀豆、柿蒂；大便干结甚者，原方之冰糖改为蜂蜜。

4.肝阴虚

临床表现：头痛，眩晕，耳鸣，目干畏光，视物不明，急躁易怒，或肢体麻木，筋惕肉瞤，面潮红；舌干红，脉弦细数。

治法：滋养肝阴。

代表方：补肝汤。

本方由当归、川芎、熟地黄、白芍、木瓜、酸枣仁、炙甘草组成。若风阳内盛，见头痛、眩晕、耳鸣，或筋惕肉瞤较甚者，加石决明、菊花、钩藤、刺蒺藜；若肝火亢盛，见急躁易怒，尿赤便秘，加夏枯草、牡丹皮、栀子；两目干涩畏光，或视物不明者，加枸杞、女贞子、草决明；若肝络失养，胁痛隐隐、口燥咽干、烦热、舌红少苔者，可选用一贯煎加减。

5.肾阴虚

临床表现：腰酸，遗精，两足痿弱，眩晕，耳鸣，甚则耳聋，口干，咽痛，颧红；舌红少津，脉沉细。

治法：滋补肾阴。

代表方：左归丸。

本方由熟地黄、山茱萸、山药、枸杞、龟甲胶、鹿角胶、牛膝、菟丝子组成。若潮热、口干、咽痛等虚火甚者，去鹿角胶、山茱萸，加知母、黄柏、地骨皮；若腰酸、遗精甚者，加牡蛎、金樱子、芡实、莲须。

（四）阳虚

阳虚常由气虚进一步发展而成，以心、脾、肾的阳虚为多见。主要症状有面色苍白或晦暗，怕冷，手足不温，出冷汗，精神疲倦，气息微弱，或有浮肿，下肢为甚；舌质胖嫩、边有齿印、苔淡白而润，脉细微、沉迟或虚大。

1.心阳虚

临床表现：心悸，自汗，神倦嗜卧，心胸憋闷疼痛，形寒肢冷，面色苍白；舌淡或紫暗，脉细弱或沉迟。

治法：益气温阳。

代表方：保元汤。

本方由人参、黄芪、肉桂、甘草、生姜组成。若心脉瘀阻而心胸疼痛者，酌加郁金、川芎、丹参、三七；若阳虚较甚，形寒肢冷者，加附子、巴戟天、仙茅、仙灵脾、鹿茸。

2.脾阳虚

临床表现：面色萎黄，食少，形寒，神倦乏力，少气懒言，大便溏薄，肠鸣腹痛，每因受寒或饮食不慎而加剧；舌淡、苔白，脉弱。

治法：温中健脾。

代表方：附子理中汤。

本方由人参、白术、炙甘草、炮附子、干姜组成。若寒凝气滞，腹中冷痛较甚者，加高良姜、香附或丁香、吴茱萸；若食后腹胀及呕逆者，加砂仁、半夏、陈皮；若阳虚腹泻较甚，加肉豆蔻、补骨脂。

3.肾阳虚

临床表现：腰背酸痛，遗精，阳痿，多尿或不禁，面色苍白，畏寒肢冷，下利清谷或五更泄泻；舌淡、舌边齿痕，脉沉迟。

治法：温补肾阳。

代表方：右归丸。

本方由附子、肉桂、鹿角胶、熟地黄、山药、枸杞、山茱萸、杜仲、菟丝子、当归组成。若遗精，加金樱子、桑螵蛸、莲须，或合金锁固精丸；下利清谷者，去熟地黄、当归，加党参、白术、薏苡仁；五更泄泻者，合用四神丸；阳虚水泛以致浮肿、尿少者，加茯苓、泽泻、白术、车前子；肾不纳气而见喘促、短气、动则更甚者，酌加补骨脂、五味子、蛤蚧。

【歌诀】

总括：

五脏虚候立为目，气血阴阳大纲辨，

虚劳病势多缠绵，内因外因先后天。

（一）气虚

气虚在肺补肺汤，心气亏虚七福良，

加味四君脾气补，大补元煎肾虚匡。

（二）血虚

血虚重在补心肝，心血不足养心选，

四物变化补肝血，气充血足理效验。

（三）阴虚

阴虚在肺沙麦擅，心亏天王补心丹，

脾胃阴虚益胃进，肝肾补肝左归丸。

（四）阳虚

阳虚里寒为征象，保元汤方益心阳，

附子理中温脾土，肾阳衰微右归尝。

【典籍摘要】

《中藏经·劳伤论》："劳者，劳于神气也；伤者，伤于形容也。饥饱无度则伤脾，思虑过度则伤心，色欲过度则伤肾，起居过常则伤肝，喜怒悲愁过度则伤肺。"

《难经·十四难》："一损损于皮毛，皮聚而毛落；二损损于血脉，血脉虚少，不能荣于五脏六腑；三损损于肌肉，肌肉消瘦，饮食不能为肌肤；四损损于筋，筋缓不能自收持；五损损于骨，骨痿不能起于床……损其肺者，益其气；损其心者，调其营卫；损其脾者，调其饮食，适其寒温；损其肝者，缓其中；损其肾者，益其精。此治损之法也。"

《诸病源候论·虚劳病诸候》："夫虚劳者，五劳、六极、七伤是也。五劳者，一曰志劳，二曰思劳，三曰心劳，四曰忧劳，五曰瘦劳。又，有五劳，肺劳者，短气而面肿，鼻不闻香臭。肝劳者，面目干黑，口苦，精神不守，恐畏不能独卧，目视不明。心劳者，忽忽喜忘，大便苦难，或时鸭溏，口内生疮。脾劳者，舌本苦直，不得咽唾。肾劳者，背难以俯仰，小便不利，色赤黄而有余沥，茎内痛，阴湿，囊生疮，小腹满急……七伤者，一曰阴寒，二曰阴萎，三曰里急，四曰精连连，五曰精少，阴下湿，六曰精清，七曰小便苦数，临事不卒。又，一曰大饱伤脾……二曰大怒气逆伤肝……三曰强力举重，久坐湿地伤肾……四曰形寒寒饮伤肺……五曰忧愁思虑伤心……六曰风雨寒暑伤形……七曰大恐惧，不节伤志。"

《博济方·劳证》："夫劳者，牢固也，劳伤也。经曰：五劳六极七伤，皆因营卫不调，血气虚损，或房，或酒，或大病愈后有失调理，因变证候，其状极多，不能备举。大抵春夏剧，秋冬瘥。"

《校注医醇剩义·虚劳最重脾肾论》："虚劳内伤，不出气血两途。治气血虚者，莫重于脾肾。水为天一之元，气之根在肾；土为万物之母，血之统在脾。气血旺盛，二脏健康，他脏纵有不足，气血足供挹注，全体相生，诸病自已。人苟劳心纵欲，初起殊不自知，迨至愈劳愈虚，胃中水谷所入，一日所生之精血，不足以供一日之用，于是营血渐耗，真气日亏……孙思邈云'补脾不如补肾'，许叔微谓'补肾不如补脾'。盖两先哲深知两脏为人生之根本，有相资之功能，其说似相反，其旨实相成也。救肾者必本于阴血，血主濡之，主下降，虚则上升，当敛而降之。救脾者必本于阳气，气主煦之，主上升，虚则下陷，当举而升之。"

《杂病源流犀烛》："且夫虚痨之由，有寒有热，皆由虚而感，感乎寒者阳伤，伤则虚，阳虚必阴盛，故受损自上而下，由肺而心而胃，治宜辛甘淡（宜二术、当归、茯苓、茯神、桑皮、橘皮）过於胃，则不可治也；感乎热者阴伤，伤则虚，阴虚必阳盛，故受损自下而上，由肾而肝而脾，治宜甘缓温（宜地黄、丹皮、白芍、知母、山萸、石斛、麦冬）过於脾，则不可治也。"

《医学读书记》："虚劳之人，气血枯耗，生气不荣，则内生寒冷，张鸡峰所谓冷劳者是也。宜建中、复脉、八味肾气之属，甘温辛润，具生阳化阴之能者治之。"

【临证实录】

医案1：

杜某，女，45岁。初诊：2018年8月3日。

主诉：患者身疲乏力，腰酸尿频，后背及小腹疼痛，伴咽干，便干（3～5日一行），纳差，面色晦暗。检查：尿素氮11.32 mmoL/L，肌酐241mol/L，尿酸460 μmoL/L，均高于正常水平。西医诊断：慢性肾炎，氮质血症，患者不愿透析治疗，遂来就诊。

诊查：舌质暗、苔白，脉沉弱。

辨证：虚劳（脾肾亏虚，瘀血阻络，湿浊内蕴）。

治法：补益脾肾，活血除湿、化瘀通络。

方药：大补元煎加减。

生地30 g，熟地30 g，五味子15 g，巴戟天15 g，仙灵脾15 g，桑蜱15 g，黄芪45 g，党参25 g，白术15 g，茯苓25 g，陈皮15 g，佛手15 g，赤芍25 g，桃仁15 g，红花10 g，酒军15 g，苦参15 g，清半夏15 g，黄芩15 g，秦皮15 g，玄参30 g，生甘草15 g。7服，水煎服。

二诊：2018年8月10日：服药后无明显不适，大便通畅，纳差，舌质暗、苔白，脉沉弱。上方加豆蔻10 g，鸡肉15 g。15服，水煎服。

三诊：2018年8月25日：服药后无明显不适，状态好转，食欲转佳，舌质暗、苔薄白，脉沉缓。守上方继服1个月。

四诊：2018年9月25日：无明显不适，肾功检查：尿素氮10.01 mmoL/L，肌酐180 mmol/L，尿酸450 μmoL/L，舌质黯、苔薄白，脉沉缓。处方：上方加龟板25 g，山豆根15 g。15服，水煎服。

五诊：2018年10月25日：状态明显好转，舌质暗、苔薄白，脉沉缓有力。上方去山豆根，加山药20 g，丹参25 g。续服1个月。

六诊：2018年11月25日：无明显不适，肾功检查：尿素氮9.5 mmoL/L，肌酐165 mmol/L，尿酸454 μmoL/L，舌稍暗、苔薄白，脉沉缓有力。处方：上方加黄芪至60 g。30服，水煎服。

七诊：2018年12月25日：自觉干活有力，舌稍暗、苔薄白，脉沉缓有力。守方继服1月。

八诊：2019年1月25日：无明显不适，状态好转，肾功检查：尿素氮9.5 mmol/L，肌酐160 mmol/L，尿酸435 μmoL/L，舌质淡红、苔薄白，脉缓有力。上方加土茯苓25 g，继服1月。现在患者依然间断性就诊，肾功检查指标稳定控制在尿素氮9.5 mmoL/L，肌酐160mol/L，尿酸440 μmoL/L左右。

按：慢性肾炎蛋白尿，属于中医精微流失，根据其临床表现辨以中医虚劳。该患已见正气不足，脾失健运，肾失封藏，精微不固诸症；是因病致虚，虚久成损，因损致劳的结果，最终会导致脏腑衰竭的结局。治以补益脾肾，活血除湿、化瘀通络之法，方中生地、熟地、五味子、巴戟天、淫羊藿、桑蜱补肾填精；黄芪、党参、白术、茯苓、陈皮、佛手健脾益气，健运后天；久病入络，赤芍、桃仁、红花、酒大黄、丹参活血化瘀通络泄浊；佐以苦参、黄芩、秦皮、山豆根、生甘草清热解毒；全方体现辨病与辨证相结合的治病思路，守方半年，初见成效。

医案2：

徐某，女，37岁。初诊：2016年4月28日。

主诉：缺铁性贫血，曾宫外孕流产，流产后2年育1子，手足不温，下肢为甚，畏寒，气短，时而头晕，失眠。

诊查：舌淡红、苔淡白，脉沉缓。

辨证：虚劳（心脾两虚，气血失养）。

治法：温阳益气，养血健脾。

方药：五参芪汤化裁。

生晒参 100 g，丹参 150 g，沙参 100 g，太子参 150 g，苦参 50 g，炙黄芪 300 g，炒枣仁 100 g，茯苓 150 g，炮姜 100 g，生熟地各 200 g，赤白芍各 150 g，防风 50 g，桂枝 100 g，柴胡 100 g，白蔹 50 g，杏仁 50 g，麦冬 100 g，五味子 80 g，龙眼肉 100 g，大枣 100 枚，紫河车 100 g，枸杞 200 g，旱莲草 200 g，细辛 60 g，鸡血藤 200 g，鹿茸 50 g，炒谷芽 150 g，附子 60 g，炒麦芽 150 g，焦山楂 100 g，陈皮 100 g，砂仁 50 g，木香 50 g，柏子仁 100 g，当归 150 g，川芎 100 g，炒白术 200 g，淫羊藿 200 g，菟丝子 100 g，补骨脂 100 g，炒山药 300 g，炙甘草 100 g，鹿角胶 200 g，阿胶 200 g。制膏一料。

按：该患者为贫血患者，贫血一证属中医虚劳范畴，辨证为心脾两虚，气血失养。治以温阳益气，养血健脾之法。虚劳一病，以脏腑亏损，气血阴阳虚衰，久虚不复成劳为主要病机，因脏腑亏损，所以人体的整体机能也降低，此时如果大补、猛补，不但补之无益，反倒会加重脏腑负担，正所谓"虚不受补"。所以针对此种病情，应当选用膏方进行滋补，以缓缓图之。

该患者以血虚为主，兼伴气虚、阳虚等病症。中医将血分属两类，即营血和精血。营血亏虚责之于脾，"中焦受气取汁，变化而赤是谓血"，脾胃亏虚，运化失常，气血生化乏源，而导致营血亏虚，故方中用生晒参、太子参、炙黄芪、茯苓、炒白术、炒山药、炙甘草、大枣健脾益气，以滋气血生化之源；脾气恢复，运化正常，故用生地、熟地、当归、白芍、赤芍、川芎、丹参、鸡血藤、阿胶以养血和血；精血亏虚当责之于肾，肾主骨生髓，髓生血，故肾虚会导致精血不足，方中用紫河车、枸杞、旱莲草、鹿茸、龙眼肉、淫羊藿、菟丝子、补骨脂、鹿角胶补肾填精，以化生精血；"血为气之母"，血虚日久必导致气虚，该患者以阳气亏虚表现为主，故用炮姜、细辛、桂枝、附子以温补阳气，佐以防风、杏仁、柴胡以宣利气机；血虚日久亦会导致阴虚，故加沙参、麦冬、五味子以滋阴；血虚导致心神失养，患者表现出失眠，故加炒枣仁、柏子仁养心安神；方中用炒谷芽、炒麦芽、焦山楂、陈皮、砂仁、木香、炒白术健脾助运，使全方补而不滞；脏腑机能降低，浊邪自生，故加苦参以泻浊；又恐出现因血虚导致血行不循常道，故加白蔹以防止出血。全方诸药合用共奏温阳益气，养血健脾之效，以膏方进行滋补，缓缓图之，以防虚不受补。

医案 3：

赵某，男，75 岁。初诊：2016 年 7 月 2 日。

主诉：结肠癌术后半年，体重明显下降，复查肠镜无异常，现：形体消瘦，面色不华，乏力懒言，情绪低沉，大便溏滞不畅，口干、口苦、口黏，脘腹胀满，纳差。

诊查：舌淡胖，边有齿痕，苔薄白少津，脉细滑。

辨证：虚劳（气阴不足，脾虚湿滞）。

治法：益气生津为本，健脾化湿为先，佐以清利。

方药：六君子汤加减。

薏苡仁 30 g，白豆蔻 10 g，清半夏 15 g，陈皮 15 g，茯苓 25 g，黄芪 30 g，党参 30 g，炒白术 20 g，莪术 15 g，黄连 10 g，木香 10 g，白花蛇舌草 30 g，郁金 15 g，香附 15 g，炙甘草 15 g。7 服，水煎服。

二诊：2016 年 7 月 9 日：服药 1 周后，诸症好转，舌淡胖、齿痕减少、苔薄，脉小滑。上方加炒谷麦芽各 15 g。14 服，水煎服。

三诊：2016 年 7 月 23 日：服药 3 周后，症情平稳，体重增加 5 kg，面色红润，无明显不适症状。守方 14 服，水煎服。

患者相继服药两月余，后随访半年，体质状况明显改善。

按：该患者为术后，元气大伤，气阴尤为不足，又加术后情绪低落，肝郁克脾，导致脾失健运，湿邪停滞。气阴不足，肌肤失养，故见形体消瘦，面色不华，气短懒言；湿郁气滞，化热伤津，故口干口苦；湿热壅盛，下注大肠，故见大便黏滞不畅，脘腹胀满，纳差；舌淡胖、边有齿痕、苔薄白，脉滑皆为湿盛之象。故治以益气生津为本，健脾化湿为先，佐以清利。方中清半夏、陈皮、茯苓取二陈汤之意，健脾祛湿，佐以薏苡仁、炒白术加强健脾祛湿之功；党参、黄芪、炒白术、茯苓取四君子汤之意，以健脾益气；香附、郁金合用以疏肝解郁；黄连、木香清热化湿；莪术、白花舌蛇草现代药理研究有抗癌作用。全方诸药合用，使脾气得健，清浊自分，脾胃气血生化如常，进而肌肉丰满，精神愉悦。

【临证心法】

古之虚劳一病大多指久病、重病导致脏腑衰败，机体衰微，气血精阴阳极度虚衰之候，相当于今之再障，终末期肾病等恶病质阶段。

虚劳一病多由他病发展转归而来，一般为严重疾病的终末阶段，此时脏腑衰败，生化乏源，再加上可能出现气血精等精微物质的流失，此时气血精阴阳衰微，极度不足，故治疗极其困难，因为脏腑衰败，运化不能，补之则虚不受补，所以治疗此类疾病用药不可过于猛烈，当缓缓图之，膏方尤宜。

虚劳一病，当以控制原发病为先，在此基础上一方面补虚，加强患者营养的摄入，另一方面当以恢复脏腑机能为要。脾胃后天之本，气血生化之源，故治疗这类患者首当建立脾气，振奋胃气，以运化精微；肾藏精，为先天之本，元阴、元阳藏于肾内，是生命之根本，故治疗虚劳患者当时刻鼓舞肾气。

古人治疗虚劳大多列入"死不治"之列，当今治疗虚劳在有机地结合现代医疗技术同时，中医治疗显得尤为必要。

《金匮要略》有关虚劳的论述，实为历代医家论治虚劳的经典大法，至今仍有效的指导临床实践。简要概述如下：

调和阴阳法：为何桂枝加龙骨牡蛎汤可治疗遗精、遗尿、自汗、盗汗等病症呢？《素问·阴阳应象大论》云："阴阳者，万物之能始也。"若阴阳失调，则百病丛生，如精关不固则遗精；膀胱失约则遗尿；营卫失和则自汗或盗汗。上述病症不同而病机相类，故异病同治而取效。

补脾大法主方：小建中汤、黄芪建中汤不仅主治脾虚腹痛证（消化性溃疡），并可用于治疗脾气虚弱所致的多种疾病。研究表明，黄芪对免疫系统有广泛作用。一是超敏反应性疾病，如过敏性鼻炎、支气管哮喘、慢性特异性大动脉炎（无脉症）、慢性肾炎等。二是自身免疫性疾病，如系统性红斑狼疮、慢性活动性肝炎、银屑病等。三是继发性免疫缺陷病，病毒性心肌炎、慢性宫颈炎以及肺结核、血吸虫病等。以黄芪为主的水煎剂或注射液对上述免疫性疾病的治疗都有一定效果，它既可预防超敏反应性疾病的发生，终止超敏反应的发展，又可增强自身免疫病患者的免疫功能，使受损的脏器得以恢复，还可以对抗生物因素所致的免疫缺陷，提高机体的免疫功能。可见黄芪对免疫系统具有广泛的影响及双向调节作用，对许多免疫性疾病具有"扶正祛邪"000的双重作用。

补肾大法主方：唐、宋以后，金、元、明、清诸家，在临床广泛应用肾气丸的同时，匠心化裁，创制了许多补肾的著名方剂，历代医家对肾气丸的衍化和发展有五：一是用肾气丸加味，如《济生方》肾气丸、十补丸等；二是以肾气丸去桂、附之温燥，如钱乙之六味地黄丸；三是以肾气丸去丹皮、泽泻之清利，再酌情加补益药，如朱丹溪之滋阴大补丸，张景岳左、右归丸，左、右归饮；四是以六味地黄丸为主方再加味，如张温创制的七味都气丸（六味加五味子）等诸方；五是对肾气丸、六味地黄丸治疗范围的扩大应用，如薛己、赵献可等。以上的变通应用，都是以肾气丸的补肾大法为宗旨，针对具体病情，以补肾阴为主，或肾阴肾阳并补，或补肾为主并酌情调补其他四脏。张仲景在创制肾气丸的同时也确立了补肾学说，这就奠定了补肾的治疗方法及理论基础。经历代医家的衍化变通、创新发展，不断丰富和完善了补肾学说，使补肾大法的临床应用越来越广泛。

补心大法主方：炙甘草汤为治疗心病的大法主方之一。关于炙甘草汤的应用范围，《伤寒论》原文于"脉结代，心动悸"之前冠以"伤寒"，可知与感受外邪有关，如病毒性心肌炎。孙思邈等医家扩大了炙甘草汤的应用范围，不论有无外感因素，凡因虚所致的心脏病、心律失常均以炙甘草汤加减治之。本方以炙甘草命名，取其味至甘以补中，中气充足，则能变化水谷之精气而为血，心血充盈，脉道自然通利，故《别录》谓其能"通经脉，利血气"。方中重用生地黄，取其峻补真阴，补养充足，自然流动洋溢，瘀着自行，此即《本经》所谓"逐血痹"和《别录》所谓"通血脉"之义。总之，本方以阴润药为主，温通药为助，共同起到滋阴补血，通阳复脉之功效，故又名"复脉汤"。

扶正祛邪方法：薯蓣丸与大黄䗪虫丸都是针对正虚邪实而确立的扶正祛邪方法，而不同的是，一为补虚并祛外邪，一为补虚且攻内瘀。法虽不同而理则一，即正虚不得不补，病邪不可不除；正虚与邪实夹杂，治当扶正与祛邪兼顾。

第九节 肥胖

肥胖是由于过食、缺乏体力活动等多种原因导致体内膏脂堆积过多，导致体重超过一定范围，或伴有头晕乏力、神疲懒言、少动气短等症状的一种疾病，是多种其他疾病发生的基础。西医学中的单纯性（体质性）肥胖、代谢综合征等属于本病范畴。其他具有明确病因的继发性肥胖，应以治疗原发病为主。对于无症状的 2 型糖尿病，若肥胖者可参考本节辨证论治。

【病因病机】

肥胖多因年老体弱、过食肥甘、缺乏运动、情志所伤、先天禀赋等导致湿浊痰瘀内聚，留着不行，形成肥胖。

（1）年老体弱：肥胖的发生与年龄有关。中年以后，人体的生理机能由盛转衰，脾的运化功能减退，又过食肥甘，运化不及，聚湿生痰，痰湿壅结；或肾阳虚衰，不能化气行水，酿生水湿痰浊，故而肥胖。

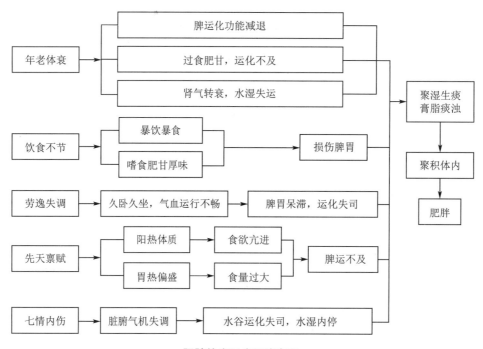

肥胖的病因病机演变图

（2）饮食不节：暴饮暴食之人，常胃热偏盛，腐化水谷功能亢旺。大量摄入肥甘厚味，久则致脾之运化功能受损。进一步发展，则导致超量水谷不能化为精微，遂变生膏脂，随郁气之流窜而停于筋膜腔隙，形成肥胖。

（3）劳逸失调：《黄帝内经·素问·宣明五气》有"久卧伤气，久坐伤肉"之说。伤气则气虚，伤肉则脾虚，脾气虚弱，运化失司，水谷精微不能输布，水湿内停，形成肥胖。

（4）先天禀赋：阳热体质，胃热偏盛，食欲亢进，食量过大，脾运不及，可致膏脂痰湿堆积，形成肥胖。

（5）情志所伤：七情内伤，脏腑气机失调，水谷运化失司，水湿内停，痰湿聚积，亦成肥胖。

肥胖的基本病机是胃强脾弱，酿生痰湿，导致气郁、血瘀、内热壅塞。阳明阳盛，胃强者易于化热，胃热消灼，使水谷腐熟过旺。脾为太阴之土，喜燥恶润，易受湿阻，乃生痰之源。胃纳太过，壅滞脾土，一则酿生湿热，进而化生痰湿；二则损伤脾阳，脾失运化而生痰湿。痰湿阻碍气机而致气郁。痰湿、气郁均可壅郁生热。痰阻、气郁、内热可形成瘀血。病位主要在脾与肌肉，与肾虚关系密切，亦与心肺的功能失调及肝失疏泄有关。本病为本虚标实之候。本虚多为脾肾气虚，或兼心肺气虚；标实为胃热、痰湿，痰湿常与气郁、瘀血、水湿相兼为病，故痰瘀互结、痰气交阻、痰饮水肿者常见。

【辨证要点和鉴别诊断】

（一）辨证要点

（1）辨虚实：本病辨证虽有虚实之不同，但由于实邪停滞是导致体重增加的根本原因，故总体上是实多而虚少，早期以虚为主，病久可由虚致实，证见虚实夹杂。实主要在于胃热、痰湿、气郁、血瘀。虚主要是脾气亏虚，进而出现脾肾阳气不足。虚实相兼者，当同时有虚实两类证候，又当细辨其虚与实孰多孰少之不同。

（2）辨标本：本病之标主要是膏脂堆积，可同时兼有水湿、痰湿壅郁。而导致膏脂堆积的根本，多在于胃热消灼、脾虚失运、脾肾阳气不足等；痰湿、气郁、瘀血久留，也是导致膏脂堆积不化的原因。临床辨证须抓住标本关键，若以脾胃等脏腑功能失调为主，痰湿、瘀血症状不重时，视其标缓可先治其本，后治其标；若痰浊、气滞、血瘀作祟，阻滞气机变生急证者，视其标急则先治其标，后治其本；标本并重者，可标本同治。

（3）辨脏腑病位：以脾、胃为主，涉及五脏。肥胖而多食，或伴口干、大便偏干，病多在胃。肥胖伴乏力、少气懒言、疲倦少动，或伴大便溏薄、四肢欠温，病多在脾。或伴腰酸背痛，或腿膝酸软、尿频清长、畏寒足冷，病多在肾。或伴心悸气短、少气懒言、神疲自汗等，则常病及心肺。或伴胸胁胀闷、烦躁眩晕、口干口苦、大便秘结、脉弦等，则常病及肝胆。

（二）鉴别诊断

（1）水肿：两者均形体肥胖，甚则臃肿。肥胖多因饮食不节、缺乏运动、先天禀赋等原因引起，经治疗体重可减轻，但较慢。水肿多因风邪袭表、疮毒内犯、外感水湿、久病劳倦等导致，以颜面、四肢浮肿为主，严重者可见腹部胀满、全身皆肿。经治疗体重可迅速减轻并降至正常。

（2）黄胖：两者均有面部肥胖。肥胖多由于年老体弱、饮食不节、缺乏运动、情志所伤、先天禀赋等原因引起。黄胖则由肠道寄生虫与食积所致，以面部黄胖、肿大为特征。

【西医相关疾病及特征性症状】

（1）单纯性肥胖：一种由多种因素引起的慢性代谢性疾病，以体内脂肪细胞的体积和细胞数增加致体脂占体重的百分比异常增高并在某些局部过多沉积脂肪为特点。脂肪呈全身性均匀分布，女性可有闭经、不育；男性可有阳痿。

（2）绝经后肥胖：肥胖以腰、腹、臀部为主，有时伴有不同程度水肿。（见郁证）

（3）多囊卵巢综合征：是生育年龄妇女常见的一种复杂的内分泌及代谢异常所致的疾病，以慢性无排卵（排卵功能紊乱或丧失）和高雄激素血症（妇女体内雄性激素产生过剩）为特征，主要临床表现为月经周期不规律、肥胖、多毛、月经异常、双侧卵巢增大。

【辨证论治】

1. 胃热火郁

临床表现：肥胖多食，消谷善饥，可有大便不爽，甚或干结，尿黄，或有口干口苦，喜饮水；舌质红、苔黄，脉数。

治法：清胃泻火，佐以消导。

代表方：白虎汤合小承气汤。

白虎汤由生石膏、知母、炙甘草、粳米组成；小承气汤由大黄、枳实、厚朴组成。前方清泄阳明胃腑郁热；后方通腑泄热，行气散结。若消谷善饥较重、口苦、嘈杂，加黄连；若口干多饮较重，加天花粉、葛根；若热盛耗气，症见疲乏、少力，加太子参，甚者可用西洋参。

2. 痰湿内盛

临床表现：形体肥胖，身体沉重，肢体困倦，脘痞胸满，可伴头晕，口干而不欲饮，大便黏滞不爽，嗜食肥甘醇酒，喜卧懒动；舌质淡胖或大、苔白腻或白滑，脉滑。

治法：化痰利湿，理气消脂。

代表方：导痰汤合四苓散。

导痰汤由半夏、天南星、橘红、枳实、茯苓、炙甘草、生姜组成；四苓散由白术、茯苓、猪苓、泽泻组成。前方燥湿化痰和胃，理气开郁消痞；后方利水渗湿。若湿邪偏盛，加苍术、薏苡仁、赤小豆、防己、车前子；痰湿化热，症见心烦少寐、纳少便秘、舌红苔黄、脉滑数，可酌加竹茹、浙贝母、黄芩、黄连、栝楼仁等；痰湿郁久，壅阻气机，以致痰瘀交阻，伴见舌暗或有瘀斑者，可酌加当归、赤芍、川芎、桃仁、红花、丹参、泽兰等。

3. 气郁血瘀

临床表现：肥胖懒动，喜太息，胸闷胁满，面晦唇暗，肢端色泽不鲜，甚或青紫，可伴便干，失眠，男子性欲下降甚至阳痿，女性月经不调、量少甚或闭经，经血色暗或有血块；舌质暗或有瘀斑瘀点、舌苔薄，脉弦或涩。

治法：理气解郁，活血化瘀。

代表方：血府逐瘀汤。

本方由枳壳、柴胡、桃仁、当归、红花、川芎、牛膝、赤芍、生地黄、桔梗、甘草组成。本证易于化热，若舌苔偏黄，可加栀子、知母；兼见便干难排者，加三棱、莪术、大黄；若兼失眠，加夜交藤、合欢皮；阳痿者，加水蛭、淫羊藿；月经稀少，加月季花、泽兰、益母草。

4. 脾虚不运

临床表现：肥胖臃肿，神疲乏力，身体困重，脘腹痞闷，或有四肢轻度浮肿，晨轻暮重，劳累后更为明显，饮食如常或偏少，既往多有暴饮暴食史，小便不利，大便溏或便秘；舌质淡胖、边有齿印、苔薄白或白腻，脉濡细。

治法：健脾益气，渗利水湿。

代表方：参苓白术散合防己黄芪汤。

参苓白术散由人参、白术、山药、茯苓、莲子、扁豆、薏苡仁、砂仁、桔梗、甘草、大枣组成；防己黄芪汤由防己、黄芪、白术、甘草、生姜、大枣组成。前方健脾益气渗湿；后方益气健脾利水。若身体困重明显，加佩兰、广藿香；若浮肿明显，加泽泻、猪苓；若兼脘腹痞闷，加半夏，或合用平胃散。

5. 脾肾阳虚

临床表现：形体肥胖，易于疲劳，可见四肢不温，甚或四肢厥冷，喜食热饮，小便清长；舌淡胖、舌苔薄白，脉沉细。

治法：补益脾肾，温阳化气。

代表方：真武汤合苓桂术甘汤。

真武汤由炮附子、桂枝、白术、茯苓、生姜、白芍组成；苓桂术甘汤由茯苓、桂枝、白术、甘草组成。前方温阳利水；后方健脾利湿，温阳化饮。若嗜热食而恶冷饮者，加炮姜；若气虚明显，乏力困倦者，加太子参、黄芪；若兼肢厥者，加干姜。

【歌诀】

肥胖总由膏脂多，阳气虚衰痰瘀热，
胃热白虎小承气，痰湿导痰四苓合，
气滞血瘀用血府，参术己黄脾虚多，
脾肾阳虚浮肿显，苓桂术甘真武合。

【经典摘要】

《黄帝内经·素问·奇病论》："此肥美之所发也，此人必数食甘美而多肥也，肥者令人内热，甘者令人中满，故其气上溢，转为消渴。"

《丹溪心法·中湿》："凡肥人沉困怠惰，是湿热，宜苍术、茯苓、滑石。凡肥白之人，沉困怠惰，是气虚，宜二术、人参、半夏、草果、厚朴、芍药。"

《石室秘录·肥治法》："肥人多痰，乃气虚也。虚则气不能营运，故痰生之，则治痰焉。可独治痰哉？必须补其气，而后带消其痰为得耳。然而气之补法，又不可纯补脾胃之土，而当兼补其命门之火，盖火能生土，而土自生气，气足而痰自消，不治痰正所以治痰也。"

【临证实录】

医案1：

赵某，男，45岁。初诊：2016年7月5日。

主诉：患者腹大形胖，倦怠乏力，大便初硬后黏腻，舌红、体胖大边有齿痕，舌下络脉色暗。BMI：31.3，总胆固醇6.93 mmoL/L，甘油三酯2.643 mmoL/L，低密度脂蛋白胆固醇3.703 mmoL/L，高密度脂蛋白胆固醇2.183 mmoL/L，葡萄糖6.23 mmoL/L。

诊查：苔白厚，脉左滑，右弦涩。

辨证：肥胖（痰湿壅盛）。

治法：健脾祛湿化痰，佐以疏肝理气活血。

方药：三子养亲汤合越鞠丸加减。

处方：炒苏子30 g，炒莱菔子30 g，炒白芥子20 g，茯苓25 g，苍术25 g，薏苡仁30 g，焦神曲20 g，炒麦芽30 g，酒大黄20 g，川芎15 g，绞股蓝25 g，香附25 g，郁金20 g，枳壳15 g，荷叶10 g，决明子30 g，焦山栀15 g。14服，水煎服。

二诊：2016年7月19日：诸症改善，大便条形，舌苔稍厚，脉弦滑。处方：上方苍术加至20 g。14服，水煎服。

三诊：2016年8月2日：诸症进一步好转，BMI：29.4，舌淡苔薄，右关脉大，余脉滑。处方：上方加清半夏15 g。20服，水煎服。

诊治近两月检查各指标总胆固醇5.96 mmoL/L，甘油三酯2.56 mmoL/L，低密度脂蛋白胆固醇3.34 mmoL/L，高密度脂蛋白胆固醇2.26 mmoL/L，葡萄糖6.1 mmoL/L，BMI：28.4。

按：随着现今物质生活水平的提高，人们活动量的减少，肥胖患者越来越多，以及有肥胖引起的并发症也屡见不鲜。肥胖的病因虽多，大体与体质因素、饮食失衡、消耗过少、情志失常等因素有关，主要病机在于痰、湿，主要病位在脾，和多个脏腑不足及功能失调有关。在诊治时应详察证候、舌、脉，抓住重点，精确辨证。该患者嗜食肥甘厚味，滋腻碍脾，日久导致脾虚，脾虚则气血津液运化无力，湿聚成痰，痰阻气机，又导致气滞血瘀，困阻中宫，所以出现脂肪积聚，形体肥胖，舌体胖大边有齿痕，舌下络脉色暗，舌苔白厚，脉滑等一系列临床表现。又因患者平素运动量小，肠腑蠕动不足，故而导致大便头硬，又因痰湿下注肠道，故便质黏腻；痰湿阻滞，气郁化火，故舌红、脉弦。故治以健脾祛湿化痰，佐以理气活血，选用三子养亲汤合越鞠丸加减，脾为生痰之源，肺为储痰之器，脾的正常运化，还有赖于肝的疏泄作用，故治痰湿必须肺、脾、肝三脏同治。方中紫苏子降气化痰、白芥子温肺化痰、莱菔子消积化痰；茯苓、薏苡仁、炒麦芽、熟大黄健脾消痰、消积导滞；荷叶、决明子祛痰降脂；焦神曲、苍术、香附、川芎、栀子合用取越鞠丸之意，以理气解郁、祛痰化瘀，加郁金合香附以加强行气解郁之效。二诊增加苍术用量意在加强祛湿化痰之功。三诊患者脉滑，说明痰湿壅盛，故加清半夏增加全方祛湿功效。

医案 2：

杨某，女，40 岁。初诊：2015 年 7 月 8 日。

主诉：患者形体肥胖，乏力易汗出，动则益甚，平素嗜食肥甘之品，口中黏腻，头昏嗜睡，便质黏腻，白带多。BMI：29.8，查甲功、血糖、血压、性激素、皮质醇等均未见异常，血脂偏高。

诊查：舌淡胖有齿痕、苔白厚，脉濡细。

辨证：肥胖（脾虚湿盛，痰浊困阻）。

治法：健脾益气，除湿化痰，消积降脂。

方药：二陈汤合平胃散加减。

处方：黄芪 50 g，党参 30 g，茯苓 25 g，陈皮 15 g，半夏 15 g，苍术 15 g，厚朴 15 g，薏苡仁 30 g，白豆蔻 15 g，石菖蒲 25 g，郁金 15 g，菊花 10 g（后下），生山楂 30 g，荷叶 15 g，草决明 20 g，大黄 10 g（后下）。7 服，水煎服。

二诊：2015 年 7 月 15 日：药后诸症略有好转，口气较重，纳差，舌体胖大、有齿痕、苔白，脉濡细。处方：上方去大黄，加佩兰 15 g，藿香 10 g（后下）。14 服，水煎服。

三诊：2015 年 7 月 29 日：诸症好转，易口干，汗出依旧，舌胖大、伴齿痕、苔白，脉濡细。处方：上方加麻黄根 30 g，煅牡蛎 30 g。14 服，水煎服。

四诊：2015 年 8 月 12 日：患者症状明显好转，体重较前下降，BMI：29.2，舌体偏胖、齿痕变浅，脉细。继续服用上方巩固 1 月。

五诊：2015 年 9 月 12 日：患者无明显不适主诉，BMI：28.3，舌稍胖、苔薄白，脉滑。上方加去党参、薏苡仁，加芦荟 20 g，葛根 50 g 为丸，每日 3 次，每次 12 g，口服，并嘱患者继续饮食、运动控制体重。

2016 月 6 月 20 日随访：患者无不适，体重进一步减轻。

按：肥胖患者主要因饮食不节，损伤脾胃，导致脾胃运化失司，饮食水谷精微不能化为气血而为痰浊，痰浊积聚。又因运动量减少，肠腑排泄减少，痰浊日增，故而导致肥胖的发生。而脾为后天之本，脾主运化水湿，祛湿化痰又主要从脾论治，故治以健脾化湿之法。方取二陈汤合平胃散加减，方中黄芪、党参、益气健脾；陈皮、白豆蔻、厚朴、半夏理气燥湿化痰；茯苓、苍术、薏苡仁健脾祛湿，以杜生痰之源；石菖蒲化湿醒脾，合郁金取菖蒲郁金汤之意，化湿行气，加菊花以增强升清阳之效；大黄通便降脂，山楂消食健脾，化浊降脂；荷叶、草决明去浊降脂，诸药合用，共奏健脾益气、除湿化痰、消积降脂之效。二诊去大黄以免下之太过，损伤脾阳，加佩兰、藿香健脾化湿。三诊汗出依旧故加麻黄根、煅牡蛎敛汗。其后诸症持续好转，故守方为丸巩固疗效。因湿邪黏腻之性，故治疗肥胖取效较缓，服药较久，贵在坚持。

医案 3：

黄某，女，42 岁，离异。初诊：2016 年 7 月 3 日。

主诉：患者形体肥胖，伴急躁易怒，口苦口黏，经期常伴乳房胀痛，脘腹胀满，四肢酸重，大便黏腻。BMI：25.6。

诊查：舌红、苔黄厚腻，脉弦滑数。

辨证：肥胖（痰热壅盛，肝郁气滞）。

治法：清热利湿化痰，兼以疏肝解郁。

方药：芩连温胆汤化裁。

处方：黄芩15 g，黄连20 g，清半夏15 g，茯苓25 g，陈皮15 g，枳实15 g，竹茹15 g，香附20 g，郁金15 g，柴胡15 g，栝楼30 g，炒山栀15 g，茵陈20 g，大黄10 g，薏苡仁30 g，炒白术25 g，生山楂30 g，决明子25 g。7服，水煎服。

二诊：2016年7月10日：患者服药1周后，口苦咽干明显好转，其余诸症略有改善，舌红、舌黄厚腻，脉弦滑数。上方加莱菔子20 g，14服，水煎服。

三诊：2016年7月24日：患者服药3周，诸症明显好转，舌淡红、苔薄黄，脉弦滑。上方加白豆蔻10 g，14服，水煎服。

患者前后服药两月余，诸症皆已好转。BMI降至23.7。

按：该患者形体肥胖，痰湿素盛，又因离异，情志不畅，肝郁气滞，气郁化火，故而导致痰热互结。肝郁气滞故见急躁易怒、口苦，经期常伴乳房胀痛；痰湿内盛故见脘腹胀满，四肢酸重，大便黏腻；舌红、苔黄厚腻，脉弦滑数皆为痰热壅盛之象。故治以清热利湿化痰，兼以疏肝解郁。方中清半夏、茯苓、陈皮、竹茹、枳实、黄芩、黄连合用取芩连温胆汤之意，以清热利湿化痰，加茵陈蒿汤以增强清热之功，加栝楼以增强化痰之效，加茵陈以祛湿热，清痰热。薏苡仁、炒白术、茯苓合用健脾祛湿，以杜生痰之源；生山楂、决明子合用以降浊祛痰；香附、柴胡、郁金合用以疏肝解郁。二诊诸症好转，加莱菔子以通腑祛浊。

医案4：

宋某，男，22岁。初诊：2009年3月6日。

主诉：体检时发现餐后血糖11.3 mmoL/L。患者平素饮食不节，喜食高热量快餐及可乐等饮品，缺乏运动。症见：形体肥胖（身高174 cm，体重97kg），多食易饥，嗜冷饮，大便质黏腻，小溲色黄偶有泡沫，体力尚可，颈部酸痛1年余。

诊查：舌质略红、苔黄厚，脉滑有力。糖化血红蛋白7.4%。有家族遗传糖尿病史。

辨证：消渴（胃强脾弱）。

治法：清热化痰，益气泻浊。

方药：芪术饮加减。

黄芪60 g，苍术25 g，白术15 g，黄芩15 g，黄连15 g，酒大黄10 g，桑叶20 g，石膏30 g，知母25 g，半夏10 g，竹茹20 g，茯苓25 g，翻白草15 g，赤芍20 g，葛根35 g，肉桂5 g。10剂，水煎服每日2次温服。嘱其合理饮食，加强运动。

二诊：2009年3月17日：多食易饥有所缓解，大便略稀，尿色淡黄，体重下降3.2kg，舌质淡红、苔薄黄，根厚，脉滑有力。

方药：前方加黄精20 g，五味子10 g，肉桂增至15 g。15剂，水煎服，每日2次温服。

三诊：多饮多食大减，体力明显改善，大便调和，舌质淡红、苔根薄黄，脉缓小滑。近期饮食已能够做到按时定量营养均衡，每晚坚持跑步45分钟。前日餐前血糖6.1 mmoL/L，餐后血糖7.8 mmoL/L。

方药：3月17日：方加僵蚕15 g，西洋参15 g，天花粉25 g。8剂，共为细末，每日3次，每次10 g温水送服，以固前效。3个月后复诊，随机血糖正常，糖化血红蛋白6.1%。（潘立民，马国庆，李敬孝. 李敬孝教授治疗与肥胖相关医案二则［J］. 中医药信息，2011（4）：19-20.）

按：本例肥胖日久渐致消渴，二者之间肥胖为因，消渴为果。饮食不节，劳逸失宜，致使胃强脾弱，湿浊中生，脂不化气，而生肥胖；湿浊日久，生痰化热伤津，终成消渴。正如经云：肥者令人内热，甘者令人中满……其气上溢，转为消渴。现代医学研究表明，肥胖人群中痰湿体质发生率为73.7%，而糖尿病发生在肥胖人群中的比例居高不下。本案处方用药，多以清热、益气、泻浊之品，方中黄芪、苍术、白术健脾益气；半夏、茯苓、竹茹、桑叶化痰除湿；黄芩、黄连、石膏、知母、大黄清热泻浊；

佐以肉桂引火归元，亦防诸药过于苦寒伤中，葛根、赤芍活血祛瘀止颈痛。

该患用药 10 余天，结合饮食，运动等生活习惯调整，初见成效。消渴之疾，古有上、中、下之分，皆起于中焦，旁及上下，思其病源在脾，脾病日久，虚形已成，故加以性味甘温，肺、脾、肾三经具补之黄精健脾益气；五味子酸敛肺肾之精，二者合用培元固本，以图久效。增肉桂用量，旨在温通经脉，调畅气血。鼓励坚持锻炼，合理饮食。

医案 5：

关某，女，22 岁。初诊：2009 年 4 月 12 日。

主诉： 自上初中开始逐渐增胖，身高 165 cm，体重 101 kg，近 1 年月经量少，现已 3 月未来潮。伴头晕乏力，记忆力差，面色少华，倦怠懒言，四末冷，纳食一般，带下清稀量多。

诊查： 舌淡胖、边有明显齿痕、苔薄，脉沉缓。

辨证： 肥胖、闭经（脾肾阳虚，痰湿内蕴）。

治法： 健脾温肾，化痰除湿。

方药： 苍附导痰汤合三仁汤加味。

苍术 25 g，香附 25 g，陈皮 15 g，厚朴 20 g，枳实 20 g，半夏 15 g，茯苓 20 g，白术 15 g，白豆蔻 15 g，薏苡仁 25 g，山楂 25 g，附子 10 g，竹叶 15 g，益母草 35 g，川芎 20 g，当归 15 g，生姜为引。7 剂水煎，每日 2 次温服。

二诊： 2009 年 4 月 20 日：头晕稍缓，乏力改善，仍未来潮，四末欠温。结合舌淡，脉有沉缓之象，乃肾阳不足，温化无权之属。思古训有"五脏之病，虽具能生痰，然无不由脾肾，盖脾主湿，湿动则为痰；肾主水，水泛亦为痰。故痰之不化在脾，而痰之本无不在肾""经水出于肾（张景岳）"之说，本病治疗遵经之意，原方增仙茅 15 g，淫羊藿 15 g，巴戟天 15 g，补骨脂 15 g，桂枝 20 g，附子 20 g，10 剂，水煎服。

三诊： 2009 年 4 月 29 日：头晕消失，乏力改善，月经来潮，唯量少色淡，四末已转温，体重减至 94.5kg，精神饱满。二诊方加荷叶 25 g，每剂服用 2 天，连用 2 个月。

四诊： 体重 82 kg，月经按时来潮，体力正常，饮食规范，无所苦，疗效满意。（潘立民，马国庆，李敬孝.李敬孝教授治疗与肥胖相关医案二则［J］.中医药信息，2011（4）：19–20.）

按： 该患之肥胖，是因久坐嗜卧，缺少劳作，加之饮食不节，损伤脾胃所致。《黄帝内经》有"久卧伤气，久坐伤肉"的论述。脾虚则水湿失运，痰瘀渐生，闭阻胞宫，月水不行。《医宗金鉴》云："痰饮子膜病子宫"之疾。治以化痰除湿，健脾温肾之法。方中导痰汤燥湿化痰；苍术、厚朴、白豆蔻、竹叶、薏苡仁、益母草行气利湿；川芎、当归、香附、山楂活血调经；附子、生姜温肾助阳，以期湿化经通。

【临证心法】

本病初期以年轻体壮者以实证为主，中年以上肥胖患者以虚证为主。补虚泻实是本病治疗的基本原则。虚则补之，多用健脾益气；脾病及肾，则结合益气补肾。实则泻之，常用清胃降浊或祛湿化痰法，并结合消导通腑、行气利水、行气化痰或痰瘀同治等法，以消除膏脂、痰浊、水湿、瘀血及郁热。虚实夹杂者，当补虚、泻实并举。无论痰湿内盛证还是气郁血瘀证，病延日久，均可转化为痰瘀互结证，治疗当以活血化瘀、祛瘀通络为主，可用导痰汤合血府逐瘀汤，或栝楼薤白半夏汤合桃红四物汤加减。

本病的转化与消瘅有关，易合并消渴、头疼、眩晕、胸痹、中风、胆胀、痹症等。

肥胖治法与上病症结合有助于提高疗效。研究表明，具有减肥作用的中药有何首乌、荷叶、茶叶、菟丝子、枸杞、玉竹、地黄、莱菔子、栀子、防己、泽泻、赤小豆、薏苡仁、猪苓、茯苓、柴胡、菊花、茵陈、大黄、芦荟、女贞子、旱莲草、苍术、夏枯草、三棱、丹参、魔芋、决明子、番泻叶、冬瓜皮、车前子、芒硝、麻仁、昆布、海藻等，临证时在辨证论治的基础上，可酌情选用。

本病患者饮食宜清淡，忌肥甘醇酒美味，多食蔬菜、水果等富含纤维、维生素的食物，适当补充蛋白质，宜低糖、低脂、低盐；养成良好的饮食习惯，忌多食、暴饮暴食，忌食零食；必要时有针对性地配合药膳疗法。适当参加体育锻炼，如根据情况可选择散步、快走、慢跑、骑车、爬楼、拳击等，也可做适当的家务等体力劳动。减肥须循序渐进，使体重逐渐减轻，接近正常体重，不宜骤减，以免损伤正气，降低体力。

第十节　癌病

癌病是由于脏腑组织发生异常增生，以肿块逐渐增大、表面高低不平、质地坚硬、时有疼痛，常伴发热、乏力、纳差、消瘦并进行性加重为主症的疾病。现代医学中的各种恶性肿瘤可参照本病辨证论治，也可与积聚、噎膈、瘿病等互参。

【病因病机】

癌病的病因尚未完全明了，但据癌病的起病、发展及临床表现，其发生与外在的六淫邪毒内在的七情怫郁，饮食失调、宿有旧疾或久病伤正，年老体衰等有密切关系。

1. 六淫邪毒

外感六淫之邪，或工业废气、石棉、煤焦烟雾、放射性物质等邪毒之气入侵，若正气不能抗邪，则致客邪久留，脏腑气血阴阳失调，而致气滞、血瘀、痰浊、热毒等病变，久则可形成结块。

2. 七情怫郁

情志不遂，气机郁结，久则导致气滞血瘀，或气不布津，久则津凝为痰，血瘀、痰浊互结，渐而成块。正如《类证治裁·郁证》云："七情内起之郁，始而伤气，继必及血。"

3. 饮食失调

嗜好烟酒辛辣，腌炸烧烤，损伤脾胃，脾失健运，正气亏虚，气虚血瘀。或正气亏虚，易感外邪或易致客邪久留。另一方面，脾失健运，不能升清降浊，敷布运化水湿，则痰湿内生。

4. 宿有旧疾

机体脏腑阴阳的偏盛偏衰，气血功能紊乱，如治不得法或失于调养，病邪久羁，损伤正气，或正气本虚，驱邪无力，加重或诱发气、痰、食、湿、水、血等凝结阻滞体内，邪气壅结成块。

5. 久病伤正、年老体衰

正气内虚，脏腑气血阴阳失调，是罹患癌症的主要病理基础。久病体衰，正气亏虚，气虚血瘀；或生活失于调摄，劳累过度，气阴耗伤，外邪每易乘虚而入，客邪留滞不去，气机不畅，终致血行瘀滞，结而成块。

癌病的形成虽有上述多种因素，但其基本病理变化为正气内虚，气滞、血瘀、痰结、湿聚、热毒等相互纠结，日久积滞而成有形之肿块。病理属性总属本虚标实。多是因虚而得病，因虚而致实，是一种全身属虚，局部属实的疾病。初期邪盛而正虚不显，故以气滞、血瘀、痰结、湿聚、热毒等实证为主。中晚期由于癌瘤耗伤人体气血津液，故多出现气血亏虚、阴阳两虚等病机转变，由于邪愈盛而正愈虚，本虚标实，病变错综复杂，病势日益深重。

不同的癌病其病机上又各有特点。脑癌的本虚以肝肾亏虚、气血两亏多见，标实以痰浊、瘀血、风毒多见；肺癌之本虚以阴虚、气阴两虚多见，标实以气阻、瘀血、痰浊多见；大肠癌的本虚则以脾肾双亏、肝肾阴虚为多见，标实以湿热、瘀毒多见；肾癌及膀胱癌的本虚以脾肾两虚、肝肾阴虚多见，标实以湿热蕴结、瘀血内阻多见。不同的癌病其病变部位不同，脑瘤病位在脑，肺癌病位在肺，大肠癌病位在肠，肾癌及膀胱癌病位在肾与膀胱。但由于肝主疏泄，条达气机，脾为气血生化之源，肾主髓，藏元阴元阳，故上述癌病的发生发展，与肝、脾、肾的关系也较为密切。

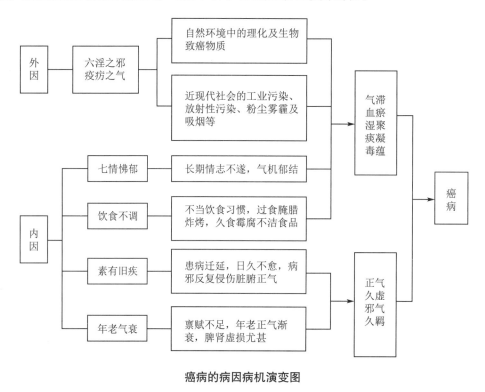

癌病的病因病机演变图

【辨证要点和鉴别诊断】

（一）辨证要点

（1）癌病中晚期可出现相关特异性证候表现。由于肿瘤部位不同而主症各异，如脑瘤患者常以头痛、呕吐、视力障碍为主；肺癌患者以顽固性干咳或痰中带血，以及胸痛、气急、发热多见；肝癌患者可见右胁疼痛、乏力、纳差、黄疸等；大肠癌患者可有大便习惯改变，如腹泻或便秘等；肾癌患者可有腰部不适、尿血等。

（2）病变局部可有坚硬、表面不平的肿块，肿块进行性增大，伴乏力、纳差、疼痛，或不明原因发热及消瘦，并进行性加重，多为癌病诊断的主要参照依据。实验室酶学检查、免疫学检查，或进行胸片、B超、CT、MRI、胃镜、肠镜、纤维支气管镜等检查，以及手术或病灶穿刺活检进行病理组织学检查，可明确诊断。

（二）鉴别诊断

癌病的有关鉴别诊断复杂，不同癌病需要与之鉴别的病证不同，具体鉴别要点参见本书其他相关章节内容。

【西医相关疾病及特征性症状】

（1）肺癌：在早期并没有什么特殊症状，仅为一般呼吸系统疾病所共有的症状，如咳嗽、咳痰、痰中带血、低热、胸痛、气闷等，肺癌晚期可有面、颈部水肿，声嘶，气促，血性胸腔积液、吞咽困难等表现。

（2）肝癌：可分为原发性和继发性两大类。原发性肝脏恶性肿瘤起源于肝脏的上皮或间叶组织，前者称为原发性肝癌，是我国高发的、危害极大的恶性肿瘤；继发性或称转移性肝癌指全身多个器官起源的恶性肿瘤侵犯至肝脏。一般多见于胃、胆道、胰腺、结直肠、卵巢、子宫、肺、乳腺等器官恶性肿瘤的肝转移。主要表现为：肝区疼痛、腹胀、纳差、乏力、消瘦，进行性肝大或上腹部包块等；

部分患者有低热、黄疸、腹泻、上消化道出血；肝癌破裂后出现急腹症表现等。

（3）大肠癌：大肠癌早期无症状，或症状不明显，仅感不适、消化不良、大便潜血等。随着癌肿发展，症状逐渐出现，表现为大便习惯改变、腹痛、便血、腹部包块、肠梗阻等，伴或不伴贫血、发热和消瘦等全身症状。

（4）膀胱癌：膀胱癌是指发生在膀胱黏膜上的恶性肿瘤。有90%以上的膀胱癌患者最初的临床表现是血尿，通常表现为无痛性、间歇性、肉眼全程血尿，有时也可为镜下血尿。血尿可能仅出现1次或持续1天至数天，可自行减轻或停止，有些患者可能在相隔若干时间后再次出现血尿。血尿的染色由浅红色至深褐色不等，常为暗红色，有患者将其描述为洗肉水样、茶水样。出血量与血尿持续时间的长短，与肿瘤的恶性程度、大小、范围和数目并不一定成正比。有时发生肉眼血尿时，肿瘤已经很大或已属晚期；有时有很小的肿瘤却出现大量血尿。

【辨证论治】

1. 气郁痰瘀

临床表现： 胸膈痞闷，脘腹胀满，或胀痛不适，或隐痛或刺痛，善太息，神疲乏力，纳呆食少，便溏或呕血、黑便，或咳嗽咳痰，痰质稠黏，痰白或黄白相兼；舌苔薄腻、质暗隐紫，脉弦或细涩。

治法： 行气解郁，化痰祛瘀。

代表方： 越鞠丸合化积丸。

越鞠丸由香附、苍术、川芎、栀子、神曲组成；化积丸由三棱、莪术、阿魏、海浮石、香附、槟榔、苏木、瓦楞子、五灵脂、雄黄组成。前方行气解郁，化痰散结；后方活血化瘀，软坚消积。若以气郁为主者，加柴胡、白芍、郁金、枳壳、八月札；痰湿重者，合用六君子汤加石菖蒲、白芥子、苏子、竹茹、全栝楼；如疼痛较明显者，加郁金、延胡索、五灵脂、石见穿；肿块明显者，加鳖甲、炮山甲、海藻、浙贝母、土鳖虫。

2. 热毒炽盛

临床表现： 局部肿块灼热疼痛，发热，口咽干燥，心烦寐差，或热势壮盛，久稽不退，咳嗽无痰或少痰，或痰中带血，甚则咳血不止，胸痛或腰酸背痛，小便短赤，大便秘结或便溏泄泻；舌质红、舌苔黄腻或薄黄少津，脉细数或弦细数。

治法： 清热凉血，解毒散结。

代表方： 犀角地黄汤合犀黄丸。

犀角地黄汤由犀角（用水牛角代）、牡丹皮、生地黄、赤芍组成；犀黄丸由牛黄、麝香、没药、乳香、黄米饭组成。前方清热解毒，凉血散瘀；后方清热解毒，活血止痛。临床可加半枝莲、白花蛇舌草、山慈菇、龙葵等。若口咽干燥、干咳者，加南北沙参、天花粉、玄参、芦根、知母；咯血、呕血或尿血，加小蓟、蒲黄、三七粉、白及、白茅根、仙鹤草、茜草根；腑气不通，加生大黄、桃仁、栝楼、芒硝。

3. 湿热郁毒

临床表现： 时有发热，恶心，胸闷，口干口苦，心烦易怒，胁痛或腹部阵痛，身黄，目黄，尿黄，便中带血或黏液脓血便，里急后重，或大便干稀不调，肛门灼热；舌质红、苔黄腻，脉弦滑或滑数。

治法： 清热利湿，解毒散结。

代表方： 龙胆泻肝汤合五味消毒饮。

龙胆泻肝汤由龙胆草、黄芩、栀子、泽泻、木通、车前子、当归、地黄、柴胡、生甘草组成；五味消毒饮由金银花、野菊花、蒲公英、紫花地丁、紫背天葵组成。前方泻肝胆实火，清下焦湿热；后方清热解毒，消散疔毒。如腹痛较著者，加香附、郁金、延胡索；大便脓血黏液、泻下臭秽者，加白头翁、败酱草、苦参、马齿苋；身目发黄、口干口苦、尿黄、便秘者，合用茵陈蒿汤加金钱草、田基黄、白花蛇舌草。

4. 瘀毒内阻

临床表现：面色晦暗，或肌肤甲错，胸痛或腰腹疼痛，痛有定处，如锥如刺，痰中带血或尿血，血色暗红，口唇紫暗；舌质暗或有瘀点、瘀斑，舌苔薄或薄白，脉涩或细弦或细涩。

治法：活血化瘀，理气散结。

代表方：血府逐瘀汤。

本方由当归、生地黄、桃仁、红花、枳壳、赤芍、柴胡、甘草、桔梗、川芎、牛膝组成。若伴发热者，加牡丹皮、丹参、白薇；胸痛明显者，加延胡索、郁金；口干舌燥者，加沙参、天花粉、玄参、知母；纳少、乏力、气短者，加黄芪、党参、白术。

5. 气阴两虚

临床表现：神疲乏力，口咽干燥，盗汗，头晕耳鸣，视物昏花，五心烦热，腰膝酸软，纳差，大便秘结或溏烂；舌质淡红少苔，脉细或细数。

治法：益气养阴，扶正抗癌。

代表方：生脉地黄汤。

本方由人参、麦冬、五味子、地黄、山茱萸、山药、茯苓、牡丹皮、泽泻组成。如阴虚明显者，加北沙参、天冬、石斛、炙鳖甲；气虚明显者，加生黄芪、太子参、白术、仙鹤草；口渴明显者，加芦根、天花粉、知母；咳痰不利、痰少而黏者，加贝母、百部、杏仁；五心烦热、潮热盗汗者，加知母、黄柏、地骨皮、煅龙骨、煅牡蛎；下利清谷、腰酸膝冷，用四神丸。

6. 气血双亏

临床表现：形体消瘦，面色无华，唇甲色淡，气短乏力，动辄尤甚，伴头昏心悸，目眩眼花，动则多汗，口干舌燥，纳呆食少；舌质红或淡，脉细或细弱。

治法：益气养血，扶正抗癌。

代表方：十全大补丸。

本方由人参、白术、茯苓、甘草、当归、熟地黄、白芍、川芎、黄芪、肉桂、生姜、大枣组成。如血虚明显者，加阿胶、鸡血藤；纳呆食少者，加砂仁、薏苡仁、山楂、神曲、炒谷麦芽；下利清谷、腰酸膝冷者，加补骨脂、肉豆蔻、吴茱萸、五味子。

【歌诀】

脑癌：
脑癌痛吐视力阻，痰瘀通窍虚定风，
风毒上扰重抽搐，黄连解毒合天麻。

肺癌：
肺癌血府瘀阻肺，痰湿二陈栝蒌半，
沙麦五味阴虚毒，生脉百合气阴虚。

肝癌：
肝癌肝郁用柴胡，复元活血气血瘀，
湿热聚毒茵陈蒿，一贯煎主肝阴亏。

大肠癌：
肠毒湿热槐角施，膈下逐瘀瘀毒阻，
脾肾双亏大补元，肝肾阴虚柏地黄。

肾癌、膀胱癌：
肾癌湿热蕴毒证，龙胆泻肝或八正，
桃红四物瘀血阻，大补元煎脾肾虚，
阴虚内热五心烦，知柏地黄方用良。

总结癌病：

癌病气滞痰瘀结，越鞠理气合化积，

热毒犀角犀黄丸，湿热龙胆五味齐，

瘀毒内阻逐瘀汤，气阴两虚脉地黄，

气血双亏十全补，病期虚实再阴阳。

【经典摘要】

《黄帝内经·灵枢·五变》："人之善病肠中积聚者，何以候之？少俞答曰：皮肤薄而不泽，肉不坚而淖泽，如此肠胃恶，恶则邪气留止，积聚乃伤。"

《难经·五十六难》："肝之积，名曰肥气，在左胁下，如覆杯，有头足。久不愈，令人发咳逆，痎疟，连岁不已……脾之积，名曰痞气，在胃脘，腹大如盘。久不愈，令人四肢不及，发黄疸，饮食不为肌肤……肺之积，名曰息贲，在右胁下，覆大如杯。久不已，令人洒淅寒热，喘咳，发肺壅。"

《仁斋直指附遗方论·卷二十二发癌方论》指出："癌者上高下深，岩穴之状，颗颗累垂……毒根深藏，穿孔透里，男则多发于腹，女则多发于乳，或项或肩或臂，外症令人昏迷。"

《济生方》云："积者，生于五脏六腑之阴气也……此由阴阳不和，脏腑虚弱，风邪搏之，所以为积……忧思喜怒之气，人之所不能无者，过则伤乎五脏。逆于四时，传克不行，乃留结而为五积。"

《杂病源流犀烛·积聚癥瘕痃癖痞源流》："邪积胸中，阻塞气道，气不宣通，为痰，为食，为血，皆得与正相搏，邪既胜，正不得而制之，遂结成形而有块。"

【临证实录】

医案1：

陈某，女，79 岁。初诊：2013 年 9 月 7 日。

主诉：患者右肺腺癌 1 年，近两个月发现骨转移并进行放疗。现咳嗽，咳痰，痰白黏，活动后气喘，休息后自行缓解，伴右下肋痛，食欲良好，睡眠、二便正常。

诊查：舌红、苔黄厚而干，脉滑。

辨证：癌病（气阴两虚，痰瘀互结）。

治法：益气养阴，化痰活血。

方药：千金苇茎汤合生脉饮化裁。

苇茎 25 g，桃仁 15 g，薏苡仁 30 g，冬瓜仁 30 g，桑白皮 15 g，葶苈子 15 g，炒杏仁 15 g，茯苓 25 g，鱼腥草 30 g，蛇舌草 25 g，石见穿 20 g，麦冬 25 g，五味子 15 g，党参 40 g，黄芪 50 g，甘草 10 g。7 服，水煎服。

二诊：2013 年 9 月 14 日：服药后患者咳嗽减轻，咳痰稍有改善，余症同前。处方：上方加用蛤蚧粉 10 g，沉香 3 g（后下），14 服，水煎服。

三诊：2013 年 9 月 28 日：诸症明显好转，处方：守上方 14 服，水煎服。反复以上方化裁两月余，病情未见进展。

按：肺癌晚期，又经化疗，致使体质变差，肺虚不能充分发挥司呼吸的功能，故而出现以咳喘为主要表现的一系列临床症状，属于中医"虚喘"的范畴，本例患者虽未行手术治疗，但行多疗程放射治疗，放疗疗法从对身体的伤害来看属于热毒，最易损伤肺阴，又因癌毒生长、转移耗伤人体正气，故患者主要表现为气阴两虚，又兼有痰瘀互结之象。治疗当以益气养阴为主，同时配合化湿祛瘀之品，方中麦冬、五味子、党参合用取生脉饮之意，以益气养阴，佐以黄芪加强益气之效；苇茎、桃仁、薏苡仁、冬瓜仁合用，取千金苇茎汤之意，以活血祛痰，佐以石见穿既能活血化瘀又能清热利湿；桑白皮、葶苈子、杏仁祛痰下气，肃肺平喘，茯苓健脾祛湿以杜生痰之源，四药合用共奏祛痰平喘之效；鱼腥草、舌草合用，清热解毒，既能抑制癌细胞生长，又能缓解放疗产生的热毒，诸药合用共奏益气养阴、活血祛痰平喘之效。癌毒为慢性消耗性疾病，病初病位虽在肺，但又继发骨转移，故必累及于肾，导致肾虚不能纳气,故二诊加蛤蚧、沉香补能纳气,以增加平喘之功。三诊药至病所,气喘缓解,诸症亦有明显好转,遂效不更方,后以此方加减治疗两月余。肺癌是诸多癌症中病情较重,发展较快,死亡率较高的癌症,发现一般即为中晚期,又因肺部解剖结构而一般难行手术治疗,故多采用放化疗。中医针对此种病情,应该更多关注如何提高患者生活质量而不是针对肿瘤本身,中医药在治疗肿瘤并发症,减轻放化疗不良反应和后遗症方面有着较好的临床疗效,既可以减轻患者痛苦,又可以延长患者生命。

医案 2:

邱某,女,75 岁。初诊:2014 年 7 月 4 日。

主诉:因食管癌行食管支架置入术 1 月余,此前曾多次进行化疗,现患者形体消瘦,周身持续性隐痛,多汗,偶有呕吐、干咳,大便干燥,纳差。

诊查:舌红少津少许裂纹,脉细弱。

辨证:癌病(胃阴不足,痰瘀阻络)。

治法:益气养阴,行气散结,通络止痛。

方药:增液汤加减。

处方:北沙参 25 g,麦冬 30 g,生地 30 g,重楼 15 g,藤梨根 15 g,山慈菇 15 g,莪术 15 g,竹茹 15 g,清半夏 15 g,牡蛎 30 g,神曲 15 g,白豆蔻 10 g,旋覆花 20 g,肉苁蓉 25 g,威灵仙 25 g,延胡索 15 g,炙甘草 10 g。5 服,水煎服。

二诊:2014 年 7 月 9 日:服药后诸症好转,自诉小便量少,唯汗出依旧,纳差,舌红裂纹减少,脉细缓稍有力。处方:上方减延胡索,加五味子 15 g。7 服,水煎服。

三诊:2014 年 7 月 16 日:患者整体状态明显好转,故守前方继服。

按:食管癌属中医学噎膈范畴。对本病的病因病机,《医宗必读·反胃噎膈》云:"大抵气血亏损,复因悲思忧恚,则脾胃受伤,血液渐耗,郁气生痰,痰则塞而不通,气则上而不下,妨碍道路,饮食难进,噎塞所由成也。"此患者年事已高,脾胃亏虚,运化失常,津液聚集成痰,加之情志内伤,气机不畅,痰气交阻,继则瘀血内结,致使痰、气、瘀三者交互搏结,而成此病。复因手术及多次化疗,攻伐气血,耗伤阴津,致使胃阴亏虚。《医学心悟·噎膈》亦云:"凡噎膈症,不出'胃脘干槁'四字"。胃阴不足,则胃失濡养,受纳失常,气血生化乏源,故形体消瘦,筋骨失于荣养,则见周身隐痛。干咳、便干、舌红少津少许裂纹,脉细弱均为津液不足之象。治以益气养阴,通络散结止痛。方中北沙参、麦冬、生地三药合用取增液汤之意,以滋阴增液;重楼、藤梨根清热解毒,现代药理研究证明有抑癌功效;莪术、竹茹、清半夏、牡蛎、山慈菇合用共奏化痰软坚散结之效,莪术合旋覆花又能活血通络,神曲、豆蔻和胃消食,合旋覆花共奏降逆止呕之效。肉苁蓉补肾通便,威灵仙、延胡索活络止痛,甘草调和诸药,全方诸药合用共奏养阴散结、活血通络之效。二诊诸症好转唯出汗依旧,故加五味子养阴敛汗。

医案 3:

李某,女,34 岁。初诊:2013 年 3 月 4 日。

主诉:患者于 5 个月前行乳腺癌切除手术,术后放疗 18 次,化疗 4 个疗程,现患者右乳时有隐痛,腋窝肿,气短乏力,食欲不佳,眠差,二便可,月经不调。

诊查:舌暗,舌下络脉青紫、苔薄白,脉细弱。

辨证:癌病(气虚血瘀)。

治法:健脾补气,活血和血。

方药:四君子汤加减。

黄芪 50 g,党参 40 g,生白术 25 g,茯苓 25 g,白豆蔻 10 g,桃仁 15 g,当归 20 g,丹参 30 g,郁金 15 g,香附 20 g,白花蛇舌草 30 g,山慈菇 20 g,牡蛎 30 g,鹿角片 10 g,菟丝子 30 g,甘草 10 g。7 服,水煎服。

二诊:2013 年 3 月 11 日:服药 1 周后,右乳疼痛好转,其余诸症略有好转,舌暗,舌下络脉青紫、苔薄白,脉细弱。上方加鸡内金 20 g,莪术 25 g,14 服,水煎服。

三诊：2013 年 3 月 25 日：服药 3 周，右乳疼痛已经消失，腋窝肿明显好转，体力恢复，睡眠改善，舌暗，舌下络脉紫暗；苔薄白，脉细。守方加荔枝核 20 g，续服 14 服。该患后续相继服药半年，诸症痊愈，精神状态良好。随访半年无不适症状。

按：乳岩发病或因外邪侵袭，蕴结于乳络，或为气滞痰凝，乳络痞涩，或为冲任失调，气滞血凝，阻于乳络。该患术后，虽然局部问题已解决，但是整体病症尚未痊愈，仍存在痰瘀阻滞，又加上术后和放化疗，导致元气大伤，故而辨证为气虚血瘀，治以补气活血。方中黄芪、党参、生白术、茯苓、豆蔻，取四君子汤之意，以健脾补气；桃仁、当归活血和血，加丹参以增强活血之功；香附、郁金、鹿角合用既能疏肝解郁，也能行气以助活血；舌草、山慈菇针对乳腺癌变；加牡蛎既能安神，又能配合山慈菇软坚散结祛痰；菟丝子合枸杞以补养元气。二诊患者略有好转，加鸡内金以健脾消食，以化生气血，加莪术以活血消积。三诊患者诸症进一步好转，加荔枝核以理气散结。癌症患者，取效较缓，治疗周期较长，应嘱咐患者坚持治疗，往往能取较好疗效。

【临证心法】

针对癌症，临床应病证结合，多法并举，综合治疗。要重视对癌病的早期诊断，明确癌病的病情程度、病程分期及预后。熟知当前国内外中西医各种治疗手段和规范化治疗方案，及时制定个体化综合治疗措施。中医药能提高综合治疗的疗效，对其他疗法有减毒增效的作用，并可改善症状，提高生存质量，延长生存期。

癌症的病机，为本虚标实。本虚：脏腑气血，阴阳亏虚；标实：气滞，痰浊，瘀血，热毒。脑瘤：本虚为肝肾亏虚，气血两亏，标实为痰浊瘀血，风毒。肺癌：本虚为阴虚，气阴两虚，标实为气阻，瘀血，痰浊。大肠癌：本虚为脾肾双亏，肝肾阴虚，标实为湿热，瘀毒。肾癌及膀胱癌：本虚为脾肾两虚，肝肾阴虚，标实为湿热蕴结，瘀血内阻。

中医治疗癌病，在重视辨证论治的基础上，结合癌毒致病的特殊性，既重视滋阴养血、益气温阳、"扶正即所以祛邪""养正积自除"，又要重视癌毒的存在。理气、化痰、祛湿、活血、散结等解毒消癌法应贯穿癌病治疗的始终，又可按肿瘤部位不同选择适当的药物，如脑瘤常选僵蚕、制南星、白附子、全蝎、山慈菇等；鼻咽癌常选石斛、玄参、麦冬、天花粉、山豆根、蛇六谷；食管癌加旋覆花、代赭石、威灵仙；胃癌常选石斛、麦冬、冬凌草、藤梨根；肝癌选茵陈、溪黄草、田基黄、平地木、片姜黄；肺癌加泽兰、石见穿、蟾皮、红豆杉；胰腺癌加茵陈、栀子、红花、赤芍；肠癌加水红花子、漏芦、马齿苋、凤尾草、仙鹤草；肾癌选土茯苓、白花蛇舌草、马鞭草；膀胱癌选龙葵、石韦、车前子、白茅根；乳腺癌加八月札、王不留行、漏芦、白花蛇舌草；淋巴结转移加黄药子、夏枯草、蛇六谷。

结合西医不同疗法，分类分期辨证论治。中医药结合西医手术、化疗、放疗治疗癌病，有提高疗效或减毒增效的作用。癌病患者手术后，常出现发热、盗汗或自汗、纳差、神疲乏力等症状。中药可补气生血，使免疫功能尽快恢复，同时又有直接抗癌作用，常以健脾益气、滋阴养血为法，方如参苓白术散、八珍汤、十全大补汤、六味地黄丸等。癌病放化疗的患者，常出现消化障碍、骨髓抑制、机体衰弱及炎症反应等毒副反应，以阴虚毒热、气阴两伤、气血不足、脾胃虚弱、肝肾亏虚等为常见，常用治法为清热解毒、益气养阴、生津润燥、补益气血、健脾和胃、滋补肝肾等，方如黄连解毒汤、沙参麦冬汤、圣愈汤、香砂六君子汤、左归丸、右归丸等。

近年来，中医膏方多用于癌症治疗，癌症临床应用膏方，一般多用于手术后气血亏损的固本培元，放射治疗后阴虚血亏的养阴益气，化疗后脾肾受损的健脾补血，以及癌症康复期间的抗复发治疗。遵循中医肿瘤学的学科特色，发挥膏方的临床优势。

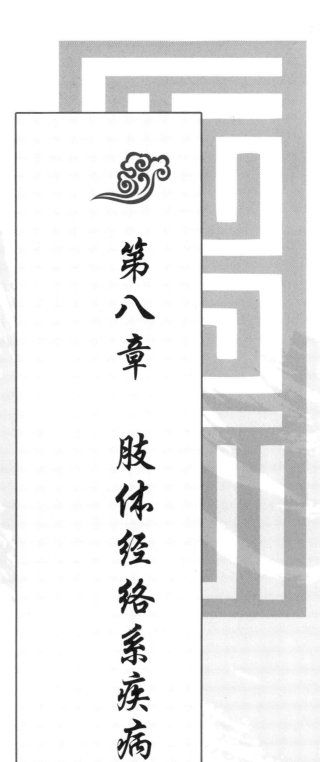

第八章　肢体经络系疾病

第一节　痹证

痹证是以肢体关节、筋骨、肌肉等处发生疼痛、酸楚、重着、麻木，或关节屈伸不利、僵硬、肿大、变形及活动障碍为主要表现的病证。因其发病多与风、寒、湿、热之邪相关，故病情呈反复性，病程有黏滞性、渐进性等特点。

【病因病机】

本病与外感风寒湿热之邪和人体正气不足有关。风寒湿等邪气，在人体卫气虚弱时容易侵入人体而致病。汗出当风、坐卧湿地、涉水冒雨等，均可使风寒湿等邪气侵入机体经络，留于关节，导致经脉气血闭阻不通，不通则痛，正如《黄帝内经·素问·痹论》所云："风寒湿三气杂至，合而为痹。"根据感受邪气的相对轻重，常分为行痹（风痹）、痛痹（寒痹）、着痹（湿痹）。若素体阳盛或阴虚火旺，复感风寒湿邪，邪从热化或感受热邪，留注关节，则为热痹。总之，风寒湿热之邪侵入机体，痹阻关节肌肉筋络，导致气血闭阻不通，筋脉关节失于濡养产生本病。

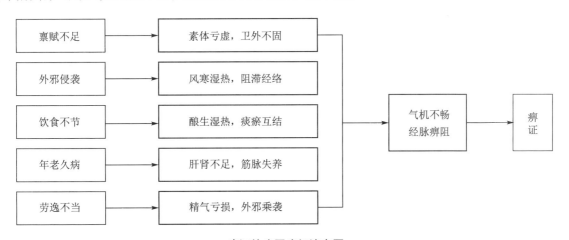

痹证的病因病机演变图

【辨证要点和鉴别诊断】

（一）辨证要点

（1）辨邪气偏盛：风、寒、湿、热为病各有偏盛，可根据临床主症辨别，如疼痛游走不定者为行痹，属风邪盛；疼痛剧烈，痛有定处，遇寒加重，得热则减者为痛痹，属寒邪盛；痛处重着、酸楚、麻木不仁者为着痹，属湿邪盛；病变处焮红灼热、疼痛剧烈者为热痹，属热邪盛。

（2）辨别虚实：根据发病特点及全身症状辨别虚实。一般痹证新发，风、寒、湿、热之邪明显者多为实证；经久不愈，耗伤气血，损及脏腑，肝肾不足者多为虚证；病程缠绵，痰瘀互结，肝肾亏虚者为虚实夹杂证。

（二）鉴别诊断

（1）痿证：痿证以邪热伤阴，五脏精血亏损，经脉肌肉失养为患。痹证以关节疼痛为主，而痿证则为肢体痿弱不用，一般无疼痛症状；其次在于肢体活动障碍与否，痿证是无力运动，痹证是痛而影响活动；此外，部分痿证病初即有肌肉萎缩，而痹证则是由于疼痛甚或关节僵直不能活动，日久废而不用导致肌肉萎缩。

（2）厥证：由于阴阳失调，气机逆乱，以突然昏倒、不省人事、四肢逆冷等为主要表现。四肢逆冷，无项背强硬、四肢抽搐等症状是其鉴别要点。

（3）偏枯：亦称半身不遂，是中风症状，病见一侧上下肢偏废不用，常伴有语言謇涩，口舌㖞斜，久则患肢肌肉枯瘦。二者临床不难鉴别。

【西医相关疾病及特征性症状】

（1）风湿性关节炎：主要侵犯大关节，发病前有咽炎，扁桃体炎等，伴有心肌炎、环形红斑、皮下结节等。

（2）类风湿关节炎：主要累及四肢小关节，晨僵，疼痛，关节肿胀，皮肤温度升高，触痛，活动受限，关节脱位与畸形等。

（3）骨性关节炎：主要受累关节有手、膝、髋、足、脊柱、肘等，疼痛多在活动后发生，休息后可缓解，晚期出现关节畸形症状，功能丧失。

（4）痛风：主要累及跖趾关节，踝部呈红、肿、热、痛伴发热。相关检查：抗溶血性链球菌"O"、红细胞沉降率、C反应蛋白、类风湿因子、血清抗核抗体等检查常有助于本病的诊断；X线和CT等影像学检查有助于了解骨关节疾病的病变部位与损伤程度；心电图、心脏彩超、肺功能等检查有助于诊断本病是否累及脏腑。

【辨证论治】

1. 风寒湿痹

（1）行痹。

临床表现：肢体关节、肌肉疼痛，屈伸不利，可累及多个关节，疼痛呈游走性，初起可见恶风、发热等表证；舌质淡、苔薄白或薄腻，脉浮或浮缓。

治法：祛风通络，散寒除湿。

代表方：防风汤。

常用药：防风、麻黄、桂枝、葛根祛风散寒，解肌通络止痛；当归养血活血通络；茯苓、生姜、大枣、甘草健脾渗湿，调和营卫。

（2）痛痹。

临床表现：肢体关节疼痛，疼势较剧，痛有定处，关节屈伸不利，局部皮肤或有寒冷感，遇寒痛甚，得热痛减；口淡不渴，恶风寒；舌质淡、苔薄白，脉弦紧。

治法：温经散寒，祛风除湿。

代表方：乌头汤。

常用药：制川乌、麻黄温经散寒，通络镇痛；芍药、甘草、蜂蜜缓急止痛；黄芪益气固表，利血通痹。

（3）着痹。

临床表现：肢体关节、肌肉酸楚、重着、疼痛，关节活动不利，肌肤麻木不仁，或有肿胀，手足困重；舌质淡、苔白腻，脉濡缓。

治法：除湿通络，祛风散寒。

代表方：薏苡仁汤加减。

常用药：薏苡仁、苍术、甘草益气健脾除湿；羌活、独活、防风祛风除湿；麻黄、桂枝、制川乌温经散寒，祛湿止痛；当归、川芎养血活血通脉。

2. 风湿热痹

临床表现：肢体关节疼痛，活动不利，局部灼热红肿，得冷则舒，可有皮下结节或红斑，多兼有发热，恶风，汗出，口渴，烦闷不安，尿黄，便干；舌质红、苔黄腻或黄燥，脉滑数或浮数。

治法：清热通络，祛风除湿。

代表方：白虎加桂枝汤、宣痹汤加减。

常用药：生石膏、知母、黄柏、连翘清热坚阴；桂枝疏风解肌通络；防己、杏仁、薏苡仁、滑石、赤小豆、蚕沙清利湿热，通络宣痹。若风热偏盛，关节疼痛，游走不定，加秦艽、桑枝、地龙；发热、咽痛者，加蚤休、薄荷、牛蒡子、桔梗疏风清热，解毒利咽；湿热偏盛，关节肿胀明显，重着不利，苔黄腻，加土茯苓、草薢、豨莶草；若皮肤有红斑者，加水牛角片、丹皮、赤芍、生地、凌霄花以清热凉血，活血化斑；口舌反复破溃，口渴明显者，加马勃、天花粉清热泻火生津；若邪热化火，壮热烦渴，关节红肿热痛，舌红少津者，去桂枝，加山栀、黄芩、漏芦，或选用犀角散加减。中成药可服用当归拈痛丸。

3. 寒热错杂证

临床表现：关节灼热肿痛，而又遇寒加重，恶风怕冷，或关节冷痛喜温，而又手心灼热，口干口苦，尿黄，舌红苔白，脉弦或紧或数。

治法：温经散寒，清热除湿。

代表方：桂枝芍药知母汤加减。

常用药：桂枝、防风、秦艽、羌活祛风胜湿，温经通络；麻黄、细辛温经散寒；苍术、木防己、晚蚕沙除湿宣痹；芍药、知母、黄柏、忍冬藤清热化湿通络。寒重热轻者，加制川乌、仙灵脾、威灵仙温阳散寒通络；热重于寒者，加生石膏、络石藤、豨莶草、海桐皮清热通络。

4. 痰瘀痹阻证

临床表现：病程日久，肢体关节肿胀刺痛，痛有定处，夜间痛甚；或关节肌肤紫暗、肿胀，按之较硬，肢体顽麻或重着；或关节僵硬变形，屈伸不利，甚则肌肉萎缩，有硬结、瘀斑、面色暗黧、肌肤甲错，眼睑浮肿，或痰多胸闷；舌质暗紫或有瘀点瘀斑，舌苔白腻，脉弦涩。

治法：活血化瘀、祛痰通络。

代表方：双合汤加减。

常用药：桃仁、红花、当归、川芎、白芍活血化瘀，通络止痛；茯苓、半夏、陈皮、白芥子、竹沥、姜汁健脾化痰。痰浊滞留，皮下有结节者，加南星、僵蚕；瘀血明显，关节疼痛、肿大、强直、畸形，活动不利，舌质紫暗，脉涩，加莪术、三七、土鳖虫；痰瘀交结，疼痛不已者，加穿山甲、白花蛇、全蝎、蜈蚣搜剔络道；有痰瘀化热之象者，加地龙、陈胆星、水蛭；关节、脊柱僵硬、强直、变形，疼痛较甚者，加乳香、没药、血竭、苏木、延胡索活血祛瘀止痛；关节屈伸不利者，加油松节祛风化湿，舒筋活络。如关节漫肿而有积液，可加用小量控涎丹祛痰消肿，每日服 1.5 g，连服 7 ~ 10 日为一疗程，不必空腹顿服，可分 2 次在餐后服下。

5. 气血虚痹证

临床表现：关节疼痛、酸楚，时轻时重，或气候变化、劳倦活动后加重，形体消瘦，神疲乏力，肌肤麻木，短气自汗，面色少华，唇甲淡白，头晕目花，舌淡苔薄，脉细弱。

治法：益气养血，和营通络。

代表方：黄芪桂枝五物汤加减。

常用药：黄芪、党参益气；当归、白芍养血活血；桂枝和营通络；川芎、姜黄、鸡血藤、天仙藤行气和血通络，此即"气血流畅，痹痛自止"之意。血虚明显者，重用当归，加生地、熟地；阴虚者，加玄参、石斛、山茱萸；兼有寒象者，加附子温阳散寒；兼有便溏者，加炒白术、苍术、茯苓健脾化湿；兼有瘀血者，加桃仁、红花；肢体麻木者，加苏木、路路通活血通络。

6. 肝肾两虚证

临床表现：痹证日久不愈，关节肿大，僵硬变形，屈伸不利，肌肉瘦削，腰膝酸软；或畏寒肢冷，阳痿遗精；或头晕目眩，骨蒸潮热，面色潮红，心烦口干，失眠；舌质红、少苔，脉细数。

治法：补益肝肾，舒筋活络。

第八章　肢体经络系疾病

335

代表方：独活寄生汤加减。

常用药：独活、桑寄生祛风湿，补肝肾，强筋骨，除痹痛；防风、秦艽祛风化湿止痛；桂枝、细辛温经通络；牛膝、杜仲补益肝肾；人参、茯苓、甘草健脾益气；当归、川芎、生地黄、白芍养血活血；甘草调和诸药。肾气虚，腰膝酸软，加制黄精、续断、狗脊；骨节疼痛，乏力较著，加鹿衔草、千年健、石楠藤、骨碎补补虚通络，强壮筋骨；阳虚，畏寒肢冷，关节疼痛拘急，加附子、鹿角片、仙灵脾、巴戟肉、肉苁蓉；肝肾阴亏，腰膝疼痛，低热心烦，或午后潮热，加生地、首乌、桑葚子、枸杞、功劳叶。

【歌诀】

痹病风寒湿热乘，气血经络痹阻名，
风盛游走防风取，寒则痛剧乌头通，
着痹薏苡汤加减，寒热错杂桂芍行，
风湿热痹多红肿，白虎加桂宜痹赢，
痰瘀痹阻为尪痹，药用双合能治愈，
久痹肝肾多亏虚，独活寄生最常用，
虚痹黄桂五物汤，补血荣筋能扶正。

【典籍摘要】

《黄帝内经·素问·痹论》云："所谓痹者，各以其时，重感于风寒湿之气也……其风气胜者为行痹，寒气胜者为痛痹，湿气胜者为着痹也。"又根据发病时间及部位阐述为"以冬遇此者为骨痹，以春遇此者为筋痹，以夏遇此者为脉痹，以至阴遇此者为肌痹，以秋遇此者为皮痹"。

《金匮要略·中风历节病脉证并治第五》中载有"历节"之名，将历节的特点概括为"历节疼痛，不可屈伸"，并采用桂枝芍药知母汤及乌头汤作为治疗方剂。

《诸病源候论·风湿痹身体手足不随候》："人腠理虚者，则由风湿气伤之，搏于气血，血气不行则不宣，真邪相击，在于肌肉之间，故其肌肤尽痛。"

《类证治裁·痹症论治》："诸痹，风寒湿三气杂合，而犯其经络之阴也。风多则引注，寒多则掣痛，湿多则重着，良由营卫先虚，腠理不密，风寒湿乘虚内袭，正气为邪气所阻，不能宣行，因而留滞，气血凝涩，久而成痹。"

《医宗金鉴》："痿痹之证，今人多为一病，以其相类也。然痿病两足痿软不痛，痹病通身肢节疼痛。但观古人治痿，皆不用风药，则可知痿多虚，痹多实，而所因有别也。"

【临证实录】

医案1：

周某，女，60岁。初诊：2018年12月6日。

主诉：周身肌肉疼痛不适，乏力，四末欠温一年余。伴头昏沉、大便不成形。无明显四肢关节红肿热痛。

诊查：舌淡苔白腻，脉沉弦。

辨证：肌痹（正气不足，寒湿外侵）。

治法：温阳散寒止痛、祛风除湿通络。

方药：麻黄附子细辛汤加减。

制附子15 g，生麻黄10 g，细辛5 g（后下），威灵仙20 g，桂枝15 g，五加皮15 g，羌活10 g，独活15 g，防风20 g，鸡血藤10 g，茯苓35 g，麸炒苍术20 g，生甘草10 g。7服，水煎服。

二诊：2018年12月13日：服药后大便好转，肌肉疼痛略减，余症同前。上方加桑枝25 g，川芎15 g。7服，水煎服。

三诊：2018年12月20日：身痛较前改善，四末转温，大便成型，唯口干。舌淡、苔薄黄，脉沉缓。

上方改附子 10 g，生麻黄 5 g，独活 10 g，加姜黄 20 g，黄芪 30 g。7 服，水煎服。

四诊：2018 年 1 月 10 日：偶有身凉、乏力、身痛，余无不适。舌脉同前，上方加海桐皮 15 g，鸡血藤 40 g，7 服，水煎服。

五诊：2019 年 12 月 16 日：诸症大减，继以独活寄生丸加黄芪 30 g，五加皮 15 g，苍术 15 g，威灵仙 25 g。5 服，为水丸。每日两次，每次 12 g，温水送服。

按：该患者年已六十，素体阳虚，湿浊内蕴，外感风寒之邪，与湿浊相合凝滞于肌肉，阻碍气血运行，故周身肌肉疼痛不适；寒湿困脾，水谷运化失常，故大便稀溏；湿浊阻碍清阳，蒙蔽清窍，故头部昏沉不适。治以温阳散寒止痛、祛风除湿通络之法，方用麻黄附子细辛汤、桂枝附子汤加减，方中麻、附、辛、桂辛温散寒；二活、五加皮、防风除肌肉风湿；灵仙、血藤通行上下经络；苍术、茯苓利中焦湿浊。二诊加桑枝、川芎增强祛风活血通络之效。三诊考虑温散之剂半月，湿去津少，故增姜黄以活血通经止痛，加黄芪益气生津，而酌减温燥药之力。五诊病势已大减，施益气养血，补益肝肾又能祛风止痛之剂久服收功。

医案 2：

林某，33 岁，工人。初诊：2019 年 6 月 20 日。

主诉：反复右足跖趾关节疼痛 1 年，昨日再发。右足跖趾关节及周围皮肤红肿，抚之灼热。

诊查：脉沉数，舌苔白腻。

辨证：痹证（湿热瘀阻）。

治法：清热利湿，活血止痛。

方药：白虎汤、四妙散加减。

生薏米 50 g，石斛 40 g，忍冬藤 35 g，赤芍 20 g，京知母 20 g，石膏 50 g，金银花 25 g，白芷 25 g，威灵仙 20 g，怀牛膝 30 g，黄柏 25 g，当归 15 g。7 服，水煎服；外用方：干黄花菜 25 g 嚼碎外敷患处，纱布裹，每日换药 1 次。

二诊：2019 年 6 月 27 日：用药后 3 小时右趾疼痛明显减轻，第 3 日疼痛基本消失，红肿亦退，步履恢复正常。再予原方减去金银花、赤芍。加土茯苓 25 g，萆薢 30 g，石菖蒲 25 g。7 服，水煎服。

三诊：2019 年 7 月 4 日：服药后疼痛消失，脉沉缓，舌淡红、苔薄白。服用湿热痹颗粒加萆薢、土茯苓煎水巩固。

四诊：诸症消失，予土茯苓 30 g，萆薢 30 g 代茶饮，每日两次，每次两丸。送服知柏地黄丸，随诊半年未发。

按：本病属中医的热痹，相当于现代医学的痛风。病变好发部位在足趾、足背和脚踝，符合"伤于湿者，下先受之"的理论。《黄帝内经》中的"饱食肥甘，足生大疔"中的"大疔"很像是痛风的发作期的表现，其致病原因是热中夹湿、湿热夹瘀，阻滞经脉所致。一诊口服汤药是以仙方活命和四妙散加减，既能清热祛湿，又能活血止痛。二诊疼痛已止，但湿邪仍在，去活血止痛之剂，加大剂量土茯苓、萆薢、石菖蒲以除湿利关节。三诊予以湿热痹颗粒，具有祛风除湿，清热消肿，止痛之功效。四诊以知柏地黄滋阴清热，土茯苓、萆薢健脾除湿收功。

医案 3：

张某，男，65 岁，农民。初诊：2018 年 10 月 24 日。

主诉：双膝关节痛多年，冬季为甚，遇寒加重，得温则舒，伴腰痛，怕冷，常手麻。

诊查：舌暗苔白厚，脉沉。

辨证：痹证（寒湿痹阻，肾亏络瘀）。

治法：散寒除湿，补肾活血。乌头汤合独活寄生汤加减。

方药：川乌 10 g，草乌 10 g，威灵仙 25 g，桂枝 20 g，羌活 15 g，独活 15 g，生杜仲 20 g，桑寄生 20 g，赤芍 25 g，红花 15 g，茯苓 15 g，麸炒白术 15 g，蜜麻黄 10 g，白花蛇 1 条，甘草 10 g。14 服，水煎服。嘱其将剩余药渣加水烧开取汁和荆芥、防风、花椒、艾叶、透骨草、伸筋草、海桐皮、地骨皮、五加皮、羌活、独活、甘草各 15 g，水煎熏洗关节，药渣热敷腰部，每日 2 次。每次 20 分钟。

二诊：2018 年 11 月 8 日：双膝疼痛减轻，腰痛改善，舌脉同前。前方加牛膝 20 g，木瓜 20 g，川断 20 g。继续服用 14 服，水煎服，余法同前。

三诊：2018 年 11 月 22 日：双膝偶有疼痛，且仅在遇寒时疼痛，腰痛如前。上方加巴戟天 15 g，申姜 15 g，狗脊 20 g，仙茅 10 g，淫羊藿 10 g。30 服，水煎服，药渣外敷。

四诊：2018 年 12 月 8 日：双膝疼痛未发，腰疼大减，停口服汤药，上方为丸收功。

按：该患是由营卫气虚，腠理不密，风寒湿邪乘虚内袭，正气为邪气所阻，不能宣行，因而留滞，气血凝涩，久而成痹。一诊治以祛寒除湿，补肾活血为法，内外相合施治。二诊考虑该患属劳苦之人，且年过六十，发病日久，正气不足，故加牛膝、川断补肝肾、强筋骨、祛风湿，二者尤善治疗下肢痹痛。三诊加补肾壮阳去寒湿之品，意在补益肾精、正复而邪去，故痹症得通。四诊病未尽除，故以药丸久治收工。

医案 4：

鲍某，女，68 岁。初诊：2019 年 10 月 13 日。

主诉：于绝经期前后确诊原发性干燥综合征，病程约 20 年，间断服用激素类药物（具体不详）治疗，病情控制不理想。辅助检查：抗 ssa 抗体阳性；抗 ssb 抗体阳性；腮腺造影异常；唇腺活检异常。刻下：口干燥，喜饮，饮后仍渴，每天大量频繁饮水，目干涩发痒，伴腰膝冷痛，四末不温，牙齿松动欲脱。夜尿频，3～4 次／晚，大便溏，1～2 次／日。

诊查：舌淡、苔薄略腻、边齿痕，脉弦滑。

辨证：西医诊断：干燥综合征；中医诊断：燥痹。辨为脾肾亏虚，气不化津。

治法：健脾补肾，生津润燥。

方药：方用升阳益胃加味汤加减。

黄芪 30 g，茯苓 15 g，白芍 15 g，白术 15 g，桂枝 10 g，熟地 20 g，黄精 15 g，生晒参 10 g，陈皮 10 g，独活 10 g，防风 10 g，羌活 10 g，柴胡 10 g，泽泻 10 g，胡黄连 5 g，炙甘草 10 g。7 剂，日 1 剂，水煎服，早晚饭后温服。

二诊：2019 年 10 月 20 日：口干较前略缓解，饮水频率下降，目稍干时涩，大便次数 1 次／日，略溏。舌脉同前。前方基础上加附子 15 g，7 剂，日 1 剂，水煎服，服法同前。

三诊：2019 年 10 月 28 日：口干明显缓解，口渴缓解，偶感目干涩，身微热，舌暗、苔薄白，脉弦略滑。二诊方加墨旱莲 10 g，女贞子 10 g，调方后继服 15 剂，日 1 剂，服法同前。

四诊：2019 年 11 月 13 日：偶感口干，手足温，腰膝较前有力，二便调，眠可，舌淡，苔薄红，脉略弦。上方继服 7 剂后，复诊后，病情趋于稳定，遂将三诊方调制为水蜜丸，嘱患者连续服用半年，随访病情稳定。

按：现代医学认为干燥综合征是一种慢性炎症性外分泌病且临床以局部表现和系统损害并见的自身免疫性疾病，其发病机制尚不明确，可能与遗传、免疫、内分泌等相关。该病案患者初诊时，口干，四末不温，腰膝发冷，且大便溏，小便频，可知该患者年老久病，肾阳衰惫，血脉痹阻，故腰膝冷痛，失于温煦，故手足不温，连及膀胱，受累气化不利，津液无法蒸腾汽化，水液分布不均，故大小便不调。日久阴阳皆虚，燥症加重，升阳益胃汤加减方在健脾益胃的基础上温肾阳，司开合，桂枝入膀胱经，鼓动气化，腠理开合正常，气津得以运行，营卫得养；黄芪、生晒参为补气生血的药对，为气血津液化生提供保障；独活、羌活、防风祛除肢体水湿，以促水液分布代谢，且具有改善肢体疼痛的作用。初诊服药后，口干渴较前改善，患者整体感觉向好，为阳中求阴，故在前方基础上加用附子。三诊时，干燥诸症得到初步控制，肾阳得复，及时巩固肾阴，故加用二至丸，又可防燥养阴。四诊该病基本得到控制，但不可放任之，遂以汤剂改丸剂，缓缓图之。病情稳定后应重视后期调养，切忌急躁大怒，以免内火自生，消耗阴津，加重病情。若要达到愈而不发，尚需在用药观察的同时加以调养，以提高自身免疫力。

笔者认为：该医案患者为病程较长且未有效控制病情的中老年女性。因此治疗时，当以补肾健脾，益气滋阴为基础，更应时刻顾护脾胃之气，故以升阳益胃加味汤为主方。方中黄芪、生晒参补气养血，陈皮、白术健脾益胃，熟地、黄精等补肾养阴，辅以茯苓、泽泻泄肾浊。少佐桂枝，取其解表助阳之性，羌活、柴胡等则善驱风水，助清阳得升。甘草与白芍相伍酸甘化阴，同时可调和诸药。共奏补益脾肾、滋阴润燥之功效，使脾土旺，肾气足，升清降浊，养阴生津，则燥证得润。

中医古籍中没有与干燥综合征，完全对应的病名，目前将干燥综合症归为中医"燥痹"范畴。李老师立足经典，审证辨治，认为原发性干燥综合征的始发因素为虚燥，然脾、肾对脏腑阴阳，气血津液的调控起到至关重要的作用，若其二脏不用可直接促生虚燥。故根据燥痹之为患的病因病机，以脏腑相关，重在脾肾的辨治思路为基础，由此提出了健脾补肾，益气滋阴的治疗大法，并在此基础上配合饮食调摄等生活干预。

1. 养肾充精，滋阴化津

《黄帝内经·素问·六节藏象论》曰："肾者，主蛰，封藏之本，精之处也。"精藏于肾，其成熟充盈到一定程度时，便可化生为天癸，同时标志人体各项机能处于成熟状态。当天癸逐渐衰减时，干燥综合征发病率逐渐增加，可以得知该病与肾精盈虚密切相关。因精血同源，故而肾精丰盈则津血盛，反之则精津不化，致血虚不润，可引发干燥诸症。故李老师认为从肾论治干燥综合征是基本大法，临证常以六味地黄丸为主方化裁治疗。该方的配伍以三补三泻而闻名，因熟地可滋阴补肾，填精益髓为君药，臣以山萸肉、山药以期滋补肺肾，且熟地用量是山药与山萸肉用量之和，三阴并补，以补肾阴为主，此为"三补"。泽泻利湿泄肾浊，丹皮凉血泄火，茯苓淡渗利湿，同时还分别对三味补药发挥或中和或制约或增效的作用。此三药以清虚热，防滋腻，泻肾浊为其存在的意义，此为"三泻"，该方用药补泻共存，以补为主；据药理学分析证实六味地黄丸具有增强人体免疫力、调节内分泌、改善肾功等效用，尤其是六味地黄丸可以激活人体细胞免疫反应，使细胞免疫功能有效作用于免疫系统。李老师认为六味地黄丸组方之考究，用药之精当，尤为适宜干燥综合征的辨证治疗。如虚火上炎，致心烦不寐，手足心热者，可加生地、银柴胡、胡黄连等养阴清热之品；如口咽津液不生，口干、口渴甚，即肾精既损，津亏较甚者，可加天花粉、玉竹、黄精以养阴生津止渴；如皮肤发干，双目干涩较重时，可加用女贞子、旱莲草、枸杞等以养阴清热明目。

2. 健脾和胃，益气滋阴

《黄帝内经·素问·刺法论》："正气存内，邪不可干。"故李老师认为，脾之于正气，犹如水之源头；正气盈虚之于燥痹，犹如攻守之防线；脾之于燥痹，为治疗之关键。气阴两虚为燥痹基本病机，而脾虚失运，湿郁燥生为其病机关键。清·唐容川便提出脾阴即阴液，脾胃不仅为后天之本，也为化生阴液的根本。因此，可以通过培土治水，健脾化湿以治水郁内燥，李老师根据多年的临证经验认为升阳益胃汤对燥痹具有较好的治疗效果。脾胃学家李杲首创升阳益胃汤一方并载于《脾胃论》。该方以升清健脾、除湿降浊为主，方含六君子汤，并加入了羌活、独活、防风等药味，多用于治疗脾胃虚弱性消化系疾病。此外，黄芪，补肺而固气；芍药，敛阴而调荣；羌活、独活、防风善除湿痛，借柴胡升举之功效更佳；茯苓泽泻相合，即可渗湿又可降浊。少佐黄连，取其苦寒之功以泻热坚阴。全方升降得宜，升主降辅，补泻有时，收散有度，气阳得升，邪去有路。升阳益胃汤之升清降浊，不仅增进食纳，吸收精微，升发气血津液，使得阴液充足，内燥自除，还能运化脾胃排出湿浊，使湿郁得散，燥邪得化。《黄帝内经·素问·阴阳应象大论》："清阳出上窍……浊阴归六腑。"李老师指出补脾化燥理论，源于四季脾旺不受邪，通过调节脾胃达到后天补先天，促进气血津液的化生及输布，当治以升发阳气，振奋脾胃运化，使清阳与浊阴各行其道，阴液分布均匀，五体四肢得濡，燥邪得化。

3. 五脏相关，饮食调摄

五脏的相互合作完成了诸多人体活动，而津液从产生、输布及濡润更是体现了五脏协同的特点，尤以脾肾为重。其中，肺叶娇嫩易被燥邪从口鼻侵袭，李老师强调诊治过程中，应时刻注意肺脏，选药以善养肺胃之阴的沙参、麦冬、石斛等为主。肝为五脏之贼，且百病皆生于气，故治疗过程中疏肝、养肝亦是不可忽视的诊疗重点，尤其是女性患者，应养血柔肝，调达情志，及时配合心理疏导，用药常选用柴胡、香附、郁金、白芍等疏肝解郁，养血柔肝之品。心主血，且心液为汗液，燥痹缠绵难愈，久病损害心脑血管系统，应及时施以宁心安神，补血活血之品，预防或降低对心脑血管的损害。李教授对患者的饮食调理颇为重视，服药治疗配合饮食干预可以更好地改善症状、提高疗效。燥痹患者的饮食总体应清淡滋润，可多进食如蔬菜、水果、粗粮等食物，有助于润肺生津、益胃养阴。应少食或不食海鲜、羊肉以及辛辣之物，宜忌烟、酒、茶等；经常目干目涩者，可常取适量决明子、枸杞等代茶饮；同时，注意配合饮食有节，作息规律，顺应自然的生活调摄。

传统中医药在治疗干燥综合征方面取得了巨大的进步，不仅有效缓解临床症状，还具有副作用小、随症加减治疗的优点，期待中医药为临床实践探索广泛的治疗路径，切实服务患者。（李静静，张平，张茗．李敬孝从脾肾论治干燥综合征经验［J］．天津中医药大学学报，2022（2）：22-26.）

【临证心法】

痹证是临床常见的病症，其发生与体质因素、气候条件、生活环境有密切关系。正虚卫外不固是痹证发生的内在基础，感受外邪为引发本病的外在条件。风、寒、湿、热、痰、瘀等邪气滞留机体筋脉、关节、肌肉，经脉闭阻，不通则痛是痹证的基本病机。痹证日久，常见病理变化，一是风寒湿痹或热痹日久不愈，气血运行不畅日甚，瘀血痰浊阻痹经络，可出现皮肤瘀斑、关节周围结节、关节肿大、屈伸不利等症；二是病久使气血耗伤，因而呈现不同程度的气血亏虚和肝肾不足的证候；三是痹证日久不愈，复感于邪，病邪由经络而累及脏腑，出现脏腑痹的证候，其中以心痹较为常见。临床辨证应根据热象之有无，首先辨清风寒湿痹与热痹。风寒湿痹中，风邪偏盛者为行痹，寒邪偏盛者为痛痹，湿邪偏盛者为着痹。其治疗原则是祛风散寒，除湿清热和舒经通络。病久耗伤气血，则注意调气养血，补益肝肾；痰瘀相结，当化痰行瘀，畅达经络；若寒热并存，虚实夹杂者，当明辨标本虚实而兼顾之。

本病预后与感邪的轻重、患者体质的强弱、治疗是否及时以及病后颐养等因素密切相关，一般来说，痹证初发，正气尚未大虚，病邪轻浅，采取及时有效的治疗，多可痊愈。若虽初发而感邪深重，或痹证反复发作，或失治、误治等，往往可使病邪深入，由肌肤而渐至筋骨脉络，甚至损及脏腑，病情缠绵难愈，预后较差。

临证痹症用药有其特点：对于痛痹多用乌头和麻黄。乌头除寒开痹，善入经络，力能疏通阴寒之邪，配伍麻黄宣透皮毛腠理，一表一里，以祛除寒湿痼邪。有较好止痛效果。对于热痹，常用水牛角（代犀牛角）赤芍代犀角，二药合用，具有清热、凉血、解毒的作用，治疗热痹颇有功效。对于寒热错杂之痹，将散外寒之川乌、清里热之石膏合用，川乌驱散外寒，以解内热被郁之势；石膏清解里热，以除寒热互结之机，疗效显著。对于湿热蕴结的痹证，认为用药切忌重浊沉凝，宜选轻清宣化，流动渗利之品，使经气宣通，湿热分消，多用萆薢、晚蚕沙祛湿毒，利关节。对于外邪与瘀血痰浊互相搏结，经年不愈之顽痹，必须活血通络，开通瘀痹，在活血药中，常以黄酒、麝香为引，麝香通络散瘀，开关透窍，外达肌肤，内入骨髓，配黄酒通血脉以行药势。壮元阳补督脉，用生鹿角、杜仲。生鹿角壮元阳补督，行血辟邪，杜仲为之使。正如《本草汇言》云："凡下焦之虚，非杜仲不补，下焦之湿，非杜仲不利，足胫之酸，非杜仲不去，腰膝之疼，非杜仲不除。"

俗语言："一方水土养育一方人"，亦会影响一方人，由于北方地区气候寒冷，骨关节疾病患者多以寒痹居多，其次是痛风高发，从而呈现北方地区特有的疾病谱。我在寒痹的治疗上常选偏性较大、具有毒性的附子、川乌、草乌等大辛大热之品，以纠寒邪之偏盛，在运用此类药时要注意以下四点：是否必用此类药物？剂量多少为宜？如何避免毒副作用？怎样解决毒副作用？在临床上，对于必须使用此类药物，我常会选择以下方法避免毒副作用发生：争取与甘草、蜂蜜同煎、先煎1小时，以避免出现副作用；首次服用时需从小剂量、频服开始（患者第一剂汤药，首次喝1/5量，两小时后喝剩下的1/3量，3小时后喝剩余药量的一半，在没有特殊不适的情况下，第二剂药物每日3次温服），逐渐增加剂量，并密切观察有无不良反应；准备好足量生甘草、蜂蜜、绿豆以备解毒不时之需。

对于热痹（痛风）的治疗，我常用仙方活命饮化裁，重用金银花50 g，生石膏（碎）150 g，临床效果显著。

对于临床常见的肝肾亏虚型痹证，方剂教材中常选用独活寄生汤治疗，此病常见于老年、久病患者群中，以肝肾亏虚伴有风寒夹瘀为主要临床表现，而本方补益肝肾、强腰膝、祛风湿之力不专效不宏，我常用自拟方：熟地40 g，续断20 g，杜仲20 g，桑寄生20 g，徐长卿15 g，骨碎补20 g，狗脊25 g，仙茅15 g，巴戟天25 g，淫羊藿15 g，怀牛膝20 g，威灵仙15 g，独活10 g，五加皮10 g，黑顺片15 g，桂枝20 g，鸡血藤35 g，雷公藤15 g，郁李仁15 g，桃仁15 g，川芎10 g，白芍20 g，伸筋草10 g，鹿衔草25 g，肉苁蓉10 g，制马钱子2 g，来治疗痹症后期肝肾亏虚、瘀血阻络、寒凝痹痛。该方补肾阳、强腰膝、祛风湿、止痹痛疗效确凿。其药渣加入方药再煎后局部外用熏洗加微波法疗效更好。

第二节 颤证

颤证是以头部或肢体摇动、颤抖，不能自制为主要临床表现的一种病证。轻者表现为头摇动或手足微颤，重者可见头部振摇、肢体颤动不止，甚则肢节拘急、失去生活自理能力。西医学中的震颤麻痹、肝豆状核变性、小脑病变的姿势性震颤、原发性震颤、甲状腺功能亢进等具有颤证临床特征的锥体外系疾病和某些代谢性疾病，均属本病范畴，可参照本节辨证论治。

【病因病机】

病因：年老体虚，情志过极，饮食不节，劳逸失当。

病机：颤证病在筋脉，与肝、肾、脾等脏关系密切。上述各种原因，导致气血阴精亏虚，不能濡养筋脉；或痰浊、瘀血壅阻经脉，气血运行不畅，筋脉失养；或热甚动风，扰动筋脉，而致肢体拘急颤动。本病的基本病机为肝风内动，筋脉失养。其中又有肝阳化风、血虚生风、阴虚风动、瘀血生风、痰热动风等不同病机。

本病的病理性质总属本虚标实。本为气血阴阳亏虚，其中以阴津精血亏虚为主；标为风、火、痰、瘀、虚为患。标本之间密切联系，风、火、痰、瘀可因虚而生，诸邪又进一步耗伤阴津气血。风、火、痰、瘀之间也相互联系，甚至也可以互相转化，如阴虚、气虚可转为阳虚，气滞、痰湿也可化热等。颤证日久可导致气血不足，络脉瘀阻，出现肢体僵硬，动作迟滞乏力现象。

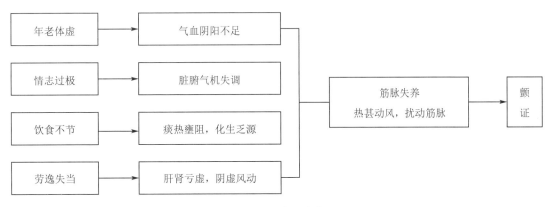

颤证的病因病机演变图

【辨证要点和鉴别诊断】

（一）辨证要点

辨清标本虚实：本病为本虚标实。肝肾阴虚、气血不足为病之本，属虚；风、火、痰、瘀等病理因素多为病之标，属实。一般震颤较剧、肢体僵硬、烦躁不宁、胸闷体胖、遇郁怒而发者，多为实证；颤抖无力、缠绵难愈、腰膝酸软、体瘦眩晕、遇烦劳而加重者，多为虚证。但病久常标本虚实夹杂，临证需仔细辨别其主次偏重。

（二）鉴别诊断

瘛疭：瘛疭即抽搐，多见于急性热病或某些慢性疾病急性发作，抽搐多呈持续性，有时伴短阵性间歇，手足屈伸牵引，弛纵交替。部分患者可有发热、两目上视、神昏等症状，结合病史分析，二者不难鉴别。

【西医相关疾病及特征性症状】

（1）震颤麻痹：静止性震颤、运动迟缓、肌强直和姿势步态障碍，还可出现情绪低落、焦虑、睡眠障碍、认知障碍等。

（2）肝豆状核变性：舞蹈样动作、手足徐动和肌张力障碍，部分患者发生急性、亚急性或慢性肝炎。

（3）帕金森病：是常见的中老年神经系统退行性疾病，以静止性震颤、四肢肌肉强直或僵硬、动作迟缓、姿势平衡障碍这四大症状为显著特征。

（4）颅脑 CT、MRI、PET 等脑部影像学检查，有助于排除由脑部占位疾病引起的颤证。

【辨证论治】

1. 风阳内动

临床表现：肢体颤动粗大，程度较重，不能自制，头晕耳鸣，面赤烦躁，易激动，心情紧张时颤动加重，伴有肢体麻木，口苦而干，语言迟缓不清，流涎，尿赤，大便干；舌质红、苔黄，脉弦滑数。

治法：镇肝息风，舒筋止颤。

代表方：天麻钩藤饮合镇肝息风汤加减。

常用药：天麻、钩藤、石决明、代赭石、生龙骨、生牡蛎镇肝息风止颤；生地、白芍、玄参、龟板、天门冬育阴清热，潜阳息风；怀牛膝、杜仲、桑寄生滋补肝肾；川楝子疏肝理气；黄芩、山栀清热泻火；夜交藤、茯神宁心安神。前方以平肝息风，清热安神为主，适用于肝阳上亢，肝风内动者；后方重在镇肝息风，育阴潜阳，舒筋止颤，适用于水不涵木，阳亢化风，风阳扰动筋脉之证。肝火偏盛，焦虑心烦，加龙胆草、夏枯草；痰多者，加竹沥、天竺黄以清热化痰。肾阴不足，虚火上扰，眩晕耳鸣者，加知母、黄柏、牡丹皮；烦躁失眠，加琥珀、磁石重镇安神；颤动不止，加僵蚕、全蝎，增强息风活络止颤之力。

2. 痰热风动

临床表现：头摇不止，肢麻震颤，重则手不能持物，头晕目眩，胸脘痞闷，口苦口黏，甚则口吐痰涎；舌体胖大、有齿痕、舌质红、舌苔黄腻，脉弦滑数。

治法：清热化痰，平肝息风。

代表方：导痰汤合羚角钩藤汤加减。

常用药：半夏、胆南星、竹茹、川贝母、黄芩清热化痰；羚羊角、桑叶、钩藤、菊花平肝潜阳，息风止颤；生地、白芍、甘草育阴清热，缓急止颤；橘红、茯苓、枳实健脾理气。前方以化痰行气为主，适用于痰浊壅盛，阻滞气机之证；后方重在清热平肝息风，适用于热盛动风之证。二方合用，用于痰热内蕴扰动肝风之颤证。痰湿内聚，证见胸闷恶心，略吐痰涎，舌苔厚腻，脉滑者，加煨皂角、天竺黄、白芥子以燥湿豁痰；震颤较重，加珍珠母、生石决明平肝潜阳；心烦易怒者，加佛手、郁金疏肝解郁；胸闷脘痞，加厚朴、栝楼皮理气化痰；肌肤麻木不仁，加地龙、全蝎搜风通络；神识呆滞，加石菖蒲、远志醒神开窍。

3.气血亏虚

临床表现： 头摇肢颤，面色㿠白，表情淡漠，神疲乏力，动则气短，心悸健忘，眩晕，纳呆；舌体胖大，舌质淡红，舌苔薄白滑，脉沉濡无力或沉细弱。

治法： 益气养血，濡养筋脉。

代表方： 人参养荣汤加减。

常用药： 熟地、当归、白芍、人参、白术、黄芪、茯苓、炙甘草健脾益气养血；肉桂助阳，鼓舞气血生长；五味子、远志养心安神；陈皮理气和胃；天麻、钩藤、珍珠母平肝息风止颤。本方益气养血，补益心脾，适用于气血不足，心脾两虚，虚风内动之颤证。气虚运化无力，湿聚成痰，应化痰通络止颤，加半夏、白芥子、胆南星；血虚心神失养，心悸，失眠，健忘，加炒枣仁、柏子仁；气虚血滞，肢体颤抖，疼痛麻木，加鸡血藤、丹参、桃仁、红花；脾胃虚弱，食少纳呆，加焦三仙、砂仁。

4.髓海不足

临床表现： 头摇肢颤，持物不稳，筋脉瞤动，腰膝酸软，失眠心烦，头晕，耳鸣，善忘，老年患者常兼有神呆、痴傻；舌质红、舌苔薄白、或红绛无苔，脉象细数。

治法： 填精补髓，育阴息风。

代表方： 龟鹿二仙膏加减。

常用药： 本方由鹿角、龟甲、人参、枸杞组成。本方增液滋阴息风，适用于热盛耗伤阴津，或肝肾阴虚，筋脉失养，虚风内动证。若肢体颤抖、眩晕较著，加天麻、全蝎、石决明；若阴虚火旺，兼见五心烦热、躁动失眠、便秘溲赤，加黄柏、知母、丹皮、玄参；若肢体麻木、拘急强直，加木瓜、僵蚕、地龙，重用白芍、甘草。

5.阳气虚衰

临床表现： 头摇肢颤，筋脉拘挛，畏寒肢冷，四肢麻木，心悸懒言，动则气短，自汗，小便长或自遗，大便溏；舌质淡，舌苔薄白，脉沉迟无力。

治法： 补肾助阳，温煦筋脉。

代表方： 地黄饮子加减。

常用药： 附子、肉桂、巴戟天益肾温阳；山萸肉、熟地黄补肾填精；党参、白术、茯苓、生姜补气健脾，祛痰除湿；白芍、甘草缓急止颤。本方补肾助阳填精，温煦筋脉，适用于肾阳衰微，筋脉拘挛，颤抖不止者。大便稀溏者，加干姜、肉豆蔻温中健脾；心悸者，加远志、柏子仁养心安神；神疲乏力者，加黄芪、黄精益气健脾；小便自遗者，加益智仁、桑螵蛸暖肾缩尿。

【典籍摘要】

《黄帝内经·素问·脉要精微论》："头者精明之府，头倾视深，精神将夺矣。背者，胸中之府，背曲肩随，府将坏矣。腰者，肾之府，转摇不能，肾将惫矣…骨者，髓之府，不能久立，行则振掉，骨将惫矣。"

《黄帝内经·素问·至真要大论》："筋骨掉眩，清厥，甚则入脾……头顶痛重而掉瘛尤甚，呕而密默，唾吐清液，甚则入肾，窍泻无度。厥阴司天，客胜则耳鸣掉眩，甚则咳；主胜则胸胁痛，舌难以言……诸风掉眩，皆属于肝。"

《医碥·颤振》："颤，摇也，振，战动也，亦风火摇撼之象……风木盛则脾土虚，脾为四肢之本，四肢乃脾之末，故曰风淫末疾。风火盛而脾虚，则不能行其津液，而痰湿亦停聚，当兼去痰……风火交盛者，摧肝丸。气虚者，参术汤。心血虚者，补心丸。挟痰，导痰汤（见痰）加竹沥。老人战振，定振丸。"

《张氏医通·颤证》："心虚挟血而振，龙齿清魂散。"

【歌诀】

颤证头部肢体摇，病重难治缓解少，

天钩镇肝风阳动，导痰羚钩痰热风，

人参养荣益气血，髓海不足龟鹿膏，

阳气虚衰颤动甚，地黄饮子加减妙。

【临证实录】

医案1：

杨某，男，60岁。初诊：2017年11月2日。

主诉： 头部震颤不止一月余，精神紧张时加重，伴有头晕、面红，性格急躁，饮食正常，夜寐差，大便偏干，小便正常。

诊查： 舌质淡红、苔薄白，脉弦滑有力。

辨证： 颤证（肝肾阴虚，风阳内动）。

治法： 息风止痉，补益肝肾，舒筋止颤。

方药： 天麻钩藤饮加减。

天麻20g，钩藤30g，石决明50g，生龙骨30g，生牡蛎30g，怀牛膝10g，生熟地40g，甘草10g，白蒺藜50g，麦冬15g，赤芍15g，丹参20g，柴胡10g。7服，水煎服。

二诊： 2017年11月9日：头部震颤幅度较前有所改善，大便干、睡眠均较前减轻，继续在原方基础上加用阿胶10g烊化，地龙10g，继服14剂。

三诊： 2017年11月23日：患者头部震颤幅度较前大大改善，有头晕，大便正常，睡眠略佳，舌质淡红，苔薄白，脉弦滑。于上方再续14剂巩固疗效。

按： 颤证主要病位在肝，病机是肝阴不足，不能制约肝阳，而产生头部震颤等风动表现。肝属厥阴风木之脏，肝体阴而用阳，肝阴亏虚，阴不潜阳，则肝阳亢于上，故并见头晕、面红、性情急躁等阳亢于上的表现。一诊方息风止痉，补益肝肾。二诊加阿胶补血养阴，地龙息风通络。三诊原方继续服用，加以巩固病情。

医案2：

周某，75岁，男。初诊：2018年5月24日。

主诉： 两年前手颤，头摇，近期已有缓解，肢体倦怠，食少纳呆，周身无力，大便质稀。

诊查： 舌淡苔白，脉沉缓。

辨证： 颤证（气血不足，脾胃虚弱）。

治法： 益气养血，濡养筋脉。

方药： 四君子汤加减。

党参25g，茯苓35g，白术15g，炙甘草10g，焦山楂20g，焦槟榔10g，胡黄连10g，鸡金内20g，白豆蔻10g（后下），砂仁5g（后下），夜交藤35g。7服，水煎服。

二诊： 2018年6月1日：肢体倦怠、周身无力、食少纳呆症状略缓解。大便正常。原方去砂仁，加神曲20g，生麦芽25g，7服，水煎服，日1剂。

三诊： 2018年6月8日：手颤，头摇症状偶有轻微发作，原方加僵蚕50g，煅龙骨50g，煅牡蛎50g为细末，上方冲服，每次3g，日两次。14剂。

四诊： 2018年6月15日：患者症状皆改善，予十全大补丸合上三味冲服。建议患者长期服用。

按： 颤证为疑难杂症，治疗很难短期奏效。颤证的病因病机多认为本虚标实，又各有侧重，主要病机为肝肾气血不足、肝阳亢盛，血瘀痰阻，同时亦兼有脾胃虚弱；并且老年颤证以头部或肢动摇、颤动，不能自已为主要临床表现。轻者为头动摇或手足微颤；重者头部摇动，肢体颤动不止，甚则肢节拘急，生活不能自理。年长者，应整体调理后天之本，调脾胃以安五脏，脾胃为后天之本，气血生化之源，脾主四肢肌肉，治以益气健脾，使气血生化，荣卫和，整体治疗，从而局部得以改善。一诊取我院邹德琛老师厌食方。党参、茯苓、白术、炙甘草，取四君子汤补益脾胃。山楂、内金健脾消食，调理脾胃。槟榔入胃肠经，善行胃肠之气。胡黄连清热之力温和，不伤脾胃之气。砂仁、豆蔻化湿运脾；

二诊加神曲、生麦芽补脾胃，运气机之力更佳。三诊加止颤之品。四诊以气血双补收工。

【临证心法】

颤证亦称颤振、振掉，是指以肢体或头部颤抖、摇动为典型表现的病症。轻者仅有手颤或肢体轻微颤动或头摇，尚能坚持工作和自理生活；重者颤动明显，或筋肉僵硬，活动不能，卧床不起，影响日常生活。本病基本病机要点是筋脉失养，虚风内动；或痰热瘀阻，引动内风。常见原因有年老体虚，情志过极，饮食失宜，劳逸失当或其他慢性病症致使肝脾肾损。治疗缓则以治本为主，急则以治标为主。治本应滋补肝肾，益气养血，调补阴阳；治标予以息风，豁痰，化瘀。虚实夹杂应标本兼治，灵活变通。颤证初发以老年病人多见，肝肾不足普遍存在，老年津液输布不利，痰浊内生，阻滞经络，气血瘀滞，积久化热，引动内风，故虚实兼夹为病者多见。治疗原则为息风，但要分疾病早晚和证候虚实。早期以清热化痰、通络祛风为主。因该病病程较长，十年或数十年，肝肾不足更盛，且久病必虚，晚期而可见气血两虚证候，当以滋补肝肾、补益气血为法则。

第三节　痉证

痉证，又称"痉"，是以项背强直、四肢抽搐，甚至口噤、角弓反张为主症的疾病。起病急骤，病情危重，可伴发于高热、昏迷等病症过程中。西医学中的流行性脑脊髓膜炎、流行性乙型脑炎、癫痫、破伤风以及各种原因引起的高热或无热惊厥，均可参照本节辨证论治。

【病因病机】

（1）感受外邪：外感风寒湿邪，壅塞经络，以致气血运行不利，筋脉失养，拘挛抽搐而成痉；外感温热之邪，或寒热郁而化热，邪热消灼津液，筋脉失养。或热病邪入营血，引动肝风，扰乱神明而发生痉证。

（2）久病过劳：久病不愈，气血耗伤，气虚血运不畅，瘀血内阻，血虚则不能濡养筋脉，久病脏腑功能失调，或脾虚能运化水湿，或肝火灼伤津液，或肺热蒸灼津液，皆能产生痰浊，痰浊阻滞筋脉，筋脉失养而致痉。先天禀赋不足，操劳过度，情志不畅，久之致肝肾阴虚，阴不敛阳，水不涵木，肝阳上亢，阳亢化风而致痉。

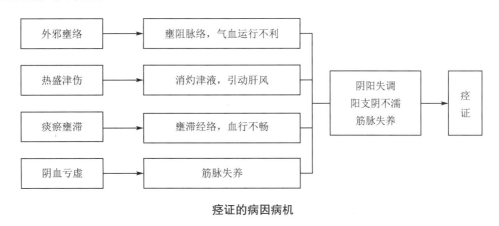

痉证的病因病机

（3）误治或失治：误用或过用汗吐下法，如表证过汗及产后失血，风寒误下，疮家误汗等，导致阴精耗伤；汗证、血证、体虚等病症失治，伤精损液，导致津伤脱液，亡血失精，筋脉失养，均可导致痉病的发生。

痉证病在筋脉，属肝所主，尚与心、胃、脾、肾等脏腑关系密切。病理性质有虚实两方面，虚者为脏腑虚损，阴阳、气血、津液不足；实者为邪气壅盛。痉证的病理变化主要在于阴虚血少，筋脉失养。

【辨证要点和鉴别诊断】

（一）辨证要点

（1）辨外感与内伤：一般来说，外感致痉多有恶寒、发热、脉浮等表证，即使热邪直犯，可无恶寒，但必有发热。内伤致痉多无恶寒发热之象。

（2）辨虚证与实证：颈项强直，牙关紧闭，角弓反张，四肢抽搐频繁有力而幅度较大者，多属实证；手足蠕动，或抽搐时休时止，神疲倦怠者，多属虚证。

（3）内伤致痉须分阴血亏虚和痰瘀：内伤发痉有虚实之分，虚为阴血亏虚为主，久则阴损及阳而可致阴阳两虚；实为痰浊与瘀血。临证可根据伴随症状及舌脉加以辨别。

（二）鉴别诊断

（1）痫证：以突然仆倒、昏不知人、口吐涎沫、两目上视、四肢抽搐，或口中如作猪羊声为特征；大多发作片刻即自行苏醒，醒后如常人。

（2）厥证：由于阴阳失调，气机逆乱，以突然昏倒、不省人事、四肢逆冷等为主要表现。四肢逆冷，无项背强硬、四肢抽搐等症状是其鉴别要点。

（3）中风：急性发作，以突然昏仆、不省人事，或不经昏仆，但以半身不遂、口舌㖞斜、神识昏蒙等为主要表现，醒后多有后遗症。

（4）颤证：通常起病较慢，病程较久，以头颈、手足不自主颤动、振摇为主要症状。手足颤抖动作，频率较快，多呈持续性，无项背强硬、角弓反张、发热、神昏等症状。

【西医相关疾病及特征性症状】

（1）脑脓肿：颅内压增高，以发热、头痛、呕吐、视盘水肿为主要表现，脓肿大时可出现癫痫、幻觉、瘫痪等。

（2）流行性乙型脑炎：多见于 10 岁以下儿童，蚊类是主要传播媒介，潜伏期 10～15 天，初期主要症状有高热、头痛、恶心、呕吐，极期开始出现意识障碍，昏睡甚至昏迷。

（3）痉证的项背强急与西医所云的"脑膜刺激征"相似，"四肢抽搐、角弓反张"都是中枢神经系统受到损害的临床表现，见于多种神经系统疾病和各种原因引起的脑膜炎、脑炎、高热惊厥、肝昏迷、尿毒症以及脑寄生虫病等，因病情危急，必须及时进行相关检查，如血常规、血培养、脑脊液、血电解质等，必要时应做脑 CT、MRI 等检查，以帮助明确诊断。

【辨证论治】

1. 邪壅经络

临床表现：头痛，项背强直，恶寒发热，无汗或汗出，肢体酸重，甚至口噤不能语，四肢抽搐；舌苔薄白或白腻，脉浮紧。

治法：祛风散寒，燥湿和营。

代表方：羌活胜湿汤加减。

常用药：羌活、独活、防风、藁本、川芎、蔓荆子祛风胜湿，散寒通络；葛根、白芍、甘草解肌和营，缓急止痉。本方有祛风、散寒、燥湿、解肌和营作用，适用于风寒湿邪阻滞经脉，四肢抽搐，头痛项强者。若寒邪较甚，项背强急，肢痛拘挛，无汗，病属刚痉，治宜解肌发汗，以葛根汤为主方，葛根、麻黄、桂枝、生姜温经散寒，解肌止痉；芍药、甘草、大枣酸甘缓急，调和营卫。若风邪偏盛，项背强急，发热不恶寒，汗出，头痛，病属柔痉，治宜和营养津，以栝楼桂枝汤为主方，方用桂枝汤调和营卫，解表散邪，栝楼根清热生津，和络柔筋。

2. 肝经热盛

临床表现： 高热头痛，口噤齘齿，手足躁动，甚则项背强急，四肢抽搐，角弓反张；舌质红绛，舌苔薄黄或少苔，脉弦细而数。

治法： 清肝潜阳，息风镇痉。

代表方： 羚角钩藤汤加减。

常用药： 水牛角、钩藤、桑叶、菊花凉肝息风止痉；川贝母、竹茹清热化痰以通络；茯神宁神定志；白芍、生地、甘草酸甘化阴，补养肝血，缓急止痉；本方有平肝息风、清热止痉作用，适用于肝经热盛，热极动风证。口苦苔黄，加龙胆草、栀子、黄芩清肝热，泄肝火；高热持续者，加生石膏、寒水石泻热生津；口干渴甚者，加花粉、麦冬以滋阴清热，生津止渴；痉证反复发作，加全蝎、蜈蚣、僵蚕、蝉衣息风止痉。

3. 阳明热盛

临床表现： 壮热汗出，项背强急，手足挛急，甚则角弓反张，腹满便结，口渴喜冷饮；舌质红、苔黄燥，脉弦数。

治法： 清泄胃热，增液止痉。

代表方： 白虎汤合增液承气汤加减。

常用药： 生石膏、知母、玄参、生地、麦冬清热养阴生津，濡润筋脉；大黄、芒硝荡涤胃腑积热，软坚润燥；粳米、甘草和胃养阴。前方以清泄阳明实热为主，适用于阳明热盛之证；后方重在滋阴增液，泄热通便，适用于热结阴亏之证。热邪伤津而无腑实证者，可用白虎加人参汤，清热救津。抽搐甚者，加天麻、地龙、全蝎、菊花、钩藤等息风止痉之品；热甚烦躁者，加淡竹叶、栀子、黄芩清心泻火除烦；热甚动血，斑疹显现，舌质红绛，加水牛角、生地、丹皮、赤芍。

4. 心营热盛

临床表现： 高热烦躁，神昏谵语，项背强急，四肢抽搐，甚则角弓反张；舌质红绛、苔黄少津，脉细数。

治法： 清心透营，开窍止痉。

代表方： 清营汤。

常用药： 本方由水牛角、生地黄、玄参、淡竹叶、麦冬、丹参、黄连、金银花、连翘组成。若高热烦躁，加丹皮、栀子、生石膏、知母；若四肢抽搐、角弓反张，加全蝎、蜈蚣、僵蚕、蝉衣；若神昏谵语、躁动不安、四肢挛急抽搐、角弓反张，酌情选用安宫牛黄丸、至宝丹或紫雪丹。本病临证时须辨其营血热毒深浅轻重，可分别选用化斑汤、清瘟败毒饮、神犀丹化裁。若肢体抽搐无力、面色苍白、四肢厥冷、气短汗出、舌淡、脉细弱，证属亡阳脱证，当予急服独参汤、生脉散。

5. 瘀血内阻

临床表现： 头痛如刺，痛有定处，形体消瘦，项背强直，四肢抽痛；舌质紫暗，舌边有瘀斑、瘀点，脉细涩。

治法： 活血化瘀，通窍止痉。

代表方： 通窍活血汤。

常用药： 本方由桃仁、红花、川芎、赤芍、麝香、老葱、生姜、大枣、酒组成。若筋脉拘急，瘀血较重，加郁金、地龙、当归尾、水蛭、鸡血藤等。

6. 痰浊阻滞

临床表现： 头痛昏蒙，神识呆滞，项背强急，四肢抽搐，胸脘满闷，呕吐痰涎；舌苔白腻，脉滑或弦滑。

治法： 豁痰开窍，息风止痉。

代表方： 涤痰汤。

常用药： 本方由制胆南星、制半夏、枳实、茯苓、橘红、石菖蒲、人参、竹茹、甘草、生姜、大枣组成。

若言语不利，加白芥子、远志；若痰郁化热，身热、烦躁、舌苔黄腻、脉滑数，加栝楼、黄芩、竹茹、天竺黄、青礞石；若痰浊上壅，蒙蔽清窍，突然昏厥抽搐，可急用竹沥加姜汁冲服安宫牛黄丸。

7.阴血亏虚证

临床表现：项背强急，四肢麻木，抽搐或筋惕肉瞤，头目昏眩，自汗，神疲气短，或低热；舌质淡或舌红无苔，脉细数

治法：滋阴养血，息风止痉。

代表方：四物汤合大定风珠加减。

常用药：生地、熟地、白芍、麦冬、阿胶、五味子、当归、麻子仁补血滋阴，柔肝荣筋；生龟板、生鳖甲、生牡蛎息风止痉；鸡子黄养阴宁心。前方以补血调血为主，用治血虚血滞，经脉失养证；后方重在滋液育阴，柔肝息风，适用于热灼真阴，阴血亏虚，虚风内动证。阴虚内热，心烦者，加白薇、青蒿、黄连、淡竹叶；抽动不安，失眠多梦者，加栀子、夜交藤、炒枣仁、生龙骨、生牡蛎；阴虚多汗，时时欲脱者，加人参、沙参、麦冬、五味子；气虚自汗，卫外不固，加黄芪、浮小麦；久病，阴血不足，气虚血滞，瘀血阻络，加黄芪、丹参、川芎、赤芍、鸡血藤，或用补阳还五汤加减；虚风内动，肢体拘紧挛缩，重用生龟板、生鳖甲、白芍等养阴润筋之品，加全蝎、天麻、钩藤。

【歌诀】

痉病项强背反张，四肢抽搐筋失养，

外感内伤辨虚实，邪壅经络胜湿汤，

羚角钩藤清肝阳，热盛增承白虎汤，

心营热盛用清营，通窍活血瘀血伤，

导痰汤治痰浊阻，阴虚四物定风尝。

【典籍摘要】

《黄帝内经·素问·生气通天论》："因于湿，首如裹。湿热不攘，大筋软短，小筋驰长，软短为拘，驰长为痿。"

《金匮要略·痉湿暍病脉证第二》："太阳病，发热无汗，反恶寒者，名曰刚痉。太阳病，发热汗出，而不恶寒，名曰柔痉……太阳病，其证备，身体强，几几然，脉反沉迟，此为痉，栝楼桂枝汤主之……太阳病，无汗而小便反少，气上冲胸，口噤不得语，欲作刚痉，葛根汤主之……痉为病，胸满，口噤，卧不着席，脚挛急，必齘齿，可与大承气汤。"

《景岳全书·痉证》："愚谓痉之为病，强直反张病也。其病在筋脉，筋脉拘急，所以反张；其病在血液，血液枯燥，所以筋挛……盖凡以暴病而见反张戴眼、口噤拘急之类，皆痉病也……故治此者，必当先以气血为主，而邪甚者，或兼治邪。若微邪者，通不必治邪。盖此证之所急者在元气，元气复而血脉行，则微邪自不能留，何足虑哉！"

《张氏医通·痉证》："薛立斋曰：痉以有汗无汗辨刚柔，又以厥逆不厥逆辨阴阳。仲景虽曰痉皆身热足寒，然阳证不厥逆，其厥逆者，皆阴也。刚痉无汗恶寒，项背强，脚挛急，手足搐搦，口噤切牙，仰面开眼，甚则角弓反张，卧不着席，脉来弦长劲急，葛根汤；柔痉自汗恶风，四肢不收，闭眼合面，或时搐搦，脉来迟濡弦细，桂枝汤加栝楼。"

《张氏医通·痉证》："血虚之人发痉，或反张，或只手足搐搦，或但左手足动摇，十全大补汤加钩藤、蝎尾。风热痰壅，发痉不省，或只手足搐搦，或只右手足动摇，宜祛风导痰汤。痉病胸满，口噤切牙，脚挛急，卧不着席，大便硬者，可与大承气汤；若一边牵搐，一眼喝斜者，属少阳，及汗后不解，乍静乍乱，直视口噤，往来寒热，小柴胡加桂枝、白芍。"

【临证实录】

医案1：

王某，女，57岁，初诊：2017年3月20日。

主诉：患者颈部痉挛向右歪斜，头晕时作，枕骨疼痛，手拘紧，常有情绪不佳，寐不佳，二便正常。

诊查：舌淡、苔白滑。

辨证：痉证（寒邪外宿）。

治法：祛风散寒解表，生津舒经，通络止痉。

方药：葛根汤加减葛根80 g，蜜麻黄10 g，桂枝15 g，生甘草10 g，白芍25 g，独活10 g，鸡血藤30 g，络石藤20 g，威灵仙15 g，羌活10 g，天麻10 g，生龙骨30 g，生牡蛎30 g，黄芪40 g，蜜升麻5 g，大枣10枚，生姜5片。7服，水煎服。先煮麻黄、葛根，去白沫，纳诸药，去滓，分早晚服。覆衣被，取微微似汗，予法同桂枝汤。

二诊：2017年3月27日：患者未见明显改善，颈部痉挛向右歪斜，手拘紧，舌脉同前。原方去升麻，加元胡、桑寄生，继续服用1月余。

三诊：2017年4月27日：患者症状缓解，痉挛发作不频繁，头晕亦减。但情绪不佳，烦躁加重，治以柔肝，改用天麻钩藤饮加减：天麻15 g，钩藤20 g，石决明15 g，牛膝10 g，桑寄生30 g，黄芩10 g，茯苓20 g，葛根40 g，竹茹10 g，白芍30 g，狗脊10 g，夜交藤25 g，半夏20 g。7服，水煎服，日1剂。

四诊：2017年5月4日：药后头痛得解，睡眠亦大为好转，唯颈部偏右痉挛的现象未除，其他无变。故仍以天麻钩藤饮加减。葛根量变为70 g，其余不变，7服，水煎服。

五诊：2017年5月11日：连诊5次，药进数十剂，诸症悉减，二便正常，嘱其原方继服20～30剂，症情稳定，偶尔仍有痉挛现象，能够自我缓解。故建议间断性用药调之，以资恢复为幸。

按：本例为痉挛性疾病，其致因虽是活动不慎，但根本责于肝肾，因为肝主筋，肾主骨，两者相依，互为支撑，保持形体平衡，一旦失其所养，则可出现不同的病理表现。所以颈项强急而痉挛疼痛，正是由此所致。一诊患者受风寒外侵，故用葛根汤散寒祛风止痉。方中用葛根解肌散邪，生津通络；葛根汤中，诸药相配，共奏发汗解表，生津舒经之功效。三诊天麻钩藤饮加减：方中以天麻、钩藤为君，为平肝息风之要药；取石决明以潜阳摄纳，有助息风之力；配白芍、寄生以柔养肝肾，舒筋通络；而取用葛根、延胡索两味走上，直至病位，以调和气血，解痉止痛；牛膝补肝肾，舒筋活络；茯苓、夜交藤、黄芩舒筋；半夏、竹茹取温胆汤功效，去热邪，而除燥。四诊葛根加至70 g，以增强升清、通络的作用，五诊服用原方，加以巩固。

医案2：

廖某，女，30岁。初诊：2018年1月1日。

主诉：发热数日，忽然昏迷不醒，目闭不开，两手拘急厥冷，牙关紧闭，角弓反张，面色晦滞，二便秘涩。

诊查：舌黄腻，脉弦数。

辨证：痉证（阳明腑实）。

治法：通腑泄热，存阴止痉。

方药：大承气汤：枳实20 g，厚朴15 g，大黄（泡）10 g，芒硝（研磨冲服）10 g，4服，水煎服。

二诊：2018年1月5日：连续灌服上方药后，泻下黏溏夹血的粪便极多，痉止厥回。更进一剂，热退神清，但口渴甚，腹部阵痛拒按。原方加白芍20 g，黄芩10 g，黄连10 g，丹皮10 g，天花粉20 g，滑石30 g，甘草10 g，栀子5 g。7服，水煎服。

三诊：2018年1月12日：高热减退，神志清楚，颈项稍和，二便如常。改用羚角钩藤汤加减：菊花15 g，桑叶15 g，白芍30 g，天麻10 g，钩藤15 g，全蝎10 g，地龙15 g，黄连5 g，羚羊角粉（水冲服）5 g。15服，水煎服。

四诊：2018年1月27日：患者病情好转，颈项更松，抽搐已止，高热已退，患者病情时间长，气血大亏，形气羸弱，故以后数诊均以气血双补，用十全大补汤收功。

按：痉证的病因病机不外乎外感与内伤两方面。外感主要是感受风、寒、湿、热之邪，邪气壅滞经脉，或热甚动风而致痉；内伤则主要是热甚于里，热极生风；或消灼津液，阴虚动风；或气血亏虚，筋脉失养；或病久入络，瘀血内阻而致痉。本例痉厥，病情笃重，急则治标，用大承气汤峻下热结，泻有形之积滞。二诊方药服至七剂，渴止，二便畅利。患者口噤肢冷，目合面晦，脉不应指，似为阴寒所袭。通过手触其腹，反张更甚，二便秘涩，断定为"热盛于中"之证。断用承气急下，泻热存阴，釜底抽薪，因而获救。三诊用羚角钩藤汤加减，治以平肝息风、凉肝息风、增液舒筋为主；四诊用十全大补汤补益气血，调理全身气机而收工，效果甚佳。

【临证心法】

临床上，痉证的治疗应先辨外感内伤，再辨病症之虚实，随证治之。外感者，即感受风、寒、湿、热等邪气致痉者，治疗应以祛邪为主，选方羌活胜湿汤、羚角钩藤汤等；内伤致痉者，多治以养血滋阴、舒筋止痉，代表方为四物汤合大定风珠。《黄帝内经·灵枢·九针论》曰"肝主筋，主风动"，我在上述辨证用药的基础上，酌加天麻、钩藤、石决明、代赭石、蜈蚣、全蝎等平肝息风止痉之品。若出现神昏痉厥症状，可选用安宫牛黄丸、至宝丹、紫雪丹开窍醒神；痉病起病多急，变化较快。外感发痉，属邪实正盛，若能迅速祛散外邪，痉证得以控制，则预后较好。若内伤发痉，多属虚证，则重在治本扶正；若阴虚多汗者，则加西洋参、沙参、麦冬、五味子等；若抽动不安、心烦失眠加夜交藤、炒枣仁、生龙骨、生牡蛎等；若久病气阴两伤者，加黄芪、丹参、川芎、赤芍等。因此对于痉病的治疗还需辨证与辨病相结合，除必要的对症处理外，其关键在于对原发疾病的治疗尽快明确诊断，进行有效的病因治疗。

第四节 痿证

痿证是以肢体筋脉弛缓，软弱无力，不能随意运动，或伴有肌肉萎缩的一种病证。临床以下肢痿弱较为常见，亦称"痿躄"。"痿"是指机体痿弱不用；"躄"是指下肢软弱无力，不能步履之意。西医学中的吉兰-巴雷综合征、重症肌无力、运动神经元疾病、脊髓病变、肌肉病变、周期性瘫痪等均属于本病范畴，可参照本节辨证论治。

【病因病机】

1.感受温毒

温热毒邪内侵，或病后余邪未尽，低热不解，或温病高热持续不退，皆令内热燔灼，伤津耗气，肺热叶焦，津伤失布，不能润泽五脏，五体失养而萎弱不用。

2.湿热浸淫

久处湿地或涉水淋雨，感受外来湿邪，湿热浸淫经脉，营卫运行受阻，或郁遏生热，或痰热内停，蕴湿积热，浸淫筋脉，气血运行不畅，致筋脉失于濡养而致痿。

3.饮食毒物所伤

素体脾胃虚弱或饮食失节，劳倦思虑过度，或久病致虚，中气受损，脾胃受纳、运化、输布精微的功能失常，气血津液生化之源不足，无以濡养五脏，以致筋骨肌肉失养；脾胃虚弱，不能运化水湿，聚湿成痰，痰湿内停，客于经脉；或饮食失节，过食肥甘。嗜酒辛辣，损伤脾胃，运化失职，湿热内生，均可致痿。此外，服用或接触毒性药物，损伤气血经脉，经气运行不利，脉道失畅，亦可致痿。

4. 久病房劳

先天不足，或久病体虚，或房劳太过，伤及肝肾，精损难复；或劳逸太过而伤肾，耗损阴精，肾水亏虚，筋脉失于灌溉濡养。

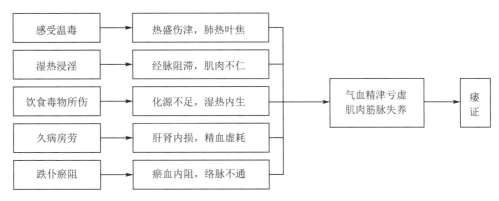

痿证的病因病机演变图

5. 跌仆瘀阻

跌打损伤，瘀血阻络，新血不生，经气运行不利，脑失神明之用，发为痿证；或产后恶露未尽，瘀血流注于腰膝，以致气血瘀阻不畅，脉道不利，四肢失于濡养滋养。

痿证病变部位在筋脉肌肉，但根于五脏虚损。肺主皮毛，脾主肌肉，肝主筋，肾主骨，心主血脉，五脏病变，皆能致痿，上述各种致病因素，耗伤五脏精气，致使精血津液亏损。而五脏受损，功能失调，生化乏源，又加重了精血津液的不足，筋脉肌肉因之失养而弛纵，不能束骨而利关节，以致肌肉软弱无力，消瘦枯萎，发为痿证。

痿证病变累及五脏，且常相互传变。一般而言，本病以热证、虚证为多，虚实夹杂者亦不少见。临证常表现为因实致虚、因虚致实和虚实错杂的复杂病机。

【辨证要点和鉴别诊断】

（一）辨证要点

（1）辨脏腑病位：痿证初起，症见发热、咳嗽、咽痛，或在热病之后出现肢体软弱不用者，病位多在肺；凡见四肢痿软无力、神疲肢倦、纳呆便溏、下肢微肿，病位多在脾胃；凡以下肢痿软无力明显，甚则不能站立、腰膝酸软、头晕耳鸣、遗精阳痿、月经不调，病位多在肝肾。

（2）辨标本虚实：痿证以虚为本，或本虚标实。因感受温热毒邪或湿热浸淫者，多急性发病，病情进展较快，属实证。热邪最易耗津伤正，故疾病早期常见虚实错杂。内伤积损，久病不愈，主要为脾胃虚弱和肝肾阴虚，多属虚证，但又常兼夹郁热、湿热、痰浊、瘀血，而虚中有实。跌打损伤，瘀阻脉络，或痿证日久，气虚血瘀，也属常见。

（二）鉴别诊断

（1）痹证：痹证日久因关节活动障碍，肌肉可出现废用性萎缩，其显著特点为病变部位因气血闭阻不通而产生肢体关节、肌肉筋脉疼痛酸胀、屈伸不利等症。但痿证无肢体关节疼痛，以肢体痿软无力或伴肌肉萎缩为主要表现，病变部位可见于一侧或两侧，或上肢或下肢，或四肢同时发病；两者在病机及治疗亦各不相同。

（2）痱证及偏枯：痱证又称风痱；偏枯又名偏风，以半身不遂、废而不用为主症，属中风后遗症。病初常有神志改变，并伴有语言謇涩或口眼㖞斜等症。而痿证的肢体软弱无力可为身体的某一部位，无半身的定位症状，亦无口眼㖞斜等症。

【西医相关疾病及特征性症状】

（1）重症肌无力：初期眼或肢体酸胀不适，天气炎热或月经来潮时疲乏加重，随着病情发展，骨骼肌明显疲乏无力，特点是晨轻暮重。

（2）进行性肌营养不良：进行性加重的肌肉无力和萎缩，可以早至胎儿期，也可以在成年后。

【辨证论治】

1. 肺热津伤

临床表现：发病急，病起发热，或热后突然出现肢体软弱无力，兼见皮肤干燥，心烦口渴，咳呛少痰，咽干不利，小便黄赤或热痛，大便干燥，舌质红、苔黄，脉细数。

证机概要：肺燥伤阴，五脏失润，筋脉失养。

治法：清热润燥，养阴生津。

代表方：清燥救肺汤加减。

常用药：北沙参、西洋参、麦冬、生甘草甘润生津养阴；阿胶、胡麻仁养阴血以润燥；生石膏、桑叶、苦杏仁、枇杷叶清热宣肺。本方有清热润燥，养阴宣肺作用，适用于温燥伤肺，气阴两伤之证。身热未退，高热，口渴有汗，可重用生石膏，加银花、连翘、知母以清气分之热，解毒祛邪；咳嗽痰多，加栝楼、桑白皮、川贝母宣肺清热化痰；呛咳少痰，咽喉干燥，加玄参、天花粉、芦根以润肺清热。身热已退，兼见食欲减退，口干咽干较甚，此胃阴亦伤，宜用益胃汤加石斛、天冬、炒麦芽。

2. 湿热浸淫

临床表现：起病较缓，逐渐出现肢体困重，痿软无力，下肢或两足痿弱尤甚，兼见微肿，手足麻木，扪及微热，喜凉恶热，或有发热，胸脘痞闷，小便赤涩热痛，舌质红、苔黄腻，脉濡数或滑数。

证机概要：湿热浸渍，壅遏经脉，营卫受阻。

治法：清热利湿，通利经脉。

代表方：加味二妙丸加减。

常用药：苍术、黄柏清热燥湿；萆薢、防己、薏苡仁渗湿分利；蚕沙、木瓜、牛膝利湿通络；龟板滋阴壮骨。本方清热利湿，通利筋脉，用于湿热内盛，筋脉阻滞之证。若湿邪偏盛，胸脘痞闷，肢重且肿，加厚朴、茯苓、枳壳、陈皮以理气化湿；夏令季节，加藿香、佩兰芳香化浊，健脾祛湿；热邪偏盛，身热肢重，小便赤涩热痛，加忍冬藤、连翘、蒲公英、土茯苓清热解毒利湿；湿热伤阴，兼见两足灼热，心烦口干，舌质红或舌苔中剥，脉细数，可去苍术，重用龟板，加玄参、山萸肉、生地；若病史较久，兼有瘀血阻滞者，肌肉顽痹不仁，关节活动不利或有痛感，舌质紫暗，脉涩，加丹参、鸡血藤、赤芍、桃仁、红花。

3. 脾胃虚弱

临床表现：起病缓慢，肢体软弱无力逐渐加重，神疲肢倦，肌肉萎缩，纳呆便溏，兼见少气懒言，面色㿠白或萎黄无华，面浮，舌淡、苔薄白，脉细弱。

证机概要：脾虚不健，生化乏源，气血亏虚，筋脉失养。

治法：补中益气，健脾升清。

代表方：参苓白术散、补中益气汤加减。

常用药：人参、白术、山药、扁豆、莲子肉、甘草、大枣补脾益气；黄芪、当归益气养血；薏苡仁、茯苓、砂仁、陈皮健脾和胃，理气化湿；升麻、柴胡升举清阳。前方以健脾益气利湿为主，用于脾胃虚弱，健运失常，水湿内盛者；方重在健脾益气养血，用于中气不足，气血亏虚者。脾胃虚者，易兼夹食积不运，当健脾助运，导其食滞，酌佐谷麦芽、山楂、神曲；气血虚甚者，加西洋参、黄精、阿胶；气血不足兼有血瘀，唇舌紫黯，脉兼涩象者，加丹参、川芎、川牛膝。肥人痰多或脾虚湿盛，可用六君子汤加减。

4. 肝肾亏损

临床表现：起病缓慢，渐见肢体痿软无力，尤以下肢明显，兼见腰膝酸软，不能久立，甚至步履全废，腿胫大肉渐脱，或伴有眩晕耳鸣，舌咽干燥，遗精或遗尿，或妇女月经不调，舌红少苔，脉细数。

证机概要： 肝肾亏虚，阴精不足，筋脉失养。

治法： 补益肝肾，滋阴清热。

代表方： 虎潜丸加减。

常用药： 虎骨（用狗骨代）、牛膝壮筋骨，利关节；熟地、龟板、知母、黄柏填精补髓，滋阴清热；锁阳温肾益精；当归、白芍养血柔肝；干姜、陈皮温中理气和胃，既防苦寒败胃，又使滋而不腻。本方滋阴降火，强壮筋骨，用于治疗肝肾亏损，阴虚内热证。病久阴损及阳，阴阳两虚，兼有神疲，怯寒怕冷，阳痿早泄，尿频而清，脉沉细无力，不可过用寒凉以伐生气，去黄柏、知母，加淫羊藿、鹿角霜、紫河车、附子、肉桂，或用鹿角胶丸、加味四斤丸；若证见面色无华或萎黄，头昏心悸，加黄芪、党参、首乌、龙眼肉、当归以补气养血；腰脊酸软，加杜仲、续断、补骨脂、狗脊补肾壮腰；热甚者，可去锁阳、干姜，或用六味地黄丸加牛骨、鹿角胶、枸杞滋阴补肾，以去虚火；遗精遗尿者，加金樱子、桑螵蛸、覆盆子缩尿止遗。

5. 脉络瘀阻证

临床表现： 久病体虚，四肢痿弱，肌肉瘦削，手足麻木不仁，四肢青筋显露，肌肤甲错，舌痿伸缩不利，舌质暗淡或有瘀点瘀斑，脉细涩。

证机概要： 气虚血瘀，阻滞经络，筋脉失养。

治法： 益气养营，活血行瘀。

代表方： 圣愈汤、补阳还五汤加减。

常用药： 人参、黄芪益气；当归、川芎、熟地、白芍养血和血；川牛膝、地龙、桃仁、红花、鸡血藤活血化瘀通脉。前方以益气养血为主，用于气血亏虚，血行滞涩，经脉失养证；后方重在补气活血通络，用于气虚无力推动血行，经脉络阻证。手足麻木，舌苔厚腻者，加薏苡仁、木瓜化湿通络；下肢痿软无力，加杜仲、补骨脂、桑寄生补肾壮骨。若见形体消瘦，手足痿弱，为瘀血久留，可用圣愈汤送服大黄䗪虫丸，补虚活血，以丸缓图。

【歌诀】

痿病痿弱筋脉患，肢软无力甚则瘫，
肺热津伤清燥肺，湿热浸淫二妙丸，
脉络瘀阻圣愈补。脾胃亏虚参苓术，
肝肾亏损为虚证，养阴清热虎潜丸。

【典籍摘要】

《黄帝内经·素问·痿论》："黄帝问曰：'五脏使人痿，何也？'岐伯对曰：'肺主身之皮毛，心主身之血脉，肝主身之筋膜，脾主身之肌肉，肾主身之骨髓。故肺热叶焦，则皮毛虚弱，急薄，着则生痿躄也。心气热，则下脉厥而上，上则下脉虚，虚则生脉痿，枢折挈，胫纵而不任地也。肝气热，则胆泄口苦，筋膜干，筋膜干则筋急而挛，发为筋痿。脾气热，则胃干而渴，肌肉不仁，发为肉痿。肾气热，则腰脊不举，骨枯而髓减，发为骨痿'。"

《黄帝内经·素问·痿论》："帝曰：'如夫子言可矣。论言治痿者，独取阳明，何也？'岐伯曰：'阳明者，五脏六腑之海，主润宗筋，宗筋主束骨而利机关也。冲脉者，经脉之海也，主渗灌溪谷，与阳明合于宗筋。阴阳揔宗筋之会，会于气街，而阳明为之长，皆属于带脉，而络于督脉。故阳明虚，则宗筋纵，带脉不引，故足痿不用也。'"

《脾胃论》："六七月间，湿令大行，子能令母实而热旺，湿热相合，而刑庚大肠，故寒凉以救之。燥金受湿热之邪，绝寒水生化之源，源绝则肾亏，痿厥之病大作，腰以下痿软瘫，不能动，行走不正，两足欹侧。以清燥汤主之。"

《景岳全书·杂证谟·痿证》："痿证之义，《内经》言之详矣，观所列五脏之证，皆言为热，而五脏之证，又总于肺热叶焦，以致金燥水亏，乃成痿证。如丹溪之论治，诚得之矣，然细察经文，又曰：悲哀太甚则胞络绝，传为脉痿；思想无穷，所愿不得，发为筋痿；有渐于湿，以水为事，发为肉痿之类，则又非尽为火证，此其有余不尽之意，犹有可知。故因此而生火者有之，因此而败伤元气者亦有之。元气败伤，则精虚不能灌溉，血虚不能营养者，亦不少矣。若概从火论，则恐真阳亏败，及土衰水涸者，有不能堪。故当酌寒热之浅深，审虚实之缓急，以施治疗，庶得治痿之全矣。"

《证治准绳》："治两足湿痹，疼痛如火燎，从两足跗热起，渐至腰胯，或麻痹痿软，皆是湿热为病，加味二妙丸主之。"

【临证实录】

医案1：

高某，男，58岁。初诊：2017年6月3月。

主诉： 因天气较热外感后半月未愈，出现双足痿软无力4个月，不能站立，大便秘结，口渴，胃纳正常。服溴吡斯的明有效。

诊查： 舌质红、苔少，脉细数。

辨证： 痿证（肺热伤津）。

治法： 清热润燥，养阴生津兼以补益肝肾。

方药： 增液汤加减。

玄参25 g，熟地40 g，麦冬25 g，山茱萸15 g，沙参20 g，五味子10 g，牛膝15 g，黄芪80 g，葛根70 g。14服，水煎服。

二诊： 2017年6月17日：双足稍觉有力。嘱其原方加查山菩提根60 g，14服，水煎服。

三诊： 2017年7月2日：症状渐有改善，可以离杖站立十几秒。大便质稀，原方减去沙参、玄参，加巴戟天20 g，淫羊藿15 g，续断20 g。14服，水煎服。

四诊： 2017年7月16日：患者下肢功能有所恢复，可以持杖健走十余步。原方加牛大力、千斤拔、五爪龙各30 g。14服，水煎服。

五诊： 2017年7月30日：服上药诸症同前，舌淡苔薄脉缓，大便略干。前方加北沙参20 g，麦冬25 g。14服，水煎服。

六诊： 2017年8月14日：能站立扶墙行走20余步，大便正常，口渴消失。舌淡红苔白，脉缓。炙黄芪120 g，炒白术15 g，炒枳壳10 g，西洋参15 g，炙甘草20 g，当归10 g，煨葛根75 g，肉苁蓉15 g，巴戟天15 g，麦冬20 g，五味子10 g，红景天15 g。30服，水煎服。

七诊： 2017年9月14日：在旁人轻微搀扶下能缓慢行十余步，大便通利。效不更方，前方加肉桂10 g，继续服用30剂，水煎服。

八诊： 2017年10月14日：服药后体力改善、精神好转，二便正常，脸色红润，舌淡苔薄白脉缓有力。黄芪70 g，葛根50 g，红景天15 g，五味子10 g，枳壳15 g，甘草15 g，当归10 g。30服，水煎送服成药虎潜丸，早晚各12 g，连服两个月。

九诊： 2017年11月14日：家人告知最近1个月来状态良好，可自己推轮椅散步，劳累后会坐在轮椅短暂休息，现在广西巴马疗养，征求下一步治疗方案。

处方： 蜜炙黄芪50 g，人参15 g，煨葛根30 g，麦冬25 g，五味子10 g，炙甘草10 g。水煎服，每日1剂，送服虎潜丸，早晚各1丸。

按： 本病属于肺热叶焦、筋脉失养而改双足痿弱不用。然脾胃为后天之本，肺之津来源于脾胃，肝肾之精血亦赖于后天补充。故益胃养阴对本病的治疗甚为必要，配合滋养肝肾，更是相得当彰。方用玄参清肺以坚阴，滋阴润燥；熟地、山茱萸补血滋阴，益精填髓；麦冬、沙参、五味子生津润肺；牛膝补益肝肾，引药下行；大剂量黄芪伍红景天补气生血、生肌起痿。二诊：查山菩提根，属葡萄科草质藤本，别名野菩提，植物名蛇葡萄，味微甘，性平，民间多用于治下肢湿肿、补虚，治痿。三诊：仙茅、巴戟天、淫羊藿、续断补肝肾，强筋骨；四诊：加五爪龙、千斤拔、牛大力三药仿邓铁涛的治痿证之心法。后期并辅以"虎潜丸"育阴潜阳,其痿得愈。

医案2:

患者张某,女,40岁。初诊:2018年5月20日。

主诉:上眼睑下垂无力抬起,1月余。伴言语含糊,口齿不清,吞咽有阻窒感,进食、饮水发呛,纳少,时有腹胀,进食后多汗,无复视,二便正常。

诊查:舌淡红、苔薄白,脉缓少力。

辨证:痿证(中气不足)。

治法:补中益气,健脾升清。

方药:补中益气汤加减黄芪70g,炒白术15g,陈皮15g,炙升麻5g,柴胡10g,生晒参15g,炙甘草10g,煨葛根35g,茯苓20g,炒枳壳10g,清半夏15g,当归10g。14服,水煎服。

二诊:2017年6月4日:服药后精神稍好,纳食增,吞咽阻塞感略有减轻。现久言后构音不清,言语含糊,说话费力,进食快时易呛,吞咽不适,二便正常。舌脉同前。原方加红景天15g,炙黄芪100g,煨葛根80g。建议连续服药1个月,余嘱如前。

三诊:2017年7月5日:服药后患者言语较前清楚,进食、饮水发呛症减,精神尚好。现轻微耳鸣,说话鼻音重,语言欠清晰,时感神疲肢软,纳可,二便正常。舌红苔薄黄,脉缓。原方加菟丝子20g,山萸肉15g,肉苁蓉20g。30服,水煎服。

四诊:2017年8月15日:语言略有改善,体力恢复尚可,前方去半夏。45服,水煎服。

五诊:2017年10月1日:体力好转,语言相对流畅,耳鸣消失,二便正常,眼睑无力偶发。处方:炙黄芪80g,煨葛根50g,红景天20g,党参40g,枳壳15g,五味子10g,炙甘草10g。水煎30服,送服虎潜丸,早晚各两丸。

按:重症肌无力临床表现为四肢肌肉无力,特别是眼睑无力、构音障碍、吞咽困难为主症,反复发作。归属中医"痿证"范畴。病因是素有脾胃虚弱,中气不足,气虚下陷所致,病久及肾,肾气亦虚,但以脾胃为重。"治痿独取阳明",故以补中益气、升阳健脾为治则,方选"补中益气汤"为主治疗本病而获良效。补中益气汤中黄芪、人参、白术,补气健脾,补后天以资先天;陈皮理气健脾;升麻、柴胡,善引脾胃清阳之气上升;甘草益气健脾;当归补血活血;白芍养血;茯苓健脾,枳壳行气。二诊加红景天和大量炙黄芪、煨葛根以益气升阳生津起痿。三诊在以补中益气、温阳健脾法基础上加补肾填精之品。起效后逐渐减轻药量,后期配以虎潜丸,缓治以图久效,巩固治疗效果。

【临证心法】

痿证系临床常见的慢性疾病,涉及的脏腑较多,病机较复杂,有外邪与内伤之分,外邪多以湿热为主,内则多肝肾脾之不足多见。其病虽虚实均现,但以内虚为主,病性以热性为多。《黄帝内经》曾提出"治痿独取阳明"的重要治疗原则,脾胃为后天之本、气血生化之源,因此,调理脾胃对于治疗痿证的意义很大,但在临证中则宜灵活掌握,既应扶正补益脾胃,又应祛邪清脾胃之湿热。朱丹溪言"痿证断不可作风治",并提出"泻南补北"的治疗法则,均为对该病的诊断和治疗的进一步完善。痿证虚实错杂,治疗时尤宜权衡扶正与祛邪的尺度,辨证准确,治疗得当,做到祛邪不伤正,扶正不恋邪,方能取得最佳疗效。此外,本病临床也可酌情选用中成药治疗,如二妙丸或四妙丸、虎潜丸等。

第五节 ☙ 腰痛

腰痛又称"腰脊痛"，是以腰脊或脊旁部位疼痛为主要表现的病证。其发病有急性和慢性之分。急性腰痛，病程较短，腰部多拘急疼痛、刺痛，脊柱两旁有明显的压痛；慢性腰痛，病程较长，时作时止，腰部多隐痛或酸痛。西医学中的腰肌纤维炎、强直性脊柱炎、腰椎骨质增生、腰椎间盘病变、腰肌劳损等腰部病变均属于本病范畴，可参照本节辨证论治。

【病因病机】

病因：内伤、外感与跌仆挫伤，主要有外邪侵袭、体虚年衰、跌仆闪挫等。病机为：筋脉痹阻，腰府失养；内伤多责之于禀赋不足，肾亏腰府失养；外感为风、寒、湿、热诸邪痹阻经脉，或劳力扭伤，气滞血瘀，经脉不通而致腰痛。

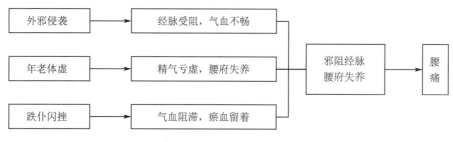

腰痛的病因病机演变图

【辨证要点和鉴别诊断】

（一）辨证要点

（1）辨别外感内伤：外感腰痛是指感受风寒湿热等外邪所致，一般腰痛多实证，表现为起病较急，病程较短，腰痛明显，以刺痛或钝痛为主。腰为肾之府，内伤腰痛多虚证且痛无休止，常伴有不同程度的功能障碍，以腰酸痛为多见，或表现为腰部隐痛或沉重。

（2）辨别腰痛性质：外感腰痛是指感受风、寒湿、热等外邪所致，如腰重痛，卧时不能转侧，行时重痛无力者，属湿也；腰冷痛，得热则舒，四肢倦怠，形寒肢冷，渐拘急者，属寒也；腰部热痛，身热汗出，小便热赤，舌苔黄腻者，属湿热也。

（3）注意经络部位：在辨证时应注意从腰痛的部位、疼痛的性质及伴随症状来判别病变所在的经络。腰痛引背者，病在太阳经；腰痛不可俯仰者，病在少阳经；腰痛不可前后转动者，病在阳明经；腰痛引脊者，病在少阴经；腰痛引少腹，上至胁者，病在太阴经；腰痛引阴器者，病在厥阴经。除六正经外，冲、任、督、带、阳维脉等诸经之病皆可导致腰痛。冲脉腰痛，腰以下如有横木居茎中，烦热，或有遗溲；任脉腰痛，腰痛漯漯然汗出，开止则欲伙水，以致阴气下溢；督脉腰痛，腰痛则不能左右或前后仰；带脉腰痛则不可俯仰而有安血，令人腰痛如引带，常如折腰状；阳维脉腰痛则痛上怫然肿。

（4）辨别在气在血：腰痛有在气或在血之分。病在气分者，其痛多为胀痛，病势时作时止，痛无定处，聚散无常，走窜作痛；病在血分者，其痛多为刺痛，痛势绵绵不绝，痛处固定，或可扪及条块状物，痛无休止，多昼轻夜重。

（二）鉴别诊断

（1）背痛：背痛是指由于身体某组织受伤或怀孕、肥胖、不佳的静态姿势等所致的背脊以上部位出现疼痛的症状。

（2）尻痛：尻痛是尻骶部位的疼痛。

（3）胯痛：胯痛是指尻尾以下及两侧胯部的疼痛。

（4）肾痹：肾痹是指腰背强直弯曲、不能屈伸、行动困难而言，多由骨痹日久发展而成。

【西医相关疾病及特征性症状】

（1）急性肾盂肾炎：腰酸痛，伴有尿频、急、痛、血尿及排尿困难。

（2）强直性脊柱炎：初为腰骶痛，晨僵，类似坐骨神经痛。晚期常伴有严重骨质疏松，易发生骨折。

（3）腰椎间盘突出：腰痛伴坐骨神经痛，腰痛限于腰骶部。

【辨证论治】

1. 寒湿腰痛

临床表现：腰部冷痛重着，转侧不利，静卧病痛不减，寒冷或阴雨天加重；舌质淡、苔白腻，脉沉而迟缓。

治法：散寒行湿，温经通络。

代表方：甘姜苓术汤加减。

常用药：干姜、甘草散寒暖中；茯苓、白术健脾胜湿；桂枝、苍术温经散寒燥湿；独活、牛膝祛风湿，利腰膝，且能引药入经。本方即《金匮要略》肾着汤，有温中、散寒、化湿作用，适用于寒湿闭阻经脉而致腰脊疼痛之证。若寒邪偏胜，腰冷痛拘急，可加制附片或制川乌、制草乌、细辛温经祛寒止痛；湿邪偏胜，痛引下肢，酸重无力，加生薏苡仁、防己、五加皮、晚蚕沙祛湿散邪；风湿相合，腰痛引及肩背、腿膝，加防风、独活、秦艽祛风通络。中成药可服用大活络丸。

2. 湿热腰痛

临床表现：腰部疼痛，重着而热，暑湿阴雨天气加重，活动后或可减轻，身体困重，小便短赤；舌质红，苔黄腻，脉濡数或弦数。

治法：清热利湿，舒筋止痛。

代表方：四妙丸加味。本方有清利湿热、舒筋通络、强壮腰脊作用，治湿热在下，腰膝酸痛，尿黄赤等症。

常用药：苍术、黄柏、生薏苡仁清利下焦湿热；防己、萆薢、海桐皮、络石藤清热利湿，舒筋通络；牛膝益肾利腰，通利经脉，并能引药下行。若肾与膀胱湿热偏盛，伴有小便热赤，量少，加泽泻、木通、白茅根、车前草清热利湿；湿热耗阴，口咽干燥，手足心热，舌质红，酌加生地、知母、女贞子、墨旱莲，选用药物要注意滋阴而不恋湿。

3. 瘀血腰痛

临床表现：腰痛如刺，痛有定处，痛处拒按，日轻夜重，轻者俯仰不便，重者不能转侧；舌质暗紫，或有瘀斑，脉涩。部分患者有跌扑闪挫病史。

治法：活血化瘀，通络止痛。

代表方：身痛逐瘀汤、抵当汤加减。

常用药：当归、川芎、桃仁、红花、赤芍活血祛瘀通络；没药、五灵脂、穿山甲、土鳖虫、水蛭破瘀通络；牛膝引药下行，祛瘀利腰。前者祛风通络，活血化瘀，用于风湿邪痹经络、腰部，气血瘀滞，而致周身及腰部疼痛，转侧不利之症。后者破血逐瘀，通络止痛，用于瘀血阻滞之腰痛。若兼有风湿者，加独活、秦艽；腰痛引胁，胸胁胀痛不适，加柴胡、郁金理气通络；尿血，尿色暗红或夹血块，加大蓟、小蓟、白茅根，并吞服三七、琥珀祛瘀止血；体位不正，闪扭挫伤者，加乳香、延胡索行气活血止痛；病久肾虚，伴有形体消瘦、腰膝无力者，加杜仲、川断、桑寄生、熟地补肾强筋利腰。

4. 肾虚腰痛

（1）肾阴虚

临床表现：腰痛隐隐作痛，酸软无力，缠绵不愈，心烦少寐，口燥咽干，面色潮红，手足心热；舌红少苔，脉弦细数。

治法：滋补肾阴，濡养筋脉。

代表方：左归丸。

常用药：熟地黄、枸杞、山萸肉、山药、龟板胶以滋补肾阴；菟丝子、鹿角胶、牛膝温肾壮腰，阳中求阴。滋养肾阴，治肾阴不足，精气内伤，腰膝疼痛，腿膝酸软。

（2）肾阳虚

临床表现：腰部隐隐作痛，酸软无力，缠绵不愈，局部发凉，喜温喜按，遇劳更甚，卧则减轻，常反复发作，面色㿠白，肢冷畏寒；舌质淡、苔薄白，脉沉细无力。

治法：补肾壮阳，温煦经脉。

代表方：右归丸。

常用药：肉桂、附子、鹿角胶、杜仲、菟丝子温补肾阳，强壮腰膝；熟地、山药、山萸肉、枸杞滋阴益肾，阴中求阳。无明显阴阳偏虚者，可服用青娥丸补肾壮腰止痛。

此外，若因脾失健运，不能化生精微，充养形体，消瘦乏力，中气下陷，或行立较久，劳力负重太过，耗损肾气，而致腰酸腰痛，气短神疲者，治当补肾健脾，益气升提，培补后天以资先天，在补肾药中加党参、黄芪、升麻、白术以益气升举。腰痛病初多表现为寒湿证；寒湿郁而化热，则可出现湿热证；寒湿、湿热阻络日久，既可与瘀血证并见，亦可与肾精亏虚证并见；老年体虚者，病初即可呈现肾精亏虚证。

【歌诀】

腰痛悠悠酸无力，肾着沉沉不转移，
重着而热苔黄腻，痛如锥刺属血瘀，
左右归丸肾虚主，甘姜苓术金匮立，
四妙身痛逐瘀施，综合治疗勿劳欲。

【典籍摘要】

《金匮要略·五脏风寒积聚病脉证并治第十一》："肾着之病，其人身体重，腰中冷，如坐水中，形如水状，反不渴，小便自利，饮食如故，病属下焦。身劳汗出，衣里冷湿，久久得之，腰以下冷痛，腹重如带五千钱，甘姜苓术汤主之。"

《诸病源候论·腰背病诸候》："劳损于肾，动伤经络，又为风冷所侵，血气击搏，故腰痛也。"

《七松岩集·腰痛》："然痛有虚实之分，所谓虚者，是两肾之精神气血虚也，凡言虚证，皆两肾自病耳。所谓实者，非肾家自实，是两腰经络血脉之中，为风寒湿之所侵，闪肭挫气之所碍，腰内空腔之中，为湿痰瘀血凝滞，不通而为痛，当依据脉证辨悉而分治之。"

《张氏医通·腰痛》："肾虚由卧湿地，流入脚膝，偏枯冷痹疼重，千金独活寄生汤；兼风湿者，改定三痹汤。如挟寒湿，并用摩腰膏；虚寒甚而挟湿者，术附汤；挟湿热者，羌活胜湿汤合二妙散。"

《杂病源流犀烛·腰痛》："痰饮痛者，脉必滑，宜二陈汤加南星、香附、乌药、枳壳。"

《寿世保元·腰痛》："气滞腰痛，并闪挫腰痛，肾虚腰痛。立安散：当归、官桂、元胡索、杜仲、小茴香、木香、黑丑，上为细末，每服二匙，空心，温酒调下，一方，去黑丑，以酒煎服。"

【临证实录】

医案1：

杨某，男，54岁。初诊：2016年10月30日。

主诉：腰部疼痛8天，有时痛如针刺状，腰椎痛引两侧，不可重按（第2腰椎更甚），俯仰转侧艰难。

诊查：舌红边黯、苔黄，脉弦细。

辨证：腰痛（瘀血凝滞）。

治法：活血化瘀，通络止痛。

方药：莪术木香散加减木香10g，陈皮20g，莪术25g，元胡25g，生甘草10g，小茴香25g，牵牛子15g，丹参15g，乳香10g，没药10g，红花5g（后下），苏木15g。7服，水煎服。

二诊：2016年11月7日：腰痛如针刺感已消失，可以俯仰转侧，舌脉同前，但患者多年腰痛病史，标症已去，现应固本为主，现腰酸痛兼有两大腿外侧疼痛，遇寒加重。现在证型属脾肾亏虚，气血虚滞，治宜温肾健脾，祛风通络，活血止痛。改用独活寄生汤加减。独活10g，桑寄生15g，秦艽15g，防风10g，细辛5g，当归10g，川芎10g，地龙10g，白芍15g，桂枝10g，茯苓15g，生杜仲12g，怀牛膝15g，人参10g，生甘草10g，葛根40g，莪术15g。7服，水煎服。

三诊：2016年11月14日：药后诸症稍减，但仍有腰背酸痛，兼有两侧大腿外侧疼痛，天凉则加重。舌脉同前。原方减莪术、白芍、川芎、当归，加乳香10g，没药5g，三七粉5g。冲服，7服，水温服。

四诊：药后症状减轻，仍偶感腰背酸痛。伸筋草15g，烫狗脊20g，淫羊藿15g，骨碎补15g，续断15g，生地黄20g，熟地黄20g，鹿衔草15g，肉苁蓉20g，鸡血藤25g，莱菔子15g，柏子仁20g，郁李仁20g，葛根25g，巴戟天15g，生杜仲15g，萆薢20g，独活20g，威灵仙20g，当归15g。5服为丸药，每日两次，每次6g，连服3个月。

五诊：2017年2月14日：诸症皆消失，随诊两年，未复发。

按：腰椎间盘突出症患者中老年人多为肝肾亏虚，与风寒湿邪侵袭有关，多因劳累过度，跌仆闪挫，损伤筋骨，使气血运行不畅，气滞血瘀，不通则痛。腰椎间盘突出症属于中医的"腰痛"范畴。一诊为负物过重，损伤腰部，瘀血阻塞所致。用通气散加丹参、红花、苏木，祛瘀止痛；乳香、没药活血定痛，消肿生肌；苏木活血疗伤止痛；二诊方选独活寄生汤加减。方中独活取其善祛下焦风寒湿邪；防风、秦艽祛风胜湿；桂枝温散寒邪、通利血脉；细辛发散阴经风寒、驱散下半身风寒湿邪而止痹痛；桑寄生、牛膝、杜仲补益肝肾、强壮筋骨；当归、芍药、川芎养血活血；党参、茯苓、甘草补气健脾、扶助正气。诸药相须为用，可使风寒湿邪得除，气血充足，肝肾强健，痹痛自愈。后以丸药天年骨泰丸补益肝肾，强筋壮骨。

医案2：

李某，男，55岁。初诊：2017年5月4日。

主诉：右腰部疼痛牵涉右下肢伴麻木5年余。于弯腰时明显，休息后缓解，口干，夜尿3次。

诊查：舌淡红夹有瘀斑、苔薄白，脉缓细。

辨证：腰痛（肾虚瘀阻）。

治法：补肾强腰，活血化瘀，兼以温肾缩尿。

方药：青娥安肾丸加减。

桑寄生15g，葫芦巴20g，补骨脂15g，川楝子5g，续断20g，桃仁15g，杏仁10g，小茴香35g，茯苓25g，山药20g，牡丹皮15g，鸡血藤25g，红花10g（后下），丹参20g，白芍20g，生甘草10g。7服，水煎服。

二诊：2017年5月12日：服药后腰痛较前减轻，仍有右下肢麻木，夜尿2次，口干减轻，余症如前。上方加刘寄奴15g，益智仁15g，车前子35g，7剂，日1剂，水煎服。

三诊：2017年5月19日：腰痛止，右下肢无麻木，口干，舌淡红，舌淡红夹有瘀斑，但较前缩小，舌苔薄白，脉弦细。加泽兰、骨碎补，守上方续服7剂现固疗效。

四诊：2017年5月26日：腰痛止，右下肢无麻木，无口干，舌淡红、苔薄白，脉弦细。上方去泽兰、益智仁、小茴香、茯苓，加杜仲15g，地龙15g，7服做丸药以巩固疗效。随诊1年，未复发。

按：腰痛多由于肾虚所致，腰为肾之府，肾精气不足，外邪寒湿，或湿热乘虚而入，外邪日久则生血等病理产物、阻滞腰络，不通则痛。肾虚是腰痛发病的关键所在，风寒湿热等外邪，常因先有肾虚而后容易入侵。一诊方中白芍、甘草缓急止痛；续断、山药补肾壮骨止痛；桑寄生善于治疗腰及腰以下疼痛；葫芦巴、补骨脂，补肾强腰壮骨；川楝子补益肝肾；小茴香温肾固精缩尿；桃仁、红花、丹参、鸡血藤、杏仁，活血通络而止腰痛；全方共奏补肾活血，通络止痛功效。二诊时，因夜尿频多肾虚胱失约，则加益智仁、刘寄奴，固肾缩尿，车前子利小便以实大便，取得较好疗效。三诊骨碎补补益肝肾，入肝肾经。泽兰活血调经祛瘀。四诊加入杜仲补肾壮骨止痛；地龙善走窜剔透，通络止痛。

【临证心法】

临证，以腰痛单独存在作为病例而又常见的就是：一为肾虚，一为有湿。肾虚腰疼（无论寒热）多为痠软而痛，其痛不甚，妇科中常见，男科也有，不耐久坐久行，遇劳则痛，卧则减轻。偏阳虚则少腹拘急，得温稍舒，脉虚弱或沉细，舌色淡白；如偏于阴虚，可见心烦失眠，口燥舌红，习惯性便秘，梦遗，脉象细数。肾阴虚、阳虚腰疼都可遗精，但阴虚则更多见梦遗。外感寒湿初起觉痠痛重着，转侧不利，渐渐加重，虽睡卧亦不稍减，遇阴雨之时，辄复增剧，脉沉舌薄白。初起觉痠痛重着，湿证不以腰痠突出，而肾虚腰疼，腰痠为主。有湿时腰重突出，甚至连腿也重。如《金匮要略》所言"腰重如带五千钱"。腰痛多数转侧不利，即使肾虚腰疼，也转侧不利，寒湿腰痛转侧不利特重。转侧不利，转动而疼为有瘀血。久坐、久卧反不舒服，希望走动，此为湿欲通未通之时，活动可助其通经，而肾虚腰痛，则欲坐欲卧。虽睡卧亦不稍减，此可为寒湿腰痛与肾虚腰痛鉴别之处，遇阴雨之时，辄复增剧，这是寒湿腰疼的特点。若为湿热所侵，则腰髋弛痛，脉象濡数舌苔黄腻。湿热往往有胀痛，甚则内部觉热得冷敷则舒，同时小便黄，甚则小便短少。湿热兼涉血分，为抽掣痛，瘀血，为锥刺痛。

在腰痛的诸多治法中，以散寒除湿法、滋补肾阴法、补肾壮阳法最为常用，无论是古今医家还是中医院校各版教材，论治腰痛其证型虽不尽相同，但必有寒湿腰痛证和肾虚腰痛证，验之临床，腰痛证型以寒湿腰痛和肾虚腰痛为最，故散寒除湿法、滋补肾阴法、补肾壮阳法是临证必须掌握的三大法则。

散寒除湿法以甘姜苓术汤为代表方，寒甚痛剧，拘急不适，肢冷面白者，加附子、肉桂、白芷以温阳散寒。湿盛阳微，腰身重滞，加独活、五加皮除湿通络。兼有风象，痛走不定者，加防风、羌活疏风散邪。病久不愈，累伤正气者，改用独活寄生汤扶正祛邪。寒湿之邪，易伤阳气，若年高体弱或久病不愈，势必伤及肾阳，兼见腰膝酸软，脉沉无力等症，治当散寒除湿为主，兼补肾阳，酌加菟丝子、补骨脂、金毛狗脊，以助温阳散寒。本证配合温熨疗法效果较好。以食盐炒热，纱布包裹温熨痛处，冷则炒热再熨，每日4次左右；或以坎离砂温熨患处，药用当归35g，川芎50g，透骨草50g，防风50g，铁屑10kg，上五味，除铁屑外，余药加醋煎煮2次，先将铁屑烧红，以上煎煮液淬之，晾干，粉碎成粗末，用时加醋适量拌之，外以纱布包裹敷患处。

滋补肾阴法以左归丸为代表方，肾得滋养则虚痛可除。若虚火甚者，可酌加大补阴丸送服。如腰痛日久不愈，无明显的阴阳偏虚者，可服用青娥丸补肾以治腰痛。补肾壮阳法以右归丸为代表方，方中用熟地、山药、山茱萸、枸杞培补肾精，是为阴中求阳之用；杜仲强腰益精；菟丝子补益肝肾；当归补血行血。诸药合用，共奏温肾壮腰之功。肾为先天之本，脾为后天之源，二者相济，温运周身。若肾虚日久，不能温煦脾土，或久行久立，劳力太过，腰肌劳损，常致脾气亏虚，甚则下陷，临床除有肾虚见证外，可兼见气短乏力，语声低弱，食少便溏或肾脏下垂等。治当补肾为主，佐以健脾益气，升举清阳，加党参、黄芪、升麻、柴胡、白术等补气升提之药，以助肾升举。

腰痛一病，外感内伤均可发生，病机为风寒湿热、气滞血瘀，阻于经络，或肾精亏损、筋脉失养所致。腰为肾之府，以肾虚为本，风寒湿热、气滞血瘀为标，正如《杂病源流犀烛·腰痛病源流》所云："腰痛，精气虚而邪客病也……肾虚其本也，风寒湿热痰饮，气滞血瘀闪挫其标也，或从标，或从本，贵无失其宜而已。"虚者补肾壮腰为治，实者祛邪活络为法，临证分清标本缓急，分别选用散寒、除湿、清热、理气、化瘀、益精、补肾等法，若虚实夹杂，又当攻中兼补，或补中兼攻，权衡施治。配合膏贴、针灸、按摩、理疗等法可收到较好的效果。注意劳逸结合，保护肾精，注重劳动卫生，避免外伤、感受外邪等，有助于预防腰痛的发生。